数字化口腔种植学
DIGITAL IMPLANTOLOGY

主　　审　宿玉成

主　　编　耿　威

副主编　陈　江　季　平　柳忠豪　满　毅　吴轶群　孙井德

编　　者　(按姓氏音序排序)

蔡潇潇　四川大学华西口腔医院

陈　江　福建医科大学附属口腔医院

樊圣祈　上海交通大学医学院附属第九
　　　　人民医院

付　钢　重庆医科大学附属口腔医院

高永波　香港中文大学(深圳)医学院

耿　威　首都医科大学附属北京口腔医院

黄元丁　重庆医科大学附属口腔医院

季　平　重庆医科大学附属口腔医院

李　刚　北京大学口腔医院

林　潇　首都医科大学附属北京口腔医院

林臻彦　深圳市龙岗中心医院

刘　倩　北京瑞城口腔医院

柳忠豪　滨州医学院附属烟台口腔医院

满　毅　四川大学华西口腔医院

曲　哲　大连市口腔医院

孙井德　北京迪艺工作室

孙玉洁　首都医科大学附属北京口腔医院

王　凤　上海交通大学医学院附属第九
　　　　人民医院

王丽萍　广州医科大学附属口腔医院

吴轶群　上海交通大学医学院附属第九
　　　　人民医院

岳新新　首都医科大学附属北京口腔医院

赵佳明　大连市口腔医院

赵世勇　广州医科大学附属口腔医院

周文娟　滨州医学院附属烟台口腔医院

主编秘书　林　潇　孙玉洁

人民卫生出版社

·北　京·

序 一

当前,我们正处在第四次工业革命的时代。数字化、信息化、人工智能正在迅速改变着人类社会,改变着每个人的学习、工作和生活方式。在口腔医学领域,一系列数字化技术正在不断涌现并迅速得到广泛应用,并在日新月异地改变着我们口腔医学的诊疗模式,促进口腔医学的迅速发展与进步。可以说,口腔医学已经进入了全新的数字化口腔医学时代。为此中华口腔医学会曾连续3年以"数字化口腔医学"作为年会主题,希望推动数字化口腔医学技术在我国的快速、健康、规范发展。近年来,我们非常高兴地看到,我国一批年轻的口腔医学专家在数字化口腔医学领域展现出他们的智慧与才华,做出了令人欣喜的成绩。特别是在口腔种植学方面,数字化、智能化更是涌现出一大批年轻有为的中青年专家,他们在学术交流活动中展示的研究成果令我们感到骄傲与自豪。

今天展现在我们面前的是由首都医科大学耿威教授及其团队联合国内其他院校的专家、学者共同编写的《数字化口腔种植学》专著。该专著系统地介绍了一系列数字化技术在口腔种植临床中的应用经验与成果。从基础理论到临床操作,对数字化技术展开了详尽的描述与讨论,是一部不可多得的数字化口腔医学专著。我相信这部专著的问世必将为我国数字化口腔医学的发展作出贡献,也将为从事口腔种植的临床医生提供学习的教材,为在这一领域开展研究的同道们提供有重要价值的参考。

我国的口腔种植事业虽然起步较晚,但发展十分迅猛。在全球种植牙市场中,中国也是种植体使用增长最快的市场之一。随着社会经济不断地快速发展,人民生活水平的不断提高,大众口腔健康意识的不断增强,我国将有越来越多的牙齿缺失、牙列缺失患者选择口腔种植修复。健康、规范、快速发展中国的口腔种植，广泛应用数字化口腔种植技术，为患者提供精准、高质量的口腔种植服务，是每一个中国口腔种植工作者不可推卸的历史责任。一批又一批高水平口腔种植人才的培养与成长是推动中国口腔种植发展的关键因素，我希望将要进入口腔种植专业领域的年轻一代口腔人，万不可忽视数字化口腔种植技术的学习，一定要掌握一系列数字化口腔种植新技术，并不断追踪这一领域的国际最新进展，从而使自己跟上这个数字化时代前进的步伐。

感谢耿威教授和她的团队！感谢参与这部专著编写的各位专家，希望你们再接再厉，在数字化口腔医学领域不断有所发现、有所作为，为中国口腔种植事业的健康快速发展不断贡献你们的智慧和力量。

中华口腔医学会名誉会长

王兴

2022 年 12 月 14 日于北京

序 二

耿威教授联合国内数字化口腔种植专家倾心打造的专著——《数字化口腔种植学》即将问世，请笔者为之作序。本书篇幅大、病例数量多且图片量多，与国外同类专著相比毫不逊色。笔者欣喜地看到，这10年来国内口腔数字化技术的蓬勃发展。毫不夸张地说，中国在该领域已走在了世界前列。

本书以数字化口腔种植修复的治疗程序为主线，呈现了各个步骤的数字化技术细节，并辅以数字化技术的理论基础及有代表性的病例进行说明，思路清晰、重点突出。全书共12章，涵盖数字化诊断与设计程序、数字化外科程序、数字化修复程序和数字化技工工艺程序等治疗程序，引用大量文献，回顾了各种数字化技术的发展，并从技工端的角度对数据的处理、修复体的加工等步骤进行了一定的说明。引用的图片除临床资料外，不乏电脑设计过程的图片，并辅以一定的说明，可使读者对数字化种植治疗流程有更全面的认识。本书内容之考究，图片之丰富，作者和他们的团队付出的心血可见一斑。更难得的是，作者选取了本团队及其他口腔种植团队各具特色的共10例病例，不吝与读者分享其临床操作细节和心得体会。本书病例的内容涵盖了美学区种植、无牙颌种植和动态导航等热点内容，可为欲开展数字化口腔种植治疗的医师提供重要参考。目前，数字化口腔种植治疗的发展如火如荼，却也令很多医师眼花缭乱，无从下手。在这种形势下，本书可为诸多临床医师提供帮助，并将极大地促进我国数字化口腔种植治疗的发展。

　　笔者一直关注着数字化口腔种植治疗的发展。我国口腔种植学较国外而言起步较晚，但从本书可以看出我国医师辛勤耕耘与开拓创新的精神，以及在数字化口腔种植治疗领域取得的长足发展与进步，令人赞叹，欣慰！本书是我国口腔种植学发展的一个重要里程碑，其既是一本言之有理、论之有据的理论专著，又是一本新颖实用、深入浅出的临床向导书，可供各位医师及口腔医学研究生自学参考。

　　借此《数字化口腔种植学》出版之际，特致衷心祝贺！祝愿我国数字化口腔种植事业蓬勃发展！

于中国医学科学院北京协和医院

2022 年 6 月 3 日

前　言

口腔医学已进入精准医疗的新时代,口腔医师致力于为患者提供个性化的精准治疗。一系列能获取和利用患者数字化信息的高科技设备及技术被引入了口腔种植治疗的各个领域。无论从概念还是从方法上,与传统临床治疗程序相比,数字化技术以其高效精准的疗效和即时友善的交互界面赢得了医、患、技多方面的青睐。经过近几年的不断发展,临床上涌现出了大量应用数字化技术完成的口腔种植病例,数字化口腔种植领域呈现出百家争鸣、百花争艳的繁荣景象。然而,由于数字化技术发展迅速,软、硬件不断迭代更新,再加上材料学的发展,使得当前治疗呈现出多样化的特点,数字化口腔种植已经走到关键阶段,亟需一部著作将其梳理、整合,从而规范治疗技术,并与广大医技同仁共同交流学习,更好地普及推广,这即是编写本书的初衷。

本书中"数字化"的概念是指将许多不同来源的信息转变为可以度量的数字、数据,再以这些数字、数据建立起可视的数字化模型,引入计算机内部进行统一处理的过程。数字化口腔种植技术是指将数字化的理念部分或全程应用于口腔种植治疗过程,并用数字化的方法,通常指计算机辅助设计与计算机辅助制造(CAD/CAM)进行口腔种植治疗的技术。CAD/CAM技术作为主轴线技术贯穿于整个数字化口腔种植治疗过程,包括:数字化信息的获取、数字化诊断评估、数字化种植外科导板及上部修复结构的设计与制作等,本书将针对上述治疗过程依次展开阐述和讨论。数字化技术的应用进一步贯彻了"以修复为导向"的口腔种植治疗理念,并显著推进了种植治疗向精准、高效、可预期的方向发展。然而,数字化技术也有其局限性,如软硬件的兼容与开放、医师的学习成本、加工与制作的误差等,在本书中也将展开讨论。

　　本书最终能付诸出版,离不开全体编委和工作人员的通力合作。林潇医师和孙玉洁医师为本书的组织、编写及校对付出了辛勤的劳动,在此表示衷心感谢。本书在编写过程中,得到了宿玉成教授的悉心指导,也得到了首都医科大学附属北京口腔医院、四川大学华西口腔医院、上海交通大学医学院附属第九人民医院、福建医科大学附属口腔医院、滨州医学院附属烟台口腔医院、重庆医科大学附属口腔医院、广州医科大学附属口腔医院、大连市口腔医院、北京大学口腔医院、香港中文大学(深圳)医学院的领导及同仁的大力支持,特此一并表示感谢。

　　数字化口腔种植技术发展日新月异,本书编写时间仓促,编者水平有限,在内容上难免存在遗漏和错误,恳请广大读者包容和批评指正。相信在不远的未来,数字化口腔种植技术的发展必将使更多患者受益!

耿　威

于北京

2022 年 5 月 6 日

目　录

第一章

概　论

　　现代口腔种植学诞生于 1952 年,瑞典哥德堡大学的 Brånemark 教授将钛合金植入兔髂骨中,偶然发现钛和骨发生了牢固的结合。1965 年,瑞典人 Gosta Larssor 成为世界上第一例进行种植牙治疗的患者,直到 2007 年去世,该患者口内的种植牙仍完好无损。世界上种植牙的最长使用记录由瑞典人 Seven Johansson 保持,至今已经使用 56 年,其口内由 11 颗种植牙支持的全口固定义齿仍在正常行使功能。如今,半个多世纪已过去,口腔种植学的发展先后经历了三个渐进式的发展阶段:第一阶段(20 世纪 60 至 80 年代)是以实验基础为依据的发展阶段,在这一阶段,诞生了种植体-骨结合的理论,并获得了种植材料学的突破发展;第二阶段(20 世纪 80 年代至 21 世纪初)是以扩大适应证为动力的发展阶段,此阶段骨和软组织增量技术日益成熟,种植体系统的设计日趋完善;第三阶段(21 世纪初至今)是以临床证据为依据的发展阶段,形成了以临床证据为依据的种植治疗理念,并逐步建立了相应的口腔种植治疗临床原则。

　　种植牙在我国的发展最早可追溯到公元前,早在 4 000 年前,中国就有使用金属、宝石或动物牙齿来代替缺失牙的记载。然而,与西方发达国家相比,现代口腔种植学在中国的起步较晚,世界上第一例口腔种植病例出现于 20 世纪 60 年代,而直到 20 世纪 80 年代,现代口腔种植技术才被引入中国。改革开放以来,我国经济水平不断提高,人民群众对口腔种植治疗的需求不断扩大,中国的口腔种植事业飞速发展,如今,中国已经成为全球种植牙市场增速最快的国家之一。口腔种植材料和种植系统的研发、口腔种植外科技术和口腔种植修复技术的发展,使得口腔种植治疗已经成为修复牙列缺损和牙列缺失的最佳手段。进入 21 世纪以来,现代科技和生物技术的发展共同推动了临床医学领域概念的革新与技术的进步,精准医疗的概念被提出并应用于临床治疗。数字化技术逐渐与医学融合发展,贯穿疾病的防控、诊断、治疗与康复等各个环节,提高了治疗的可控性与可预期性,口腔种植学也由此进入了以数字化技术为驱动的种植发展新阶段。

第一节　数字化口腔种植技术概述

传统的种植治疗很少或没有数字化技术的参与。在进行种植手术前,根尖片、曲面体层片或口腔颌面锥形束 CT 可以辅助医师诊断评估患者硬组织信息;种植手术方案的制订和手术的实施主要依赖术者的临床经验和操作手法;在进行种植上部修复设计时,医师通过传统印模获取患者口内信息,技师通过制作诊断蜡型获取预期修复体信息,此时由于预先植入了种植体,其修复体的设计往往受限于种植体的三维位置,而很难实现最佳的美学修复效果;在进行长桥或跨牙弓修复体制作时,传统的铸造方法难以实现被动就位所需的加工精度。因此,在没有数字化技术或数字化技术尚未普及的早期,虽然在体外实验中已经实现了良好的种植体-骨结合,但在临床上依然难以实现最佳美学与功能的修复效果,甚至会由于种植体植入位置不佳或上部修复制作精度不足而影响远期疗效。

然而,数字化口腔种植技术的诞生不是一蹴而就。它是计算机科学发展与口腔种植学发展之间相互影响、彼此促进的结果。近 30 年来,随着计算机科学的飞速发展,传统的治疗理念和治疗策略已经不能满足临床医师、患者和技师对口腔种植修复"仿真"效果的需求,即良好的美学效果、优异的修复体功能、微创的手术方案和低并发症发生率。为了实现上述治疗目标,需要良好的可预期的修复体外形(数字化诊断评估)、精准的种植体植入方案(数字化口腔种植外科导板或动态导航)、良好的种植体周软硬组织状态(修复体上部结构的数字化设计)以及精准高效的数字化加工工艺等。如今,数字化技术已经渗透到上述种植治疗的每一个程序,实现了全程数字化口腔种植治疗。数字化技术革新了传统的治疗理念和治疗策略,在大数据和精准医疗新时代的背景下,数字化技术成为现代口腔种植学发展过程中最鲜明的旗帜。

数字化的概念是指将许多不同来源的信息转变为可以度量的数字、数据,再以这些数字、数据建立起可视的数字化模型,引入计算机内部进行统一处理的过程。应用到口腔种植治疗领域的数字化技术主要是指计算机辅助设计与计算机辅助制造(CAD/CAM)技术。数字化口腔种植技术是指将数字化的理念和方法应用于口腔种植治疗的技术,通常包括:数字化信息采集技术、数字化诊断评估技术、数字化口腔种植外科导板设计与制作技术,以及数字化上部结构设计与制作技术。与传统技术相比,数字化技术有着鲜明的特点,它以软硬件的精准设计代替了人为的粗略判断,实现了可视化、可重复、可预期的术前诊断评估,并以数字化口腔种植外科技术作为"载体",如导板技术、导航技术及手术机器人,将"设计"变为"现实"。由此"以修复为导向"的种植外科理念得以贯彻实现。在数字化技术发展初期,受限于有限的软硬件设备,仅有个别独立的治疗程序可采用数字化技术完成。随着数字化技术的临床应用和相关软硬件设备的发展,目前,一套将数字化技术贯穿每个治疗程序的全程数字化口腔种植治疗方案已经实现(图 1-1-1)。

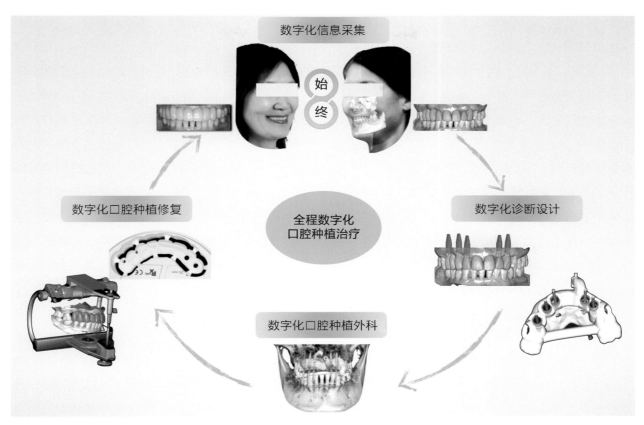

图 1-1-1 全程数字化口腔种植治疗方案流程图

第二节 数字化口腔种植治疗程序

数字化口腔种植治疗程序并非指在口腔种植治疗程序中简单应用了某些数字化技术,而是所应用的数字化技术能够彼此之间实现数据连接与叠加,整个治疗程序有别甚至完全摒弃了传统的治疗方法。通常来讲,数字化口腔种植治疗程序包括数字化诊断评估与设计程序、数字化口腔外科程序、数字化口腔修复程序、数字化口腔技工工艺程序和维护程序等。

一、数字化诊断评估与设计程序

数字化口腔种植治疗程序通常需要采集患者的各种数字化信息,包括:颅-颌-面解剖结构信息、口内剩余牙列信息、黏膜信息、咬合关系信息、面部三维信息以及下颌运动信息,以功能与美学为目的,进行预期修复体的设计,并基于该修复体的信息来设计种植外科方案,进行精准的种植外科手术,实现"以修复为导向"的种植外科过程。

数字化信息的获取有赖于不同的软硬件设备,其中,锥形束 CT 可用于获取颌面部解剖结构硬组织信息,并实现三维立体结构重建;口内扫描、模型扫描等技术可用于获取数字化印模;而面部三维扫描技术可用于获取患者面部软组织信息,使修复体美学设计实现了由二维到三维的飞跃。将上述信息整合在一起,就得到了患者的"全信息数字化模型",可实现对患者从口内到颜面部、从硬组织结构到软组织外形的全面完整的术前诊断与评估,并实现治疗效果的可视化,提高治疗的可预期性。同时,应用该模型亦可极大地提升医-医、医-技、医-患间交流的效率。

近年来,数字化虚拟𬌗架及下颌运动轨迹描记技术也获得了长足的发展,这使得医师可将下颌运动信息与颌骨锥形束 CT 信息、修复体设计信息相叠加,在虚拟𬌗架上调整咬合,将咬合设计直接通过 CAD/CAM 技术精准地反映在修复体上,大大节省了医师调𬌗的时间。目前,下颌运动轨迹描记仪可通过超声设备感应面弓和下颌接收器的相对运动获得下颌运动的各项参数。与传统𬌗架相比,虚拟𬌗架能更好地模拟患者真实的个性化运动轨迹,并在三维模型的各方向截面上显示各接触点的咬合情况,从而更精密、更合理地设计理想修复体的位置和表面特征。同时,计算机技术的进步也实现了口颌面肌功能的可视化,可辅助医师对患者的神经肌肉功能状态进行诊断评估。

二、数字化口腔外科程序

有了数字化的诊断评估与功能美学修复体的数字化设计,还需要精密的数字化机械加工将理想的修复设计变为现实。通常采用数字化外科导板(静态导航)作为实现精准种植外科方案和预期修复体的载体。数字化外科导板可帮助实现理想的种植体三维位置。与静态导航相比,动态数字化导航技术实现了外科器械位置的可视化,并可允许术者实时调整手术方案,但受限于设备等因素,目前应用不如静态导航广泛。近年来,种植外科的骨增量程序也越来越多地应用了数字化技术,例如 3D 打印钛网等技术。此外,应用 CAD/CAM 技术制作的数字化外科导板不仅包括引导种植体植入的种植外科导板,广义上也指截骨导板、上颌窦外提升导板等一切辅助外科手术精准实施的导板。总而言之,种植外科手术已从最开始的"以外科为导向"转变为目前的"以修复为导向",并愈发可控、精准、微创。

三、数字化口腔修复程序与数字化口腔技工工艺程序

种植修复体上部结构的数字化设计与制作是获得精准的上部结构的必要条件,可降低修复体远期并发症的发生率。CAD/CAM 技术已实现了对多种修复体材料的加工,如聚甲基丙烯酸甲酯(polymethyl methacrylate,PMMA)、聚醚醚酮(polyetheretherketone,PEEK)、钛合金、氧化锆等。材料加工的方法可大致分为增材制造技术[立体光刻成形(SLA)、选域激光烧结(SLS)、3D 打印技术等]和减材制造技术(数控切削技术等)。结合原厂提供的基台、Base 或种植体接口数据,技工可应用 CAD/CAM 技术制作与原厂基台、Base 或种植体精密吻合的个性化上部结构,实现良好的被动就位,从而大大降低螺丝松动折裂、粘接修复体松动脱落、修复体及种植体折裂等并发症的发生率,提高远期疗效。

总之,数字化技术是数字化口腔种植治疗的基础,联合使用可实现口腔种植治疗程序的数字化,当数字化治疗程序相互连接之后,便可实现全程的数字化(图 1-2-1)。

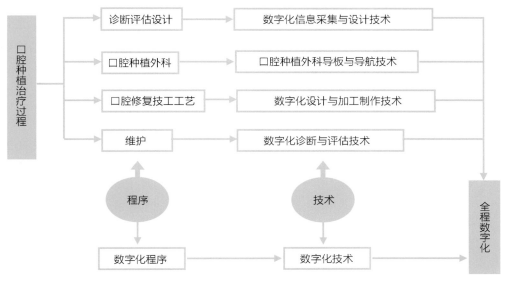

图 1-2-1 数字化口腔种植治疗技术与程序

第三节 数字化口腔种植技术的挑战与展望

数字化口腔种植治疗技术亦有其局限性。笔者认为主要体现在以下四个方面:①数字化技术更迭迅速,有些技术将在很短的时间内被更新替代,医师需要终身学习方能持续掌握数字化治疗技术。有人认为数字化技术可以弥补医师临床操作的短板,事实上,数字化技术的应用更需要医师丰富的临床经验及娴熟的临床技巧,并要求医师对修复学、外科学、验学、材料学及机械力学等领域都有深刻的理解,这极大地提高了医师掌握数字化技术的学习成本。②各个品牌系统特性不同,目前大多数 CAD/CAM 系统为全封闭或半封闭系统,在一定程度上影响了数据的格式开放及整合。此外,种植体数据有限的开放性也限制了数字化技术的应用。③目前无牙颌的美学设计尚不能离开口内试戴蜡型(理想修复体)以评估丰满度等美学效果,难以完全实现数字化治疗。④目前用于数字化口腔种植治疗的设备及软件主要依赖国外厂商品牌,经济成本高昂,影响了数字化技术的普及应用。

尽管存在上述局限性,笔者仍然认为数字化技术是未来口腔种植治疗的发展方向,其发展趋势有三点:①数字化技术的应用由碎片化到整体化,即逐步实现口腔种植治疗的全程数字化。②原厂数据的进一步开放,并与 CAD/CAM 系统进一步整合,实现数字化加工的本土化,进一步降低经济成本和时间成本。③相关数字化软硬件设施的进一步发展,使得医师能构建虚拟患者模型,将下颌运动数据与面部、口内、颌骨信息进一步深度整合,帮助医师和技工进行四维功能美学修复体设计。相信在不远的未来,数字化口腔种植技术的发展必将使更多患者受益。

(耿 威)

参考文献 _____

1. 宿玉成. 口腔种植学. 2 版. 北京:人民卫生出版社,2014.
2. 宿玉成. 口腔种植外科技术的新进展. 中华口腔医学杂志,2020,55(11):803-808.
3. 刘宝林. 口腔种植学. 北京:人民卫生出版社,2011.

第二章

口腔种植数字化信息采集

在数字时代的大背景下,医疗行业也迎来了新的技术革命和创新。微创、精准和高效的新型医疗模式已成为主流趋势,这无疑是受益于数字化技术与医学技术的高度融合和应用。数据采集为计算机与外部物理世界搭建了桥梁,现代口腔种植治疗中的数据采集方式更加多元化,使用放射线、扫描、运动跟踪以及动态表情捕捉等采集技术,可获取患者的颌骨解剖结构信息、牙列(黏膜)信息、种植体三维位置信息、颜面部三维(动态)信息以及下颌运动信息等数据,这些数据的集合构成了患者的全信息数字化模型。

数据采集是实现种植治疗数字化工作流程的首要步骤,多元化信息为预期的修复体设计提供美学和功能参考依据,根据修复体三维数据可精准评估骨组织和软组织的缺陷、规划种植体数目、种植体三维位置并确认治疗方案。数字化技术将每个治疗程序连接,并可辅助实现精准、微创的治疗预期,是实现以修复为导向种植治疗理念的重要路径。

目前将可采集的数据类型大致分为以下四类:

1. 体数据　颌骨、关节、牙、神经管、颏孔、上颌窦、鼻底及皮肤等解剖结构的数据。
2. 面数据　牙列及黏膜数据、颜面部三维数据、种植体扫描体三维位置数据。
3. 运动(动态)数据　下颌运动数据、动态面部表情数据。
4. 其他数据　患者健康数据、语音数据、二维照片数据、视频数据。

第一节　体数据获取技术

一、体数据概念

广义上讲,一切能够进行三维立体重建构成体积影像的数据,均可以称为体数据(volume data)。从这个意义上讲,获得医学影像体数据的途径包括计算机断层扫描(computed tomography)即通常所说的

CT、口腔颌面锥形束 CT（cone beam computed tomography，CBCT）、磁共振成像（magnetic resonance imaging，MRI）和超声成像（ultrasonography）。体素（voxel）是利用体数据重建出三维立体图像的基本单位。狭义上讲，体数据应该专指体层数据，是应用面积探测器为影像接收器获得的影像数据，是与断层数据相对而言。从这个意义上讲，体数据应该是专指从 CBCT 获得的数据，而从 CT、MRI 和超声检查获得的数据都是断层数据。这与各个检查方法的成像原理有关。在临床中，最常用的体数据来源包括 CT 和 CBCT 检查，而应用 MRI 数据进行骨结构三维立体重建的方法还在实验阶段，尚没有在临床中广泛应用，超声检查中图像的实时三维立体重建还没有应用于硬组织，故在本书中主要介绍来源于 CT 和 CBCT 的体数据。

二、体数据分类及特点

体数据依据摄取方法的不同可以分为两大类，即体层数据和断层数据。

体层数据是以 CBCT 为代表、以面积探测器作为影像接收器来获取的数据。此类数据具有各向同性的特点，即重建出的图像在 X、Y、Z 轴上，也就是单一的体素在 X、Y、Z 轴上的矢量相等。以 CBCT 获取的体层数据的空间分辨率较高，可以达到 20 线对/厘米（lp/cm），能够很好地显示骨及牙齿等硬组织解剖结构，这对于口腔种植中骨组织的三维立体重建是有利的。但是，此类数据的软组织分辨率较差，对于软组织结构显示不理想。

断层数据是以 CT 为代表、以线性探测器作为影像接收器来获取的原始数据。由于影像探测器具有一定的厚度，所以重组出的图像在 Z 轴上与在 X、Y 轴上的矢量不一致，即单一的体素在 X、Y、Z 轴上具有各向非同性的特点。同时，由于断层数据是分层扫描获得的，所以在扫描时导致层与层之间具有一定的间距，而使数据不连续。虽然现在的 CT 机大多采取多层探测器，螺旋扫描的方式，克服了数据的各向非同性与非连续性的缺点，但是由于采用的还是线性探测器，故此类数据仍为断层数据。

三、体数据的获取方法

体层数据的获取主要采用 CBCT。CBCT 这项三维影像摄取技术在 20 世纪末成功应用于口腔医学，并逐步在口腔医学各领域得到广泛应用。它是以人工 X 线为射线源，面积探测器作为影像接收器，将呈现锥形的 X 线束围绕人体旋转一周（有时为 180° 或 270°）获取 180 帧到 720 帧不等的相当于头颅正侧位的原始数据图像（图 2-1-1），在此基础上重建出轴位、冠状位和矢状位图像并进行三维立体重建的影像检查方法。与 CT 相比，CBCT 图像具有空间分辨率高、辐射剂量低的特点。

断层数据的获取主要采用的是 CT 机。与 CBCT 相似，CT 采用的也是人工 X 线为射线源，但是应用的探测器为线性探测器。与之相对应，CT 扫描过程中的 X 线束呈扇形（图 2-1-2）。

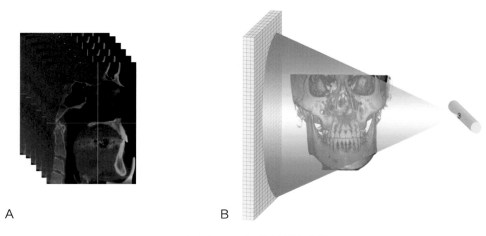

图 2-1-1 CBCT 数据获取方法

A. CBCT 获取的原始数据图像 B. CBCT 以面积探测器作为影像接收器,将锥形的 X 线束围绕人体旋转一周获取原始数据图像。

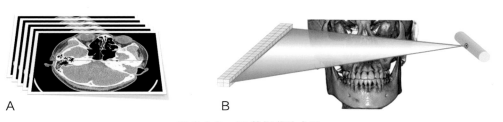

图 2-1-2 CT 数据获取方法

A. CT 获取的原始数据图像 B. CT 采用线性探测器,扇形 X 线束围绕人体旋转一周获取原始数据图像。

四、体数据的三维重建

容积重建是利用体数据进行三维数字化模型重建的方法,主要包括间接三维容积重建和直接三维容积重建。

间接三维容积重建是一个复杂的过程,需要在整个数据集中选择体素灰度级的强度或密度。这个过程技术要求高,计算困难,需要特定的软件;然而,它提供了一个有深度的三维容积表面重建。此方法可以生成两种类型三维立体重建视图,即实体视图(表面渲染)和透明视图(容积渲染)(图 2-1-3)。

直接三维容积重建是一个相对简单的过程,它涉及选择一个任意的体素强度阈值,低于或高于这个阈值,所有的灰度值都被消除。许多技术都可以实现这种三维立体重建视图,其中最常用的是最大密度投影(maximum intensity projection,MIP)技术。MIP 的可视化是通过在一个特定的兴趣范围内,沿着观察者眼睛的一个假想的投射光线来评估每一个体素值,并且将只表示最高的值作为显示值来实现,低于任意阈值的体素强度将被消除(图 2-1-4)。

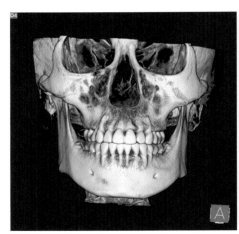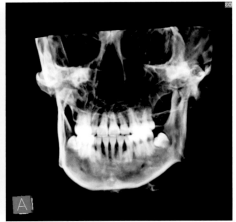

图 2-1-3　CBCT 三维重建实体视图（左）和透明视图（右）

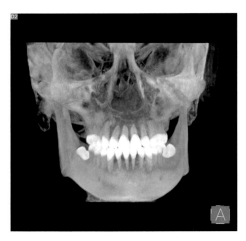

图 2-1-4　MIP 视图

五、体数据输出

为了便于交流，不同影像设备体数据的输出须采用 DICOM 格式。DICOM 是英文 Digital Imaging and Communication in Medicine 的简称，即"医学数字成像和通信"，是医学图像和相关信息的国际标准（ISO 12052）。DICOM 格式的图像文件不仅包括医学图像数据，而且包括患者个体的基本信息，如姓名、性别、身份证号码、社会保障号等，以及与图像相关的投照参数、投照日期、检查项目等文档信息。现在普遍采用的 DICOM 格式标准是由美国放射学会和国家电器制造协会在 1993 年发布的 DICOM 标准 3.0。

（李　刚）

第二节　面数据获取技术

一、面数据概念

从广义上讲，所有用于描述物体表面三维几何形状的数据，均可称为面数据，也就是表面三维数据。面数据可以是由若干个三角形或多边形中的任意元素排列组合构成的表面轮廓信息。获取面数据主要有两类方法：一类是三维逆向建模，是通过三维扫描仪对真实物体表面进行测量，经后端软件解读数据并建立物体表面几何形状的三维模型；另外一类是三维正向建模，是使用建模软件通过人机交互生成人为控制下的物体表面几何形状的三维模型。

从狭义上讲，面数据是指通过三维扫描获取患者口腔内、体表相关组织及模型三维表面信息的数据。在口腔医学领域，光学三维扫描是使用最广的面数据采集方式。依据数据采集方式不同，可分为直接采集和间接采集两种方法。直接采集是指通过三维扫描直接将患者的信息转为数据，主要包括口内扫描技术、种植体三维位置口外扫描及颜面三维扫描技术等。间接采集是指通过扫描患者的模型间接采集口腔内的牙列及软硬组织信息，模型扫描是目前使用最为广泛的间接采集技术（图 2-2-1）。

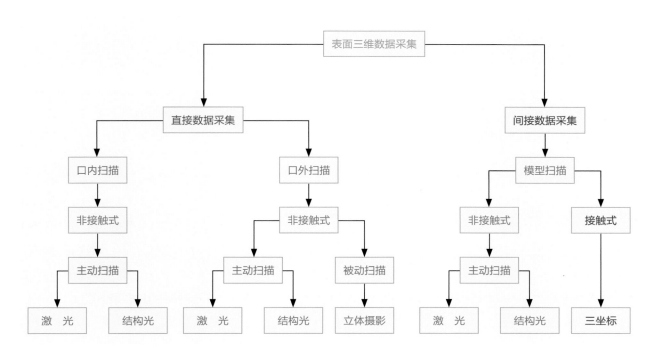

图 2-2-1　表面三维数据采集

二、口内扫描

(一)口内扫描的概念

1980 年，Werner Mörmann 博士和工程师 Marco Brandestini 合作研发了口内扫描技术。借助这项研究成果，Sirona 公司于 1985 年推出了世界上第一台椅旁 CAD/CAM 修复系统。该系统配备世界上第一台 RedCam 口内扫描仪，从此开启了口内光学印模的新模式。

口内扫描是指用口内扫描仪扫描和捕获口腔内部结构表面并转换成数字文件格式的过程，可直接获得患者口内的光学印模，具有缩短治疗周期、提高患者舒适度以及避免传统印模的运输限制等优势。但是，由于口内扫描仪取像视窗尺寸限制一次取像的范围，更大区域的图像需要通过汇总空间上的序列数据，并通过图像处理软件拼接获得。在扫描过程中的软组织动度、扫描路径以及图像处理算法，均有可能造成数据拼接的误差，而降低口内扫描数据的精度。近年来，随着光学系统和图像处理软件算法的不断更新，口内扫描的精度也在不断提高，适应证的选择范围也在逐渐扩大。

目前，已经有 20 多个不同的口内扫描系统可为临床提供数字化印模解决方案，尽管口内扫描仪的技术原理存在较大的差异，但所有口内扫描系统的临床操作方法大致相同。这些系统采用相似的工作流程，但在数据捕获和处理技术方面有所不同。目前国际上常用的口内扫描系统有 Trios 3（3Shape）、CS3600（Carestream）、CEREC Omnicam（Sirona）、iTero Element（Align）、DWIO（Dental wings）、Emerald（Planmeca）等，国内研发的口内扫描系统有 Aoralscan（先临三维）、DL-200（朗呈）、PANDA 2（频泰）、Fussen（菲森）等。

(二)口内扫描仪的组成

口内扫描仪（intraoral scanner）又称入口式三维扫描仪，是一种应用微型探入式光学扫描头，直接在患者口内采集黏膜、牙等软硬组织表面形貌特征及彩色纹理信息的装置。通过口内扫描技术采集的患者口腔内相关信息又被称为光学印模（optical impression）。口内扫描仪是由手持光学取景器、扫描软件及工作站等部件组成（图 2-2-2）。口内扫描时，通过手持取景器的视窗在口腔内进行表面信息采集，获取的数据经过有线或无线的方式在工作站的显示器中进行实时显示和储存，扫描完成后，软件将采集数据进行三维重建以获得数字化模型。

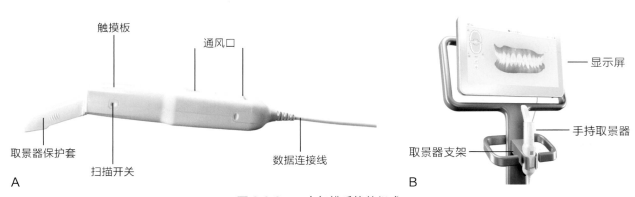

图 2-2-2 口内扫描系统的组成
A. 手持取景器　B. 工作台及软件界面。

（三）口内扫描仪的原理

口内扫描仪原理主要包括：共聚焦显微成像技术（confocal microscopy）、三角测量技术（triangulation）、主动波阵面采样技术（active wavefront sampling）、光学相干断层成像（optical coherent tomography，OCT）和相移干涉测量技术（interferometry and phase shift principles）等，目前常用的是共聚焦显微成像技术和三角测量技术。

1. 共聚焦显微成像技术　共聚焦显微成像（confocal microscopy）是一种高分辨的显微成像技术，简单表达就是它采用激光为光源，运用照明针孔与检测针孔共轭聚焦技术，通过计算机控制对样本进行断层扫描，以获得高分辨率光学切片的数字化图像采集和处理的系统。1961年，Marvin Minsky 首次提出"激光共聚焦显微扫描"（confocal laser scanning microscopy，CLSM）的概念，其以激光点光源作为成像光源，光源和探测器的前方均有一个针孔，分别为照明针孔和探测针孔，相对于焦平面上的光点，两者为"共轭"关系，即光源经过一系列的透镜之后，最终可同时聚焦在照明针孔和探测针孔，此为"共聚焦"的含义（图2-2-3A）。经过共轭聚焦装置聚焦后，光源作为一点可落于样品表面或内部某一指定深度，在此深度上方或下方的光线均无法被探测孔捕捉而不能成像，也就是其景深为0，因此 CLSM 的成像分辨率极高，可定性或定量观察细胞水平、分子水平变化。随着激光光源的扫描移动，聚焦平面可依次位于样本的不同层面，探测孔可逐层获得该指定深度的光学横断面图像，即"光学切片图像"。

共聚焦显微成像技术可有效过滤焦距以外的杂光，获取的图像清晰，分辨率高。聚点成面，通过逐层扫描，既可以获得二维图片图像，也可合成三维立体图像，但因采用逐层扫描模式，扫描速度相对较慢。2007年推出的 iTero 口内扫描系统，采用红色激光光源，应用平行共聚焦成像技术，采集图像时以$50\mu m$为层厚，每层300个焦点进行平行深度捕捉图像，获取口腔内的牙列和软硬组织的三维表面信息。该设备无需在口内喷粉处理，采集图像信息清晰度高，但是速度较慢。2010年基于共聚焦显微镜技术的高性能研发出的 Trios 口内扫描系统（图2-2-3B），通过超快光学分割技术实现了每秒可采集3000幅二维图像的高速动态连续扫描和三维成像。

2. 三角测量技术　三角测量技术（triangulation）是利用光线空间传播过程中的光学反射规律和相似三角形原理，在接收透镜的物空间与像空间构成相似关系，同时利用边角关系计算出待测位移（图2-2-4A）。基于此方法的有激光扫描、结构光扫描技术和立体摄影技术等。三角测量技术基本原理是：光源发射的光束投射到被测物体面后，经过反射，在电荷耦合器件（charge coupled device，CCD）光探测器上成像，被测物体表面被测点的三维坐标信息可通过光学系统已知的物距、像距、主光轴与 CCD 成像平面夹角、入射光线与主光轴夹角以及 CCD 上被测点对应像点的成像位置等信息，通过几何的方法求解相似三角形得出（图2-2-4B）。CEREC 口内扫描系统是三角测量技术的典型应用，CEREC 的 Omnicam 口内扫描仪可以同时投射不同波长的光束，实时计算投射表面高度信息，实现类似动态摄像的扫描速度。

（四）文件格式

文件格式是计算机储存信息使用的特殊编码形式，不同文件格式有不同的后缀名，应用程序可通过文件的不同后缀名识别不同的文件格式。通常情况下，软件厂商可以自行定义储存文件的后缀名，因此产生了众多的三维存储文件格式。一些具有通用性的文件格式会被更多相关软件读取和编辑，随着使用人数的不断增多及更多软件厂商的认可，此类文件格式逐渐成为行业共识的标准存储格式。

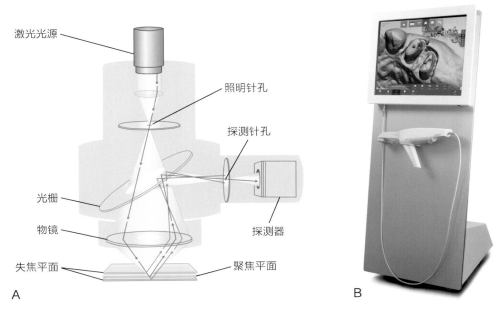

图 2-2-3　Trios 3 口内扫描仪
A. 共聚焦显微成像原理图　B. 3Shape 第一代 Trios 口内扫描系统。

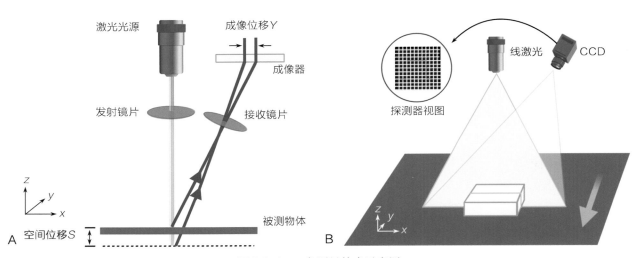

图 2-2-4　三角测量技术示意图
A. 点激光三角测量法示意图　B. 线激光三角测量法示意图。

　　标准三角语言（standard triangle language，STL）是目前具有行业共识的光学印模数据存储标准数据格式，STL 格式来自 3D SYSTEM 公司于 1988 年制订的一个接口协议，最初是为增材制造技术服务的三维图形文件格式。此后，STL 格式被多家主流的三维设计软件支持，被广泛应用于增材和减材制造。STL 文件仅描述三维物体的表面几何形状，没有颜色、材质和贴图信息。在逆向工程中，三维扫描仪通过测量获得模型表面的点数据集合也称之为点云（point cloud），经表面重构转换成 STL 格式的数字模型（图 2-2-5A）。在正向工程中，通过人机交互获得的三维模型，也可转换为 STL 格式的数字模型（图 2-2-5B）。

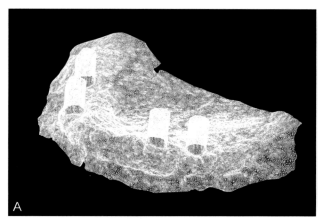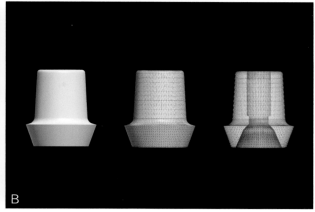

图 2-2-5　SLT 格式数据
A. STL 格式（三维逆向建模数据）　B. STL 格式（三维正向建模数据）。

其他储存文件格式包括：

.PLY（polygon file format）是通过多边形面片的集合描述和储存三维文件格式，可储存包含颜色、透明度等信息。锐科口内扫描系统使用 PLY 文件格式。

.OBJ 是一种支持多边形、直线、表面和自由形态曲线的三维模型储存文件格式，支持贴图坐标。True Definition Scanner（3M 公司）口内扫描系统使用 OBJ 文件格式。

.DCM/.3OXZ 是 Trios 口内扫描系统和设计系统使用储存格式。

.RST/.DXD 是 CEREC 口内扫描系统和设计系统使用储存格式。

其中，.PLY 和 .OBJ 格式除了可作为常用的口内扫描数据格式外，也是目前面部三维扫描常用的储存格式。

经过 30 多年发展，口内扫描仪从早期的印模采集的单一功能，发展到目前集比色、动态咬合、龋齿检查等功能于一体的新型口内采集设备。口内扫描实现了扫描的全程可视化，通过显示屏幕实时观察扫描状态，可以使用数字的方式记载咬合记录，这些所见即所得的功能加强了医患的沟通，也减少了由于印模缺陷导致患者重复就诊的次数。近几年，国内已有多家厂商加入口内扫描仪的研发阵营，国内常见的有先临三维、朗呈科技、菲森、频泰等品牌。

三、口外扫描

（一）口外扫描的概念及原理

相对于口内扫描，口外扫描是指医师手持摄影单元对固定在种植体上方的特定扫描体进行扫描，摄影单元（扫描头）位于患者口外，主要用于获取种植体的三维位置信息。种植体三维位置口外扫描仪是基于数字摄影测量技术（digital photogrammetry）的原理，通过光学摄像机连续拍摄被测量物体的多视角照片，计算机自动寻找和测量照片中被拍摄物体同名像点（兴趣点），对物体三维形状、大小和空间位置进行重建的技术（图 2-2-6）。

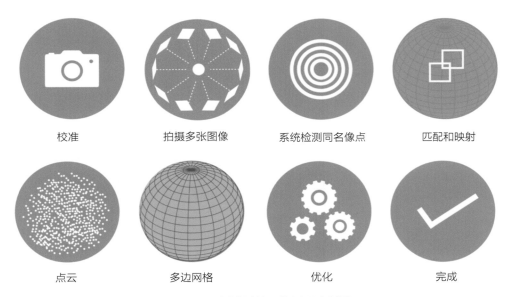

校准　　　　　拍摄多张图像　　　　系统检测同名像点　　　匹配和映射

点云　　　　　多边网格　　　　　　优化　　　　　　　　完成

图 2-2-6　摄影测量工作原理流程图

　　1994 年,Lie 和 Jem 首次将数字摄影测量技术引入口腔科领域,用于研究种植体支架的形变量。2010 年,工程师 Mr. Adrián Hernández 采用数字摄影测量技术对多颗种植体的三维位置进行定位。近几年,基于数字摄影测量的口外种植体三维位置测量技术不断完善,目前已经发展成集种植体三维位置、扫描体附件测量及软件应用于一体的独立系统(图 2-2-7A~C)。医师手持口外扫描仪,按照一定方向顺序在患者口外沿牙弓弧度进行高速、连续拍摄安装在患者口内多基基台上方的特殊扫描体上的标志信息,计算机通过对已知的扫描体上的标志点直径和分布计算出每颗种植体的相对三维位置(图 2-2-7D)。此技术在获取种植体三维位置过程中有效地减少椅旁时间、降低操作难度,并提高了患者就诊的舒适度。但是患者口腔内的软组织、剩余牙列及咬合信息依然需要通过口内扫描或模型扫描的方式获取,扫描时需要将特殊扫描体安装在多基基台上方,计算机通过光学印模中扫描体信息进行配准、计算,实现软组织与种植体三维位置信息的融合(图 2-2-7E~G)。最终获得种植体三维位置、软组织、剩余牙列及咬合关系的数据集合(图 2-2-7H)。目前,比较成熟的商业种植体三维位置口外扫描系统有 PiC Camera 和 ICam4D。

　　(二)种植体三维位置口外扫描仪技术优势

　　1. 种植体三维位置口外扫描技术基于数字摄影的原理,在患者口外对安装在口腔内种植体上方的扫描体进行高速连续拍摄,图像拼接有固定的标记点,采集区域大,克服了口内扫描在缺牙数目较多、种植体间距大、软组织微动等情况下难以获取精准印模的局限性。

　　2. 对于无牙颌种植修复,种植体三维位置口外扫描技术提升了种植体三维位置获取的准确性及获取速度,辅助实现"无牙颌全程数字化口腔种植治疗"这一理念。

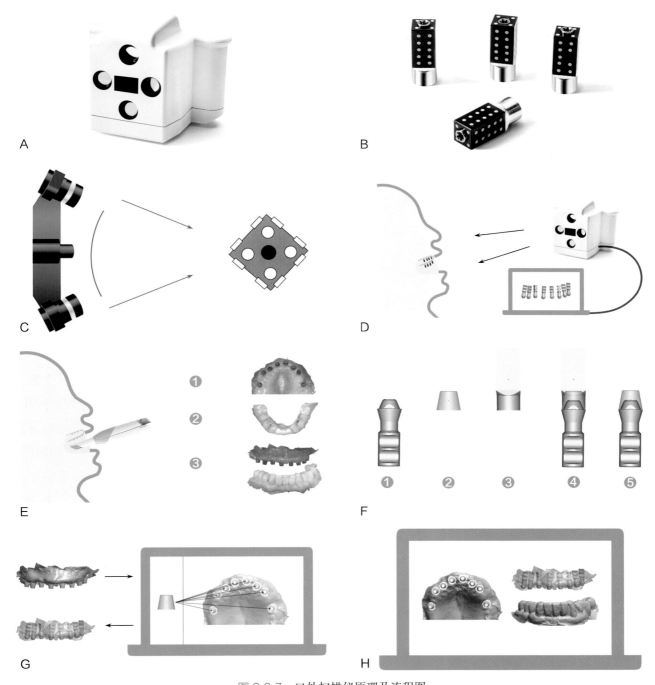

图 2-2-7　口外扫描仪原理及流程图

A. ICam 4D 扫描仪　B. 带有特殊标志点的口外扫描专用扫描体　C. 口外扫描专用扫描体安装时必须有两个面朝向唇颊侧，其中至少有两个面四个以上标志点可以被扫描仪侦测到　D. 扫描前校准扫描仪，在口外按牙弓弧度，从一侧远中的扫描体向另外一侧依照次序连续拍摄固定在口内的特殊扫描体，计算机通过侦测到的扫描体上方的标志点信息，建立种植体三维坐标位置　E. 获取软组织信息，安装专用口内扫描体，步骤为：①口内扫描采集工作侧光学印模；②采集对颌光学印模；③采集咬合关系　F. 种植数据库建立模式图，分别为：①替代体数字化模型；②口内扫描体数字化模型；③口外扫描专用扫描体；④统一以上数字化模型在同一坐标系下；⑤统一口内扫描专用扫描体与替代体坐标系，用于软组织与种植体三维位置信息整合　G. 通过光学印模中的扫描体表面信息与扫描体数据库配准，实现工作侧光学印模和种植体三维位置的整合　H. 将种植体三维位置、上下颌光学印模数据保存为新的数据集，包括种植体三维位置信息、上下颌光学印模。

四、模型扫描

(一) 模型扫描的概念

模型扫描指获取口腔科模型的三维图像并转换成数字文件格式的过程,可通过扫描患者的石膏模型、印模、蜡型以及扫描体等间接获取患者口内牙列、软组织、咬合关系以及种植体三维位置信息的数字文件,该数字文件可存储或用于修复体设计和制造的 CAD 软件程序中。

(二) 模型扫描仪的发展

模型扫描仪又称台式扫描仪,凡在模型扫描仪的扫描行程和扫描头角度范围内的实体模型,都可通过扫描将其表面信息转换为数字模型。目前,技工室常用的模型扫描仪有 3shape E4、Dental Wings、SHINING DS300、Imetric D104i 等。

模型扫描仪在口腔科技工室应用十分广泛,从最初的接触式扫描仪至今已经有 20 多年的应用历史。测量技术也从最初的"点测量"发展到现在的"面测量",其技术经历了点、线、面的三个重要发展阶段。

第一阶段:以点测量为主,这类扫描仪的代表有接触式扫描仪和非接触式点激光扫描仪,通过每次的测量点反映模型表面的特征。点测量的特点是测量精度高,但是速度慢。

第二阶段:以线测量为主,这类扫描仪的代表有非接触线激光扫描仪,通过一段有效的激光线照射到模型表面,同时传感器得到物体表面的数据信息。线测量的特点是扫描速度快,系统成熟稳定。

第三阶段:以面测量为主,这类扫描仪的代表有结构光和光栅扫描仪,通过一面的光栅条纹投照到模型表面,同时传感器采集经模型表面发生变形的条纹得到模型表面的特征,通过拼接不同视角的模型数据,获得完整的模型数据。面测量的特点是扫描精度高,扫描速度极快。目前的模型扫描仪大多以面测量为主。

(三) 模型扫描仪的分类及组成

模型扫描仪是用来探测并分析被测物体表面的形貌特征与外观数据(如表面纹理、颜色等性质)的仪器,通过对采集到被测物体空间的离散坐标(即点云)进行三维重建,获得可用于计算机储存的数字模型。模型扫描仪根据采集方式可分为接触式(contact)与非接触式(non-contact)两种,该分类下又细分出众多不同的技术方法。

1. 机械接触式三维扫描仪　机械接触式三维扫描仪是由机械装置、测量探头、控制系统和数据处理程序组成。在扫描过程中,通过机械装置驱动探头触碰模型表面并触发采样开关,设备传感器记录该点的三维坐标。探头沿模型表面移动并逐点测量获取模型的三维形态数据,经计算机整合建立三维模型。接触式扫描不受被测物体表面的镜面和半透明性对光源反射的影响,但是不适用于弹性材质的对象。测量探头直径影响其与被测模型表面完全接触的面积,对于形貌特征复杂的模型无法避免测量盲区。接触式三维扫描仪测量精度很高,但逐点测量速度较慢。Procera Piccolo 、Procera Forte 及 DS10 扫描仪均采用接触式的扫描方式(图 2-2-8)。

2. 非接触光学三维扫描仪　非接触光学三维扫描仪是由一个光源(激光或结构光)、一个或多个摄像机以及固定被扫描物体的机械运动装置组成。机械运动装置用于控制被扫描物体的移动方向,使其在各个角度都可以对准光源和摄像机。光源将高精度的光束照射在被扫描物体的表面上时,摄像机同时捕

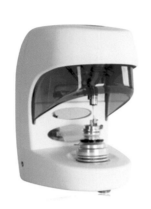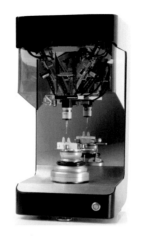

图 2-2-8 机械接触式三维扫描仪

获反射的光束来获得图像,此测量原理就是上述的三角测量法。非接触光学三维扫描仪按照光源不同可分为:线激光扫描技术和光栅扫描技术。

(1)线激光扫描技术:激光光源呈线状,误差较小。在扫描过程中激光呈线状投射到被扫描物体表面,通过 CCD 拍摄到的点求得其三维坐标。线激光模型扫描仪多采用多轴运动模型旋转台及两个 CCD 技术减少扫描盲区(图 2-2-9)。但由于此技术扫描速度慢,目前已较少应用。

(2)光栅扫描技术:光源可以是白光或蓝光。它是一种既利用图像又利用可控光源的测距技术,经过结构化的光栅投影到物体表面,光栅条纹因物体表面高度不同发生变形,CCD 拍摄到变形后的条纹,经计算后获得扫描对象表面的三维形态数据。这类扫描仪的特点是扫描速度快,在模型表面数据采集时配合机械运动,减少盲区的出现。目前是模型扫描技术的主流方法(图 2-2-10)。

除光源外,电荷耦合器件和机械运动系统也是光学扫描仪的重要组成部分。电荷耦合器件(charge coupled device,CCD)记录的照射光线的精度完全取决于摄像机的拍摄精度,同样决定了扫描数据的精度。增加 CCD 的数量可以提高扫描的速度,高精度的光学镜头和影像传感器是选择三维扫描仪的重要参考指标。

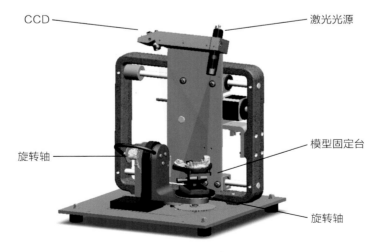

图 2-2-9 非接触光学三维扫描仪的内部结构

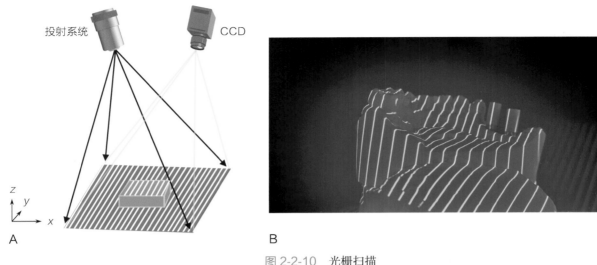

图 2-2-10　光栅扫描
A. 光栅扫描原理图　B. 3Shape E4 蓝色 led 光栅投照模型上的效果。

机械运动系统用于控制模型的旋转方向和角度,机械运动系统的高精度决定了后期数据拼接的方式。高精度机械运动系统的三维扫描仪可以将采集的图像自动拼接。对于机械运动系统较低的三维扫描仪,需要软件利用扫描数据的重叠区域表面同名点匹配来完成图像的拼接,对于扫描区域较小或者表面平滑无明显几何结构,则有可能导致软件拼接错误。

五、颜面部三维扫描

使用二维照片分析患者的面部数据是临床医师常用的方法,但由于二维照片只有水平的 X 轴向与垂直的 Y 轴向,而没有进深的 Z 轴,这种局限性大大降低了客观量化患者治疗结果的能力。高精度的患者面部三维图像,不仅可以满足美学分析和设计要求,并可测量对比由于治疗或生长而引起的面部轮廓的变化。通过将患者的面扫数据、CBCT 和光学印模等数据融合,可以结合颜面部信息设计美学区牙齿的外形、三维位置、微笑曲线,以修复体为导向评估拟种植位点软组织与骨组织缺损等。这些信息为临床医师提供了更多的诊断依据,使患者对治疗计划更加清晰易懂。

（一）颜面部三维扫描的概念

颜面部三维扫描是指面部形态三维数据的获取技术,是通过扫描获取颜面部三维表面图像信息、建立三维影像模型的过程。使用非接触式的测量仪器,通过光学传感器捕捉施加在被扫描对象上的能量光源的反射信号,通过计算机对其进行测量或数据叠加重建而获得面部三维静态数据。该光源可以来自现有的环境光源,也可以来自额外施加的特殊光源(图 2-2-11)。

（二）颜面部三维扫描技术的原理及分类

颜面部扫描系统利用光学测量技术、计算机技术、图像处理技术、数字信号处理技术等进行患者面部三维表面轮廓的非接触测量。目前,主流商用面部三维扫描仪是由不同的能量光源和光学传感器组成,通过非接触三维测量获取具有纹理色彩的患者面部三维表面信息。根据其扫描原理的不同,可分为结构

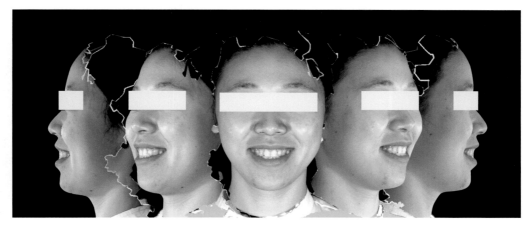

图 2-2-11　多视角颜面部三维扫描数据预览

光扫描、激光扫描及立体摄影测量技术。根据测量时利用的能量光源不同,可分为主动扫描和被动扫描。

1. 结构光扫描技术　结构光扫描仪是以特定的或随机的模式将光带投照到被扫描患者面部,当光带到达脸部后会弯曲扭转,并与面部轮廓的自然曲率相适应。相机捕捉到变形的条纹后形成面部的三维坐标图,通过计算机对此坐标图进行后期处理,以获得面部表面的三维图像。

(1)结构光颜面三维扫描仪的优势:结构光光源多用于固定式面部三维扫描仪,系统应用多角度摄像机同步采集的方式,在采集过程中光源以及患者处于相对静止的状态,可以在 1s 以内获得患者 180°范围的信息采集(图 2-2-12)。

(2)结构光三维扫描仪的局限性:目前此技术是面部三维扫描的最佳方法,但是购置成本较高,且对于拍摄空间要求面积较大,因此制约了此类扫描仪的发展。

2. 激光扫描技术　激光扫描仪是将激光以面的形式投照到患者的面部,与激光光源具有特定距离的相机传感器捕捉患者面部的反射激光,通过三角测量原理计算出激光光源、传感器和面部之间的距离,经计算机将系列扫描图像拼接重建获得面部表面的三维图像。三维面部扫描仪的激光强度必须足够低,以避免高功率激光对患者视网膜造成损伤,同时又要具有足够区分出准确的投影强度。

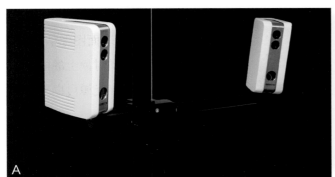
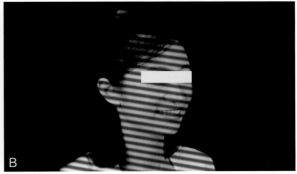

图 2-2-12　结构光颜面部三维扫描仪
A. 结构光扫描设备　B. 结构光扫描光栅。

（1）激光扫描仪的优势：激光扫描仪体积较小，操作灵活。在扫描时，激光光源不受外界环境光线的影响，对扫描空间没有特定要求。

（2）激光扫描仪的局限性：每次扫描的角度较小，需要手持扫描仪从多个方位进行扫描、数据拼接、合并不同的视图，以获得完整的面部三维网格数据。此技术对患者的位移非常敏感，在扫描过程中患者的移动和面部表情细微变化均会导致精度下降。

3. 立体摄影测量技术　立体摄影测量是基于数字摄影测量原理，系统通常使用两个或两个以上摄像机，根据已知距离设置各个摄像机间隔，并指向同一场景。通过分析每个摄像机捕获的图像之间的细微差异，并根据图像中每个点的距离重建 3D 图像。立体摄影测量的优势包括：画像逼真，面部表情还原度高，一次扫描成像，扫描速度快；其局限性包括：系统价格昂贵，扫描所需空间大，数据需要后期处理。

4. 主动扫描与被动扫描　主动扫描是指在扫描时对测量物体投射额外的光源信号，通过传感器接收反射光源信号计算出三维空间信息；被动扫描是指在扫描时利用现有的环境光源来捕获数据，不会主动投射额外光源。

随着计算机视觉技术的不断发展和应用，使面部三维扫描不必再依赖大型的专业设备，借助于相机附件，可通过手机或平板电脑中的应用程序自动检测用户的头部位置和方向，并引导用户以指示顺序转动头部获得广泛的角度来完成扫描（图 2-2-13）。

（三）动态面部三维捕捉（4D）系统

动态面部三维捕捉（4D）是将时间维度添加到高精度的面部三维信息采集中，使用扫描仪对患者面部表情进行特定时间内的高速、连续的三维信息捕捉。目前的商业系统可以达到在一定时间内以每秒60 个 3D 帧的速度捕获图像的有序序列，经过计算机软件处理后，可动态呈现患者面部三维信息。该数据可用于动态记录患者面部表情和姿势（图 2-2-14）。

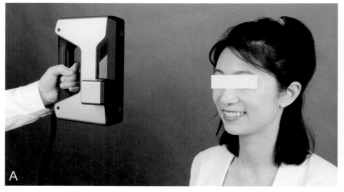
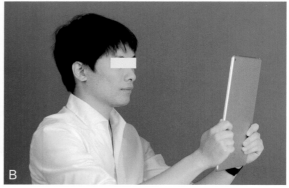

图 2-2-13　手持扫描仪
A. 主动式手持扫描仪　B. 被动式手持扫描仪。

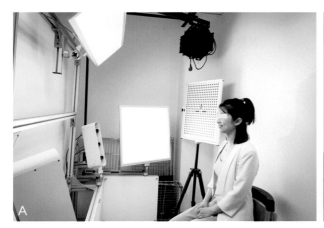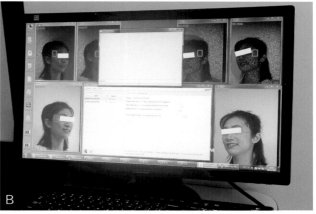

图 2-2-14　动态面部三维捕捉

A. 动态面部三维捕捉扫描仪　B. 动态面部三维捕捉中。

第三节　下颌运动数据获取技术

一、下颌运动记录的标志点和观测面

下颌骨是颅颌面骨中唯一可以运动的骨，同时也是人体运动最频繁的部位之一。人类语言（speech）、咀嚼（mastication）、吞咽（swallowing）等都是基于下颌运动所发生的系列过程。下颌运动是在神经系统的支配下，通过肌肉、颞下颌关节与𬌯的协同作用产生的。

（一）下颌运动记录的标志点

下颌骨是不规则骨，下颌运动是不规则运动，因此，需要确定可以代表下颌运动特点的标志点以方便记录和研究下颌运动。下颌运动记录的标志点通常为下颌切牙点（incisor point）和髁突点（condylar point）。下颌运动轨迹通常用下颌切牙点的运动轨迹和髁突点的运动轨迹进行描述。因此，用于观察和记录下颌运动轨迹的电子设备大多在切牙点和髁突点设有信号接收装置，用以捕捉标志点的动态位置信息。

（二）下颌运动记录的观测面

下颌运动是发生在三维空间的不规则运动，需要将标志点的运动轨迹投影到二维平面即观测面上才能完成描述和计算，根据解剖学研究的基本习惯，观测面分为冠状面（frontal plane）、矢状面（sagittal plane）和水平面（horizontal plane）。此外，在记录下颌运动轨迹时，通常还需要确定相对稳定的平面作为参考平面或基准平面（reference plane），如眶耳平面，又称法兰克福平面（Frankfort horizontal plane），简称 FH 平面，在此基础上描述和计算不同观测平面上的标志点运动状况。随着计算机技术和信息采集技术的发展，目前临床上已经能够完成下颌运动三维六自由度的测量，并通过 3D 重建软件模拟真实的下颌运动，实现更加直观、准确和高效的下颌运动轨迹描记。

二、下颌运动轨迹描记的方法及发展

人类对下颌运动的记录最早可追溯到 1773 年，Monro 在人类尸体上，通过解剖下颌骨进行观察和验证下颌骨运动方式。"描记"的概念出现在早期机械记录的方法中，是指用特定的描记针记录下颌运动的轨迹。目前数字化的下颌运动信息采集的信息载体为电信号，已不需要实体的描记针，软件通过计算，将电信号转化为"描记"在数字观测面上的轨迹，最终以不同形状的二维线性图案呈现不同标志点的运动轨迹，所得到的最终结果类似于机械描记法得到的图形，因此，本节仍沿用"下颌运动轨迹描记"这一说法。

（一）机械描记法

机械描记法（mechanical devices）是指用固定在患者口内、外的机械装置，如描记针、描记板等直接描记下颌运动轨迹的方法。机械描记法出现在下颌运动研究发展的早期阶段，1896 年，Ulrich 和 Walker 首次在文献中报道了口外机械描记法记录下颌运动轨迹的方法，即用下颌牙齿固定描记针，用上颌骨固定描记板，记录人正常生理状态下的下颌运动轨迹。1921 年 McCollum 研制出一种运动式面弓（kinematic face bow），将描记装置从口内转移到耳屏前部（髁突/铰链轴标志点），记录髁突/铰链轴在矢状面和水平面运动轨迹，成为经典的机械式下颌运动描记仪（pantography），其在记录板上描记的髁突铰链轴运动轨迹是研究下颌运动轨迹的基本图形。1952 年，Posselt 通过在下颌前牙固定描记针，记录了下颌骨在水平面和矢状面的边缘运动轨迹，得到了下颌切点边缘运动在矢状面的轨迹，即 Posselt 图形，至今仍用于对下颌切牙点运动轨迹的研究。虽然机械描记法的设备庞大，操作复杂，影响结果的因素众多，但其开创了下颌运动轨迹描记的先河，奠定了下颌运动轨迹描记研究的基础，诸多研究者利用机械描记法逐渐发展完善形成了迄今为止有关下颌运动轨迹的经典理论。直到 20 世纪后期，随着第四次科技革命的到来，计算机技术开始迅猛发展，计算机辅助软件被引入下颌运动轨迹描记系统，帮助计算、拟合、诊断、设计与制作，表明数字化下颌运动轨迹描记的时代到来。

（二）电磁法

霍尔效应（Hall effect）由美国物理学家 E.H.Hall 在 1879 年提出，是指当电流垂直于磁场通过导体时，在垂直于电流和磁场的方向上会产生电势差，在导体的两端形成一个新的稳定的电压。因此，以磁场为媒介，可以将垂直于磁场通过的物体的运动参量（如位置、位移、角度、速度等）转变为数字电压，以电压或电流的形式输出，从而记录相应的运动参量。这是电磁法（electromagnetic methods）描记下颌运动轨迹的物理学原理。Lwein 研发的 Sirognathograph（SGG）系统和 Jankelson 研发的 Mandibular Kinesiograph（MKG）系统是电磁法下颌轨迹描记系统的代表。这两个系统由位于下颌中切牙唇面的磁块、磁场感受器、横过患者鼻根部和两侧耳屏的支架及固定在下颌切牙上的感应头构成，可重复记录患者在咀嚼过程中的下颌运动轨迹。与以往的技术相比，SGG 系统和 MKG 系统在描记下颌运动轨迹时，彻底解放了头颅，不需要患者将头颅固定在某一指定位置，也无需连接复杂的口内外元件或标记物，设备轻便，不影响患者的本体感受器，不干扰咬合及下颌运动。该技术一度成为下颌运动轨迹描记的主流方法，在很长一段时间内被广泛应用于下颌运动相关研究。包括 Sirognathograph（Siemens）系统，JT-3D（BioResearch）系统和 MMJI-E（Shofu Inc）系统，K7 CMS（Myotronics）系统（图 2-3-1）等。

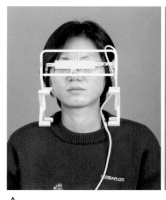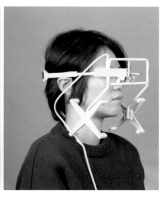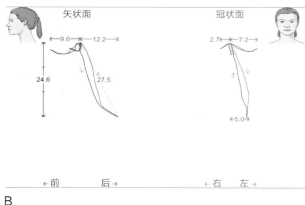

A | B

图 2-3-1　电磁法下颌运动轨迹描记

A. K7 CMS 下颌运动轨迹描记系统　B. K7 CMS 下颌运动轨迹描记系统软件界面：下颌切牙点在开闭口运动时矢状面、冠状面运动轨迹以及开口和闭口运动速度。

（三）电子下颌运动轨迹描记法

电子下颌运动轨迹描记法（electrognathography，EGN）使用的电子下颌运动描记仪与机械描记仪的原理相同，但描记针在描记板上描绘出的不是图形信号，而是电信号。根据电压分压法（voltage division methods）原理，描记针可将下颌运动的空间变化转化为电压感受器（描记板）上的不同电压值，最终转化为电信号传入计算机软件，通过计算得到下颌在三维空间的运动轨迹。其代表仪器为 CADIAX compact 2（Gamma）和 CADIAX 4（Gamma）。CADIAX 4 系统根据是否确定"真实铰链轴"分为解剖式面弓系统（anatomic face-bow system）和动态面弓系统（kinematic face-bow system）两种。患者通过𬌗叉将面弓固定在下颌，通过头带将面弓固定在上颌，确定好铰链轴所在位置后，将电压感应板安装在上颌面弓两侧铰链轴的位置，将描记针固定在下颌面弓，描记针头落于感应板表面，当下颌进行前伸、侧方、开闭口或咀嚼运动时，描记针将对电压感应装置产生压力，转化为电信号后输入椅旁计算机软件，完成下颌三维运动轨迹描记，其记录的标记点为髁突铰链轴，记录的轨迹为铰链轴在矢状面、水平面和冠状面的运动轨迹，精度可达 0.01mm。电子下颌运动描记仪克服了机械描记仪设备繁重、精度差等缺点，描记区域不受限于描记板尺寸，不会影响下颌运动及咬合关系，同时结合数字化椅旁 CADIAX Recoding 软件可以根据患者的下颌运动轨迹，辅助确定颌位关系，并计算出𬌗架所需的参数。CADIAX 电子下颌运动描记仪系统基于奥地利 Rudolf Slavicek 教授经典𬌗学理论，强调髁突位置对于实现静态和动态咬合平衡的重要性，并在此基础上将所得的个性化数据转移至 CADIAX coordinate system 𬌗架进行诊断评估与治疗设计。CADIAX 4 下颌轨迹描记系统最大的特点是能够确定"真实铰链轴"，并将其运动特征转移到𬌗架，因此更准确地说该系统为"髁突/铰链轴运动轨迹描记"（图 2-3-2）。

（四）超声波法

超声波法（ultrasound methods）是通过固定在上、下颌的超声波发射装置和接收装置进行下颌运动数据采集的方法。超声波在传播过程中的发出位置、速度、方向和传播时间都可以通过接收装置转化为电信号，借助椅旁计算机软件计算得出下颌切牙点及髁突点在三维空间的运动轨迹图像。超声波技术无放

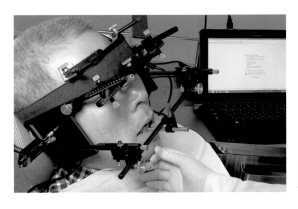

图 2-3-2　电子下颌运动轨迹描记法
CADIAX4 下颌轨迹描记系统

射性,不需要其他光、热源,设备小巧轻便,下颌在生理状态下运动不受干扰。同时,计算机软件还可以根据临床不同患者及治疗需求设置多种模块,可记录下颌运动轨迹、颌面部肌功能状态及面部形貌特征,通过选择不同模块,可以简化操作步骤,提高效率,针对临床需求完成数据采集(图 2-3-3)。此外,通过软件计算可生成全可调𬌗架个性化参数,导出至虚拟𬌗架,或以 XML 格式文件导出至 CAD 软件,或与硬组织数据(CBCT)、激光扫描数据等拟合,建立全数字化模型,进行诊断评估及治疗设计。超声波法描记下颌运动轨迹具有设备轻便、简易、无创性、灵敏度高等特点,同时配合椅旁计算机辅助设计系统可以实现全数字化诊断、评估、设计与治疗。其代表系统有 CUS Digma(KaVo)系统、JMA(Zebris)系统、Axioquick Recorder(SAM Prazisionstechnik)系统、JMT SiCAT(Sirona)系统等。

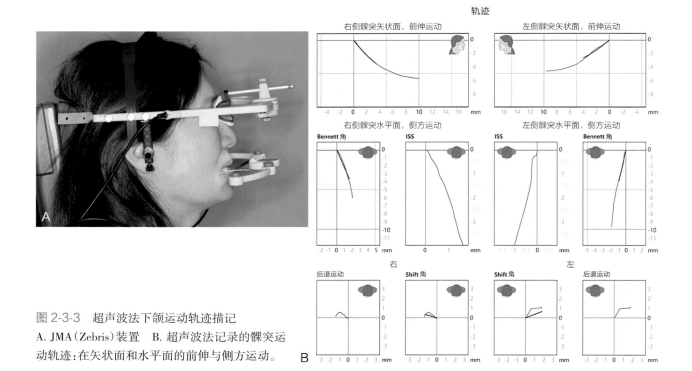

图 2-3-3　超声波法下颌运动轨迹描记
A. JMA(Zebris)装置　B. 超声波法记录的髁突运动轨迹:在矢状面和水平面的前伸与侧方运动。

三、下颌运动轨迹描记的功能

（一）诊断评估患者口颌系统运动功能状态的必要手段

下颌运动能够直观反映患者口颌系统功能状态。下颌运动是由神经系统支配和调控的肌肉组织、颞下颌关节与𬌗在协同作用下产生的运动。通过对下颌运动轨迹进行记录，可以间接反映整个口颌系统功能状态，尤其在牙齿修复前、后口颌系统功能诊断评估方面具有重要意义，是实现功能与美学、局部（牙/𬌗）与整体（颅颌面系统、肌肉、神经）协调、稳定的口腔修复治疗的有力工具，是诊断评估患者口颌系统运动功能状态的必要手段。

（二）确定颌位关系的依据

确定颌位关系，尤其是确定稳定的、可重复的正中关系位或生理后位一直是口腔修复精准建𬌗的难题。只有确定了颌位关系，才能实现精准咬合重建。数字化下颌运动轨迹描记系统可以准确、快速地帮助临床医师确定下颌的位置、颌位关系及运动特点，并通过数次下颌开闭口、侧方、前后及咀嚼运动，建立患者个性化的下颌运动数据库，通过软件计算得出理想或适宜的建𬌗位置，是临床医师确立颌位关系的依据，是精准咬合重建的必要手段。

（三）获取下颌运动的"动态数据"，实现精准的修复体设计

数字化技术的发展催生了虚拟𬌗架。将能够反映人体上下颌咬合关系和下颌运动特点的𬌗架参数［如前伸髁导斜度、Bennett 角、瞬时侧移（ISS）等］输入软件，可在软件中模拟患者口内真实的咬合关系与下颌运动，同时借助计算机辅助设计软件设计制作修复体。数字化下颌运动轨迹描记系统可以直接生成全可调𬌗架所需的参数，如 JMA（Zebris）系统，直接导入虚拟𬌗架，完成数据转移，无需通过面弓转移或固定石膏模型即可进行修复设计，可实现精准的修复体设计。

（四）医患沟通的桥梁——可视化

数字化技术是医患沟通的桥梁。与传统下颌运动轨迹描记方法相比较，数字化下颌运动轨迹描记系统具备可视化的特点。在引导患者进行下颌运动时，患者可借助友好的可视化界面更快、更准确地理解动作要点，完成数据采集。同时，医师可以通过椅旁计算机软件可视化窗口将患者目前的状况或治疗效果与其一同分享，帮助构建良好的医患关系。

（五）下颌运动数据与 CBCT 数据结合，获取解剖结构动态特征

目前，无论是以修复为导向还是以生物学为导向的种植治疗，都离不开全数字化模型的构建。而动态数据只有借助下颌运动轨迹描记系统才能进行提取与整合。因此，将下颌运动轨迹描记得到的"动态数据"与反映现有解剖结构或美学状态的静态数据相结合，才能更加客观、生动、准确地反映患者口颌系统功能状态。例如，可以将下颌运动轨迹描记系统获得的患者下颌骨运动数据与 CBCT 获得的下颌骨解剖结构数据，通过固定在患者口内的配准定位咬合板（FusionBite reference tray）进行数据匹配，通过椅旁软件完成数据吻合（Sirona）；或者利用安装在 CBCT 上的摄像头高速拍摄患者运动过程中颌面部运动特征，与固定在患者下颌的运动轨迹定位𬌗叉上的标记物吻合，将患者颌面部运动状态下的软组织数据（面部数据）与 CBCT 数据结合，实现 4D 数据整合（Planmeca）。

由此可见，随着计算机软件的不断发展与更新，不同数据之间的传递与吻合已不再困难。轻便简易

的装置使得医师可以通过简单的临床操作,仅获取患者颌面部几个点(如定位咬合板上的任意 3 个点)的信息,即可通过软件计算、推演出整个颌面部,包括髁突在内的运动信息,实现了简单的操作步骤、丰富的数据获取和高效的诊断评估。然而,目前大多数可以实现融合 CBCT 数据的"全数字化模型"的设备和软件,多数都是通过切牙区或下颌某一部位的标记点间接计算得到髁突或铰链轴的信息,而不是通过对该解剖位点描记获取的直接信息,其计算得出的髁突运动轨迹信息的精度仍有待于进一步研究与考证。

第四节　多源数据融合技术

多源数据融合是将多种方式采集的数据统一在同一坐标系内,并将其中两个或多个独立数据组合成为一个新数据集,这个过程称为多源数据融合。

一、数据配准

数据配准是将两个或两个以上坐标系中的三维数据点集转换到统一坐标系中的数学计算过程,是根据两个三维数据坐标系之间的变换关系,重新定义三维数据坐标的算法。迭代最近点算法是目前最为常用的数据配准算法之一。

1992 年,计算机视觉研究者 Besl 和 Mckay 提出了一种高水平的适用于自由形态曲面的配准方法,称为迭代最近点法(iterative closest point,ICP)。它们在四元数配准算法的基础上,阐述了一种曲面拟合技术。从测量点集中确定对应的最近点的点集合,运用 Faugera 和 Hebert 提出的严密解决方案创造点集,然后计算新的最近点点集,重复进行。用该方法进行迭代计算,当残差平方和目标函数值不变后,迭代结束。

配准是三维扫描、多源数据融合以及计算机辅助设计中不可或缺的技术环节,数据配准决定了数字化口腔种植治疗的精度和安全性,但目前尚无法检索到数据配准在口腔领域的明确分类,以下是归纳口腔种植治疗中较为常用的数据配准方法,以供参考。

(一) 同名点配准

同名点配准是根据多个扫描数据中具有相同区域重叠度部分中的特征点进行配准的方法。通常是在两个扫描数据的区域重叠关系的数据中寻找同名点,直至满足完成拼接所需要的约束条件进行拼接或配准操作。同名点配准的方法应用十分广泛,可用于扫描数据拼接和颌位关系建立,以及通过解剖结构进行体数据与面数据配准。例如在单颗牙和少牙的种植手术规划中,通过同名点配准的方法将患者的光学印模数据中牙齿与 CBCT 数据重建后的牙齿配准,实现牙列与颌骨数据三维坐标系的统一。通常情况下,不需要对患者预留牙齿进行特殊处理,但是确保 CT 数据中至少有 3 颗稳定而且分布在不同区域的牙齿是实现配准精度的首要条件。

(二) 附加标志点(标靶)配准

附加标志点配准是基于在被测物体上安放标记物作为多个数据配准基点的方法。通过附加标志点对多次测量数据进行坐标系的统一可以简化配准流程,提高配准的精度。例如在无牙颌手术规划中,使用附加标志点配准的方法实现扫描放射线模板数据与 CBCT 数据配准。其方法是利用放射线模板加入阻射标记物在 CT 扫描时会产生阻射的原理。附加标志点配准的方法使不同空间、不同时间、不同结构的数据具有了共同特征点,克服了数据间无共同同名点难以配准的制约。

(三)坐标系配准

坐标系配准是通过相同扫描设备和相同位置的特定条件,根据顺序分次完成不同对象的数据采集,实现多个数据三维坐标位置统一的方法。例如在扫描放射性模板时,将放射性模板戴入主模型上并固定在扫描仪的模型旋转台上,启动扫码程序获得放射性模板的数字模型。取下放射线模板,扫描牙颌模型。此方法是通过两次扫描时扫描文件的局部坐标信息获得了三维坐标的统一,在操作过程中保证了主模型与模型旋转台无位置移动,重新扫描获得工作模型。两次扫描的数据无须配准,即可实现工作模型和放射线模板数据的局部坐标系的统一。

二、数据配准及融合策略

(一)基于附加标志点𬤇叉的牙颌数字模型与面扫数据配准策略

在牙颌数字模型与面扫数据融合时无共同特征点是临床常见情形之一,通常通过附加标志点𬤇叉扫描体经过多次扫描,并利用多次扫描数据中的同名点进行数据融合,流程如下:

1. 数据采集

(1)首先通过咬合记录材料将附加标志点𬤇叉固定在患者的上颌牙列或蜡堤上,使用面部扫描仪采集患者戴有附加标志点𬤇叉扫描体的面部三维数据 A(图 2-4-1A);

(2)使用面部扫描仪采集患者大笑状态下的三维数据 B(图 2-4-1B);

(3)使用口内扫描仪或模型扫描仪采集带有上下颌模型、蜡堤以及附加标志点𬤇叉扫描体的数据信息,保存为数据集 C(图 2-4-1C)。

2. 数据配准

(1)数据 A 与数据集 C 通过附加标志点𬤇叉扫描体进行配准,将上下颌信息及咬合关系与带附加标志点𬤇叉扫描体的面扫数据组合成数据集 D(图 2-4-1D);

(2)将数据集 D 中包含的数据 A 和数据 B 已有的面部共同解剖学特征点进行配准,保存成为新的数据集 E(图 2-4-1E);

(3)根据要求将以上数据中的任何两个或多个数据保存成为最终所需的数据集,如只显示上下颌、颌位关系与面部扫描信息的数据集 F(图 2-4-1F)。

数据采集和配准顺序可根据操作习惯调整,技术核心是多个三维数据通过附加标志点𬤇叉扫描体配准并统一坐标,但是总体的配准精度会受到流程中任意一次配准精度的影响。

(二)CBCT 数据、颜面部三维数据和牙颌模型数据配准及融合的策略

CBCT 是数字化口腔种植治疗中必备的信息采集设备之一,通过大视野 CBCT 可采集患者颅颌面组织解剖结构的体数据,重建患者的颌面部三维数据,却无法捕获患者面部的皮肤纹理和颜色信息。为获得更好的美学效果,可使用 CBCT 数据重建患者面部软组织和牙列数据,并以此为基准坐标位置,将面扫

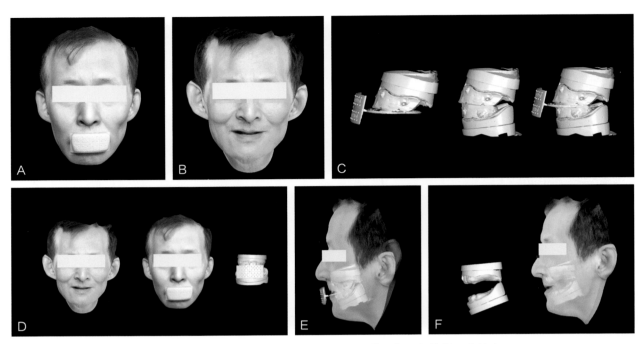

图 2-4-1　基于附加标志点𬌗叉的牙颌数字模型与面扫数据配准策略

A. 面部扫描仪采集患者戴有附加标志点𬌗叉扫描体的面部三维数据 A　B. 使用面部扫描仪采集患者大笑状态下的三维数据 B　C. 使用模型扫描仪采集带有上下颌模型、蜡堤以及附加标志点𬌗叉扫描体的数据信息,保存为数据集 C　D. 数据A 与数据集 C 通过附加标志点𬌗叉扫描体进行配准,得到数据集 D　E. 将数据集 D 中包含的数据 A 和数据 B 的面部共同解剖学特征点进行配准,保存成为新的数据集 E　F. 根据要求将以上数据中的任何两个或多个数据保存成为最终所需的数据集,如只显示上下颌、颌位关系与面部扫描信息的数据集。

和牙列与其配准。采用大视野扫描会降低 CBCT 的数据精度,同时也会增加患者的辐射剂量,流程如下:

　1. 数据获取

　(1) 采集患者大视野的 CBCT 数据 A(图 2-4-2A);

　(2) 使用口内扫描仪采集患者的光学印模数据 B(图 2-4-2B);

　(3) 使用面部扫描仪采集患者的面部数据 C,面扫时的面部表情尽可能与 CBCT 扫描时一致(图 2-4-2C);

　(4) 使用面部扫描仪采集患者大笑状态下的面部数据 D(图 2-4-2D)。

　2. 数据配准

　(1) 将 CBCT 数据通过调整灰度值的方式重建皮肤、骨骼、牙列三维数据,保存数据集 E(图 2-4-2E);

　(2) 以数据集 E 的基准三维坐标位置,将数据 C 与数据集 E 中的面部数据使用同名点配准,并保存为数据集 F(图 2-4-2F);

　(3) 使用数据 D 与数据集 F 中的面扫数据配准,保存数据集 G(图 2-4-2G);

　(4) 将数据 B 与数据集 G 中的牙列数据配准(图 2-4-2H),此时已经完成全部数据的配准和融合,根据需要保存新的数据集 I(图 2-4-2I)。

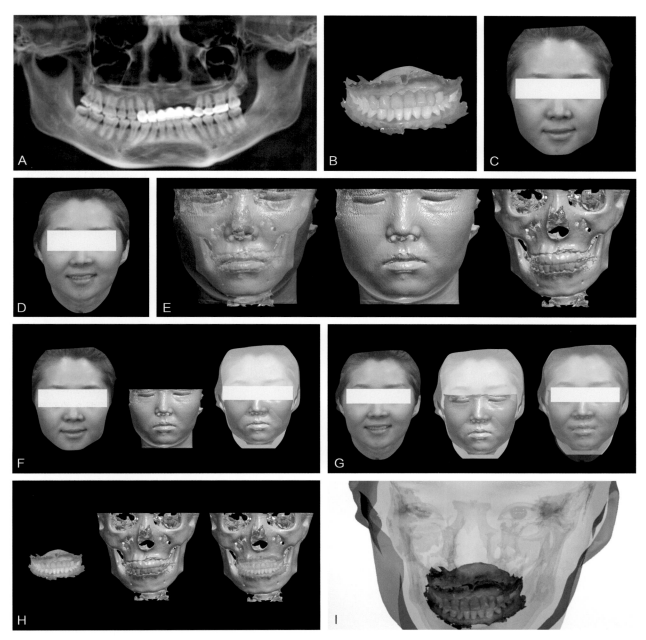

图 2-4-2 CBCT 数据、面部三维数据和牙颌模型数据配准及融合的策略

A. 采集患者大视野的 CBCT 数据 A B. 使用口内扫描仪采集患者的光学印模数据 B C. 使用面部扫描仪采集患者的面部数据 C D. 使用面部扫描仪采集患者大笑状态下的面部数据 D E. 将 CBCT 数据通过调整灰度值的方式重建皮肤、骨骼、牙列三维数据，保存数据集 E F. 以数据集 E 的基准三维坐标位置，将数据 C 与数据集 E 中的面部数据使用同名点配准，并保存为数据集 F G. 使用数据 D 与数据集 F 中的面扫数据配准，保存数据集 H~I. 将数据 B 与数据集 G 中的牙列数据配准得到数据 H，完成全部数据的配准和融合，根据需要保存新的数据集。

虽然 CBCT 数据配准具有操作简单且精度较高的优势,但是需要患者 CBCT 影像中的口内余留牙齿稳定、数量较多且分布在不同区域。患者口内的金属修复体可能会导致拍摄 CBCT 时产生伪影,从而降低 CBCT 图像质量。当遇到无牙颌患者或金属伪影面积较大时,需要额外制作放射导板,用于配准时的标定。

三、配准误差

(一) 数据采集误差

1. 不同采集方式获得数据的精度之间的差异;
2. 金属修复体造成的 CBCT 数据中的伪影和采集时的运动伪影;
3. 余留牙齿以及放射线模板的稳定性;
4. 患者不同状态下面部表情捕捉;
5. 扫描系统的软硬件设备的系统误差、扫描参数的设定。

(二) 多源数据配准误差

当附加标志点(标靶)的特征或患者解剖结构特征不明显或不稳定时,均增加导致数据配准精度的误差。同时,多源数据之间的匹配次数越多,最终形成的误差也会越大。目前已有商业 CBCT 机可同步采集 CBCT 和三维面扫数据,这一方法解决了配准精度和三维坐标统一的难题,是三维面扫和 CBCT 融合误差最小的方式之一。但是,目前具有这一功能的设备较少,已知的设备有普兰梅卡和 3 Shape X1。

四、数字化系统分类

(一) 封闭式数字化系统

封闭式数字化系统是指系统输出的文件格式只能与配套的软件一起使用,不被其他软件兼容,这类文件存储格式也被称为"封闭格式"。封闭系统由厂商提供,包括设备、软件以及材料等全套软硬件,系统的兼容性、加工策略和材料已经经过测试和验证,但是对外部软件和系统兼容性差,增加软硬件必须依赖封闭系统厂商提供的解决方案。

(二) 开放式数字化系统

开放式数字化系统是指系统输出的文件储存格式可被其他软件或系统兼容,这类文件存储格式也被称为"开放格式"。开放系统可以是口内扫描仪、CAD/CAM 软硬件中任意的单一单元,也可以是完整的系统。开放式数字化系统具有良好的兼容性,可根据自身需要进行组合,具有即插即用的优势。开放式数字化系统避免了不同设计软件之间因文件格式不同而产生的壁垒,模型数据存储、设计文件及加工文件可以在多个系统中互通,使设计和加工不再受限于单一软件。开放式的文件格式在调用既往数据和扩展应用时,会为临床提供更多便利,让更多患者和医疗机构受益。

第五节　虚拟口腔科患者

2015 年 Joda 和 Gallucci 报道了创建"三维虚拟口腔科患者"的工作流程，通过整合口内扫描（IOS）、锥形束计算机体层扫描（CBCT）和口外面部扫描（EOS）。使用 STL（口内扫描数据格式）、DICOM（锥形束计算机体层扫描）和 OBJ（口外面扫描数据格式）三个文件之间的余留牙作为标志点进行配准，该技术成功地证明了通过 IOS、CBCT 和 EOS 的图像重叠来构建颅面虚拟模型的可行性。

一、虚拟口腔科患者的概念

通过多元化的信息采集方式获取患者多维度、多参数、多模式个体特征的数据集合称为虚拟口腔科患者。其采集信息包括：口腔科患者的健康数据、发音信息、口腔内软硬组织数据、颌骨的三维解剖数据、下颌运动等数据，以及患者颜面部三维数据和动态信息。这种全新的三维数据集合可以精确"再现"患者的颜面部信息、颅颌硬组织信息、口腔内的剩余牙列及口腔内软组织信息，精确还原静态条件下患者面部软组织及笑容（图 2-5-1）。随着科技的不断进步和多元数据融合系统的完善，通过动态面部捕捉和下颌运动数据融合，将来有望让虚拟口腔科患者实现从静态（三维）到动态（四维）的真实动态再现的过程。

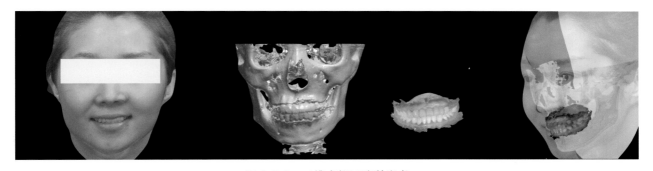

图 2-5-1　三维虚拟口腔科患者

二、虚拟口腔科患者的应用及意义

多元的数据采集和融合技术使口腔医学中的虚拟口腔科患者的概念成为可能，对临床诊断有着积极的影响。对治疗过程监控、患者数据管理、教育均起到重要的作用。

（一）三维虚拟口腔科患者在辅助治疗中的应用

虚拟口腔科患者在修复体设计和口腔修复、种植、正畸、正颌和整形外科，以及跨学科治疗等领域具有广泛的适用性。

1. 术前临床评估。

2. 模拟治疗方案。

3. 术后随访资料。

4. 跨学科医学沟通。

5. 医患沟通,明确患者预期并进行患者教育。

目前已有商业的动态面部捕捉系统应用于临床,但是,暂时还无法将模拟面部运动的 4D 全序列数据融合到 DICOM、STL 和 OBJ 文件上的商业软件。

(二) 虚拟患者在教育中的应用

全世界已有多所大学将虚拟患者纳入医学教育项目,虚拟患者更多是侧重于使用交互计算机模拟临床问诊、体检、辅助检查、诊断、治疗等。目前已有商业的虚拟患者应用于医学教育,系统可以根据决策者的治疗干预模拟病情的变化,可能好转或治愈,也可能恶化或死亡,整个诊疗过程高度贴近临床真实环境。完成培训结束后,系统自动生成报告反馈学员的表现情况。在口腔医学领域中,学员可以对虚拟口腔科患者进行美学和功能的系统性评估,培养学员用临床思维做出治疗决策以及完成虚拟治疗的全过程,虚拟口腔科患者可以有效节约临床资源,提高诊断的准确度,虚拟口腔科患者的模拟诊治可以帮助学员提高临床能力。

未来,通过单一协议生成虚拟患者以及融合声音、下颌运动和动态面部表情的技术,是实现虚拟患者在临床广泛应用的最佳路径。目前已有厂家在研发整合以时间、声音记录与面部三维动态扫描为一体的系统。随着科技的进步及这一功能的日益完善,将会为美学和功能重建等复杂病例的术前分析和评估带来重大的影响。

(孙井德 孙玉洁 林 潇)

参考文献

1. DURET F. CAD-CAM in dentistry. J Am Dent Assoc,1988,117(6):715-720.
2. DAVIDOWITZ G,KOTICK PG. The use of CAD/CAM in dentistry. Dent Clin North Am,2011,55(3):559-570.
3. LOGOZZO S,ZANETTI EM,FRANCESCHINI G,et al. Recent advances in dental optics-Part I:3D intraoral scanners for restorative dentistry. Optics and Lasers in Engineering,2014,54(3):203-221.
4. COMMER P,BOURAUEL C,MAIER K,et al. Construction and testing of a computer-based intraoral laser scanner for determining tooth positions. Med Eng Phys,2000,22(9):625-635.
5. 王勇. 口内数字印模技术. 口腔医学,2015,35(9):705-709.
6. SHUJAAT S,KHAMBAY B S,JU X,et al. The clinical application of three-dimensional motion capture (4D):a novel approach to quantify the dynamics of facial animations. International Journal of Oral and Maxillofacial Surgery,2014,43(7):907-916.
7. CIOBOTA N. Standard tessellation language in rapid prototyping technology. The Scientific Bulletin of Valahia University-Materials and Mechanics,2012,7(10):81-85.
8. 王蒙. 基于大规模点云数据的三维重建和纹理映射研究. 南昌:南昌大学,2014.
9. RAPHA L R,ALEXIS G,LAURENT V,et al. Intraoral scanner technologies:a review to make a successful impression. Journal of Healthcare Engineering,2017,5(9):1-9.
10. JODA T,GALLUCCI GO. The virtual patient in dental medicine. Clinical Oral Implants Research,2015,26(3):725-726.

11. POZZI A,ARCURI L,MOY P K. The smiling scan technique：facially driven guided surgery and prosthetics. Journal of Prosthodontic Research,2018,62（4）：514-517.

12. LANE C,JR W H. Completing the 3-dimensional picture. American Journal of Orthodontics & Dentofacial Orthopedics,2008,133（4）：612-620.

13. 亢瑞红,胡洪,甘梦仙 . 基于 ICP 算法的三维激光扫描点云数据配准方法 . 池州学院学报,2014,28（3）：3.

14. VLAAR S T,ZEL J M V D. Accuracy of dental digitizer. International Dental Journal,2006,56（5）：301-309.

15. 张晓娟,李忠科,王先泽,等 . 基于特征点和改进 ICP 的三维点云数据配准算法 . 传感器与微系统,2012,31（9）：116-118.

16. 张祥翔 . 现代显微成像技术综述 . 光学仪器,2015,3（6）：612-620.

17. UNA S,LIJA L,ANDA S. Jaw tracking devices-historical review of methods development. Part II. Stomatologija,Baltic Dental and Maxillofacial Journal,2005,7（3）：72-76.

18. UNA S,LIJA L,ANDA S. Jaw tracking devices-historical review of methods development. Part I. Stomatologija,Baltic Dental and Maxillofacial Journal,2005,7（3）：67-71.

19. PINHEIRO P F,CUNHA D,FILHO M,et al. The use of electrognathography in jaw movement research：a literature review. Cranio the Journal of Craniomandibular Practice,2012,30（4）：293-303.

20. DIPANKAR P. Hinge axis：concepts,theories and clinical significance-a review. Asian Journal of Science and Technology,2019,10（4）：9639-9641.

第三章

口腔种植数字化诊断评估与设计

数字化口腔种植治疗方案的设计与实施,离不开数字化信息的采集,包括牙列(黏膜)信息、颌骨解剖信息、颜面部三维信息以及下颌运动信息等数据,尤其是预期修复体的数字化信息对种植治疗外科与修复程序的实施起到非常重要的作用,即所谓"以终为始"的理念。本章按牙列缺损与牙列缺失两类病例,讲述不同病例类型的数字化信息采集与整合以及术前诊断与评估的流程。

第一节　牙列缺损患者的数字化信息获取、诊断评估与设计

牙列缺损病例类型:根据缺失牙的数量可分为单颗牙缺失和多颗牙连续缺失;根据缺失牙区域可分为前牙区牙列缺损和后牙区牙列缺损。不同病例类型的术前数字化信息的获取、诊断与评估要点以及治疗方案均存在差异。

一、数字化信息获取与整合

(一)剩余牙列及黏膜数字化表面信息的获取

剩余牙列及黏膜表面形态数据获取有两种途径:一种是硅橡胶取印模并灌制石膏模型,模型扫描仪扫描石膏模型,获取表面信息数据;另一种是在椅旁用口内扫描仪直接获取患者口内数据。

1. 信息采集前的准备　牙表面的牙菌斑与牙石,不仅影响种植体的愈合与长期稳定,还影响术前数字化信息获取的准确性及数字化口腔种植外科导板的稳定性,且烟斑与茶垢也可能影响扫描结果。因此在信息采集前应去除此类干扰因素。

如果患牙条件不适合即刻种植,应在拔牙前或修复体拆除前记录口内原有牙的形态,作为后期制作导板时诊断蜡型的参考。同时也可通过软件将拔牙前完整的牙形态复制到导板设计软件中。

根据种植修复设计及导板制作需要,可先拔除导板跨越区的残根(亦可将残根断面调于龈下 1mm)、

松动牙。固定桥拆除后基牙需进行临时修复时，建议永久粘接基牙临时修复体，以免手术导板摘取使临时修复体脱落，导致牙支持导板无法使用。若系带附丽过高可先行系带松解术，减少种植导板就位时的干扰。

2. 传统印模与模型扫描　模型扫描是通过扫描传统印模获取的石膏模型，间接获取患者口内牙齿、黏膜和咬合关系信息的方法。传统印模是应用硅橡胶或聚醚橡胶等弹性印模材料制取的印模。硅橡胶印模常用重体和轻体混合制取，并根据重体和轻体结合顺序，分为一步法和两步法：前者同时加入重体和轻体，一步制取完成；后者先用重体取初印模，经过印模修整，注入轻体，口内再复位，完成二次印模制取。相较于一步印模法，两步印模法可以获得更为准确的印模。采用聚醚橡胶制取印模时，通常采用一步印模法。灌制模型时需采用低膨胀率石膏，按照要求的水粉比例进行灌制。获得石膏模型后，应用模型扫描仪扫描获取数字化模型。

金属充填体、修复体及全瓷修复体等表面高度光滑的修复体可能出现扫描不全的情况，可用硅橡胶印模。因牙周病导致牙龈萎缩或缺牙间隙窄而不能扫全缺牙区两侧邻牙的邻面时，可在设计导板覆盖区域时避开。

本节以前牙美学区牙列缺损患者为例，介绍口腔种植数字化信息获取、诊断评估与设计过程。

病例简介：患者男，25 岁，11、21 因外伤拔除 6 周，要求种植修复。

临床检查：11、21 缺失，拔牙窝愈合中，前牙深覆𬌗，剩余牙健康，口腔卫生状况良好（图 3-1-1）。开口度及开口型正常，颞下颌关节无弹响及压痛，凹面型。

诊断：上颌牙列缺损。

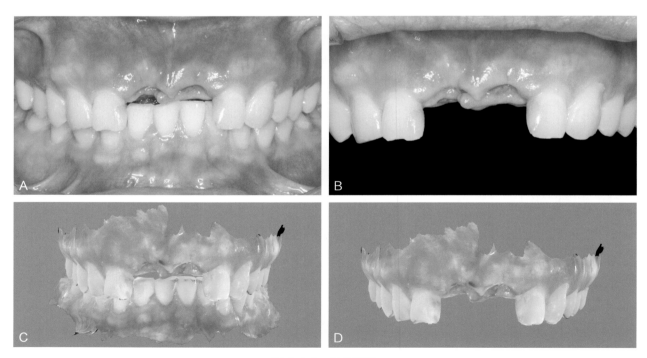

图 3-1-1　初诊情况
A. 口内咬合照　B. 口内上颌牙列唇面照　C. 口内扫描咬合照　D. 口内扫描上颌牙列唇面照。

治疗方案：11、21 数字化外科导板引导下早期种植+螺丝固位全瓷单冠修复。

3. 光学印模与口内扫描　口内扫描可以直接获取患者口内牙、黏膜及咬合关系信息，具有准确、快速和舒适的特点。口内扫描有相应的技术规范，包括扫描前准备，如吹干牙面上的唾液，关闭牙椅灯光，准备扫描仪器等；扫描时应牵拉软组织，避免软组织图像与牙面重叠，支点稳定，遵循一定的牙位顺序（𬌗面—颊侧—舌侧）、角度及速度等，从而获得清晰完整的数据。

少数几颗牙（3~5 颗）游离或非游离连续缺失或多颗牙齿散在缺失，且咬合关系稳定时，扫描软件能自动配准咬合关系，可采取口内扫描方式。如后期上下颌扫描咬合关系无法配准、因牙齿分布不均匀导致牙齿和黏膜扫描数据与 CBCT 数据配准精度不够时，均应采取传统印模方式，记录咬合关系。

（二）颜面部三维信息获取

随着人们对审美要求的逐步提高以及科技的快速发展，基于颜面美学的修复设计已经成为更多爱美人士的选择。获取颜面部信息的方式也从早期的二维摄影发展到三维面部扫描。三维面部扫描可以有效地避免通过多张二维照片重新构建患者面部特征的局限性。三维面部扫描有利于患者、医师、技师间的信息交互，也有利于患者参与诊断、设计和治疗过程。

颜面部三维信息的获取方法包括：数字摄影测量技术、结构光技术和激光面部三维扫描技术（见第二章）。数字化微笑设计（digital smile design）概念的流行，让修复医师更加重视预期修复体与患者微笑的关系，即唇齿关系；但早期的微笑设计软件均为二维图片设计软件。随着颜面部三维扫描技术的临床应用，三维数字化微笑设计技术已经在临床上得到实现。

颜面部三维扫描需采集患者静止和微笑状态下的颜面部信息进行三维数字化微笑设计。根据临床使用方法不同，可将面部扫描方法分为固定式扫描和手持式扫描两种。固定式扫描是指在扫描过程中，患者和扫描设备均保持静止状态，扫描仪从多个不同角度同时拍摄，瞬时完成扫描，如结构光扫描和数字摄影测量。结构光扫描技术是目前面部三维扫描的最佳方法，但由于购买成本和占地面积制约了此类扫描仪的发展（详见第二章）。手持式扫描（图 3-1-2）是指在扫描过程中，患者和扫描设备有一方需要移动，如手持式激光扫描和手持式数字摄影测量。医师需手持扫描仪，从不同方位对患者进行多角度扫描；或

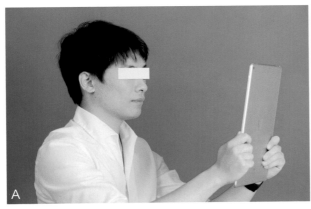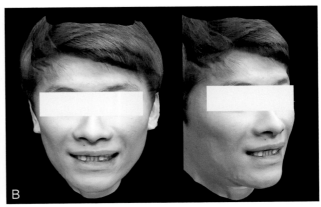

图 3-1-2　面部三维扫描
A. 手持式扫描设备　B. 面部三维扫描图像。

扫描仪固定不动,患者旋转头部,完成扫描。手持式扫描对扫描空间没有特定要求。但此技术对患者的移动非常敏感,在扫描过程中患者的移动和面部表情变化均会导致扫描精度下降。

（三）下颌运动轨迹数据采集

为了使预期修复体不仅有良好的美学效果,而且能与患者的神经、肌肉和关节相协调,需要获取个性化下颌运动数据,进行精准的修复体设计。本病例使用 Zebris 的 JMA 系统进行下颌运动轨迹描记,通过 Zebris WINJAW+软件计算得出下颌切牙点及髁突点的运动轨迹,进而得到患者的下颌运动轨迹数据。该数据可以从三维六自由度上描述患者的个性化下颌运动特征,诊断评估患者的口颌系统功能状态,帮助确定正确的颌位关系和咬合关系,并且可以通过椅旁 Zebris WINJWA+软件计算生成全可调𬌗架个性化参数(可匹配 Artex、KaVo、SAM 全可调𬌗架),或以 XML 格式文件导出至 CAD 软件(如 EXOCAD)中,模拟患者下颌运动,将患者的运动数据导出至 EXOCAD 软件中,直接设计修复体。

如图 3-1-3 所示,对患者进行下颌运动轨迹记录分析,可见患者髁突及切牙点运动轨迹基本正常,因而计划在患者现有的咬合关系下进行修复体设计。

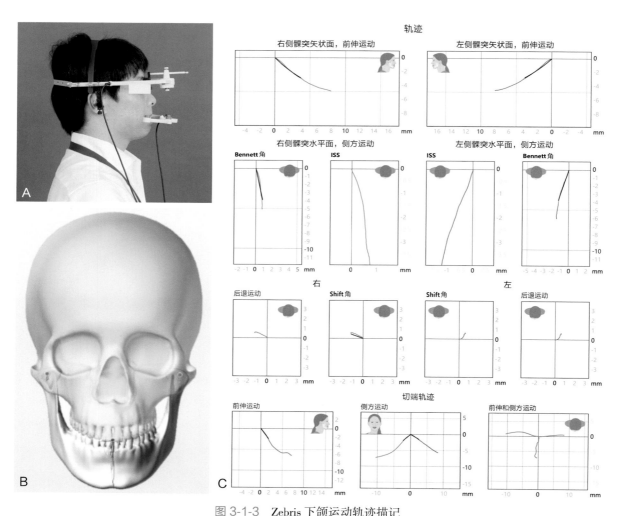

图 3-1-3　Zebris 下颌运动轨迹描记
A. Zebris 下颌运动轨迹描记仪　B. 切牙点及髁突点运动轨迹　C. 左、右髁突不同截面的运动轨迹。

(四) 修复体数字化信息的获取与建立

预期修复体数字化信息的获取与建立是完成以修复为导向的种植外科的前提。无论软硬组织是否存在缺损,均在理想位置排列预期修复体,根据预期修复体的位置确定种植体的三维位置(唇颊、舌腭、近远中向位点、轴向、深度及种植体间距)及种植体与角化黏膜的位置关系,分析是否存在软硬组织缺损,指导种植外科设计,从而实现以修复为导向的种植治疗。

修复体数字化信息获取的方法包括:CBCT 扫描放射线模板获取数字化修复体信息、光学扫描诊断蜡型获取数字化修复体信息和计算机直接设计数字化修复体三种。

1. **CBCT 扫描放射线模板获取数字化修复体信息**　患者戴入放射线模板(硫酸钡义齿)拍摄 CBCT,在影像数据上获得预期修复体的轮廓,为种植体三维位置模拟设计提供参考。

2. **光学扫描诊断蜡型获取数字化修复体信息**　光学扫描诊断蜡型是指制取研究模型后,在模型上排牙,制作诊断蜡型,然后扫描诊断蜡型及研究模型获取修复体数字化信息。对于前牙美学区或缺牙数目较多的复杂修复,需将蜡型戴入患者口内,验证美学效果及咬合关系,再放入模型扫描仪扫描,获取带有修复体信息的数字化模型(图 3-1-4)。缺牙数目较多或颌位关系较为复杂时适用该方法。

3. **计算机直接设计数字化修复体**　计算机直接设计数字化修复体获得的是数字化的诊断蜡型,它是通过口内扫描或研究模型扫描后,在 CAD/CAM 修复设计软件上进行虚拟排牙(图 3-1-5A~B),获取数字化修复体。

对于前牙美学区的种植治疗,修复医师更加重视预期修复体与患者微笑的关系,即唇齿关系。颜面部三维扫描技术的临床应用可以实现三维数字化微笑设计,将数字化模型与颜面部三维扫描信息在修复体设计软件中整合,获得与颜面部相协调的、兼具美学与功能的数字化修复体(图 3-1-5C~H)。

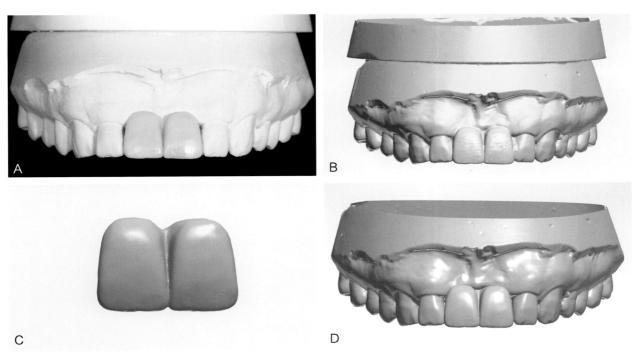

图 3-1-4　光学扫描诊断蜡型获取数字化修复体信息
A. 诊断蜡型　B. 光学扫描诊断蜡型　C. 诊断蜡型信息　D. 带有诊断蜡型信息的数字化模型。

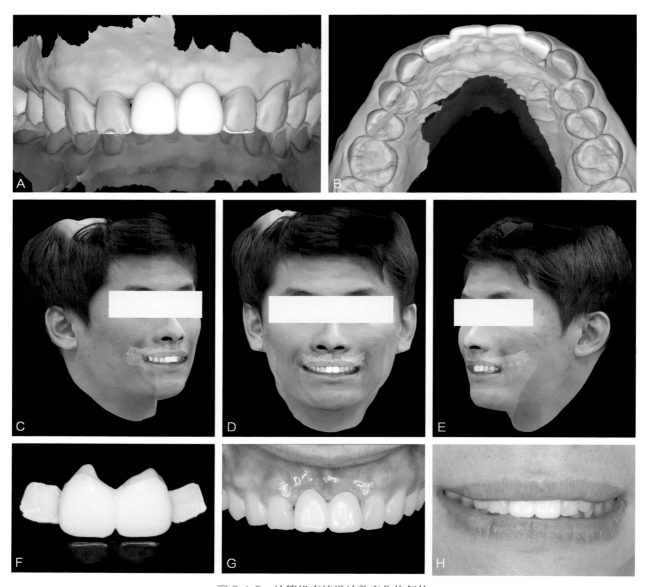

图 3-1-5　计算机直接设计数字化修复体

A~B.基于口内扫描文件设计数字化修复体　C~E.三维微笑设计　F. 3D 打印数字化修复体　G~H.口内试戴验证数字化修复体。

（五）颌面部解剖结构数字化信息的获取

在口腔种植治疗过程中，获取颌面部解剖结构数字化信息是种植术前诊断评估、外科方案设计以及制作数字化口腔种植手术导板与实施导航手术的前提。CBCT 是获取颌面部解剖结构数字化信息的主要手段。

1. 拍摄 CBCT 前的准备 口腔内金属固定修复体或活动义齿会产生伪影，伪影会影响 CBCT 图像的清晰度，从而影响 CBCT 与模型扫描或口内扫描数据匹配的准确度。拍摄 CBCT 时需将带金属的活动义齿摘下。如需重做烤瓷修复体，应在拆除修复体后再拍摄 CBCT。

2. 拍摄 CBCT 及数据输出 CBCT 数据与模型扫描或口内扫描数据整合时需参考两个数据的同一解剖标志点（如牙尖）。因此应拍摄开口位 CBCT，避免𬌗面解剖标志点的影像重叠。CBCT 拍摄的具体要求是上下颌牙分开，嘱患者后牙区咬纱布或棉球，开𬌗 3mm 左右，上颌𬌗平面与地平面平行（图 3-1-6），拍摄时患者勿动。完成后输出 DICOM 格式数据。

本病例缺牙数目较少、咬合关系稳定，可用口内扫描获取牙、黏膜表面及咬合关系信息，拍摄开口位 CBCT，导出数据即可，无须额外制作放射线模板。如患者剩余牙列较少、磨耗等导致垂直距离丧失或降低、偏侧咀嚼导致咬合不稳定等，拍摄 CBCT 前需制作放射线模板，患者佩戴放射线模板拍摄 CBCT。放射线模板可以是硫酸钡义齿，也可以是带有放射线阻射标记的义齿或蜡型。

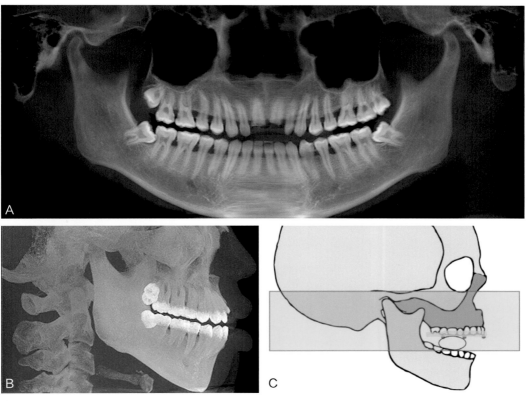

图 3-1-6 开口位 CBCT

A. 开口位 CBCT 全景视图，见上下颌牙列分开 B. 开口位 CBCT 三维重建图（侧面照） C. 后牙区咬棉球，上颌𬌗平面与地平面平行。

（六）数字化信息的整合

数字化信息的整合是将剩余牙列和黏膜的数据、修复体数据以及颌骨解剖学结构的数据信息导入口腔种植辅助规划设计软件中，整合为全信息数字化模型。依据牙表面形态信息设计牙支持式导板，依据 CBCT 数据设计种植体植入位置。这种分类设计要求数据的分类采集及整合。将影像学数据与光学扫描数据分别导入设计软件，选择合适的 CBCT 阈值重建三维图像，选择两种数据的同一典型解剖(牙尖)标记点，进行数据的匹配，匹配完成后检查数据匹配的准确度(图 3-1-7，图 3-1-8)。

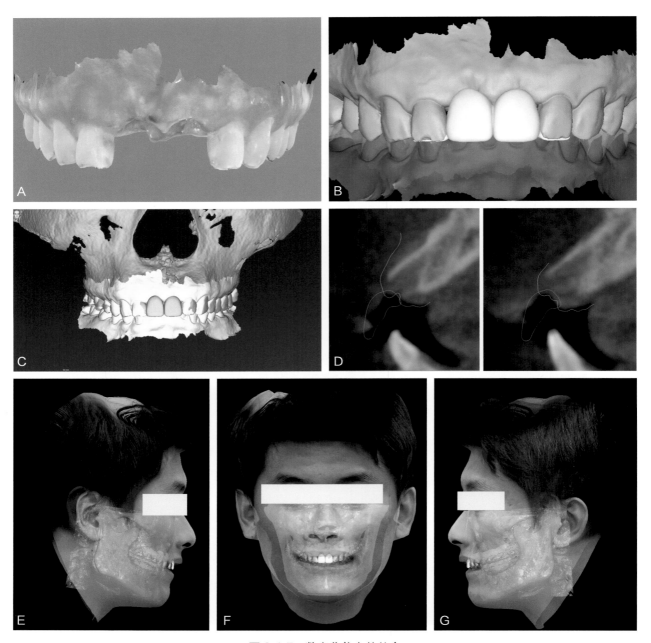

图 3-1-7 数字化信息的整合

A. 剩余牙列及黏膜信息　B. 修复体信息　C~D. 不显示面部信息的全信息数字化模型　E~G. 显示面部信息的全信息数字化模型。

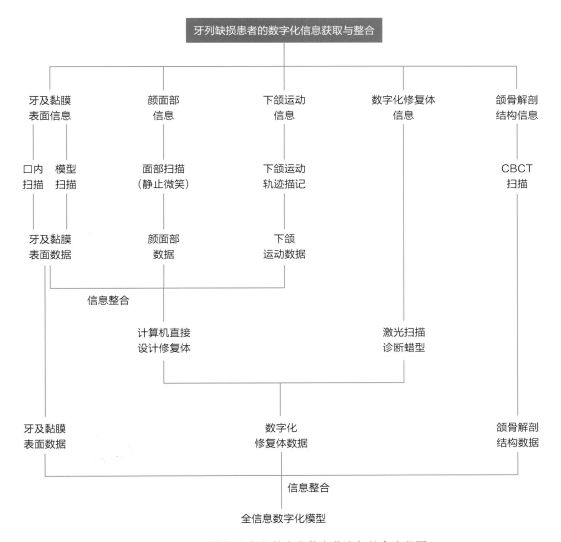

图 3-1-8 牙列缺损患者的数字化信息获取与整合流程图

二、诊断评估与设计要点

通过数字化信息采集与整合,建立一个"虚拟三维口腔",有利于进一步完善术前诊断、评价与方案设计。通过虚拟排牙或诊断蜡型建立预期修复体的理想位置与形态,分析修复空间、咬合关系与颌位关系以及预期修复体与剩余骨量和角化黏膜的关系,从而建立适宜的外科方案。数字化手术导板与导航是将术前虚拟口腔设计方案转移到现实口腔中的工具或技术。本部分内容以前牙美学区和后牙区两个病例为代表阐述。

（一）前牙美学区

美学区种植对种植体三维位置有更严格的要求（图 3-1-9）。具体表现为：唇舌向要求种植体与拔牙窝唇侧骨板之间至少保留 2mm 跳跃间隙；愈合位点要求种植体平台距唇侧牙龈轮廓至少 2mm，唇侧剩余骨板厚度 1.5~2.0mm；近远中向距邻牙至少 1.5mm，种植体之间至少 3mm；轴向要求偏腭侧，尽可能从预期修复体舌隆凸穿出，未来可用螺丝固位修复体；植入深度要求在预期修复体唇侧龈缘下 3~4mm。另外，为了保证初期稳定性，种植体需进入拔牙窝根尖下 3~4mm。

1. 美学区牙列缺损病例的数字化诊断与设计要点　美学区牙列缺损病例数字化设计要点包括：种植体三维位置、种植位点的选择、种植体间距等（图 3-1-10，图 3-1-11）。位点选择一方面择优选择骨量好的位点，另一方面考虑牙、种植体之间位置关系对邻间龈乳头高度（邻接触点距离嵴顶的距离）的影响（表 3-1-1）。种植体与种植体相邻时，龈乳头高度是最低的，种植体与邻牙的龈乳头高度由邻牙决定，而种植体与桥体相邻时龈乳头高度是最高的。

2. 美学区即刻种植病例数字化诊断与设计要点　CBCT、牙齿与黏膜扫描数据及修复体数据整合后，进一步完善术前诊断分析，包括：①预期修复体唇侧牙冠边缘距嵴顶高度，判断牙槽骨高度是否有降低即是否有骨缺损。②测量牙龈的厚薄，对牙龈生物型的判断更准确。

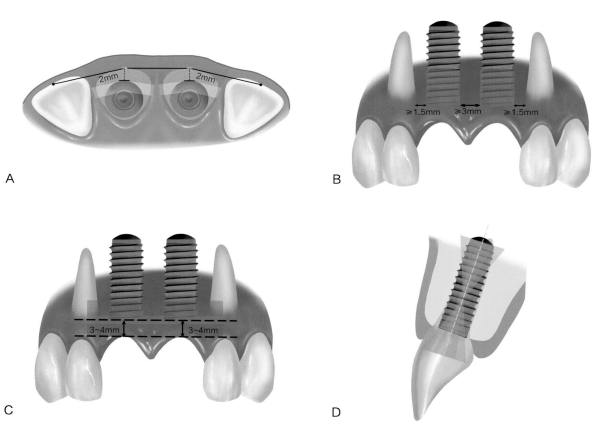

图 3-1-9　美学区种植位点三维位置的要求
A. 唇舌向位置　B. 近远中向安全距离　C. 植入深度　D. 唇舌向轴向。

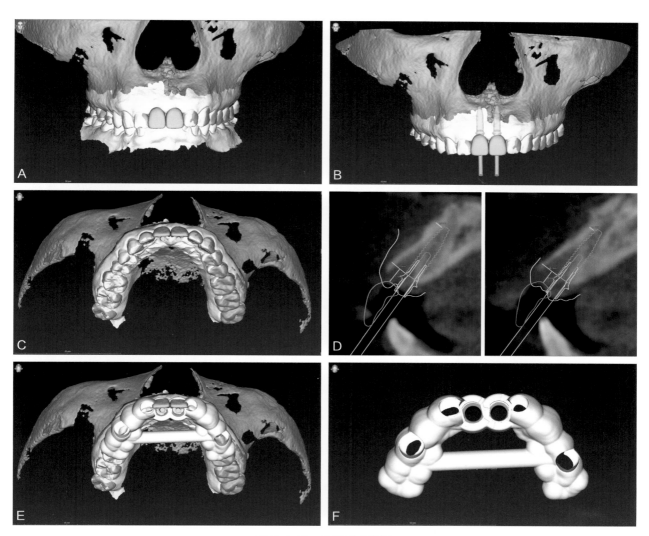

图 3-1-10　种植手术规划
A. 全信息数字化模型　B~D. 以修复为导向的种植体虚拟植入　E~F. 外科导板设计。

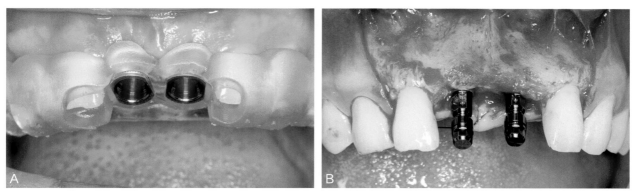

图 3-1-11　导板引导种植外科
A. 配戴种植外科导板　B. 种植体植入。

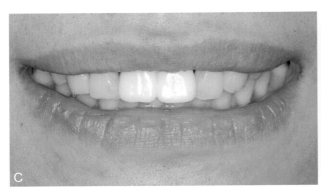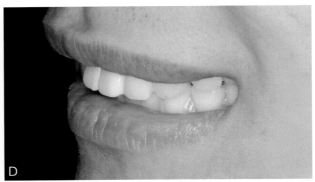

图 3-1-11（续）

C~D. 即刻临时修复。

表 3-1-1　不同修复环境与龈乳头高度的关系

修复环境	邻间距	龈乳头高度
牙-牙	1mm	5mm
牙-桥体	N/A	6.5mm
桥体-桥体	N/A	6mm
牙-种植体	≥1.5mm	4.5mm
种植体-桥体	N/A	5.5mm
种植体-种植体	≥3mm	3.5mm

模拟植入种植体时需考虑种植体三维位置、尺寸与类型等因素。

（1）近远中向：保证基本要求（距离邻牙 1.5mm 以上）的前提下，轴向应从预期修复体近远中向中央穿出。

（2）唇舌向：唇舌向位置关系到唇侧龈缘线高度的稳定与预期修复体固位方式的选择。在保证基本要求（种植体冠方：种植体与拔牙窝之间至少保留 2mm 间隙；种植体根方：种植体根尖唇侧骨板厚度大于 1.5mm）的前提下，种植体应尽量从预期修复体偏舌侧的方向穿出。因牙齿轴向与牙槽骨轴向存在差异，种植体轴向可能从切端或唇面穿出，这时需进一步测量角度的偏差，结合种植系统角度基台的配置，选择合适的粘接修复体或用转角螺丝通道螺丝固位。

（3）深度：当缺牙区龈缘线与对侧同名牙一致时，种植体深度应在未来唇侧龈缘下 3~4mm；当缺牙区龈缘线与对侧同名牙不一致时，种植体深度应以预期修复体位置为参考。

（4）种植体直径、长度及形态（柱形或锥形）：种植体直径要满足相应牙位应有的强度，但也不能选择过大直径以至于唇侧无法保留 2mm 间隙。为了保证种植体的初期稳定性，种植体需进入拔牙窝根尖下 3~4mm。为了实现即刻修复的要求需选择更长的种植体，使种植体进入根尖基骨的部分更多。如轴向偏向舌侧，导致根尖骨板厚度不足时，可选取锥形种植体，减小种植体根尖直径。

典型病例(图 3-1-12):

病例简介:患者男,23 岁,1 周前拆除上颌前牙烤瓷冠,要求修复。

临床检查:11、22 冠预备体形态,边缘无红肿;21 唇侧断面位于龈下 2mm,近远中邻面及舌侧剩余牙体组织平齐龈缘,叩诊(−),边缘龈较 11 高约 1mm;11、22 冷刺激一过性敏感,叩诊(−);口腔卫生良好,中厚牙龈生物型,浅覆盖、浅覆𬌗,中位笑线。

影像检查:CBCT 显示 21 唇侧骨板完整,厚度约 1mm,拔牙窝间隙约 5.3mm,根尖偏远中,根尖骨量充足且无明显倒凹,21 唇侧骨轮廓较 11 稍有凹陷。11、22 根尖无异常。

诊断:11、21、22 牙体缺损。

治疗方案:21 拔除后数字化外科导板引导即刻种植与即刻临时修复;11、22 单冠修复;21 粘接固位种植体支持的单冠修复。

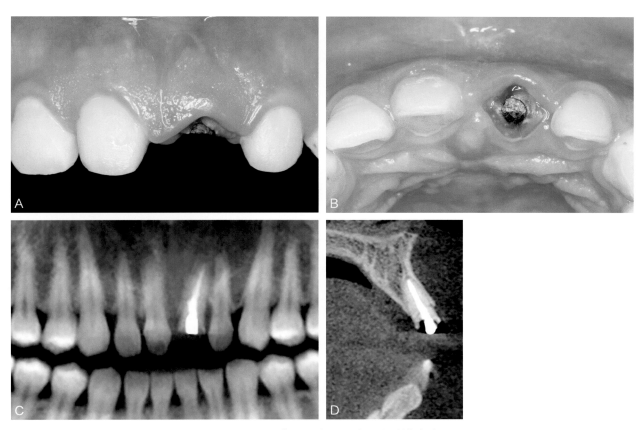

图 3-1-12 种植体三维位置设计、导板制作与应用
A~B. 术前口内照 C~D. 术前 CBCT 影像。

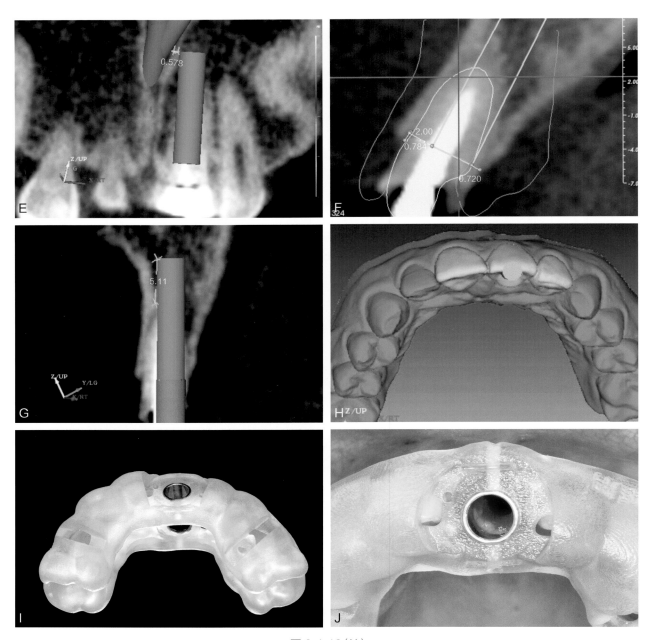

图 3-1-12（续）

E~H. 种植手术规划,显示近中与鼻腭管的距离、唇侧 2mm 跳跃间隙、种植体进入根尖基骨的长度及唇舌向轴向从切端穿出
I. 导板　J. 导板就位。

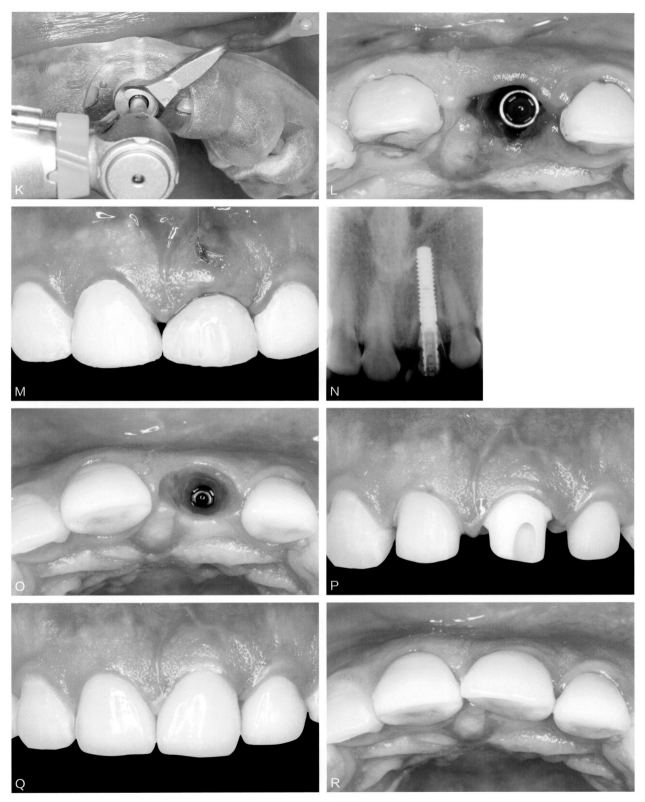

图 3-1-12（续）

K. 导板引导下预备种植窝　L. 植入种植体　M. 即刻修复　N. 术后根尖片　O. 穿龈轮廓　P. 个性化基台　Q. 最终修复唇面观　R. 最终修复殆面观。

（二）后牙区

1. 后牙多牙缺失病例数字化诊断评估要点　颌面部解剖结构诊断与评估的主要内容包括：骨高度和骨宽度、骨缺损类型、骨密度、骨形态（轮廓）、牙轴与骨形态的关系、邻牙牙周与根尖周状况、颌骨病变（如囊肿或肿瘤）、残根或异物、相关解剖结构（上颌切牙管、上颌窦、下颌管、颏孔、舌侧孔等）及异常解剖结构（埋伏牙、额外牙、骨岛）等。

（1）下颌管、前襻与颏孔评估要点：走行、距离嵴顶或根尖的距离。骨密度低或颌骨手术后存在下颌管难于识别的情况。颏孔区可用骨量的测量为颏孔上壁内侧距离嵴顶或根尖的距离。

（2）下颌舌侧孔与舌侧管评估要点：位置、数量与走行。口底区舌下动脉与颏下动脉终末分支进入下颌颏孔区舌侧，营养下颌前部。下颌前部种植窝预备时，钻针穿出舌侧骨板，损伤舌侧血管，严重时可致口底出血与窒息，而舌侧孔为预判口底血管的走行提供了有价值的信息。

（3）上颌窦评估要点：上颌窦大小和形态、窦裂口、窦底形态、上颌窦黏膜、窦间隔、窦侧壁血管以及患牙和邻牙牙根与窦底的关系等。

上颌窦黏膜评估要点：厚度、是否存在病变（炎症、增厚与囊肿）。

上颌窦囊肿评估要点：有无、数目、位置、大小与形态（多为半球形）。

骨间隔评估要点：有无、数目、位置、大小（高度和宽度）和方向等。骨间隔可增加上颌窦底提升的难度和窦黏膜穿孔的发生率。

上颌窦外侧壁血管评估要点：有无、位置（距嵴顶的距离）与直径、走行（黏膜内、黏膜内并与窦壁形成切迹或骨内）。

天然牙根与窦底的关系：根尖距窦底距离及根尖感染是否与上颌窦交通。

2. 后牙多牙缺失病例数字化设计要点　后牙连续多颗牙缺失采用种植桥修复时，为了获得预期修复体理想的穿龈轮廓，达到卫生维护的便捷，近远中向种植位点选择需参考未来上部修复设计。首先应择优选择骨量好的种植位点。悬臂设计也是可选方案，但需控制悬臂长度。颊舌侧位点选择应首先考虑剩余骨宽度，能保证颊舌侧 1.5~2mm 骨板厚度时，颊舌轴向不必强求从预期修复体中央窝穿出，可用角度螺丝固位基台来调整螺丝孔穿出位置。如存在水平向骨缺损且需行引导骨再生术时，应按未来理想颊舌向位点设计种植体植入位点；颊舌向位点设计还需检查种植体穿出的位置是否在剩余角化黏膜轮廓内，颊舌侧应保留 2mm 以上角化黏膜。骨水平种植体位于龈缘下 3~4mm，角化黏膜薄时，种植体需骨下植入，软组织水平种植体平台应位于龈缘下 1~2mm。远中游离缺失，邻牙远中存在较大骨斜坡时需适当平整斜坡，并将远中面低点作为种植体平台所在位置。

总之，通过诊断排牙确定预期修复体位置与可用角化黏膜和骨的位置关系。在确定种植体理想的三维位置时需兼顾修复体、可用骨与黏膜及相关解剖结构的关系，最终实现微创、精准、可预期的多颗牙种植修复。

3. 病例展示　**下面将通过病例介绍后牙多牙缺失病例数字化诊断评估与设计过程**（图 3-1-13）。

病例简介：患者女，60 岁，上下颌后牙缺失数年，要求种植修复。

临床检查：17、14、15、34—36、44—46 缺失，牙槽嵴平整，缺牙间隙尚可，咬合关系正常，剩余牙齿健康，口腔卫生状况良好。开口度及开口型正常，颞下颌关节无弹响及压痛。

诊断：上下颌牙列缺损。

治疗方案：34、36、44、46 数字化外科导板下种植；

34—36、44—46 分别行粘接固位种植体支持的固定桥修复。

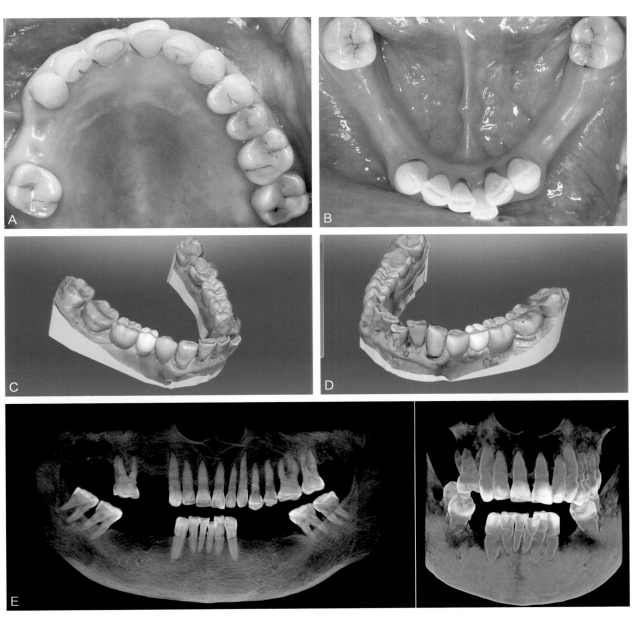

图 3-1-13　后牙多牙缺失病例数字化诊断评估与设计过程

A~B. 初诊口内照　C~D. 计算机设计数字化修复体　E. CBCT 获取颌骨信息。

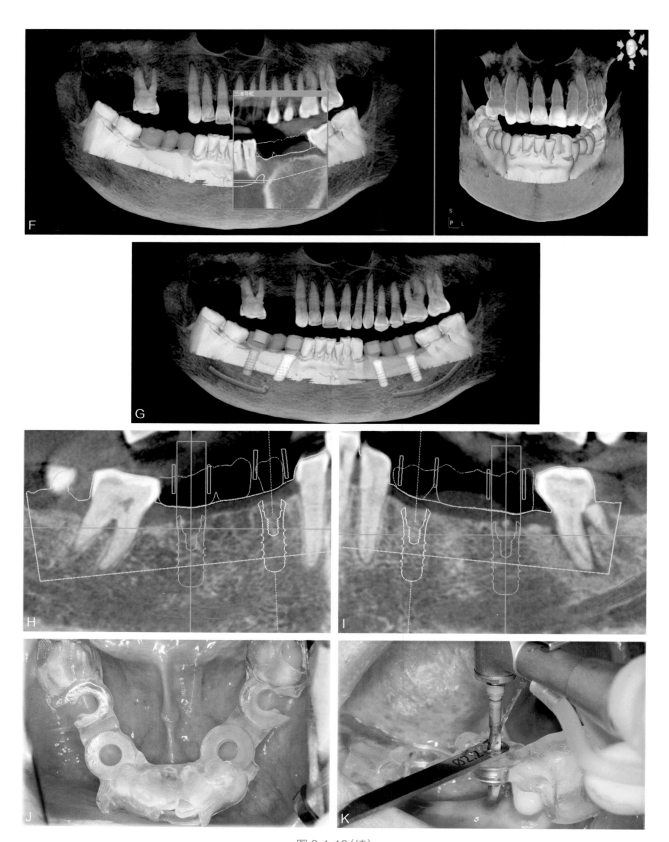

图 3-1-13(续)

F. 全信息数字化模型　G~I. 以修复为导向虚拟植入种植体　J. 种植外科导板　K~M. 导板引导种植外科。

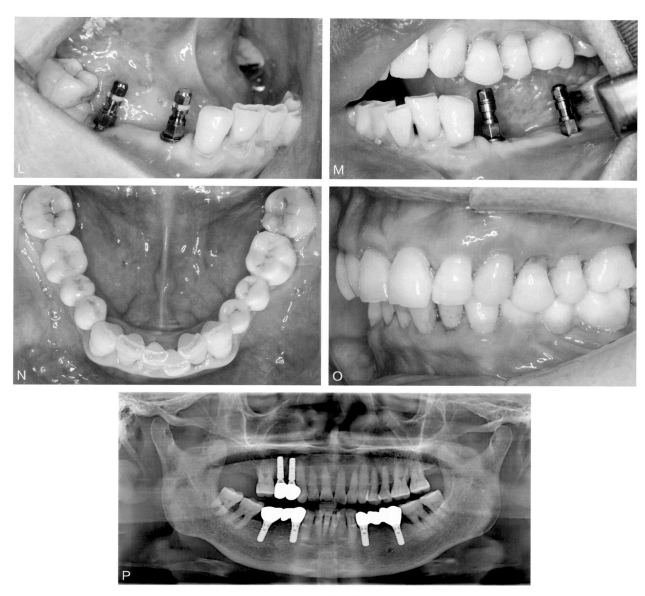

图 3-1-13(续)

N~O. 完成永久修复　P. 永久修复后的曲面体层片。

第二节　牙列缺失患者的数字化信息获取、诊断评估与设计

牙列缺失的病例术前评估的要点较多,包括颌面部容貌、颌位关系、咬合关系、骨量、剩余角化黏膜的量及旧义齿形态等。传统的评价方法存在的难点在于需要医师综合这些分散的要点,依赖医师的想象力,难以对修复体进行量化分析。数字化诊断与评估流程与传统诊断流程相比体现了其完整的信息收集与整合的过程。在软件上模拟预期修复体的位置与形态后,可对患者面部容貌、颌位关系、骨量、剩余角化

黏膜、预期修复体进行综合分析、测量相关数据后，进行种植体模拟设计，从而形成治疗方案。为了将上述设计与规划信息传递到种植手术过程中，需要依靠数字化口腔种植外科导板这一工具。

数字化诊断与评估对于半口或全口缺牙的即刻修复具有重要的临床意义。术前规划好种植体三维位置后，选择合适的基台，3D 打印颌骨模型及种植体模拟基台，为临时义齿提供准确的开窗位置，甚至可在术前直接制作 CAD/CAM 切削的预成临时修复体。

本节以上下颌牙列缺失患者为例介绍无牙颌口腔种植数字化信息获取、诊断评估与设计过程。

患者简介：患者女，64 岁，6 个月前拔除上下颌无法保留的患牙，要求种植修复。

临床检查：上下颌无牙颌，牙槽嵴平整，未见明显骨突，上下颌骨水平向位置关系Ⅰ类、垂直向修复空间欠佳，口腔卫生状况良好。尖圆面型，开口度及开口型正常，颞下颌关节无弹响及压痛（图 3-2-1）。

诊断：上下颌牙列缺失。

治疗方案：

外科方案：数字化外科导板引导下种植外科手术；

种植位点：16、14、12、22、24、26、32、34、36、42、44、46；

修复方案：种植体支持一体式纯钛桥架+氧化锆牙列修复。

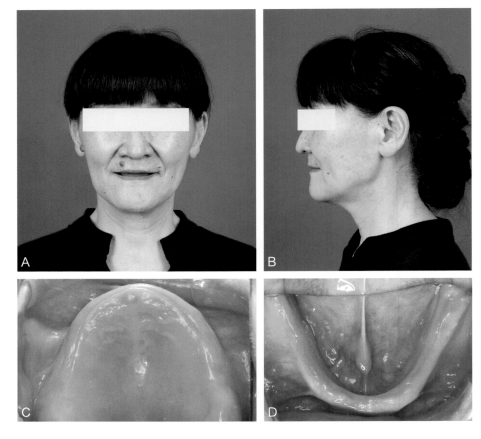

图 3-2-1 修复前面像及口内照
A. 正面像 B. 左侧面像
C. 上颌殆面观 D. 下颌殆面观。

一、数字化信息的获取与整合

（一）黏膜表面形态的数字化信息获取

1. 传统印模与模型扫描 无牙颌印模应获得准确的黏膜表面形态，从而保证放射导板、数字化导板及临时修复义齿与支持组织密贴，以获得良好的稳定性。印模边缘应达到前庭沟黏膜转折处，尤其是未来需要放置种植导板固位针的位置。

传统印模应遵循全口义齿的二次印模方法。二次印模法由初印模、初模型和终印模、终模型组成。先用藻酸盐印模材料制取初印模，用石膏灌注形成初模型，在其上制作个别托盘，进行托盘边缘整塑，然后再用终印模材料（藻酸盐、聚醚）取得终印模，低膨胀率超硬石膏灌注形成终模型，石膏模型在扫描仓内扫描，从而得到无牙颌黏膜表面形态（图 3-2-2）。

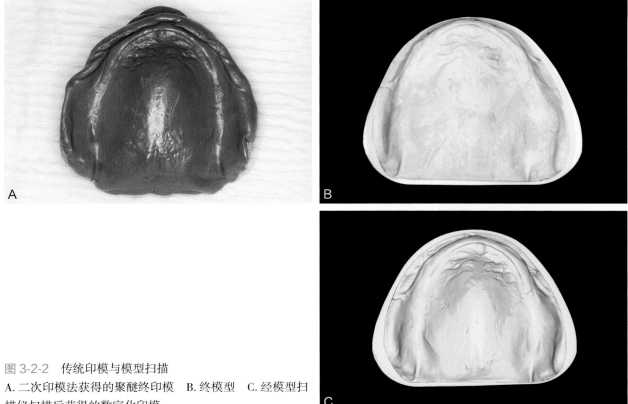

图 3-2-2 传统印模与模型扫描
A. 二次印模法获得的聚醚终印模 B. 终模型 C. 经模型扫描仪扫描后获得的数字化印模。

2. 光学印模与口内扫描　目前应用口内扫描技术采集无牙颌黏膜表面形态存在一定技术难度。唇颊侧前庭沟的组织肌肉运动会干扰口内扫描过程。舌的存在及运动也会干扰口内扫描过程,舌体甚至可能覆盖在下颌剩余牙槽嵴嵴顶上,导致扫描困难。由于无牙颌缺乏用于图像汇总的序列数据,难以完成图像处理和拼接。因此笔者建议采用模型扫描进行无牙颌信息采集,或只在上颌无牙颌采用口内扫描。Choi 等人在一篇文章中通过技术改良试图解决上述问题。采用上颌专用的拉钩牵拉唇颊肌,暴露上颌唇颊侧前庭沟,用组织黏合剂将具有阻射性的流体树脂固定到上颌腭顶(4 个)作为放射标记点,然后拍摄 CBCT。通过放射标记点进行 CBCT 数据与口扫数据的匹配,Choi 等人在另一篇文章中用组织黏合剂将具有阻射性的流体树脂固定到下颌角化黏膜上(3 个)作为放射标记点,然后用旧义齿作为个别托盘制取硅橡胶闭口印模,口内扫描咬合关系。取出印模后,应用口内扫描仪扫描义齿组织面和其余部分,通过 3Shape Dental Designer 软件将上述扫描结果间接生成无牙颌黏膜表面形态的 STL 数据(图 3-2-3)。

(二)颜面部三维信息获取

无牙颌患者常伴随中、重度水平向与垂直向牙槽骨吸收。为了恢复理想的面部轮廓,可使用种植体支持覆盖义齿基托恢复缺失的软硬组织,也可使用一段式固定义齿修复依靠人工牙龈恢复缺失的软硬组织。人工牙龈部分与修复体之间势必存在一个衔接的界面。若患者微笑时界面暴露则会带来美学问题。颜面部三维信息,可以与颌骨、预期修复体数据整合,"唇-齿-嵴"三者关系进行全方位诊断、设计。颜面部扫描之前,应制取颌位记录(蜡堤),患者需戴入上下颌蜡堤进行颜面部扫描,以获取修复体设计所需要的颜面部信息及咬合信息。颜面部扫描时,扫描分两次进行,第一次扫描时,让患者戴入上下颌蜡堤进行颜面部扫描;第二次扫描前,将𬌗叉通过硅橡胶固定在蜡堤之间,戴入患者口中进行第二次颜面部扫描。利用面部标记点、𬌗叉标记点及石膏模型标记点等进行后期数据的匹配[匹配流程见"(五)数字化信息整合"](图 3-2-4)。

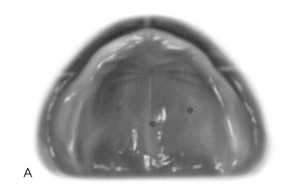 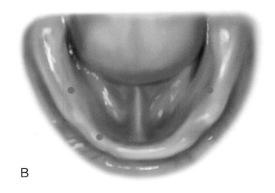

图 3-2-3　无牙颌放射标记点放置
A. 上颌放射标记点　B. 下颌放射标记点。

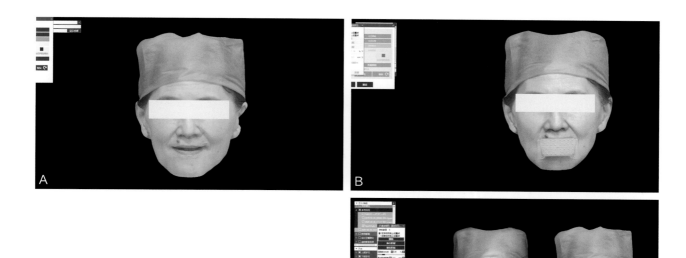

图 3-2-4　颜面部三维信息获取

A. 微笑状态下的面部三维数据　B. 带有殆叉的面部三维数据　C. 两次三维面扫数据通过鼻根点、鼻尖点、双侧额纹点作为特征点进行配准后的面部三维数据。

（三）预期修复体数字化信息的建立与获取

1. 计算机直接设计修复体　随着数字化设备与技术的发展,放射导板的制作方法也在改进,从在早期义齿充填树脂中加入硫酸钡显影材料,到树脂基托义齿或 3D 打印放射导板的放射标记制作,再到出现了数字化诊断排牙或无放射导板的全数字化流程的文献报道。

通过传统印模记录颌位关系、模型上殆架、咬合关系、模型扫描仪扫描等步骤获得数字化黏膜、咬合关系信息,可在计算机软件中直接进行数字化排牙,建立预期修复体的数字化信息。此方法需要将数字化修复体转化为实物,戴入患者口内进行验证(图 3-2-5~图 3-2-7)。

2. 激光扫描获得修复体信息　通过模型扫描仪或口内扫描仪扫描传统义齿或诊断蜡型,获得预期修复体、黏膜表面形态及两者三维空间位置(坐标)关系(图 3-2-8)。

3. 放射线扫描获得修复体信息　将硫酸钡义齿或带有放射线阻射标记的传统义齿,通过 CBCT 单独扫描义齿,获得修复体表面形态信息,经导板设计软件和颌骨 CBCT 数据重建修复体 3D 形态,此种方法通过放射线扫描获得修复体表面信息(图 3-2-9)。与激光扫描相比,其分辨率受 CBCT 设备和放射线参数影响较大。患者也可以配戴硫酸钡义齿只进行单次 CBCT 扫描,可以同时得到患者口腔硬组织、解剖结构信息、硫酸钡义齿全部信息以及口腔黏膜的信息。

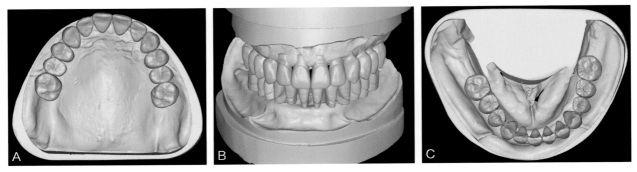

图 3-2-5　CAD 设计美学蜡型
A. 上颌美学蜡型𬌗面观　B. 上下颌美学蜡型正面观　C. 下颌美学蜡型𬌗面观。

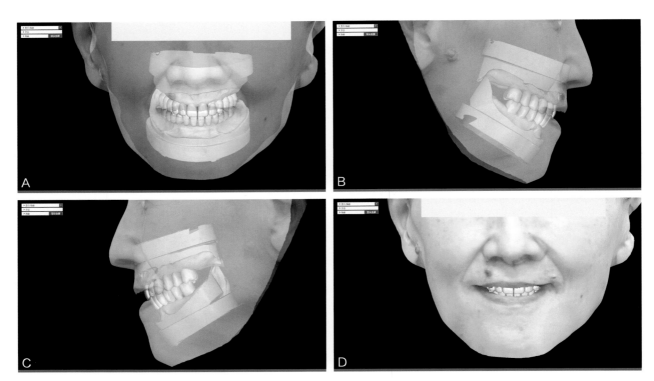

图 3-2-6　全信息数字化模型下的数字化排牙
A. 正面观　B. 右侧观　C. 左侧观　D. 虚拟美学效果评估。

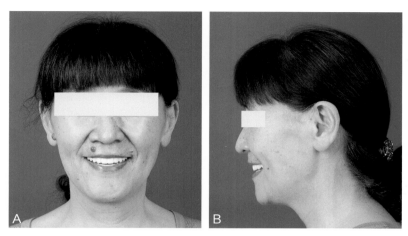

图 3-2-7　试戴 3D 打印美学蜡型面像
A. 正面观　B. 左侧观。

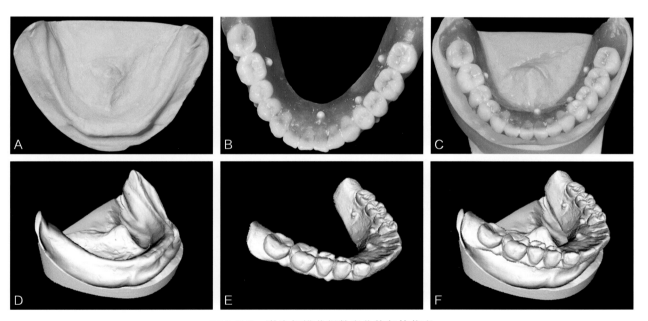

图 3-2-8　激光扫描获得数字化修复体信息
A. 传统石膏模型　B. 诊断蜡型　C. 诊断蜡型就位于石膏模型　D. 经激光扫描获得的数字化模型　E. 经激光扫描获得的
数字化诊断蜡型　F. 经激光扫描获得的数字化模型和诊断蜡型。

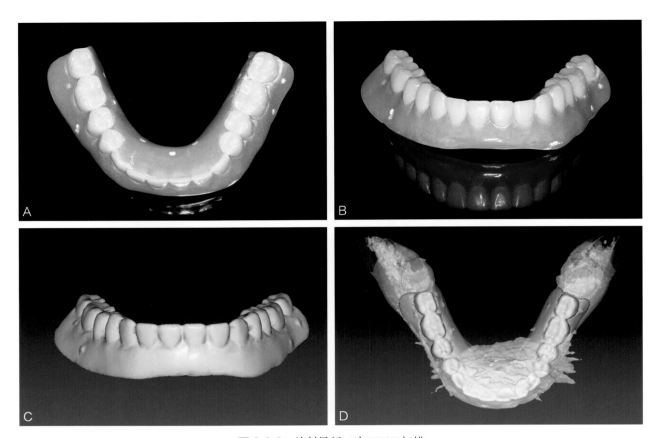

图 3-2-9　放射导板二次 CBCT 扫描

A.下颌放射导板𬌗面观　B.下颌放射导板唇面观　C.下颌放射导板 CBCT 二次扫描后生成的 3D 形态　D.放射导板数据通过放射标记点与颌骨 CBCT 数据整合。

（四）颌面部解剖结构数字化信息的获取

放射线模板（radiographic guide）由诊断排牙和放射阻射标记点组合形成。如患者的旧义齿可满足上述要求，可使用复制义齿技术，完成放射线模板制作。如旧义齿不能满足要求，需重新制作新义齿，以便恢复正确的面型、颌位关系及咬合关系，并具有良好的固位与稳定性后，才能转化为放射导板。

放射阻射标记点的作用是将预期修复体（义齿）、缺牙区黏膜形态及骨三者整合到一起，从而确定三者的位置关系，为后续种植体模拟植入、导板设计及临时修复体设计奠定基础，是黏膜支持式导板制作流程的关键环节。

新义齿制作完成后进行口内试戴，需评估咬合关系、颌位关系、唇部支撑、美学及发音等，确保软组织无压痛，避免义齿边缘过长或干扰系带运动。调改义齿咬合，避免义齿咬合时发生撬动或义齿两侧受力不均。义齿达到上述要求后，在义齿唇颊舌侧基托不对称标记牙胶点，具体方法如下：基托上磨出1~2mm 圆点（半球形），可用热牙胶注射器注射牙胶，也可加热牙胶棒后充填，除去过多的牙胶。后期数据整合需选定 3 个及以上放射点进行数据整合，放射点位置和数目有一定的要求，需在放射线模板前牙区和左右侧后牙区的颊舌侧非对称排布放射阻射标记点，并使标记点远离口内放射伪影源。考虑到临时义齿常放增力丝,不适合同时作为放射模板,故可扫描试排牙或临时义齿,通过数字化设计、3D 打印、牙胶标记得到放射模板(图 3-2-10)。

放射线模板覆盖区域应尽量大,尤其是放射线模板二次扫描技术,导板只能根据放射线模板数据生成。拍摄 CBCT 时嘱患者紧咬合。如对颌有多颗牙缺失,尤其是游离缺失时,应制作胶连义齿或 3D 打印树脂义齿来稳定咬合,避免使用患者的金属基托旧义齿,防止放射伪影过大。在口内试戴放射线模板,调𬌗,达到咬合平衡,防止放射线模板撬动。

患者佩戴放射线模板拍摄 CBCT 后需检查以下项目:成像是否清晰;扫描区域是否充足;检查放射线模板与黏膜间是否密贴。如存在过大间隙(低密度影像),说明放射线模板与黏膜不密贴,需找出原因并解决后重新拍摄 CBCT,确认达到要求后导出 DICOM 数据以备后续数据整合。

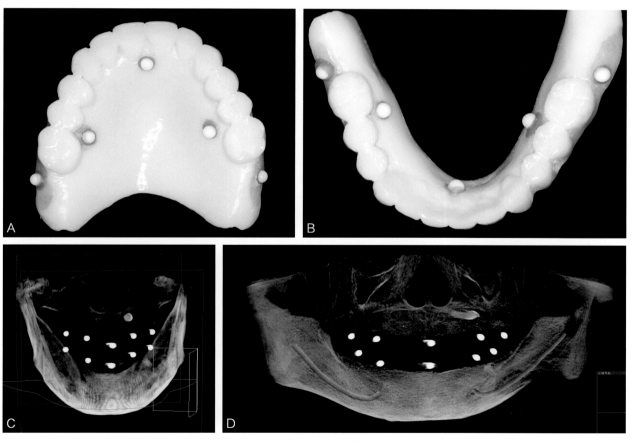

图 3-2-10 放射线模板

A. 上颌放射线模板 B. 下颌放射线模板 C~D. 口内戴入放射线模板拍摄 CBCT。

（五）数字化信息的整合

1. 数据分类与整合的目的   数字化诊断与评估需要以下几部分数据：颌面部容貌，颌位关系与咬合关系，骨量、骨形态及解剖结构，缺牙区黏膜表面形态及预期修复体形态等。通过导板设计软件将不同类型和区域的数据进行叠数据匹配，形成一个虚拟的颌面部软硬组织形态，以便更全面、更准确地进行诊断分析与修复体设计，形成完善的治疗方案，生成数字化口腔种植外科导板或形成数字化口腔种植外科导航方案。

2. 数据匹配的流程与方法

（1）设计预期修复体所需的数据匹配：设计预期修复体所需的数据包括患者颜面部信息、上下颌黏膜信息及颌位关系信息。颜面部信息通过面部扫描获取；上下颌黏膜信息通过传统印模，灌制石膏模型后模型扫描获取；颌位关系信息通过临床制取颌位记录（蜡堤）、扫描戴有颌位记录的上下颌模型获取。以上信息匹配步骤如图 3-2-11 所示。

（2）设计数字化外科导板所需的数据匹配：设计数字化外科导板所需的数据包括患者预期修复体信息、患者口腔黏膜信息以及患者颌骨解剖学信息。将以上信息在 CAD 软件中匹配后，可进行未来种植体尺寸、植入位点、种植体三维位置、基台及外科相关操作等设计。影像数据与放射线模板扫描的数据通过放射阻射标记点完成数据匹配，确定预期修复体与颌骨的位置关系，然后利用放射线模板与模型三维空间坐标关系，将黏膜表面形态也转移到颌骨数据上，完成预期修复体、黏膜表面形态和颌骨三个三维立体结构数据的匹配，数据整合为后续种植体模拟植入奠定基础。匹配后的数据如图 3-2-12 所示。

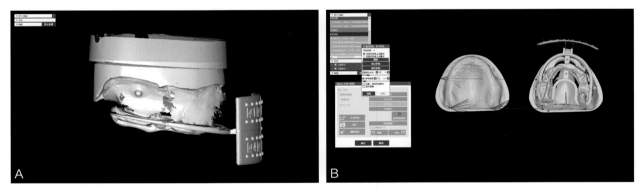

图 3-2-11 多元数据融合
A. 模型扫描仪扫描就位于上颌模型与上颌蜡堤上的殆叉信息 B. 经边缘标记点配准上颌模型。

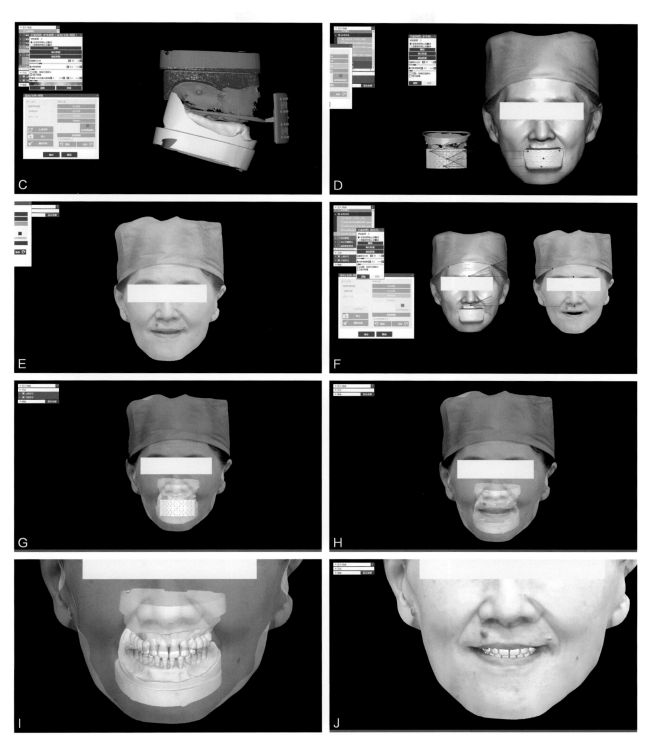

图 3-2-11（续）

C. 融入下颌信息 D. 经𬌗叉标记点进行配准,在三维面部数据中融入蜡堤及颌骨信息 E. 微笑状态下的三维面部数据 F. 融入蜡堤及颌骨信息的三维面扫数据与微笑状态下的三维面部数据通过鼻根点、鼻尖点、双侧额纹点作为特征点进行配准 G. 经配准后的全信息数字化模型 H. 撤掉𬌗叉后的全信息数字化模型 I. 在全信息数字化模型上进行数字化试排牙 J. 完成试排牙后的虚拟美学效果。

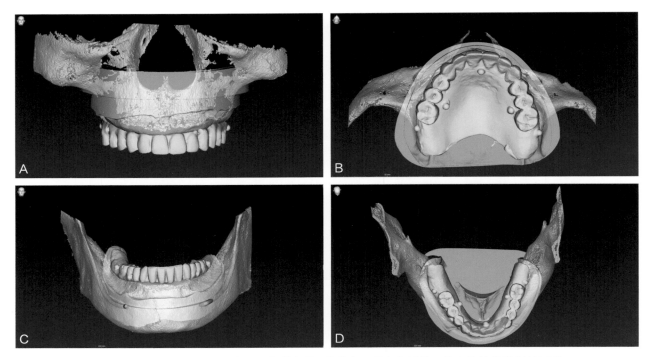

图 3-2-12　在 CAD 软件中完成预期修复体、黏膜表面形态和颌骨三维立体结构数据的匹配
A. 上颌正面观　B. 上颌𬌗面观　C. 下颌正面观　D. 下颌𬌗面观。

牙列缺失患者的数字化信息采集与整合流程总结如图 3-2-13 所示。

二、诊断与评估要点

上颌无牙颌患者,重建咬合关系时,还需建立合适的上唇丰满度恢复患者的侧面容貌。前牙列位置、软硬组织缺损程度以及修复类型(有无基托)的选择均可影响上唇丰满度。上唇厚度和活动度对后期修复效果也有影响。厚唇型牙列缺失患者可以弥补修复体对唇部支撑不足引起的上唇塌陷。薄唇型患者应被视为美学高风险的类型。上唇活动时容易暴露修复体与牙槽嵴的过渡带的属于高风险类型;上唇活动不会暴露过渡带的属于低风险类型(图 3-2-14)。

根据上唇丰满度、上颌前牙位置及牙槽嵴的吸收程度,将上颌牙列缺失的患者分为四类(图 3-2-15):

Ⅰ类:软硬组织少量缺损,𬌗龈距 7~10mm,上颌前牙切缘与牙槽嵴唇侧软组织位于同一垂直面,修复体无需义龈,仅有牙列即可恢复理想的美学效果。

Ⅱ类:上颌前牙颈缘与牙槽嵴之间存在大量的垂直向缺损,需要粉色牙龈饰瓷材料恢复牙龈缺失部分。高位笑线患者需通过截骨将过渡带藏在上唇内,这就要求术前对患者笑线进行精准评估。

Ⅲ类:水平向骨缺损致唇部支撑不足,可使用带有唇部支撑的活动义齿进行修复,也可在种植术前进行水平向骨增量或正颌手术恢复成Ⅱ类,纠正颌位关系。有研究表明,若牙槽嵴唇面与种植固定修复体的夹角大于 45°,将增加患者的清洁难度。若垂直修复空间受限时,通过修复体强行向唇侧延伸恢复唇

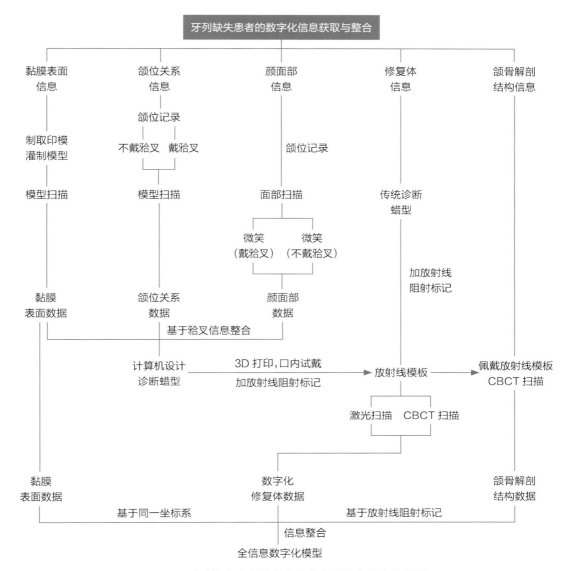

图 3-2-13 牙列缺失患者的数字化信息获取与整合流程图

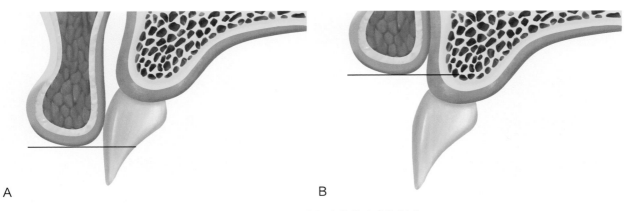

A   B

图 3-2-14 上唇活动度对美学风险的影响
A. 低位笑线 B. 高位笑线。

侧丰满度,将引起前庭沟处食物滞留(图 3-2-16),可通过截骨术将Ⅲ类转换为Ⅳ类,也可采用套筒冠和 Locator 进行种植覆盖义齿修复。

Ⅳ类:伴有严重的水平向和垂直向骨缺损,并伴有唇部支撑不足。可通过种植固定义齿粉色修复材料部分向唇侧延伸恢复唇侧丰满度,也可选用带唇侧基托的种植覆盖义齿进行修复。

因患牙不能保留或特定治疗方案的设计,终末期牙列或牙齿即将拔除而成为无牙颌时,术前应首先拔除Ⅲ度松动的牙齿或残根,Ⅰ~Ⅱ度松动的牙齿经过牙周基础治疗后可选择性保留,对于转移咬合或颌位关系、放射线模板、固位针导板甚至种植外科导板(当拔牙位点不作为种植位点时)的固定与稳定均有重要作用。另外,术前应行牙周基础治疗控制患者牙周炎,有利于控制即刻种植术中的疼痛与出血。少数牙列存留区的牙槽嵴较高,需行骨修整术,目的是:①创造修复空间,保证即刻负重临时义齿的强度;②即刻种植位点可获得更好的种植体初期稳定性;③改变上颌义齿与黏膜交界的位置,甚至是改变上颌骨性前突,使患者更美观;④颌骨平面有利于种植体周清洁卫生的维护。

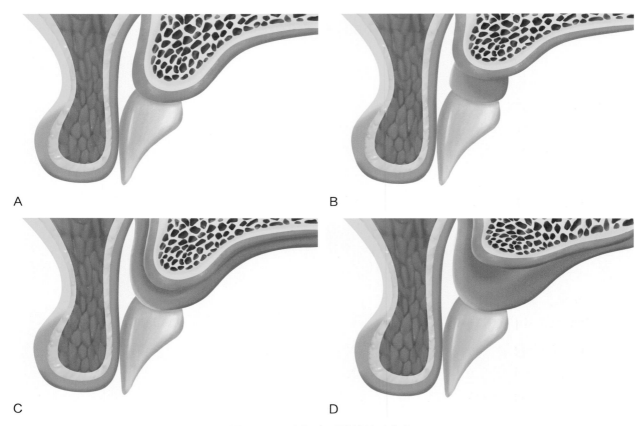

图 3-2-15　唇-牙-牙槽嵴关系分类

A. Ⅰ类:软硬组织少量缺损　B. Ⅱ类:软硬组织垂直向缺损　C. Ⅲ类:软硬组织水平向缺损　D. Ⅳ类:牙槽嵴严重水平向和垂直向骨缺损。

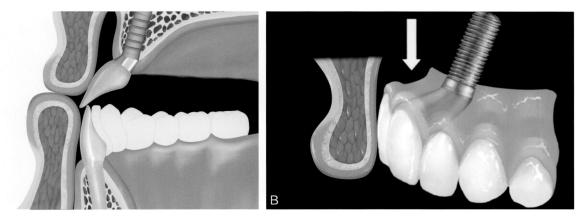

图 3-2-16　修复空间受限引起修复体唇侧过度延伸
A. 牙槽嵴唇面与种植固定修复体的夹角大于 45°　　B. 前庭沟处食物滞留。

三、病例设计要点

无牙颌种植固定修复需要较多的种植体数目。一般情况下,上颌需植入 6~8 枚种植体,下颌需植入 4~6 枚种植体。分段式修复对种植体植入位点要求高,而一段式修复对数目和种植体的位置要求相对低。上颌窦或下颌管的解剖限制导致后牙区骨量不足时,倾斜植入和悬臂修复是可选方案,尤其是 all-on-4 无牙颌治疗方案。无牙颌固定修复的悬臂长度需限制在 A-P 距离(前部两枚种植体连线与终末两枚种植体连线的距离)的 1.5 倍内,牙弓形态对 A-P 距离有一定影响(图 3-2-17)。

上下颌后牙区骨量不足,all-on-4 方案在双侧上颌窦或颏孔前植入倾斜种植体,可避开复杂的植骨或神经游离手术,同时也可缩短治疗时间,术后即刻修复恢复功能。长期文献回顾显示该治疗方案可实现预期的治疗效果。

颏孔位置存在个体差异。颏孔偏向远中时,倾斜植入种植体可获得更大的 A-P 距离。颏孔顶部骨宽度与骨高度可满足种植体植入时,颏孔对应的牙槽嵴顶应作为进入点。颏孔顶部骨宽度与骨高度不足,可设计颏孔前部作为种植体进入点,但需评估种植体从预期修复体穿出的位置。种植体理想穿出的位置为第二前磨牙。颏孔前倾斜种植体三维位置设计要点:颊舌向位点要求保留颊舌侧 1.5~2mm 骨板,近远中轴向前倾斜 17°~45°,颊舌向轴向注意头部在预期修复体、角化黏膜轮廓穿出的位置,根方距离前方种植体至少 2mm,植体长度≥10mm,植体直径≥4mm,与颏孔或前襻保留 1~2mm 安全距离(图 3-2-18~图 3-2-24)。

上颌后部因牙槽嵴吸收和/或上颌窦气化导致后牙区骨量不足或上颌窦内存在病变不利于上颌窦底提升手术时,窦前壁倾斜植入种植体有利于降低手术创伤、缩短治疗时间、简化临床程序并实现即刻负重。但上颌窦前壁解剖位置存在变异,如在前磨牙区域,则有机会实施窦前壁倾斜植入方案,因上颌窦严重气化以至窦前壁延伸至尖牙甚至切牙区,这时倾斜植入也无法获得有效的 A-P 距,不能实施 all-on-4 治疗方案,但可作为全颌一体化桥修复的某枚种植体。窦前壁倾斜种植体三维位置设计要点:倾斜种植体以窦前壁与底壁交界作为进入点,近远中轴向大致与窦前壁平行,并与窦壁保留 1~2mm 厚度的窦底骨板,向前倾斜 30°~45°,种植体长度≥10mm,种植体直径≥4mm,颊舌侧保留 1.5~2mm 骨板厚度(图 3-2-25)。

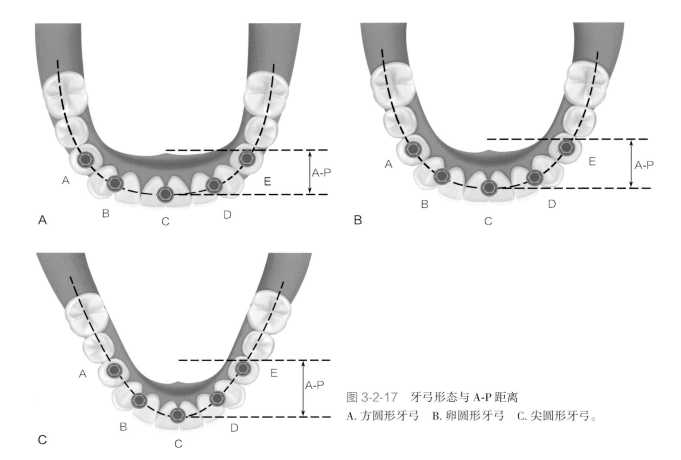

图 3-2-17 牙弓形态与 A-P 距离
A. 方圆形牙弓　B. 卵圆形牙弓　C. 尖圆形牙弓。

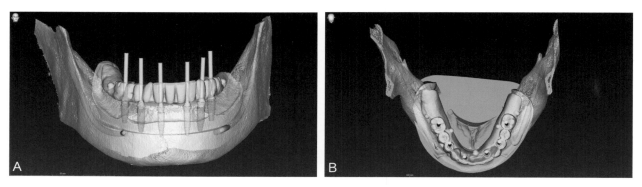

图 3-2-18 在种植导板设计软件中虚拟放置下颌种植体
A. 正面观　B. 𬌗面观。

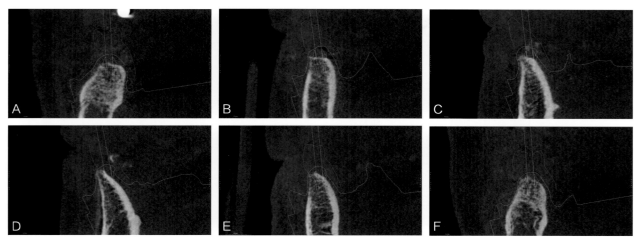

图 3-2-19 下颌虚拟种植体在 CBCT 内的矢状面位置
A. 46 位点　B. 44 位点　C. 42 位点　D. 32 位点　E. 34 位点　F. 36 位点。

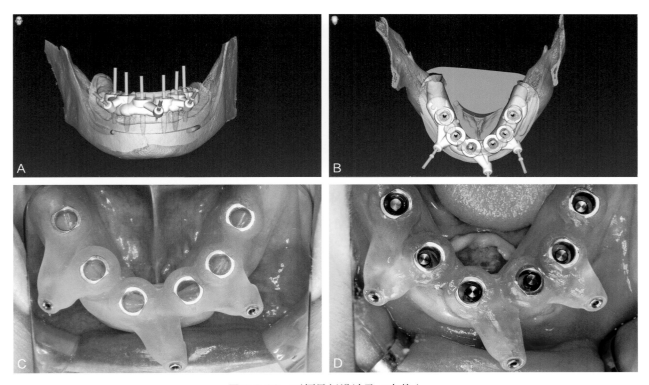

图 3-2-20 下颌导板设计及口内戴入
A. 导板设计软件内设计下颌导板正面观　B. 导板设计软件内设计下颌导板殆面观　C. 下颌导板戴入口内殆面观　D. 下颌导板术中引导种植体植入。

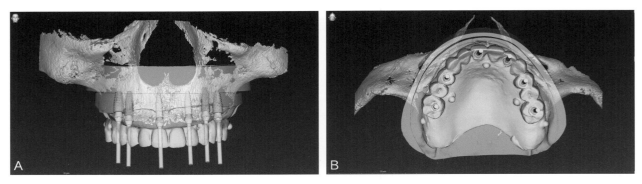

图 3-2-21 在种植导板设计软件中虚拟放置上颌种植体
A. 正面观 B. 殆面观。

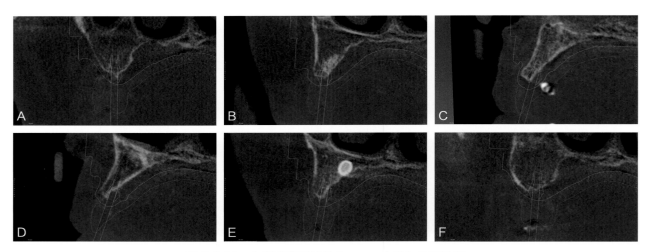

图 3-2-22 上颌虚拟种植体在 CBCT 内的矢状面位置
A. 16 位点 B. 14 位点 C. 11 位点 D. 22 位点 E. 24 位点 F. 26 位点。

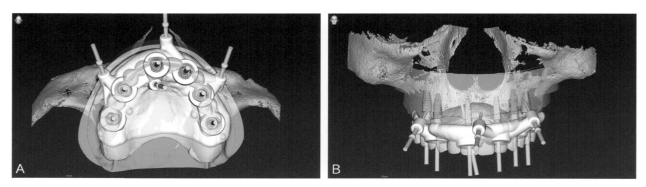

图 3-2-23 上颌导板设计及口内戴入
A. 导板设计软件内设计上颌导板殆面观 B. 导板设计软件内设计上颌导板正面观。

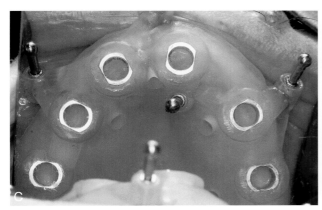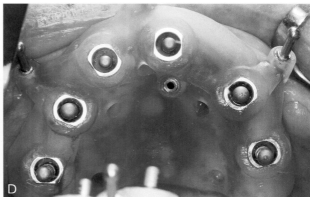

图 3-2-23(续)

C. 上颌导板戴入口内殆面观　D. 上颌导板术中引导种植窝洞的预备。

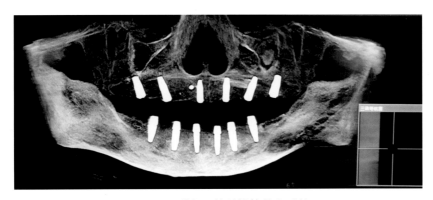

图 3-2-24　上下颌 12 枚种植体植入后的 CBCT

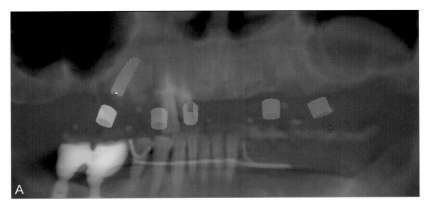

图 3-2-25　上颌窦前壁倾斜种植体

A. 上颌全景视图：双侧后牙区骨量不足，右侧上颌窦存在窦间隔，左侧上颌窦存在较大黏膜囊肿，窦前壁在前磨牙区，且有一定骨量。

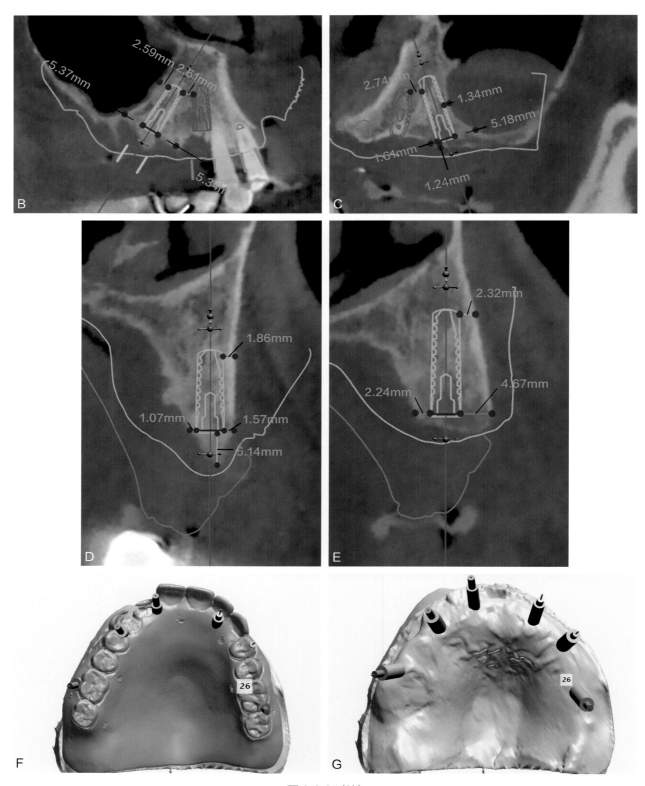

图 3-2-25（续）

B. 右侧窦前壁种植体三维位置：距窦前壁距离、距前方种植体根尖距离、种植体平台近远中骨板厚度　C. 左侧窦前壁种植体三维位置：距窦前壁距离、距前方种植体根尖距离、种植体平台近远中骨板厚度　D. 右侧窦前壁种植体颊舌侧骨板厚度　E. 左侧窦前壁种植体颊舌侧骨板厚度　F. 种植体从预期修复体穿出的位置　G. 种植体从角化黏膜穿出的位置。

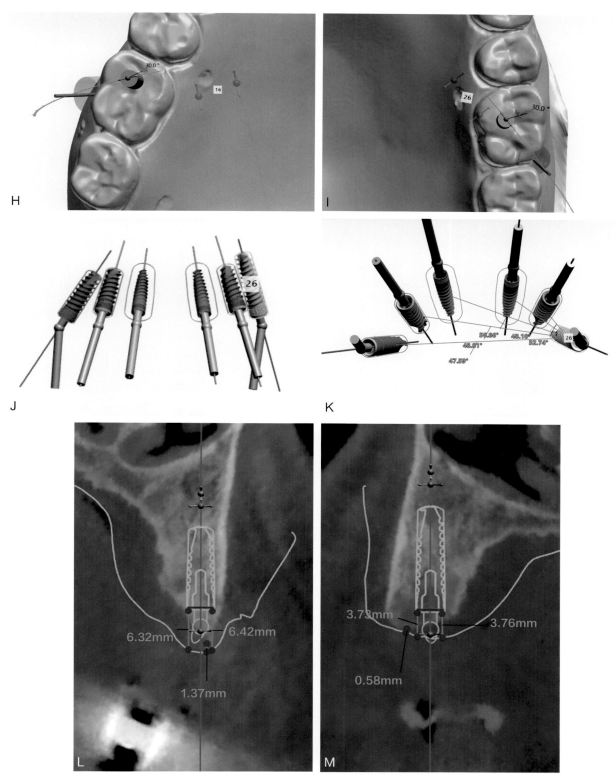

图 3-2-25(续)

H. 右侧 30° 角度基台转移后螺丝通道从预期修复体穿出的位置 　I. 左侧 30° 角度基台转移后螺丝通道从预期修复体穿出的位置 　J. 放置角度基台后,基台轴向 　K. 种植体之间的角度 　L. 右侧窦前壁倾斜种植体深度与牙龈厚度,指导复合基台穿龈高度的选择 　M. 左侧窦前壁倾斜种植体深度与牙龈厚度。

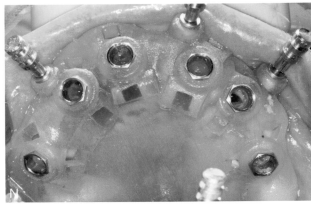
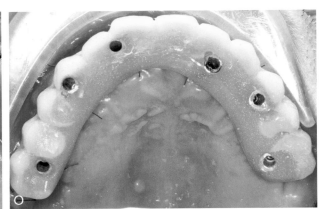
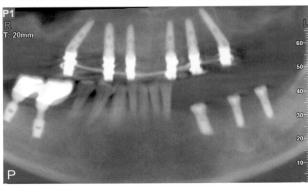

图 3-2-25（续）

N. 种植手术导板　O. 即刻修复　P. 术后 CBCT 全景视图。

　　本章以牙列缺损与牙列缺失两类病例分别讲述数字化信息获取的内容、标准流程与内在逻辑关系。数据分类采集，以不同的参考点最终整合在一起，建立数字化虚拟患者，初步诊断与评估后，虚拟排牙，以预期修复体位置与形态作为诊断与设计的起点，评估预期修复体与口腔剩余软、硬组织的关系，然后设计支持预期修复体的人工牙根（种植体）的三维位置、尺寸与类型等，确定最终治疗方案，借助数字化导板、数字化导航与临时修复体将设计方案准确转移到患者口腔中，实施以终为始的精准数字化治疗。

（王丽萍　赵世勇　耿　威）

参考文献

1. 宿玉成. 现代口腔种植学. 2版. 北京：人民卫生出版社，2014.

2. 王丽萍. 骨增量种植修复图解. 北京：人民卫生出版社，2016.

3. 赵世勇. 数字化种植导板临床应用技术图解. 北京：人民卫生出版社，2018.

4. KHOLY K E，EBENEZER S，JULIA-GABRIELA W，et al. Influence of implant macrodesign and insertion connection technology on the accuracy of static computer-assisted implant surgery. Clinical implant dentistry and related research. Clin Implant Dent Relat Res，2019，21（5）：1073-1079.

5. KHOLY K E，LAZARIN R，ANNER S F M，et al. Influence of surgical guide support and implant site location on accuracy of static computer-assisted implant surgery. Clinical Oral Implants Research，2019，30（11）：1067-1075.

6. AN X，YANG H-W，CHOI B-H. Digital workflow for computer-guided implant surgery in edentulous patients with an intraoral scanner and old complete denture. Journal of Prosthodontics，2019，28（6）：715-718.

7. OH JH,AN X,JEONG SM,et al. Digital workflow for computer-guidedimplant surgery in edentulous patients：a case report. J Oral Maxillofac Surg,2017,75(12):2541-2549.

8. VICO G D,F FERRARIS,ARCURI L,et al. A novel workflow for computer guided implant surgery matching digital dental casts and CBCT scan. ORAL and Implantology,2016,9(1):33-48.

9. VAN A N,VERCRUYSSEN M,COUCKE W,et al. Accuracy of computer-aided implant placement. Clin Oral Implants Res,2012;23(Suppl 6):112-123.

10. OCHI M1,KANAZAWA M,SATO D,et al. Factors affecting accuracy of implant placement with mucosa-supported stereolithographic surgical guides in edentulous mandibles. Comput Biol Med,2013,43(11): 1653-1660.

11. NEUGEBAUER J,STACHULLA G,RITTER L,et al. Computer-aided manufacturing technologies for guided implant placement. Expert Review of Medical Devices,2014,7(1):113-129.

12. NICKENIG HJ,EITNER S,ROTHAMEL D,et al. Possibilities and limitations of implant placement by virtual planning data and surgical guide templates. Int J Comput Dent,2012,15(1):9-21.

13. PAPADIMITRIOU DE,SALARI S,GANNAM C,et al. Implant-prosthodontic classification of the edentulous jaw for treatment planning with fixed rehabilitations. Int J Prosthodont,2014;27(4):320-327.

14. BIDRA AS. Three-dimensional esthetic analysis in treatment planning for implant-supported fixed prosthesis in the edentulous maxilla：review of the esthetics literature. J EsthetRestor Dent,2011,23(4): 219-236.

15. POLLINI A,GOLDBERG J,MITRANI R,et al. The lip-tooth-ridge classification:a guidepost for edentulous maxillary arches,diagnosis,risk assessment,and implant treatment indications. Int J Periodontics Restorative Dent,2017,37(6):835-841.

16. CARL E. Contemporary Implant Dentistry. Third Edition. Canada：Mosby,2008.

17. Paulo,Maló,Miguel,et al. The All-on-4 treatment concept for the rehabilitation of the completely edentulous mandible：a longitudinal study with 10 to 18 years of follow-up. Clin Implant Dent Relat Res, 2019,21(4):565-577.

18. Paulo,Maló,Miguel,et al. The All-on-4 concept for full-arch rehabilitation of the edentulous maxillae：a longitudinal study with 5-13 years of follow-up. Clin Implant Dent Relat Res,2019,21(4):538-549.

19. JENSEN OT. Complete arch site classification for All-on-4 immediate function. J ProsthetDent,2014,112 (4):741-751.

第四章

计算机辅助口腔种植外科规划及设计

计算机辅助口腔种植外科有助于口腔外科医师更精确地定位和控制种植体的植入方向,提高外科手术的精度,减少并发症,保证义齿达到预期的修复效果。本章就数字化口腔种植外科基本概念、种植辅助规划及设计分类特点、导板外科及导航外科等进行概述,详细阐述口腔种植辅助规划及设计的功能、分类特点及临床应用,并结合数字化口腔种植的发展现状,展望未来趋势。

第一节 概 述

随着信息化大数据时代的到来,现代数字医疗技术不断发展创新,外科手术已经进入精准外科时代。精准外科以现代科学技术为依据,以完善的术前规划和确定的技术为支撑,将传统手术与数字化技术完美融合,提高了手术精度,降低了手术风险,从而实现了精准与微创的外科治疗。

外科手术的精准实施依赖于术前完善的外科辅助规划与设计。计算机辅助设计(computer-aided design,CAD)是利用计算机、图形设备以及专业软件辅助设计人员进行设计的技术。数字化口腔种植外科辅助规划设计是指通过计算机交互式软件和虚拟仿真技术对患者颌骨进行重建,为临床医师提供颌骨的三维结构信息,并可完成未来修复体的解剖和参数设计,进而帮助确定以修复为导向的种植体植入颌骨的理想三维位置与方向的技术,使虚拟规划、可预测的种植精准治疗成为可能,从而达到最佳的美学效果和最优化的咬合和负载。根据计算机辅助种植外科实施的方式,计算机辅助的种植外科可分为导板外科(guided surgery)和导航外科(navigation surgery)。

一、导板外科的概念

(一) 概念
导板外科是基于 CT 影像数据和预期修复体信息,通过口腔种植辅助设计软件进行术前规划,将拟植入种植体的位置、数量、角度和深度等数据信息输入数控机床或用快速原型方法（prototyping）加工，制作口腔种植外科导板，引导种植体植入的外科技术。

在牙种植外科之前，将 CT 扫描获取的颌骨及解剖结构影像信息，预期修复体（诊断模板）信息，在口腔种植辅助设计软件内整合构建得到全信息数字模型。通过三维重建与可视化处理可清楚地再现拟种植区的牙槽骨高度、宽度、骨质密度、颏孔的位置、下颌管的走向、鼻底和上颌窦等特殊解剖结构的位置和形态。然后应用口腔种植设计软件进行三维计算机辅助手术规划，利用这些软件仿真手术模拟放置种植体，检查植入方向、未来义齿修复体的修复空间以及与对颌牙及邻牙的关系。将缺牙区拟植入种植体的部位、方向、角度和深度等信息参数转化为 STL 文件，口腔种植外科导板作为手术规划的载体，通过手术导板引导种植体的精确植入，使种植医师的设计思路得以实现。

1. 导板外科的优点

（1）通过术前将 CBCT 影像导入设计软件中，可以重建 CT 数据，使医师更直观地了解颌骨解剖形态、测量缺牙区骨的高度和宽度。

（2）避免损伤下颌管、上颌窦等重要的解剖结构，避开邻牙，提高了手术的安全性。

（3）完善的术前计划实现了更精确的种植体植入。

（4）实现了"以修复为向导"的理想种植体的植入。

（5）可实现微创手术，减轻患者术后不适、肿胀和疼痛，提高医师的工作效率，提高患者的接受度和满意度，同时降低手术风险。

（6）在某些特殊情况下，可利用现有的骨质条件摆放种植体，尽量减少或不做额外的骨增量手术，减少了手术切口、手术时间和就诊次数。

2. 导板外科的不足

（1）在进行导板外科手术时，术中不能实时更改种植体的位置。

（2）对患者开口度要求较高。

（3）术中容易产热，冷却不足。

（4）需要特殊的软件及设备进行术前设计，术中需要特殊的钻针，使用的设备价格均较昂贵，患者需要承担额外的费用。

（5）导板的制作精度依赖于从数据整合，到设计、加工的各个阶段，细小误差累加起来便可对种植体的精度产生较大影响，增大了并发症的风险。

（二）分类

导板外科按照手术引导的方式可以分为全程引导的数字化口腔种植外科和非全程引导的数字化口腔种植外科。

1. 全程引导的数字化口腔种植外科　全程引导的数字化口腔种植外科是指在种植手术过程中全程使用口腔种植外科导板，引导种植窝的预备和种植体植入，需全程配合使用专用的手术器械。通常应用于不翻瓣手术，全程引导的数字化口腔种植外科可以更加精确地引导种植体的植入。

（1）全程引导的数字化口腔种植外科的优点：全程导板的套筒限制了种植钻针的角度，止动装置限制了备洞的深度，从而在深度、角度、位点预备上精确性是最佳的。手术经验不足的医师在使用该方法时也能获得较高的种植精度。当需要完美的种植体定位时,全程导板辅助口腔种植手术应被视为金标准方法。

（2）全程引导的数字化口腔种植外科的缺点：相对于传统种植术,全程导板制作时间长、费用高、术前时间长,术中不能临时改变种植计划,导板限制冲洗,容易产热,而且术前规划或引导系统内的任何错误都将导致种植偏差增加。

2. 非全程引导的数字化口腔种植外科　非全程引导的数字化口腔种植外科是指仅限于先锋钻或先锋钻至某一级扩孔钻引导的种植窝预备,而最终的种植体仍然通过自由手植入。

（1）非全程引导的数字化口腔种植外科的优点：与传统种植比较,种植的精度更精确；手术前规划或导板系统中的错误对种植体的植入偏差影响较小。

（2）非全程引导的数字化口腔种植外科的缺点：只能引导部分种植窝的预备,不能引导种植体的植入,其精度与全程引导的数字化口腔种植外科相比较低。

（三）特点

下面总结了部分导板外科辅助规划系统,并对各系统具备的功能特点进行了比较(表 4-1-1)。

表 4-1-1　部分导板外科辅助规划系统特点对比

软件	描绘神经	骨密度	放射导板	虚拟蜡型	虚拟植体库	虚拟基台库	导板支持方式	截骨导板	通用导板钻	临时修复设计
3 Shape	√	√	√	√	√	×	牙,黏膜,骨	√	√	√
Galileo Simplant	√		√	√	√	×	牙,黏膜	×	√	√
Guide	√		√		√	√	牙,黏膜,骨	√	√	√
ImplantViewer	√		√	×	√	×	牙,黏膜	×	×	√
InVivo5	√	√	√		√		牙,黏膜,骨	√	√	√
Sicat Implant	√		√		√		牙,黏膜	√	√	√
Nobel Clinician	√		√		√		牙,黏膜	×	√	√
Scan2Guide	√		√		√		牙,黏膜	√	√	√
Simplant	√	√	√		√		牙,黏膜,骨	√	√	√
coDiagnostiX	√	√	√	√	√		牙,黏膜,骨	√	√	√
Blue Sky Plan	√		√	√	√	×	牙,黏膜	×	√	√

注：①√：软件具有的功能；×：软件不具有的功能；空白：软件的功能未知。

②此为 2022年统计数据,不排除软件更新所带来的功能变化。

二、导航外科的概念

（一）概念

导航外科又称实时导航辅助口腔种植外科,是将医学影像、手术方案设计软件和光学实时导航设备融合在一起,用于方案设计和指导手术的新技术。该技术是在牙种植手术中使用实时跟踪设备以监测钻头和种植体植入路径,实现了手术器械和人体空间位置的融合,从而达到精确的手术导航。这个过程是动态的、可调整的,使用时需要患者在进行颌骨 CT 扫描时佩戴放射线阻射标记(即配准装置),将 CT 数据导入设计软件,描记重要的解剖结构,选择合适的种植体放在合适的位置。手术前参考架固定于患者口内,将带有定位面(表面安装有多个红外传感器)的种植手机与参考架进行标定,再将种植手机与配准装置进行配准,快速方便地将医学图像、患者口腔和手术器械三者统一到同一个空间坐标系中,术者可以实时观察钻头和虚拟植入物的三维偏差,并可随时对钻孔深度、角度、植入位置进行调整。

1. 导航外科的优点　术前无须制作导板,诊疗可在几小时内完成,患者满意度较高。全程监控手术器械与解剖结构的位置关系,实时引导术者按计划进行种植,必要时可在手术时进行计划的更改,包括种植体尺寸、长度、宽度、形状以及临床上所需的定位变化,精度高于导板外科技术和传统口腔种植技术。与导板外科技术相比,种植区完全开放,有利于冷却降温,降低了牙槽骨灼伤的可能性,导航外科可最大限度地利用患者开口度,后牙区手术受操作空间的影响降低。口腔种植导航系统为口腔种植外科医师提供了更多的便利,显著减少手术中的偏差并获得与经验丰富的临床医师相似的结果。

2. 导航外科的缺点　该种手术需要佩戴配准装置进行颌骨数据的采集,对于病例的选择比较严格。无牙颌患者术前需要通过放置固位钉(配准装置)来传递颌骨的信息,且参考架的稳定性直接影响手术的精确性。参考点与患者间位置关系所产生的系统误差可能是导致种植体放置产生偏差的原因。实时导航可以实现类似于静态导向器植入物放置的准确性,需要术者通过学习达到熟练程度。此外,实时导航系统的成本高,而将其简化可以降低购置成本,使其成为更具吸引力的选择。大多数实时导航的体外研究有很大的局限性,其临床应用的人体研究仍然很少,因此需要进一步的临床研究来评估该方法的效果。为了使临床医师能将实时导航技术应用于接受种植修复的患者,该技术必须为其提供足够的精度、效率(包括时间和成本)以及安全性。

(二) 组成及分类

导航外科系统根据定位方式不同可分为超声波定位、电磁波定位、机械定位、光学定位等,其中光学定位又分为红外光式与可见光式两种。目前临床应用最广泛的是光学定位,具有定位精确性高、无须与手术区域接触、不影响冷却、直视操作等优势。

导航外科系统由导航软件、定位装置(tracker)和电脑主机构成。导航系统根据 CT 扫描数据并利用迭代最近点算法(interactive closest point,ICP)进行配准,可实现术前模拟及规划、术中实时导航及监测。其中,配准系统分为基于标记点的配准(marker-based)和无标记点的配准(marker-free)。对于定位装置,应用较普遍的光学追踪定位包括主动追踪与被动追踪两种方式。定位装置类似汽车全球定位系统(global positioning system,GPS)中的定位卫星,影像数据如同 GPS 中的地图。与 GPS 在地图中定位汽车的原理一样,导航软件会对手术区域进行检测并与所设计的虚拟影像进行点对点的匹配,实现手术过程中精确导向,缩短了时间,提高了安全性,且允许术中对种植体规划进行调整。

(三) 特点

表 4-1-2 总结了市场上部分导航外科系统,并对各系统具备的功能特点进行了比较(表 4-1-2)。

表 4-1-2　部分导航外科系统特点对比

软件	描绘神经	骨密度	放射导板	虚拟蜡型	虚拟植体库	虚拟基台库	导板支持方式	截骨导板	通用导板钻	临时修复设计
Ondemand 3D Implant	√		√		√		–	–	–	√
Robodent	√		√		√		–	–	–	√
Treon（medical）	√		√		√		–	–	–	√
VISIT	√		√	√	√		–	–	–	√
Voxim	√		√	√	√		–	–	–	√

注：①空白：无从查证；–：不适用，√：适用。
②此为2022年统计数据，不排除软件更新带来的功能变化。

第二节　计算机辅助口腔种植外科规划及设计发展史

计算机辅助外科是计算机科学、医学、机械学、图形图像学等多学科交叉的又一个新的研究领域。20世纪80年代末首先应用于神经外科手术，它是指以CT等医学影像信息为基础，通过建立人体三维和几何或物理模型模拟患者位置信息，引导医师的操作，从而确保术前规划方案顺利实施的一种方法。随后逐渐推广应用于口腔领域，计算机辅助口腔种植外科可以在手术前利用计算机模拟或规划，在手术进行过程中利用高精度定位装置引导医师的操作，从而确保术前规划方案顺利实施的一种方法。

一、导板外科发展简史

1987年Edge教授借助CT首次在导板的引导下完成了牙种植手术，打破了原有自由手种植的理念和流程，改变了口腔种植治疗的传统方法和思维。然而，早期的口腔种植外科规划流程，是将放射阻射点标记在手工制作的手术导板后拍摄CT，之后根据CT影像安装金属套环，并没有真正将CT数据与术前规划进行整合，所制作的手术导板只能作为种植手术过程中植入位点的参考，对植入深度没有参考意义。

1988年美国哥伦比亚科技公司推出了一款三维口腔科软件，将CT扫描轴向断层转换为牙槽嵴横截面图像，用于口腔种植外科术前诊断和评估。在此基础上，1991年该软件新增的附加功能，实现了在CT重建的横截面图像上虚拟放置种植体图像。到1993年，哥伦比亚科技公司推出了第一个商业用计算机辅助口腔种植设计软件，命名为Sim/Plant软件，该软件将CBCT得到的颌骨解剖信息进行三维重建，允许临床医师利用CBCT图像在轴向和全景视图上放置精确尺寸的虚拟种植体，真正实现了计算机辅助种植外科术前规划与设计。自此，计算机辅助种植外科进入了快速发展时期。

1998年，比利时勒芬天主教大学的Verstreken等在尝试将带有修复体信息的放射线模板与颌骨模型吻合到一起时，首次提出了双扫描技术，第一次CT扫描，患者佩戴放射线模板进行CT扫描，第二次CT扫描，只扫描放射线模板，借助放射线阻射标记在CT影像中融入修复体信息，首次实现了以修复为导向的口腔种植外科。

二、导航外科发展简史

口腔科三维 CT 出现后,实时导航系统才正式在口腔种植学领域开展,导航外科系统是基于医学图像技术结合光学定位,将种植牙手术器械、医疗器械和光学定位设备与种植牙术前计划软件整合在一起,通过提供实时显示的临床应用界面,动态引导临床医师按照术前手术规划精准植入种植体。

20 世纪 70 年代实时导航系统随着三维影像技术的发展而发展,将导航立体定位框架及计算机断层扫描导入术前规划软件,结合定位探针组成最初始导航系统的架构。20 世纪 80 年代以来,多个团队将导航系统软件优化后,使得导航器械尖端能被系统实时定位于计算机断层扫描图像上,有利于术中定位。随着导航系统的飞快发展与成熟,1992 年加拿大安大略医疗团队操作了临床上第一台导航外科系统辅助下完成的神经外科手术,该无框架立体跟踪系统被称为 Viewing Wand,其成功结合了术前 CT 诊断、术前治疗计划和术中实时导航的应用,成为重要的里程碑。之后 5 年内,此领域逐渐扩展应用到头颈部、脊椎、上颌窦和关节内窥镜等手术中。21 世纪早期,导航外科系统辅助手术已成为神经外科手术的标准术式之一。

2000 年,第一个适用于口腔种植学领域的实时导航系统正式出现,其能够完善地利用术前规划软件设计出种植体植入位置,术中实时追踪术者器械,将口腔科钻头及患者解剖结构可视化,辅助术中定位种植窝预备的位置,确定种植窝预备的方向。近年来伴随着锥形束 CT(CBCT)的普及,导航仪不断改良,导航步骤逐渐简化,配准时间不断缩短。目前众多厂家推出了适用于口腔种植手术的导航仪和相应的软件,能够满足临床医师的操作,如 IGI、VISIT、Robodent、Voxim、Treon 等导航系统。

导航系统可以提高手术期间的安全性,防止对神经或邻牙关键结构的损伤,增加种植牙的准确性,降低种植牙失败的风险。临床经验证实,口腔种植体导航系统是可靠的,可以常规应用于种植体手术。使用实时导航系统可以帮助临床医师为患者提供高质量和安全的医疗服务。

第三节　导板外科规划及设计流程

导板外科规划及设计流程包括:数据输入与整合、种植外科规划与设计、数字化口腔种植外科导板的设计及数据输出。本节将通过一例前牙美学区种植修复病例详细介绍导板外科手术规划及设计流程。

一、数据输入与整合

进行导板外科规划及设计之前,需要进行患者信息数据的采集,包括:颌骨解剖结构影像信息、剩余牙及黏膜信息和预期修复体信息。借助于计算机辅助设计软件进行数据的输入与整合。大多数的 CBCT 成像系统允许终端用户自由调整更改图像数据,因此 DICOM 数据导入外科辅助规划及设计软件后,首先需要按照一定的原则进行数据处理,正确定位患者颌骨的体数据并根据临床应用流程重建特定的横截面图像,以完成精确的三维图像重建,为种植体的虚拟植入做准备。

（一）体数据输入与处理

完成患者 CBCT 数据的收集，将 CBCT 数据以 DICOM 格式导出，导出的 DICOM 数据选择"多层轴向影像"中的"自由矩阵"（图 4-3-1）。

1. 定位患者颌骨的体数据 体数据的定位误差可影响后续的横截面图像，最终导致解剖位点的测量误差，因此在进行种植外科辅助规划前，设置患者颌骨体数据的正确定位至关重要。大部分的 CBCT 内置规划软件和第三方规划软件的必备功能之一是正确定位患者颌骨的体数据，包括矢状面、轴面和冠状面（图 4-3-2）。

（1）矢状面：在体数据重新定位中最为重要，可影响后续牙弓截面的高度，应设置为与水平面上的正中殆平面平行。如果 CBCT 为开口位拍摄，应使用假想殆平面，如果开口比较大，则应分别创建上下颌牙弓的位置以获得理想的截面。

（2）轴面：应设置以患者面部中线为中心，这样当观察轴向图像时，患者的面部向前而不偏左或偏右，可利用前后鼻棘作为解剖参考点。

（3）冠状面：同矢状面一样应设置为与水平面上的正中殆平面平行，避免牙弓左右向的倾斜。

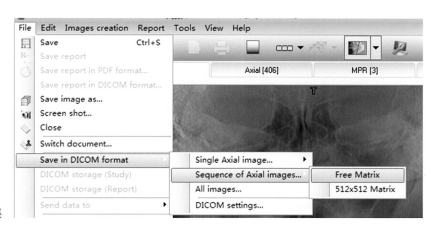

图 4-3-1 患者体数据信息的收集

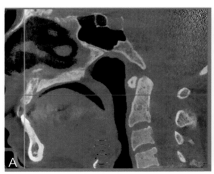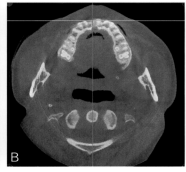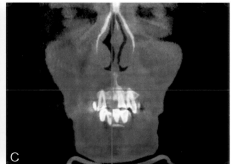

图 4-3-2 颌骨的体数据定位
A. 矢状面 B. 轴面 C. 冠状面。

2. 重建横截面图像　重建横截面图像在体数据定位完成后的图像重建中至关重要。为便于颊舌向宽度及垂直向高度的精确测量,种植位点的横截面必须设置为与𬌗平面平行且垂直于牙弓曲线,因此在牙弓中线附近类似于矢状面,而在牙弓后部附近逐渐变为冠状面。重建完成后的横截面图像可在计算机屏幕上以不同的视窗动态同步显示颌骨解剖在轴面、矢状面以及冠状面各层面的图像,操作时通过鼠标点击某一视窗中的任何图像中的兴趣区域,其他视窗可从不同的层面同步显示相同部位颌骨的解剖信息(图 4-3-3)。

3. 重建曲面体层　所有的口腔外科辅助规划设计软件均带有曲面体层重建功能,在种植辅助规划设计过程中起着不可或缺的作用。但是值得注意的是,基于 CBCT 重建的曲面体层片为二维图像,同传统的全景片一样存在不可避免的空间误差,因此在测量诸如垂直骨高度、缺牙近远中间距、边缘骨水平或者其他临界状况等数据时,必须同时结合轴面、矢状面及冠状面图像信息(图 4-3-4)。

4. 图像分割　某些外科辅助规划软件带有高级分割工具,可以对体数据进行处理以获得高清 3D 模型(图 4-3-5)。通过创建蒙版可将不同的解剖结构(如上下颌骨、上颌窦、牙等)进行分割,便于医师辨别不同的解剖结构并进行颜色标记,同时在视图中可选择将不同的解剖结构隐藏或显示,以更好地了解这些解剖结构的形态。

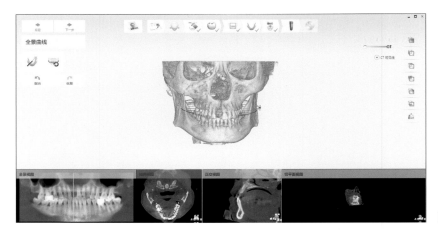

图 4-3-3　重建横截面图像

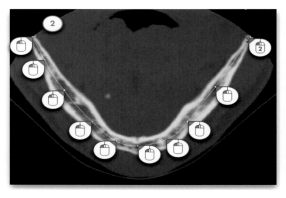

图 4-3-4　重建曲面体层

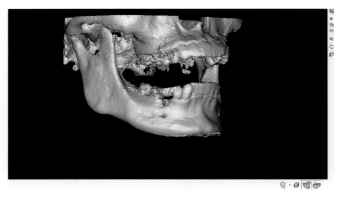

图 4-3-5　图像分割

5. 描绘神经　大多数的口腔种植辅助规划设计软件带有下颌管描绘功能(图 4-3-6)。一部分软件通过鼠标滚动曲面体层片、轴向图和横截面图,沿下颌管位置进行点描绘;另有一部分软件只需要标记几个参考点,之后根据灰度值运算自动描绘下颌管。描绘出的下颌管可以根据情况适当调整位置和宽度。

（二）剩余牙及黏膜和预期修复体数据输入

1. 剩余牙及黏膜数据输入　剩余牙及黏膜数据主要来源于患者的表面扫描,通过口内扫描设备获取患者口内剩余牙列及黏膜状况,导出 STL 数据,输入设计软件(图 4-3-7)。

2. 预期修复体设计　对于美学区种植,良好的术前美学分析设计是实现理想的以修复为导向的精准种植的前提。美学分析设计通过对面部及牙齿美学特征和因素的分析、对理想美学目标的设计和模拟,可以加强诊断,提高治疗的可预测性。美学分析设计(digital smile design,DSD)可以分为二维美学分析设计和三维美学分析设计,二维 DSD 技术已经非常成熟,能够呈现出自然的美学效果,但无法预测未来的修复体在功能方面的表现;三维 DSD 设计能够指导最终修复体的制作,但是呈现出的美学效果不够自然,限制了其在医患沟通中起到的作用。另外,整个数字化设计过程技术灵敏度高,医师需要有良好的美学素养,投入大量的时间、精力去学习相关知识,并在病例中实际运用。因此,在目前的数字化微笑设计中,需要将二维和三维结合起来,才能实现美学修复工作最好的预测效果。

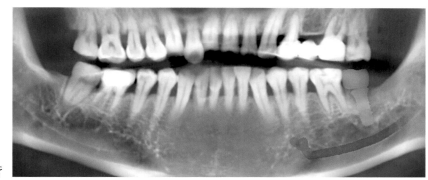

图 4-3-6　描绘下颌管

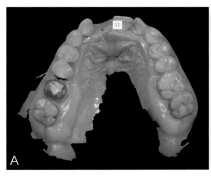 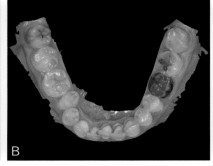 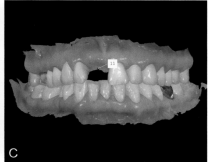

图 4-3-7　剩余牙及黏膜数据
A. 上颌数据　B. 下颌数据　C. 咬合数据。

下面通过一例前牙缺失病例,详细介绍预期修复体的设计及数据输出。

(1)完成患者口腔面部二维数据以及口内扫描三维数据的收集:基本口腔面部二维数据包括患者正面微笑像和口内像,口内扫描数据以 STL 格式导出(图 4-3-8)。

(2)导入上下颌扫描数据,根据现有的咬合关系设计修复体外形,然后进入微笑设计界面(图 4-3-9)。

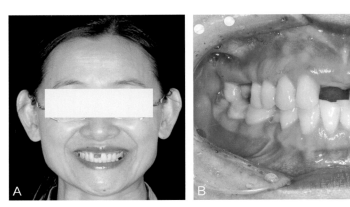

图 4-3-8 患者口腔面部二维数据收集
A. 正面微笑像 B. 口内像。

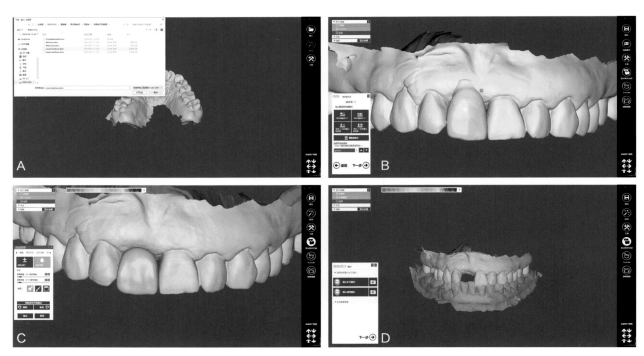

图 4-3-9 三维数据信息导入、排牙
A. 导入口扫数据 B. 虚拟排牙 C. 调整虚拟蜡型 D. 微笑设计工具栏。

（3）载入口内像，并与口内扫描数字化模型进行匹配。之后载入微笑正面像，并与口内像匹配，手绘嘴唇轮廓线修建牙齿部分（图 4-3-10）。

（4）标出患者瞳孔位置，调整牙冠比例使参考线对应到前牙区每颗牙的邻接处（图 4-3-11）。

（5）设计颜色，可以复制相邻天然牙的颜色，最后完成设计（图 4-3-12）。

（6）完成的修复体虚拟设计以 STL 格式数据导出后，输入口腔种植辅助规划设计软件。

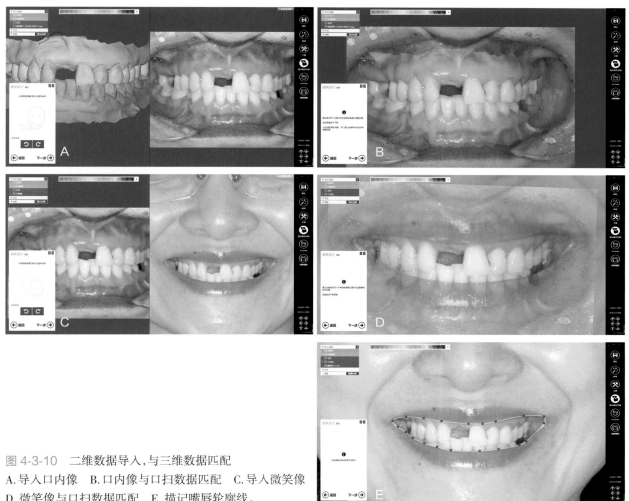

图 4-3-10　二维数据导入，与三维数据匹配
A.导入口内像　B.口内像与口扫数据匹配　C.导入微笑像
D.微笑像与口扫数据匹配　E.描记嘴唇轮廓线。

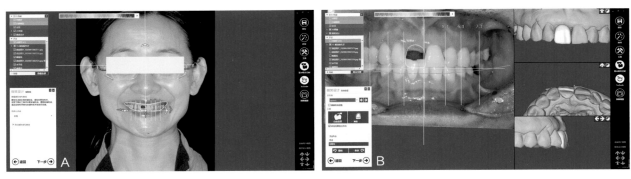

图 4-3-11 比例设定

A. 标记瞳孔 B. 调整牙冠比例。

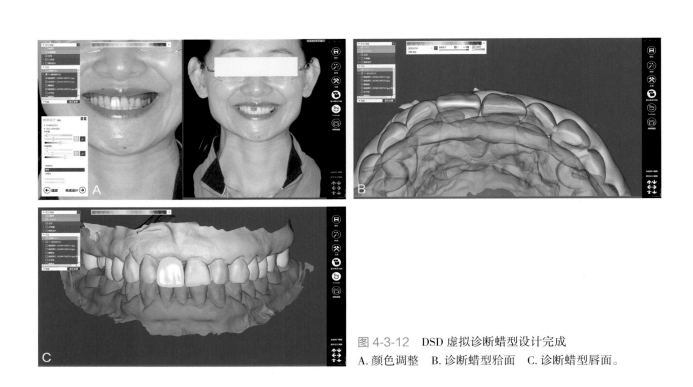

图 4-3-12 DSD 虚拟诊断蜡型设计完成

A. 颜色调整 B. 诊断蜡型𬌗面 C. 诊断蜡型唇面。

(三) 数据整合

1. 将 CBCT、口内扫描数据及 DSD 设计后的虚拟诊断蜡型导入口腔种植辅助规划设计软件(图 4-3-13)。

2. 绘制曲面体层影像,将 CBCT 影像与口内扫描图像及虚拟诊断蜡型,通过解剖标志点(天然牙)进行匹配,并通过颜色查看匹配的精度(图 4-3-14)。

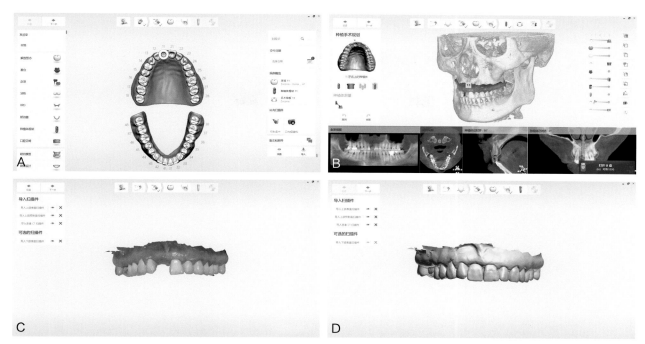

图 4-3-13　数据导入

A. 新建患者订单　B. 导入 CBCT 数据　C. 导入口扫数据　D. 导入虚拟诊断蜡型。

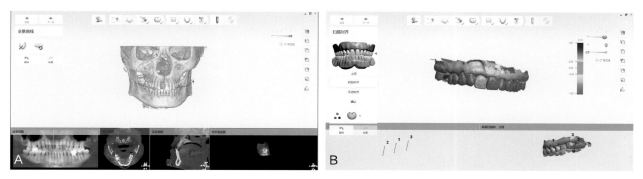

图 4-3-14　数据匹配与整合

A. 绘制曲面体层影像　B. 三组数据匹配与整合。

二、口腔种植外科规划及设计

(一)拟种植区域的定量测量

口腔种植辅助规划设计软件提供的定量测量功能包括线距、角度、体积和骨密度测量。线距测量可以对拟种植区可用骨的颊舌向宽度、垂直向高度以及近远中间距进行定量测定,同时可以帮助判断拟种植位点与上颌窦底或下颌管的关系和距离;角度测量可以测定虚拟种植体与邻牙长轴或多颗种植体长轴之间的角度差异,帮助了解后期修复的治疗需求;体积和骨密度测量可判断拟种植区颌骨的质量,以初步选择种植体型号和数量。在必要时,外科辅助规划软件所提供的定量测量功能可以帮助医学工作者进行相关的临床科研统计分析工作。

(二) 模拟种植手术

大多数的口腔种植辅助规划设计软件为开放性软件,包含有常见的各种种植体系统数据库及相应的直基台或角度基台,种植体库定期进行更新,医师可根据个人习惯及前期重建图像测量的结果选择合适的虚拟种植体,模拟临床手术操作摆放种植体并调整种植体在颌骨的位置及方向(图 4-3-15)。种植规划软件具有以下功能:

1. 从不同层面显示虚拟种植体在颌骨内的位置以及其与周围解剖结构的关系。

2. 设定种植体周围安全距离。

3. 观察种植体穿出形态。

4. 虚拟排牙以确定未来修复体的位置与形态。

5. 某些软件系统带有模拟骨增量过程的功能。

在模拟种植手术时,应注意以下方面:

1. 种植体与邻牙及周围重要解剖结构(下颌管、上颌窦底等)的关系,要保证种植体与邻牙之间、种植体与重要解剖结构之间至少 1.5mm 的安全距离。

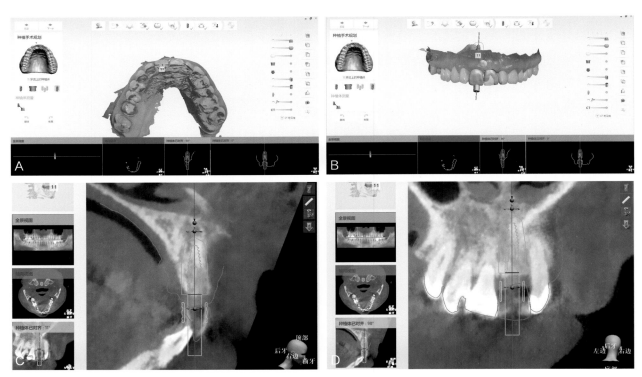

图 4-3-15 虚拟种植设计

A. 虚拟种植体𬌗面穿出位置　B. 虚拟种植体唇侧观　C. 虚拟种植体(唇舌向)　D. 虚拟种植体(近远中向)。

2. 种植体与修复体的关系应以修复为导向,尽量保证理想的种植体殆面穿出位置,前牙于舌隆突穿出,后牙于殆面中央穿出。

3. 种植体的植入位点与软硬组织的关系,评估是否需要增量。对于美学区,应遵循"3A2B"原则,即种植体的颊侧保证至少 2mm 的骨板厚度,种植体的植入深度位于未来修复体龈缘根方 3~4mm。

4. 种植体角度以及基台的选择。如因解剖等原因无法实现以修复为导向的理想种植体摆放时,应提前规划冠修复的固位方式,预估角度基台的选择。

5. 对于多颗牙缺失或无牙颌的设计,应预估牙槽骨修整的量,以及种植体之间平台的位置。

三、数字化口腔种植外科导板的设计及数据输出

(一) 导板设计

虚拟种植体摆放完成后,进行种植外科导板的设计,包括:

1. 导板类型的选择(图 4-3-16)　一部分设计软件可根据不同的导板固位方式选择牙支持式导板、黏膜支持式导板、骨支持式导板或混合支持式导板。

2. 绘制导板(图 4-3-17)　导板应有足够的伸展范围,以保证稳定性和精度,同时也要注意大小范围适中,既要保证导板的稳定性,又不能妨碍手术操作。

3. 导板就位道的选择　应注意尽量避开倒凹,以保证导板就位顺利。

4. 导板厚度　一般选择导板的厚度建议为3mm,厚度过薄或过厚均有可能影响导板的使用。

5. 检查窗的位置(图 4-3-18)　在设计导板时,常规设计 2~3 个检查窗口,以便于在导板戴用时检查导板是否完全就位。检查窗常规设置在邻牙颊殆面的位置,以相邻两颗牙齿邻殆面最佳,以利于观察导板的就位情况。

6. 引导环位置选择　根据导板的引导类型,可以选择先锋钻导环、通用导环或全程导环。导环的位置高度根据种植体的长度、钻引导手柄的厚度及钻的长度,由软件自动计算得出(图 4-3-19)。

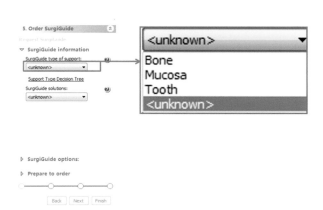

图 4-3-16　导板类型的选择

7. 对于跨度比较大的导板或导板存在薄弱位置处,可根据情况适当增加支撑杆以增加导板的强度(图 4-3-20)。

8. 为保证导板术中的固位与稳定,在导板设计过程中可设计固位钉,减少导板手术操作过程中导板的翘动或移位。

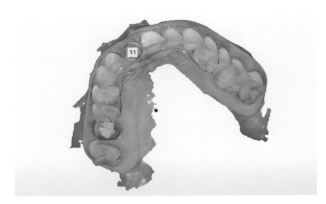

图 4-3-17　绘制导板

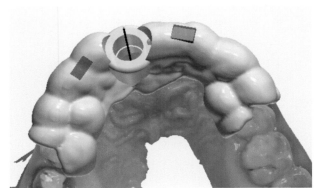

图 4-3-18　检查窗的位置

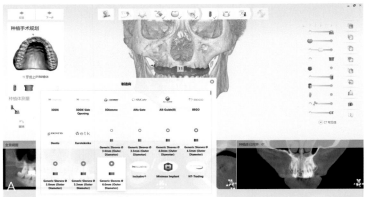

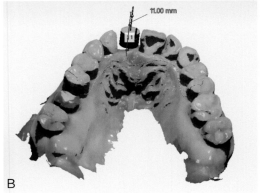

图 4-3-19　引导环的选择及位置

A. 引导环类型的选择　B. 引导环位置的计算与选择(导环的拉伸位置长度=钻长 – 种植体长度 – 钻引导手柄的厚度)。

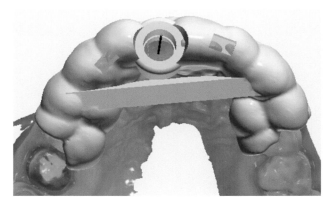

图 4-3-20　增加支撑杆

（二）数据输出与加工

对于导板系统，种植术前规划完成后，在系统中可导出 STL 文件上传至技工加工中心，最终生成手术导板用于辅助临床外科手术操作（图 4-3-21）。

最终打印导板的材料需要注意：①必须为可消毒材料；②不能与消毒材料发生化学反应。现阶段使用的导板多为树脂材料，采用化学药物浸泡的方式消毒。

（三）数字化口腔种植外科导板引导下的种植外科手术实施

数字化口腔种植外科导板引导下的种植外科手术实施如图 4-3-22 所示。

（四）最终修复完成

最终修复完成如图 4-3-23 所示。

本节对导板外科手术规划及设计流程总结如图 4-3-24 所示。

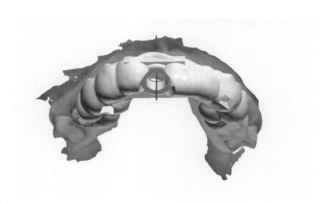

图 4-3-21 虚拟导板生成

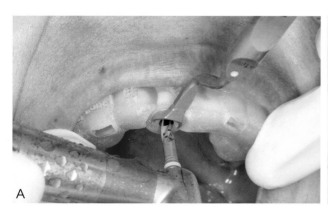
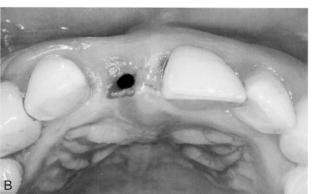

图 4-3-22 数字化辅助口腔种植外科手术的实施
A. 数字化口腔种植外科导板引导下预备种植窝 B. 微创切口。

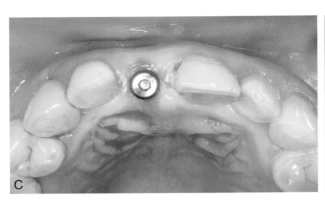
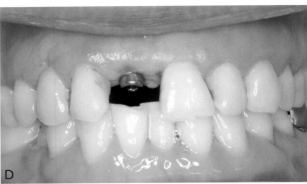

图 4-3-22（续）
C. 种植体植入殆面像　D. 咬合像。

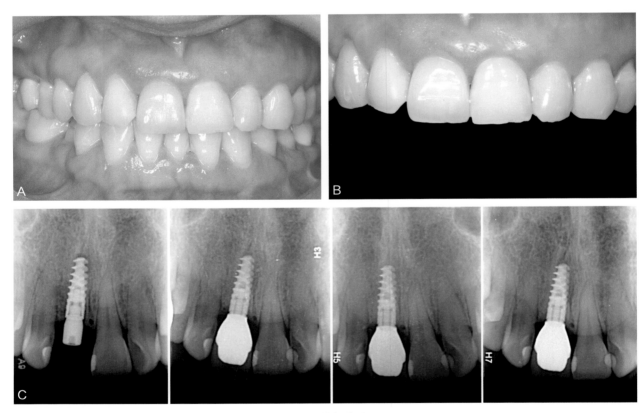

图 4-3-23　最终修复完成
A. 修复后咬合像　B. 修复后唇面像　C. 随访根尖片（术后 0 天、6 个月、1 年、1.5 年）。

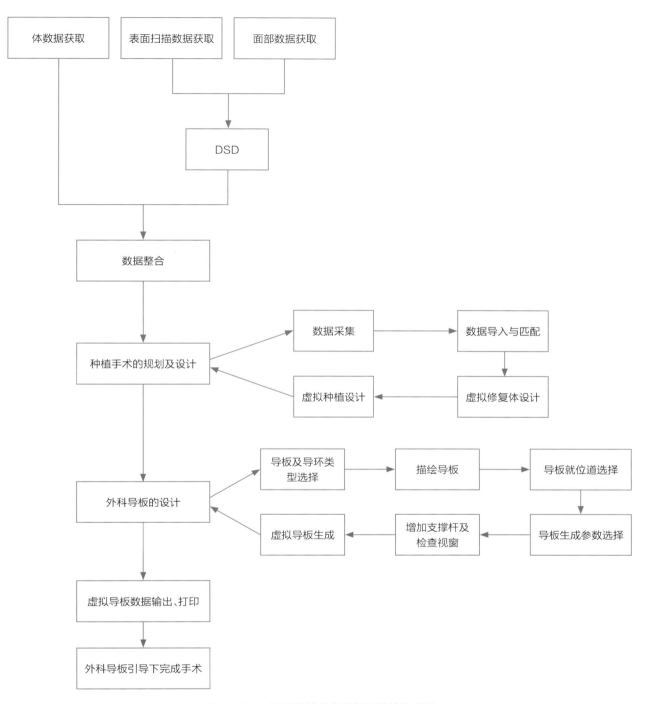

图 4-3-24 导板外科手术规划及设计流程图

第四节　多颗牙连续缺失的计算机辅助口腔种植外科规划与设计

对于多颗牙连续缺失的患者,其种植体植入的位点、方向等方面的要求更为严格,通过计算机辅助口腔种植手术规划与设计,可实现以"修复为导向"的种植体精准植入。本节以多颗后牙连续缺失为例,详细介绍多颗牙缺失行计算机辅助口腔种植修复的过程。

一、患者简介

患者女,40 岁,要求种植修复左侧上颌后牙。6 年前因慢性根尖周炎拔除左侧上颌后牙,要求种植修复。否认系统病史、传染病史、手术史,否认药物过敏史,无其他不良嗜好。口内检查 24—26 缺失,近远中距离约 25mm,颊舌向宽度约 10mm,对颌牙未见明显伸长,𬌗龈距离为 7mm,邻牙未见明显倾斜。放射学检查:CBCT 检查显示 24、25 可用骨宽度约 7mm,可用骨高度为 13mm;26 可用骨宽度约 8mm,可用骨高度约 9mm。

二、病例分析与方案设计

(一) 术前信息采集

完成术前信息采集,包括患者的 CBCT 数据和口腔表面扫描数据,将数据导入软件(图 4-4-1)。

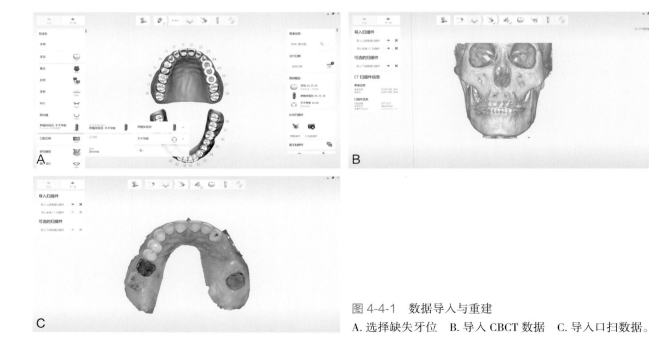

图 4-4-1　数据导入与重建
A. 选择缺失牙位　B. 导入 CBCT 数据　C. 导入口扫数据。

（二）术前计算机辅助口腔种植手术规划与设计

1. 数据整合（图 4-4-2）。
2. 以修复为导向虚拟摆放种植体（图 4-4-3）。
3. 虚拟导板的设计与输出（图 4-4-4）。

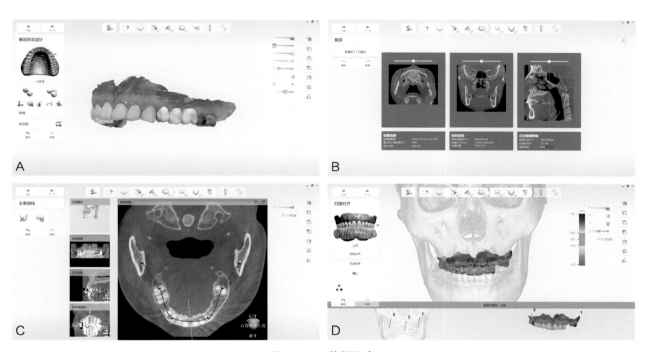

图 4-4-2 数据整合
A. 设计虚拟修复体　B. 定位体数据　C. 绘制曲面体层片　D. 数据匹配。

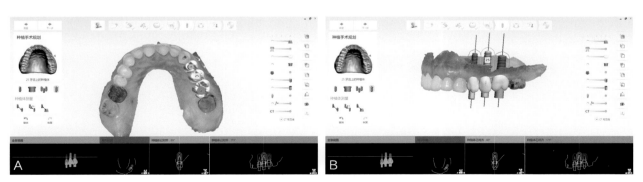

图 4-4-3 虚拟种植设计
A. 虚拟种植体的𬌗面穿出位置　B. 种植体的位置关系，尽量保证未来修复体之间的共同就位道。

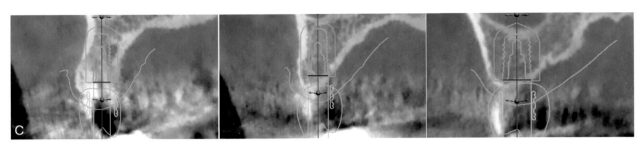

图 4-4-3（续）

C. 种植体的颊舌向及垂直向位置。

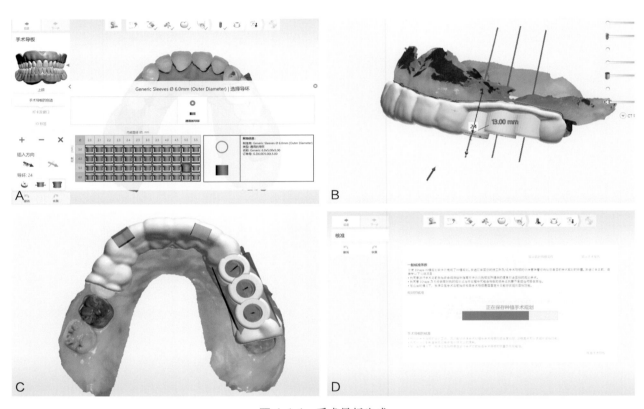

图 4-4-4　手术导板生成

A. 导环的选择　B. 导环的位置计算　C. 虚拟导板生成　D. 数据核查并导出 STL 格式，交由技工室进行导板的打印。

三、手术及修复流程

（一）数字化口腔种植外科导板引导下的种植外科手术实施

数字化口腔种植外科导板引导下的种植外科手术实施如图 4-4-5 所示。

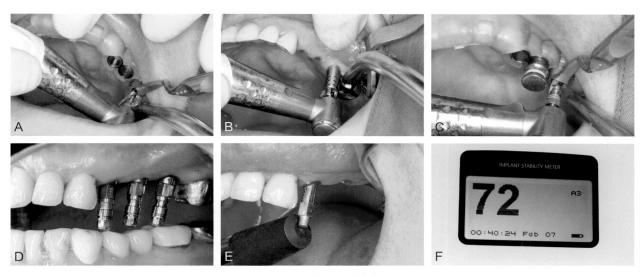

图 4-4-5　种植外科手术的实施

A. 导板引导下的种植定点　B. 环钻去除牙龈　C. 导板引导下逐级预备种植窝，为了保证导板的稳定，可在已经完成预备的种植窝中插入临时固位柱对导板进一步固位　D. 种植体植入　E~F. 使用动度测量仪对种植体的初期稳定性进行评估。

（二）种植修复完成

1. 术后即刻修复　根据种植术前规划，提前将临时修复体经数字化打印，种植术后即刻进行临时修复体的安装（图 4-4-6）。

2. 永久修复完成（图 4-4-7）。

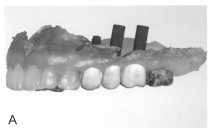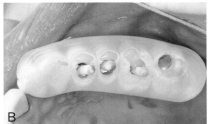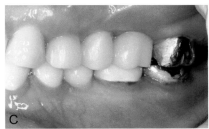

图 4-4-6　即刻修复

A. 数字化虚拟临时冠的设计　B. 数字化打印临时冠及就位装置，利用定位装置使临时冠就位　C. 戴用临时冠后 1 个月复查。

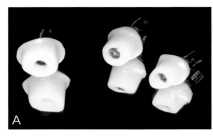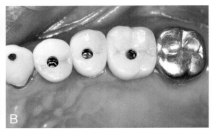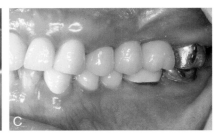

图 4-4-7　永久修复

A. 氧化锆基台　B. 永久修复体就位,可见种植体在𬌗面理想的位置穿出　C. 最终修复完成后的咬合像。

第五节　牙列缺失的计算机辅助口腔种植外科规划与设计

无牙颌患者由于没有天然牙的存在,与牙列缺损患者在数据采集、修复体信息的获取方式、数据整合方式及导板的支持方式有诸多不同,无牙颌患者的修复体信息需要制作放射线模板,导板支持方式无法采用牙支持式,下面将以无牙颌患者经典的"双扫描技术"对牙列缺失的计算机辅助种植外科规划与设计进行详述。

一、患者简介

患者女,55 岁,要求种植修复上颌缺失牙。3 个月前拔除上颌余留牙残根,要求种植修复上颌缺失牙。既往体健,无高血压等系统性疾病,否认传染病史、药物过敏史,否认吸烟史,否认近期手术史,无其他不良嗜好。口外检查双侧颌面部对称,上唇丰满度良好,长度适中,面部比例协调。下颌运动未见明显异常。侧面观呈直面型。颞下颌关节无疼痛、弹响,开口型、开口度均正常。口内检查上颌牙列缺失,牙槽嵴高圆形,无骨尖、骨突、骨嵴,无倒凹,拔牙窝愈合良好;表面黏膜无红肿、破溃,无压痛,上颌结节正常。35、36、32~42、46、47 缺失,33、34、43、44、45 呈牙体预备状。放射学检查:CBCT 显示上颌前牙区可用骨宽度 5~6mm,唇侧骨板凹陷,高度约 14mm;右侧后牙区可用骨宽度 8~11mm,高度约 15mm;左侧后牙区可用骨宽度约 8mm,高度 8~12mm。

二、病例分析与方案设计

结合临床检查及患者意愿制订最终治疗计划。

1. 第一阶段先行咬合重建,制作放射导板。

2. 第二阶段行上颌种植体支持的固定修复,下颌套筒冠覆盖义齿修复。

三、手术及修复流程

上颌种植治疗过程如下：

1. 牙列缺失患者佩戴具有放射阻射标记点的放射线模板进行 CBCT 扫描，然后调整放射剂量，单独扫描放射线模板，通过双扫描技术，利用放射线模板反映修复体及黏膜信息。数据收集后导出 DICOM 格式数据，输入辅助设计软件，在软件中选定所有牙齿，软件将自动更换为牙列缺失设计模式（图 4-5-1）。

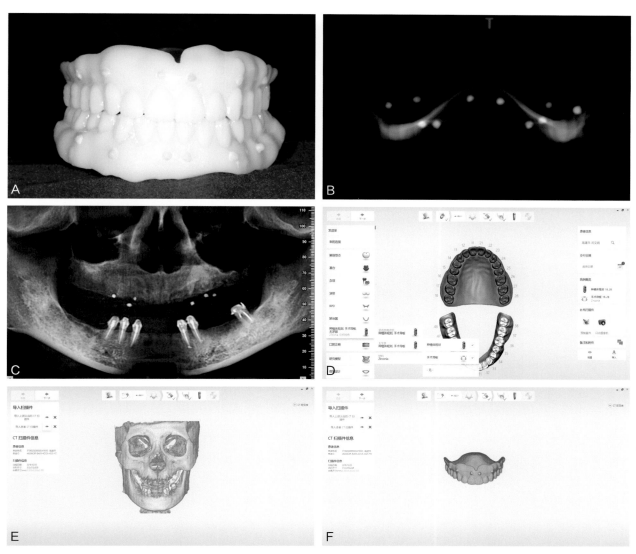

图 4-5-1　数据导入与重建

A. 放射线模板　B. 放射线模板 CBCT 数据　C. 戴用放射线模板后的 CBCT 数据　D. 选择无牙颌模式　E. 导入颌骨数据　F. 导入放射线模板数据。

2. 在软件中按照流程进行设计,分割、裁剪 CBCT 数据,调整阈值,绘制全景曲线,确定牙龈区域,并利用放射导板的 X 线阻射标记点,将 CBCT 数据与放射线模板数据进行匹配(图 4-5-2)。

3. 以修复为导向虚拟摆放种植体(图 4-5-3)。

4. 虚拟放置固位钉,固位钉的放置位置应注意以下方面(图 4-5-4):

(1) 固位钉与种植体或天然牙根之间有足够的安全距离。

(2) 在骨内有足够的固位,位于导板之上距离导板边缘至少 2mm 处,同时进入骨内的长度至少 3mm。

(3) 数目为 3~4 个,以保证导板足够的稳定和固位。

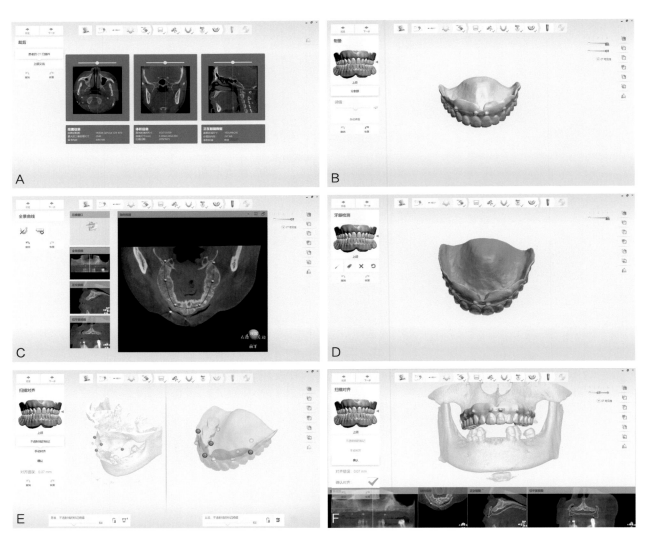

图 4-5-2　重建虚拟患者、数据匹配

A. 分割、裁剪 CBCT 数据　B. 调整阈值　C. 绘制全景曲线　D. 确定牙龈区域　E. 利用阻射标记点匹配　F. 二次扫描数据整合。

（4）位置应合理分散于导板的前部及后部,位置不要过于靠后或靠近前庭沟的位置,以免术中受口唇影响。

（5）穿出方向为冠方穿出,与种植体长轴角度不超过 90°。

5. 生成手术导板数据,并导出 STL 格式,交技工室打印口腔种植外科导板(图 4-5-5)。

6. 数字化口腔种植外科导板引导下的种植外科手术实施(图 4-5-6)。

7. 即刻修复后 6 个月复查(图 4-5-7)。

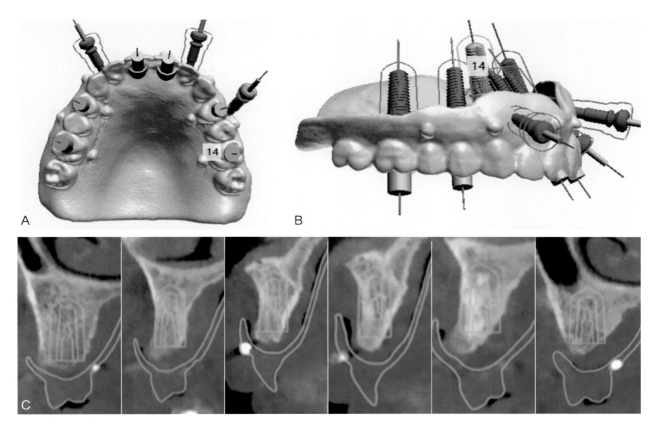

图 4-5-3　种植虚拟设计

A.虚拟种植体的𬌗面穿出位置　B.虚拟种植体之间的位置关系　C.种植体的颊舌向及垂直向位置。

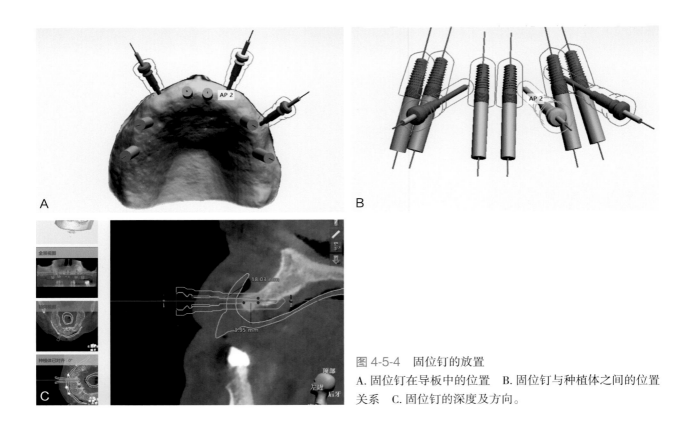

图 4-5-4 固位钉的放置

A. 固位钉在导板中的位置 B. 固位钉与种植体之间的位置关系 C. 固位钉的深度及方向。

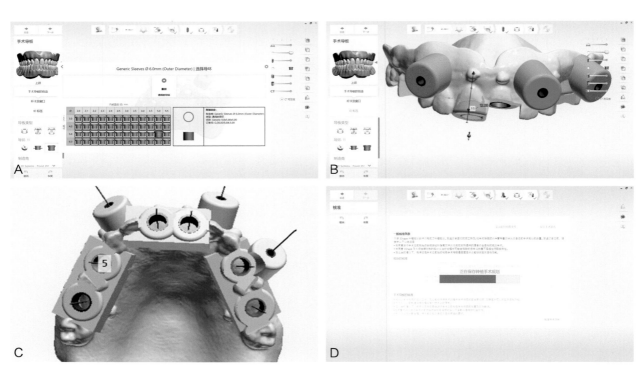

图 4-5-5 手术导板生成

A. 导环的选择 B. 导环的位置计算 C. 虚拟导板生成 D. 数据核查及导出。

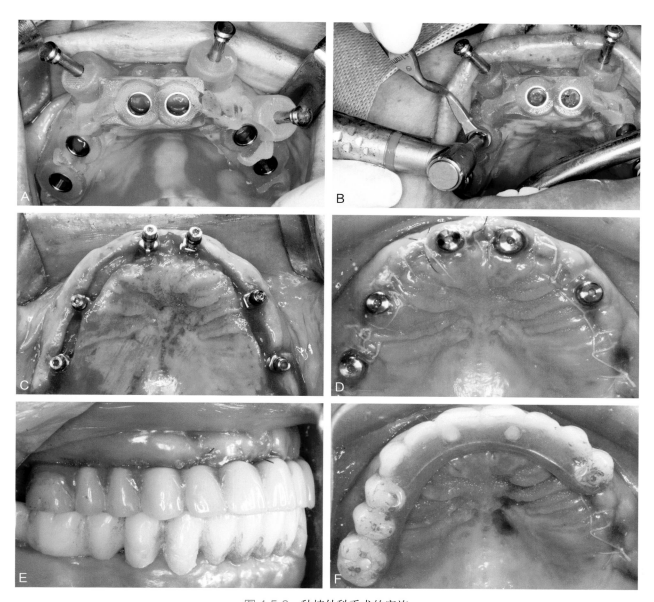

图 4-5-6 种植外科手术的实施

A. 导板固位与稳定　B. 导板引导下的种植窝预备　C. 种植体植入　D. 缝合　E. 术后即刻修复咬合像　F. 即刻修复殆面像。

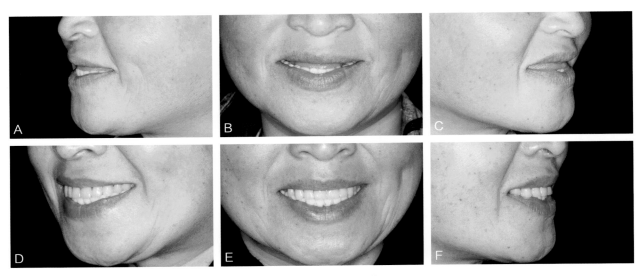

图 4-5-7   修复前后面部像对比

A. 修复前左侧微笑像 B. 修复前正面微笑像 C. 修复前右侧微笑像 D. 修复后左侧微笑像 E. 修复后正面微笑像 F. 修复后右侧微笑像。

第六节   动态导航系统的口腔种植外科规划与设计

动态导航系统的口腔种植规划及设计流程与静态系统相似,也包括患者信息数据输入与整合、口腔种植手术规划与设计,但最后无须生成打印手术导板,而是通过设计软件中的虚拟种植位置,在屏幕上实时指引钻针的行径及种植体的植入。本节以动态导航引导下的即刻种植、即刻修复患者为例,详细介绍计算机辅助动态导航引导的口腔种植外科规划与实施过程。

一、患者简介

患者女,59岁,口内存在多颗松动牙,要求行种植修复。口内检查见 17、26、27、37 缺失;11—15、21—23、34—36 松动 I 度,余留牙松动 Ⅲ 度。CBCT 见下颌前牙骨吸收至根尖,余留牙牙槽骨水平吸收至根尖 1/3(图 4-6-1)。

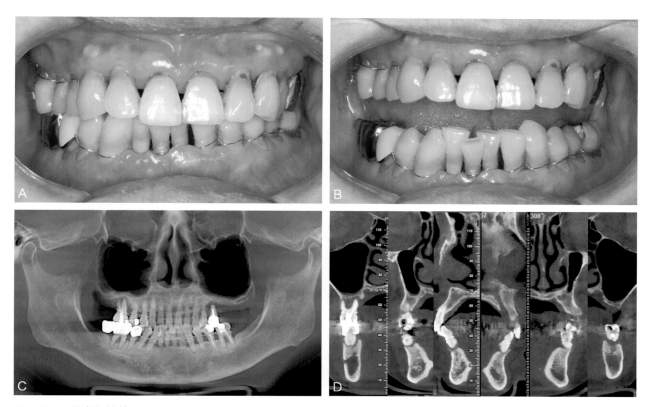

图 4-6-1　患者初诊检查
A. 全牙列正面咬合观　B. 全牙列正面观　C. CBCT 曲面体层影像　D. 拟种植术区骨量评估。

二、病例分析与方案设计

结合临床检查及患者意愿制订最终治疗计划。

1. 外科方案　拔除 16、24、25、31—33、41—46，行种植修复。拟在动态导航引导下于 33、42、44、46位点即刻植入 4 枚 Noble Active 种植体（4.3mm×11.5mm，5mm×10mm）。

2. 修复方案　16、17、24—27 行种植修复；31—33、41—47 行即刻临时修复，最终完成种植体支持的一体式固定修复。

三、手术及修复流程

（一）术前准备及信息采集

1. 获取口内表面扫描数据，导出 STL 格式数据（图 4-6-2A）。

2. 计算机辅助动态导航技术所使用的 CBCT 需为带有阻射标记点的影像数据，便于后期将数据信息、患者位置和手术器械统一坐标系。对于部分牙缺失病例，需在缺牙区佩戴带有阻射标记点的配准装置（图 4-6-2B），拍摄 CBCT；而对于连续牙缺失数目较多或无牙颌病例，需在局麻下植入 6~8 枚配准钛钉（图 4-6-2C），要求钛钉位置尽量分散，并避开拟种植区域，之后拍摄 CBCT 获取颌骨信息（图 4-6-2D）。

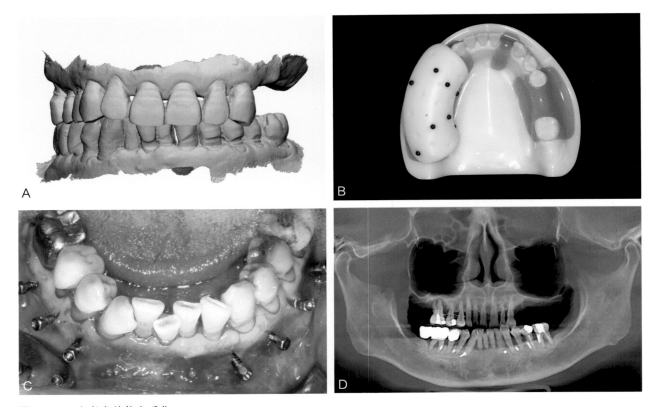

图 4-6-2　患者术前信息采集
A. 口内表面扫描数据获取　B. 局部牙缺失患者所使用的配准装置示例　C. 连续多颗牙缺失种植患者所植入的配准钛钉
D. 植入配准钛钉后获取的 CBCT 重建的曲面体层影像。

（二）计算机辅助口腔种植外科设计

将 CBCT 数据及口内扫描数据导入计算机辅助动态导航设计软件，按步骤（选择颌骨—全景线绘制—下颌神经管绘制—完成口内扫描数据与 CBCT 数据匹配—创建种植体—种植体位置调整）完成以修复为导向的种植方案设计，并保存方案为 DK 格式（图 4-6-3）。

（三）口腔种植外科过程

1. 调整导航设备至最佳位置（推荐助手位），导航仪在距离患者头部左前方 1.25~1.5m 处，45°~60°；接入电源后打开导航软件，导入种植方案设计工程，即 DK 文件，将设备与种植手机进行连接后进入工作状态，完成手机与参考板的标定（图 4-6-4A）。

将参考板在口内进行固定，可通过粘接剂将参考板固位于天然牙（图 4-6-4B），或利用固位钉固位于牙槽骨，确保固位稳定。在软件中根据提示依次完成配准钛钉或阻射标记点的配准，以实现动态导航仪、术区位置、种植手机三者位于同一坐标系中（图 4-6-4C、D）。

2. 确认软件中牙位选择为当前手术牙位，同时确认软件中的钻针为当前使用钻针，在导航视图的引导下逐级完成种植窝的预备，并植入种植体（图 4-6-5）。在种植手术过程中，如需更改方案，可在导航软件中选择返回种植设计模块，调整种植方案后再次进入实时导航模块。

3. 完成种植体植入后,取下参考板、拆除配准钛钉,检查种植体的位置与方向(图 4-6-6)。

4. 术后拍摄 CBCT,检查种植体实际植入位置(图 4-6-7)。

(四) 种植修复过程

术后即刻安装复合基台,完成临时修复(图 4-6-8)。

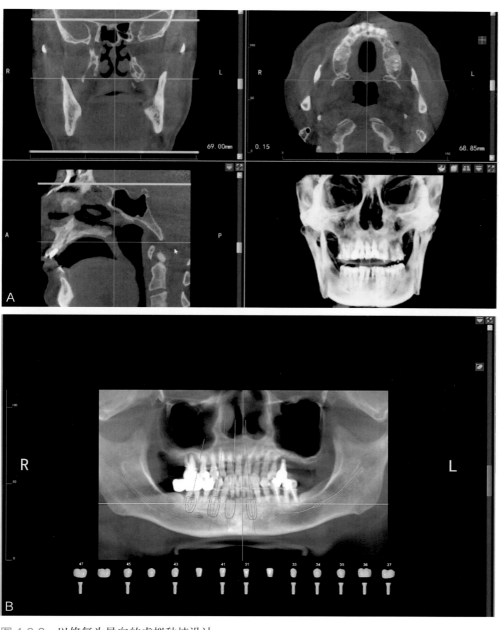

图 4-6-3　以修复为导向的虚拟种植设计

A. 数据导入后进行颌骨重建　B. 绘制全景曲线并描绘下颌神经管

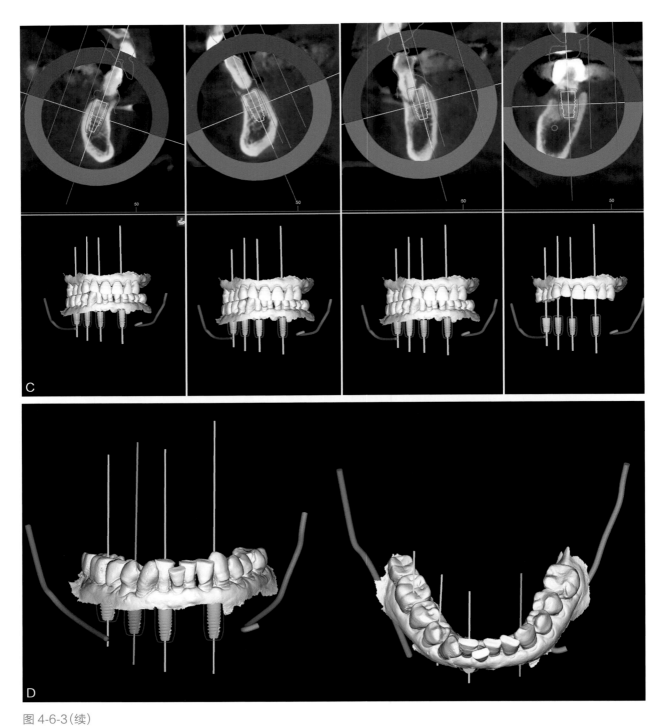

图 4-6-3（续）

C. 以修复为导向虚拟摆放种植体　D. 确认虚拟种植体的位置、方向。

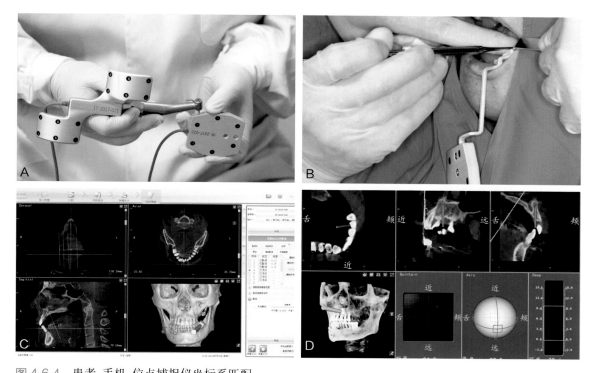

图 4-6-4　患者、手机、位点捕捉仪坐标系匹配

A. 标定手机与参考板　B. 将参考板固位于口内余留牙　C. 采集钛钉标记点进行配准　D. 将钻针放置在余留牙牙尖处，在软件视图中查看精准度。

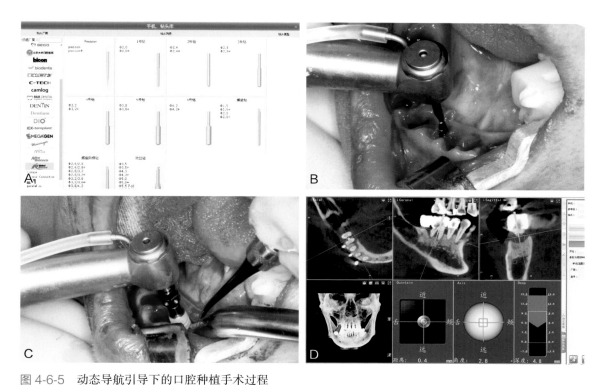

图 4-6-5　动态导航引导下的口腔种植手术过程

A. 在导航软件中根据种植备孔程序选择相应的钻针型号　B. 计算机辅助动态导航引导下的种植窝预备
C. 计算机辅助动态导航引导下的种植体植入　D. 在导航软件中实时观察钻针的位置与方向。

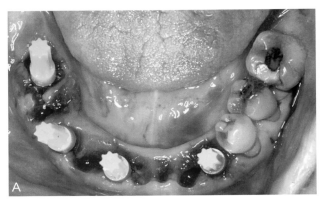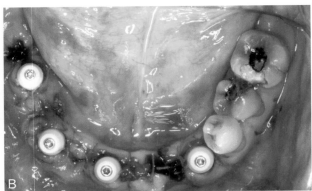

图 4-6-6 种植体植入后口内像

A. 安装复合基台 B. 安装基台保护帽。

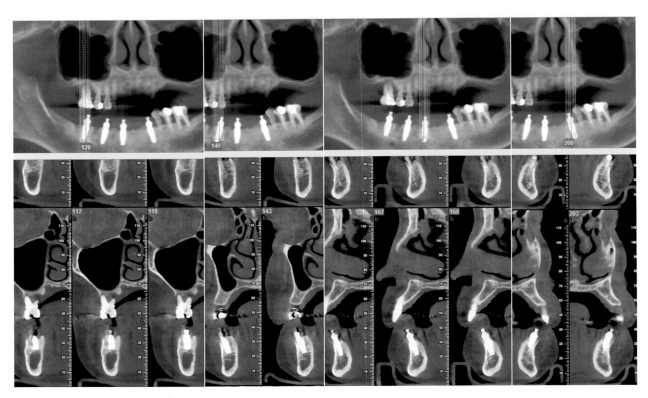

图 4-6-7 种植术后 CBCT 影像

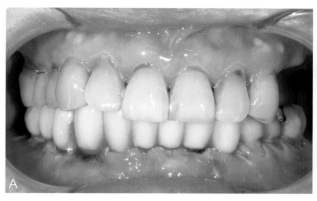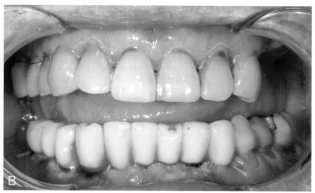

图 4-6-8 即刻临时修复完成
A. 即刻种植即刻修复正面咬合观　B. 即刻种植即刻修复正面观。

第七节　计算机辅助口腔种植外科规划及设计的意义与展望

一、计算机辅助口腔种植外科规划及设计软件的功能总结

1. 可以识别 CBCT 文件、预期修复体、剩余牙及黏膜的表面信息等文件,通过三维重建,将患者的解剖结构信息、修复体信息真实完整地再现于计算机或工作站,以构建全方位的术前虚拟规划环境。

2. 可对拟种植区域的解剖结构进行精确分割与辨识,并对颌骨宽度、高度及密度等精准测量,以确定种植体的三维位置。

3. 可提供临床上普遍应用的种植体系统数据库,以及相应配套的基台,以供临床医师选择合适的种植体型号,使辅助规划方案与临床实施方案保持一致。

4. 可虚拟规划放置种植体,模拟口腔种植外科手术过程。

5. 可进行虚拟排牙,以帮助确定最终修复体的位置空间,用于参考种植体的摆放位置,实现"以修复为导向"的种植设计。

6. 对于导板外科手术系统,虚拟规划完成后的种植体参数信息可被导出,并被计算机辅助制造软件读取,完成导板的制作。

7. 医-医/医-技沟通　口腔种植治疗的最终目标是恢复缺失牙,因此种植体的植入必须"以修复为导向"。诊疗团队各成员可以共同讨论制订手术设计方案,外科医师通过辅助规划软件的虚拟排牙功能与修复医师和技师进行沟通,以确定最佳的最终修复效果,根据现有骨量情况并参考修复医师及技师的意见对虚拟种植体进行摆放,观察植体植入的位置、方向,预期修复体空间及与邻牙和对颌牙的关系,真正实现"以修复为导向"的种植治疗理念。对于某些特殊病例,医师还可通过软件的线上沟通功能与全球同行进行疑难病例远程会诊,共同探讨最佳治疗方案,实现"远程医疗"。

8. 医患沟通　口腔种植术前规划软件可作为与患者沟通治疗方案的工具,通过向患者展示虚拟的

种植手术过程,帮助患者更好地理解种植手术方案以及某些特殊情况下骨增量的必要性。对于某些美学区复杂病例,通过虚拟设计向患者解释可能的治疗预后,建立医患之间的良好沟通,以获得患者最大程度的理解与配合。

二、展望

目前计算机辅助规划口腔种植外科技术已得到广泛应用,甚至在许多复杂病例中被推荐作为标准加以应用,但是利用计算机辅助口腔种植规划也存在一些不足,比如某些设计软件之间不能兼容,各个设计软件之间也存在着明显的技术壁垒,难以实现各技术之间的结合与优势互补;计算机辅助规划与设计软件及相应的配套设备价格昂贵,患者需要承担额外的费用;同所有新的技术方法一样,不同的口腔种植外科辅助规划软件均有各自相应的技术学习曲线,临床医师、技术人员以及整个团队需要进行相关的软件系统培训,并有一定的临床操作经验,才能保证计算机辅助口腔种植手术的精确实施。另外,从 CBCT 数据信息获取到软件设计,再到手术导板的加工以及导板的临床应用等各个环节,不能避免误差的存在。

计算机辅助口腔种植规划技术正在飞速发展,尽管临床医师对计算机辅助口腔种植手术精确性的担忧仍然存在,但不可否认,该技术的应用把原本复杂的种植手术简单化,降低了手术风险,缩短了手术时间。从辩证的角度来看,任何事物都有其两面性,应该取长补短,在临床实践中,医师应该充分了解并尽量避免可能产生的偏差与并发症,采取预防措施,正确选择适应证。在未来,计算机辅助下的数字化医疗无论是从术前诊断、设计,还是术中操作,以及后期的上部结构修复和维护,都会将数字化贯穿诊疗的全程,来实现真正的数字化精准医疗。

（柳忠豪　周文娟）

参考文献

1. 庄天戈. 医用 X 射线技术发展综述（一）——为纪念伦琴发现 X 射线一百周年而作. 中国医疗器械杂志,1995,19(5):249-253.
2. REKOW ED. Digital dentistry: the new state of the art-is it disruptive or destructive? Dent Mater,2020,36(1):9-24.
3. BLATZ MB,CHICHE G,BAHAT O,et al. Evolution of aesthetic dentistry. Journal of dental research,2019,98(12):1294-1304.
4. MCLAREN EA,GARBER DA,FIGUEIRA J. The photoshop smile design technique(part 1):digital dental photography. Compend Contin Educ Dent,2013,34(10):772,774,776.
5. 宿玉成. 口腔种植学. 2 版. 北京:人民卫生出版社,2014.
6. GREENBERG AM. Digital technologies for dental implant treatment planning and guided surgery. Oral Maxillofac Surg Clin North Am,2015,27(2):319-340.
7. MORA MA,CHENIN DL,ARCE RM. Software tools and surgical guides in dental-implant-guided surgery. Dent Clin North Am,2014,58(3):597-626.
8. SLAVICEK R. The masticatory organ function and dysfunctions. English: GAMMA Medizinisch-wissenschamiche Fortboldungs-AG,2002.
9. SOLABERRIETA E,OTEGI JR,GOICOECHEA N,et al. Comparison of a conventional and virtual occlusal record. J Prosthet Dent,2015,114(1): 92-97.

第五章

数字化口腔种植外科导板引导的口腔种植外科

20 世纪 60 年代初 Brånemark 教授开始将钛应用于牙种植的研究,并提出了种植体与骨组织的"骨结合"理论,奠定了口腔种植学的生物学基础。近几十年来,口腔种植修复技术已经成为一种治疗牙列缺损或牙列缺失的可靠技术,其有效性与安全性得到了大量长期临床实验的论证。充足的骨量和良好的骨质可以为种植体提供固位,保证其稳定性。然而由于牙周炎、外伤、肿瘤等因素,缺牙区往往伴随着牙槽嵴的骨缺损,术中需要合理利用剩余骨量,同时保证种植体轴向、角度、深度的准确性,这对口腔种植外科医师,特别是经验不足的医师来说是一项巨大的挑战,随着 CBCT、计算机辅助设计软件以及 3D 打印技术的逐渐出现,越来越多的医师通过口腔种植外科导板来引导进行精准的口腔种植外科手术。

第一节　口腔种植外科导板

传统的口腔种植技术主要依赖口腔种植外科医师的临床经验,通过自由手的方式进行种植体植入,由于缺乏完善的术前分析和准确的术中引导,常出现术中不确定因素增加、手术风险增高、手术时间延长等问题,即使是经验丰富的口腔种植外科医师也无法保证可以通过自由手的方式将术前设计准确地转移至患者口内,无法保证种植体的植入精度。口腔种植外科导板的出现与发展使得术前设计精确地转移到患者口内成为可能。

一、口腔种植外科导板的概念

(一)口腔种植外科导板的发展

1987 年,Edge 根据可摘局部义齿的设计理念,利用模型上的相关标记,采用闪烁技术在压力锅内用自凝塑料制作了第一个口腔种植外科导板。同年,Schwarz 等人开发了计算机断层扫描技术并开始应用于口腔颌面外科领域,临床医师逐渐开始利用计算机断层扫描技术评估种植术区的骨质、骨量。1988 年,用于诊断及评估颌骨影像的三维口腔科软件推出；1993 年，第一代 Simplant 软件实现了在计算机断层扫描图像上虚拟植入种植体的功能。但由于当时的螺旋 CT 设备昂贵，辐射剂量大，螺旋 CT 技术在口腔种植领域的应用受到了严重限制。

1995 年，Fortin 等人首次将计算机辅助外科手术应用于口腔种植领域，从而衍生出了数字化口腔种植外科导板技术。临床医师可通过计算机软件重建颌骨三维形态，在软件中选择适宜的种植体尺寸，并放置于合适的颌骨位置，对重要解剖结构进行避让。1998 年，Mozzo 等将锥形束 CT 应用于口腔领域，与螺旋 CT 相比，CBCT 具有设备占地面积小、辐射剂量小、分辨率高、牙体组织与颌骨组织成像清晰等优势，故 CBCT 在口腔领域中得到了广泛应用，并成为口腔领域中重要的影像学检查手段。同年，Verstreken 等人首次提出了双扫描技术，第一次 CT 扫描时患者佩戴放射线模板，获得患者口腔内硬组织信息以及放射线模板上阻射点的位置信息；第二次仅对放射线模板进行 CT 扫描，获得放射线模板及放射线模板上阻射点的位置信息。两次扫描信息通过阻射点进行匹配，即获得了患者佩戴放射线模板时的软硬组织信息。

快速成形技术（rapid prototyping，RP）是一种利用材料堆积法制造实体产品的制造技术，此技术 20 世纪 80 年代末期起源于日本，其基本过程为通过计算机建立三维虚拟模型，再将模型进行分层得到各层截面的二维信息，随后按照二维轮廓信息自动加工，逐层叠加、固化液态树脂，最后形成三维实体。快速成形技术最早于 20 世纪 90 年代初期应用于医学领域，通过计算机软件对 CT 或磁共振扫描形成的三维信息进行转换，并获得数控指令，进而使数控设备逐层加工制作实体产品。21 世纪初期，随着 CBCT、快速成形技术的不断进步，数字化口腔种植技术也不断发展，其中数字化口腔种植外科导板技术发展尤为迅速。通过计算机辅助设计软件对 CBCT 获取的口腔软硬组织信息进行三维重建，在以修复为导向的种植理念指导下进行修复体及种植体三维位置信息的设计，通过快速成形技术制作数字化口腔种植外科导板。

（二）传统口腔种植外科导板

传统口腔种植外科导板是指在口腔种植外科手术过程中，用于引导医师确定种植体植入位点的引导装置。常用的传统口腔种植外科导板包括压膜式口腔种植外科导板和诊断模板式口腔种植外科导板。

压膜式口腔种植外科导板是通过对已完成诊断蜡型制作的研究模型进行真空热塑压膜制作而成，其制作方法相对简单，医师在术中可参考预期修复体的位置进行种植体的定点，但压膜式口腔种植外科导板无法精确引导钻针的方向（图 5-1-1）。

诊断模板式口腔种植外科导板是通过对诊断蜡型翻制而成的树脂修复体或现有义齿进行适当调磨而制成的口腔种植外科导板，其允许外科医师在术中进行适当调整。需要注意的是诊断模板式口腔种植外科导板应为翻瓣预留空间，同时术中稳定就位。与压膜式口腔种植外科导板相同，其亦无法精确引导钻针的方向（图 5-1-2）。

（三）数字化口腔种植外科导板

与传统口腔种植外科导板不同，数字化口腔种植外科导板是指通过口腔种植辅助规划设计软件，将 CBCT 扫描获取的颌骨影像信息与数字化扫描获取的预期修复体、天然牙与软组织信息进行整合，于缺牙区进行手术规划，模拟植入种植体，最后通过数控机床或快速成形方法制作的高精度定位装置（图 5-1-3）。数字化口腔种植外科导板作为种植体三维信息的载体，将种植治疗诊断设计过程中的种植体三维位置准确地转移至种植术中，从而实现以修复为导向的种植治疗。

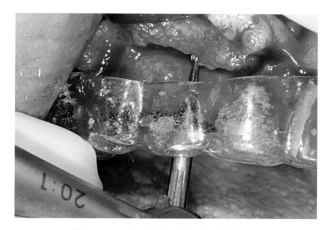

图 5-1-1 压膜式口腔种植外科导板

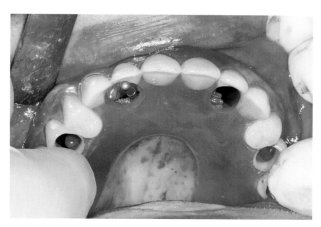

图 5-1-2 诊断模板式口腔种植外科导板

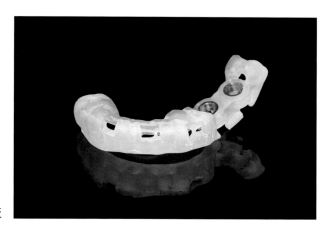

图 5-1-3 数字化口腔种植外科导板

二、口腔种植外科导板的作用

口腔种植外科导板的应用主要是为了实现以修复为导向的种植治疗,其作用包括:

(一) 精确定位、定向和定深

通过口腔种植外科导板在术中精确地控制钻针的位置、方向及深度,从而提高手术的精度,保证种植体位于术前所设计的理想位点,实现以修复为导向的种植治疗。

(二) 减少手术并发症

由于上下颌骨中存在诸多重要解剖结构,通过术前的分析设计,保证种植体与相应解剖结构间具有足够安全距离,从而避免损伤术区相邻解剖结构,降低手术风险。

(三) 实现微创种植手术

通过术前 CBCT 的三维重建,口腔种植外科医师可在术前获知缺牙区的三维形态,并通过数字化口腔种植外科导板的精确引导,提高不翻瓣手术的操作精度。

（四）缩短手术时间，减少患者不适

通过术前分析提前获知可能影响种植手术的解剖因素，在设计时即可进行规避。术前思考解决的问题越多，术中所需考虑的问题则越少，从而缩短手术时间，减少患者不适。

第二节　数字化口腔种植外科导板分类

由于患者缺失牙的数量、牙位不同，临床中往往需要根据缺失牙位的不同，因地制宜，设计合理的数字化口腔种植外科导板。在进行设计之前，先了解一下数字化口腔种植外科导板的种类。

一、按支持方式分类

（一）牙支持式口腔种植外科导板

牙支持式口腔种植外科导板是指通过缺牙区邻牙进行支持的导板，一般不需额外辅助固位装置，适用于缺牙区近远中均存在无松动天然牙的病例。如相邻天然牙存在Ⅱ度至Ⅲ度松动，则建议增加天然牙支持数目或额外固位装置（图 5-2-1）。

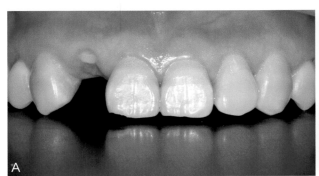
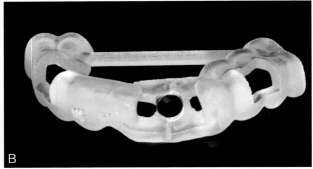
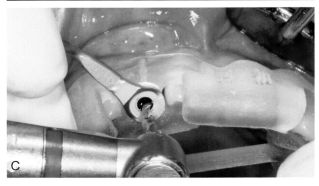

图 5-2-1　牙支持式口腔种植外科导板
A. 术前口内像（正面观）　B. 牙支持式口腔种植外科导板形态　C. 导板引导下的种植外科。

（二）骨支持式口腔种植外科导板

骨支持式口腔种植外科导板是指通过术区牙槽骨进行支持的导板。外科导板组织面与牙槽骨外形相匹配，骨支持式口腔种植外科导板需在翻瓣后方能使用，适用于牙列缺损或牙列缺失患者。由于术中需要分离软组织和骨组织，手术创伤较大，且 CBCT 在识别软组织的精度上不如骨组织精确，对设计软件的要求、技师专业水平以及制作仪器的精度要求更高。因为设计、制作、使用上要求较高，所以目前临床中较少使用。

（三）黏膜支持式口腔种植外科导板

黏膜支持式口腔种植外科导板是指通过口内黏膜进行支持的导板。由于黏膜存在一定的可让性，黏膜支持式口腔种植外科导板固位力不足，为防止导板出现移位，影响种植手术精度，通常需增加额外固位装置辅助固位，如固位钉。此类导板适用于牙列缺失患者（图 5-2-2）。

（四）混合支持式口腔种植外科导板

通过缺牙区邻牙、口内黏膜和/或骨组织等共同支持，虽有邻牙、骨组织支持，但仍存在由于黏膜受压形态出现导板移位的可能，因此需视临床情况增加额外固位装置辅助固位，常用于游离端缺失病例（图 5-2-3）。

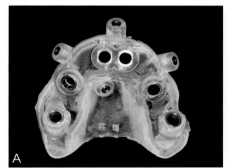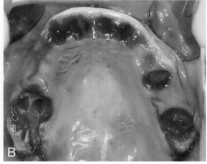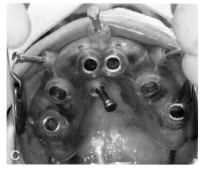

图 5-2-2　黏膜支持式口腔种植外科导板

A. 黏膜支持式口腔种植外科导板形态　B. 拔除口内松动牙　C. 术中就位的黏膜支持式口腔种植外科导板。

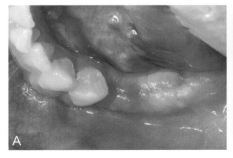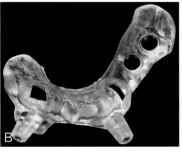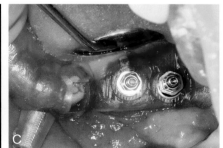

图 5-2-3　混合支持式口腔种植外科导板

A. 术前口内像（𬌗面观）　B. 混合支持式口腔种植外科导板形态　C. 术中就位的混合支持式口腔种植外科导板。

二、按引导方式分类

数字化口腔种植外科导板根据手术中是否引导种植体的植入，分为全程引导的数字化口腔种植外科导板和非全程引导的数字化口腔种植外科导板。

（一）全程引导的数字化口腔种植外科导板

在种植手术过程中，种植窝洞的预备和种植体的植入均由数字化口腔种植外科导板引导，在使用时需配合专用的外科手术器械（图5-2-4）。在进行种植窝洞预备时需使用相应的钻针引导器，钻针引导器的外径与口腔种植外科导板中的引导环内径相匹配，在预备过程中，需由小到大依次更换不同内径的引导器及钻针。由于采用全程引导的方式，全程引导的数字化口腔种植外科导板可更为精确地引导种植窝洞的预备及种植体的植入。

（二）非全程引导的数字化口腔种植外科导板

非全程引导的数字化口腔种植外科导板的引导只限于先锋钻或先锋钻至某一级扩孔钻，使用时需配合相应的外科手术器械（图5-2-5）。在使用随后的扩孔钻及种植体植入时，需取下数字化导板，采用自由手的方式进行操作。这类种植导板未进行全程引导，因此在种植精度上较全程引导的数字化口腔种植外科导板略不足。

需要注意的是，由于数字化口腔种植外科导板的应用往往会影响种植手术过程中的种植窝洞降温冷却，为避免种植窝洞内部的骨灼伤，在使用数字化口腔种植外科导板时需要增加降温措施，可在引导环周围设计冲水冷却孔，便于手术助手通过生理盐水进行有效冷却。

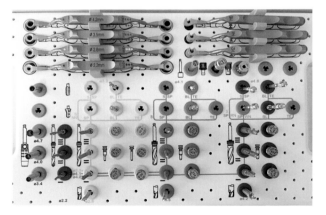

图5-2-4　全程引导的导板工具盒

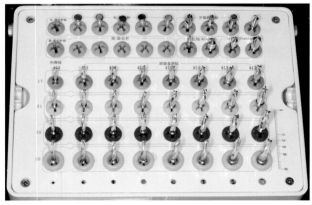

图5-2-5　非全程引导的导板工具盒

三、按导板功能分类

在口腔种植外科手术中,主要目的是将种植体植入至理想位点,但由于患者缺牙原因、缺牙时间、基骨条件、主观诉求的不同,常常需要进行复杂的骨增量、软组织增量手术,除了上述指导种植体植入的口腔种植外科导板外,临床应用中还存在着多种用于辅助种植手术进行的口腔种植外科导板。

(一)取骨植骨定位导板

由于牙周炎、外伤、肿瘤等因素,缺牙区往往伴随着牙槽嵴的骨缺损,术中需要合理利用剩余骨量,并根据实际情况进行相应的骨增量手术,此时,导板也可以用于指导骨增量手术。

患者女,23 岁,11 缺失,21 行单端桥修复,口内检查可见 11 与 21 之间的龈乳头消失,11 唇侧丰满度明显不足,CBCT 检查显示 11 位点牙槽骨菲薄,骨宽度不足,21 根尖存在低密度影像(图 5-2-6)。通过与患者沟通,患者希望能行 11 种植修复,并重新修复 21。经牙体牙髓科会诊,21 需行根尖外科手术清除根尖炎症,而 11 缺牙区牙槽骨则需采取先行骨增量治疗,延期种植的治疗方案。由于 11 缺牙区牙槽骨严重吸收,如采用常规的 GBR 术效果无法预期,故需进行自体块状骨移植。

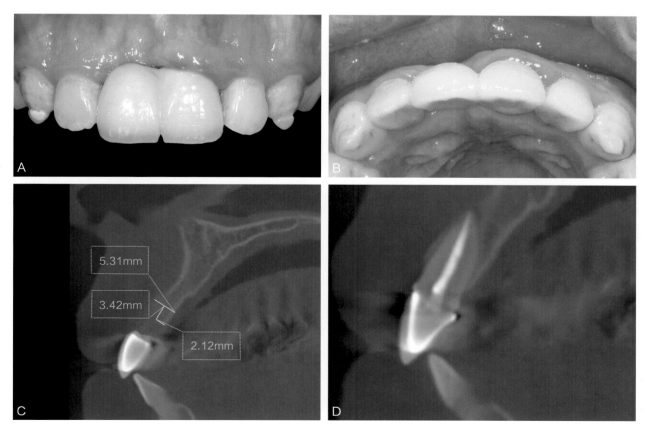

图 5-2-6　术前分析

A. 口内像(正面观)　B. 口内像(殆面观),可见 11 唇侧丰满度不足　C. CBCT 示 11 牙槽骨严重吸收　D. CBCT 示 21 根尖存在暗影。

综合上述方案,21 需去除根尖唇侧骨块进行倒充填手术,11 需从口内供区获取自体骨块进行骨增量手术,计划将 21 取下的自体骨块移植至 11 植骨区。由于该方案涉及取骨区与植骨区的设计与操作,如采用自由手的方式进行,无法自 21 根尖处准确获取自体骨,易出现骨块过多或过少的情况,亦无法准确地将骨块移植至 11 缺牙区。

为实现该治疗方案,口腔种植医师首先根据患者的微笑、面容、邻牙龈缘等信息对其进行了美学设计,确定了牙冠的形态,并制作了诊断蜡型,经口内试戴后获得了患者的高度认可。随后进行了口内数字化扫描获取了修复体、口内剩余牙列及软组织信息。通过对 CBCT 与口内扫描信息的整合,测量分析获得了 11 缺损区的大小及 21 根方所需获取的骨量。由于自体骨块在移植后存在一定的吸收,为预防可能存在的骨吸收,所以自体骨块位于预期修复体龈缘下 2mm。最后于 21 根方设计了相应的取骨窗,11 唇侧设计了相应的植骨窗,两者相互匹配,术中沿着窗口边缘制备术区即可准确地完成根尖外科手术及自体块状骨移植术(图 5-2-7)。

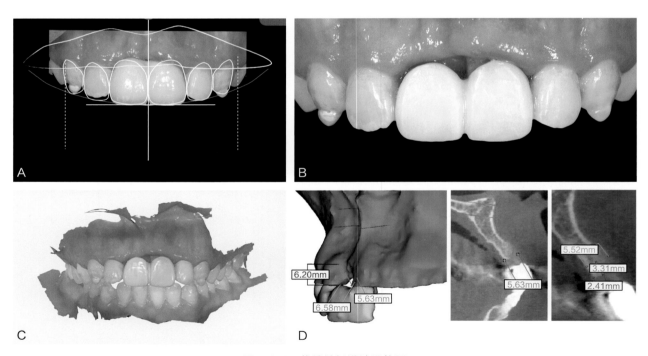

图 5-2-7　截骨导板设计及使用

A. 数字化微笑设计　B. 口内 mock-up　C. 口内扫描　D. 测量骨缺损大小。

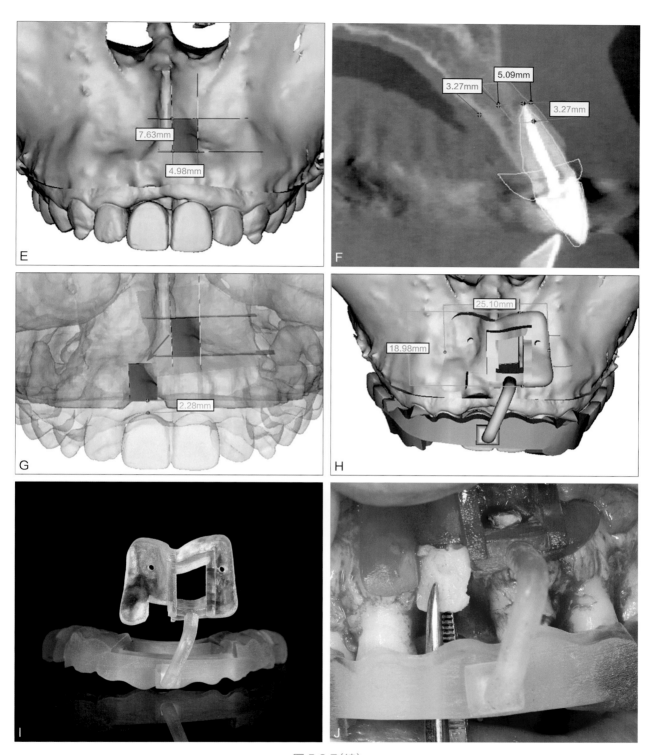

图 5-2-7(续)

E. 确定取骨范围　F. 测量取骨范围　G. 将 21 根方骨移植至 11 缺损区　H. 设计相应取骨植骨导板　I. 完成导板制作
J. 将骨块移植至 11 缺损区。

（二）截骨导板

对于部分因肿瘤、外伤或颌骨炎症引起的颌骨节段性缺损,临床中常通过自体腓骨移植或牵张成骨技术进行颌骨重建,但由于自体腓骨移植及牵张成骨难以准确恢复牙槽骨形态,往往出现牙槽骨重建过高、牙槽骨与𬌗平面间角度过陡等问题,导致垂直修复间隙不足,需去除多余骨量的情况。此时,可通过术前设计确定修复体形态、位置以指导种植体设计,进而在此基础上设计截骨导板对牙槽骨进行精确修整,以修复来指导外科,达到理想的修复效果,具体病例见本章第六节的"二、连续多颗牙缺失"部分内容。

（三）龈缘指示导板

对于美学区牙列缺损患者,龈缘及龈乳头常会出现不同程度的退缩,如何准确恢复龈缘及龈乳头高度成为种植外科医师面临的又一项挑战,除了不断探索、改善软组织术式外,种植外科医师也开始思考如何利用数字化外科导板引导软组织手术的进行。

患者女,21 岁,22 种植体临时冠修复,自诉 22 龈缘较对侧同名牙低,希望恢复 22 龈缘高度,口内检查可见 21、22、23 龈缘均低于对侧同名牙牙龈缘,且 22 近远中龈乳头与 12 近远中龈乳头高度均不一致(图 5-2-8)。

为解决该问题,首先需明确 22 理想龈缘的位置,从而指导软组织手术的进行。因此口腔种植医师首先对患者进行了口内扫描,并根据患者的微笑、面容、邻牙龈缘等信息对其进行了美学设计,同时与口扫信息相结合,获得了理想龈缘的三维位置。最后根据理想龈缘的位置在模拟设计软件中完成数字化龈缘指示导板的制作(图 5-2-9)。

通过所设计的龈缘指示导板,种植外科医师术中即可获得实时的理想龈缘位置,从而调整切口及龈缘冠向复位的范围(图 5-2-10)。

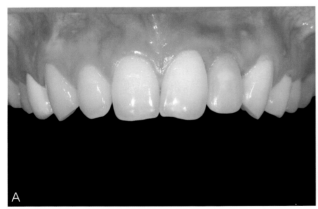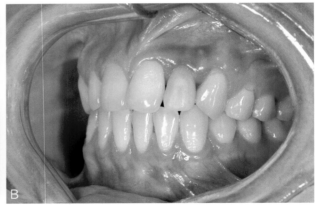

图 5-2-8　口内记录
A. 口内记录(正面观)　B. 口内记录(左侧观)。

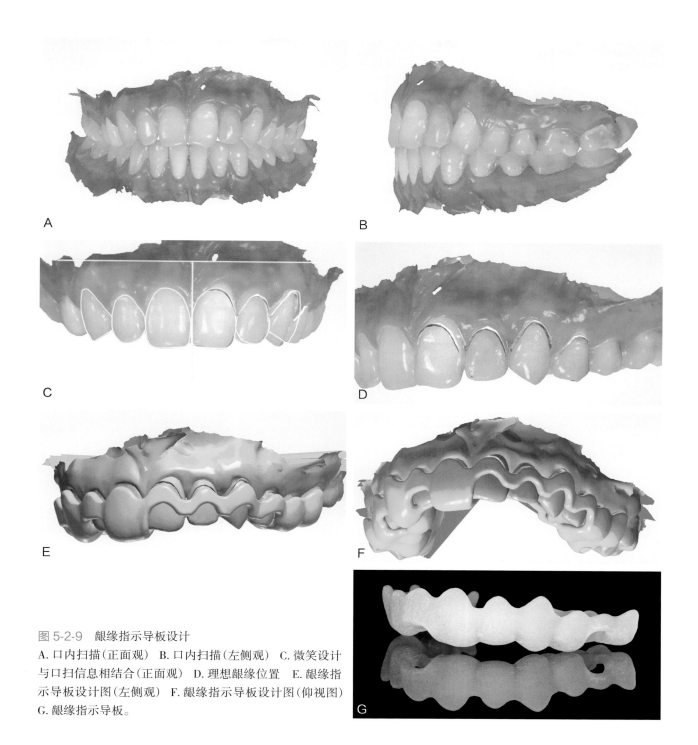

图 5-2-9　龈缘指示导板设计
A. 口内扫描（正面观）　B. 口内扫描（左侧观）　C. 微笑设计
与口扫信息相结合（正面观）　D. 理想龈缘位置　E. 龈缘指
示导板设计图（左侧观）　F. 龈缘指示导板设计图（仰视图）
G. 龈缘指示导板。

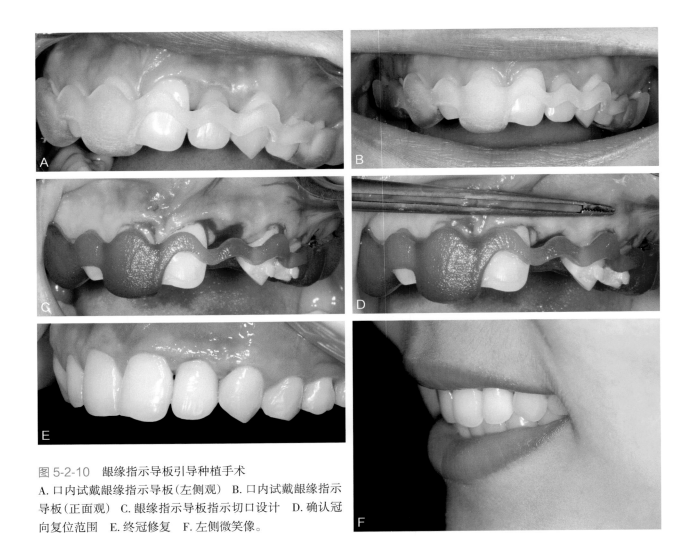

图 5-2-10　龈缘指示导板引导种植手术
A. 口内试戴龈缘指示导板（左侧观）　B. 口内试戴龈缘指示导板（正面观）　C. 龈缘指示导板指示切口设计　D. 确认冠向复位范围　E. 终冠修复　F. 左侧微笑像。

（四）固位钉导板

在牙列缺失患者中，其口腔种植外科导板常通过口内黏膜进行支持，由于黏膜存在一定的可让性，口腔种植外科导板固位力不足，所以为防止导板出现移位，影响种植手术精度，通常需增加额外固位装置（固位钉）辅助固位。如利用口腔种植外科导板自身的固位钉引导环进行固位钉洞预备，因为黏膜无法对口腔种植外科导板进行稳定支持，所以在预备过程中，可能由于术者操作或患者晃动造成口腔种植外科导板移位，出现固位钉洞偏离理想轴向的情况。因此在牙列缺失患者的数字化口腔种植外科手术中，往往需要设计固位钉导板准确引导固位钉就位。

患者男，64 岁，上下颌牙列缺失（图 5-2-11），已为患者行上下颌治疗性义齿稳定颌位关系 3 个月余，现要求全口种植修复。

首先，根据患者口内现有的治疗性义齿制作放射线模板（图 5-2-12），在其表面分散制备相应放射阻射点，其目的是为了将预期修复体信息通过放射标记点的方式同颌骨信息相匹配，实现以修复为导向的诊疗方案。随后嘱患者配戴上下颌义齿进行 CT 扫描以获取咬合及颌骨信息，并对上下颌义齿单独进行扫描，通过与配戴义齿的 CT 扫描相减获得软组织信息，从而获取患者口内软硬组织信息及修复体信息。

在获取口内软硬组织信息及修复体信息后，应用计算机辅助设计软件进行信息整合，根据所整合的信息设计理想种植体的三维位置，随后根据所设计的种植体位置信息合理地确定固位钉位置，完成固位钉导板的设计及制作（图 5-2-13）。

种植术中，通过咬合硅橡胶记录将患者上、下颌固位钉导板于口内准确就位，由于固位钉导板的咬合、组织面均与放射线模板一致，因此可获得良好的稳定性与颌位关系，此时即可通过固位钉引导环准确引导固位钉就位（图 5-2-14）。

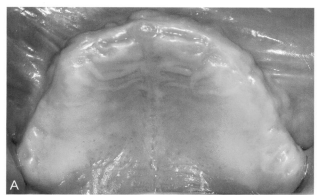 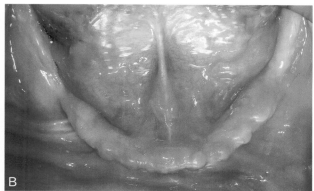

图 5-2-11　口内记录
A. 上颌𬌗面观　B. 下颌𬌗面观。

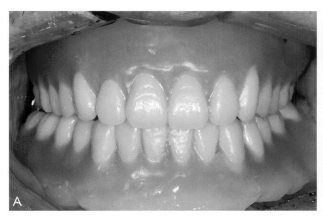 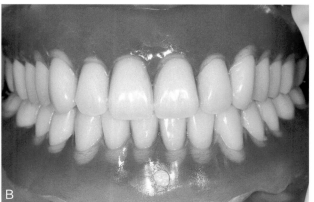

图 5-2-12　术前制作治疗性义齿及放射线模板
A. 治疗性义齿　B. 放射线模板。

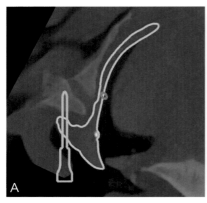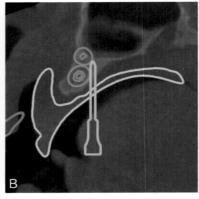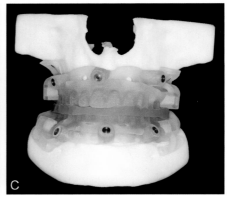

图 5-2-13　固位钉导板设计
A.上颌前牙区固位钉设计　B.腭侧固位钉设计　C.固位钉导板。

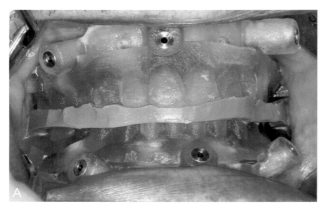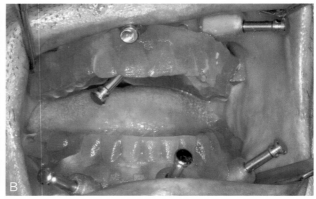

图 5-2-14　固位钉导板的使用
A.口内就位固位钉导板　B.就位固位钉。

(五) 临时修复体导板

牙列缺失患者在完成种植手术后,常涉及需进行即刻修复恢复患者咀嚼功能的临床情况,传统的即刻修复方式为种植术后即刻进行种植模型制取,于模型上进行义齿制作,这样的方式存在以下缺点:

1. 延长临床操作时间,增加患者不适感。患者经过种植手术后,存在术区疼痛、开口度降低、精神状态差等情况,此时进行种植取模操作,易引起患者强烈不适。

2. 无法获取正确的颌位关系。由于患者种植术中长时间大张口及处于卧位,颞下颌关节在关节窝中处于后退位置,此时进行模型制取无法获取患者的实际颌位关系。

3. 无法保证模型准确性。由于牙列缺失患者种植体植入数目较多,模型易出现误差,如不进行模型验证,难以保证模型准确性。

在固位钉导板的设计中已提到,通过对 CBCT 扫描可获得修复体信息,另外通过计算机辅助设计可获得固位钉的位置信息。由于固位钉稳定固位于颌骨之上,而修复体与颌骨的相对位置亦是稳定的,同理可得修复体相对于固位钉的位置也是稳定的,那么即可利用固位钉确定修复体的位置,通过固位钉的桥接作用将种植体与修复体相连接。

　　患者上牙列已通过全程引导的数字化外科导板完成了 6 枚种植体的植入,种植体轴向理想,此时取下口腔种植外科导板并就位临时基台,可见临时基台均从临时修复体秴面预设的穿出孔中穿出,随后通过同样的固位钉位置就位临时修复体导板,利用树脂材料连接临时基台及修复体,待树脂材料硬固后即可取下临时修复体,完成对临时修复体的 pick-up(图 5-2-15)。

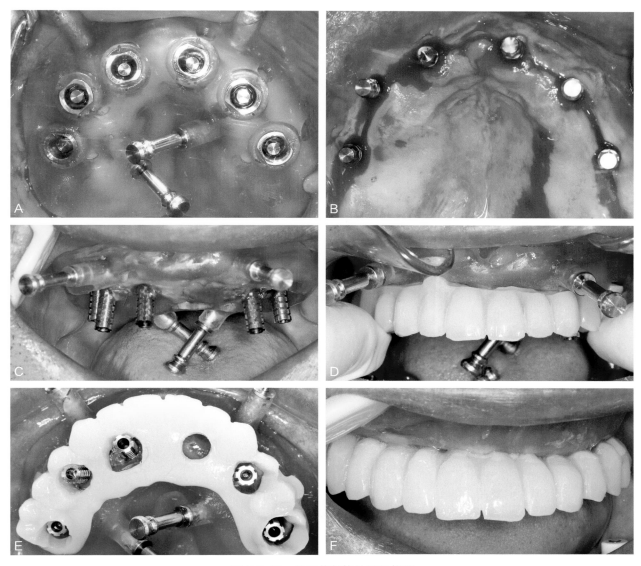

图 5-2-15　临时修复体导板的使用

A. 完成种植体植入　B. 种植体轴向良好　C. 就位临时基台　D. 就位临时修复导板　E. 口内 pick-up　F. 完成临时修复。

第三节　口腔种植外科方案设计

前文已对导板的概念、分类进行了详细介绍,本节将详细讲述在设计种植方案时应遵循的设计要求。

一、预期修复体的位置及形态

种植治疗的最终目标为恢复患者缺失牙的形态及功能,基于此,预期修复体应准确模拟天然牙牙冠的位置。因此术前应考虑以下因素:

(一)患者诉求

在诊疗时应充分了解患者治疗诉求,是否具有较高美学要求,结合患者诉求调整预期修复体的形态、位置以及手术术式。

(二)修复空间

缺牙间隙决定了修复体的大小,术前应准确评估修复空间是否足够,是否需要调磨邻牙或行正畸辅助治疗调整修复间隙,与邻牙牙根之间是否有足够的安全距离等。

(三)软硬组织条件

通过术前检查分析缺牙区软硬组织是否充足,是否需采取增量治疗。

(四)邻牙及对侧同名牙分析

根据邻牙、对侧同名牙的牙冠形态、釉牙骨质界、龈缘位置、龈乳头高度等信息,调整预期修复体的位置与形态,从而达到对称、协调。

(五)咬合分析

术前了解患者咬合习惯,可制取研究模型或口内扫描观察咬合状态,根据实际咬合状态调整修复体形态,避免种植体出现不良应力影响。

(六)美学分析

对于美学区种植手术,应根据美学要求进行设计,在术前应详细分析患者面部形态、微笑线高度、是否存在露龈笑、鼻唇角是否异常等情况,根据患者实际情况个性化设计种植方案。

二、种植体的三维位置

能否准确恢复缺失牙的形态与功能取决于种植体的三维位置是否准确。种植体的三维位置包括缺牙间隙的近远中向位置、颊舌向位置、冠根向位置以及种植体之间、种植体与天然牙之间的距离。那么理想种植体的三维位置是怎样的呢? 不同牙位是否会有不同呢?

首先来看单颗后牙,从近远中向看,种植体位置应平分缺牙间隙。从颊舌向看,理想位置应位于前后邻牙的中央窝连线上,从而保证种植体长轴与咬合力方向一致,避免侧向力对种植体的不良应力影响。在冠根向上,种植体应位于预期修复体龈缘下 3mm。需要注意的是,种植体与天然牙之间应至少保证

1.5mm 的间隙,避免邻面牙槽嵴出现碟形骨吸收。如邻牙存在明显扭转、倾斜或龈缘退缩,种植体的三维位置应根据实际情况进行调整。

在单颗前牙中,理想的种植体三维位置除了应满足近远中向上平分缺牙间隙,避免悬臂的产生外,还应满足"三二原则",即冠根向上,种植体平台应位于唇侧龈下 3mm;唇舌向上种植体颈部与拔牙窝骨壁之间的间隙与唇侧骨板的厚度之和至少为 2mm。

而对于牙连续缺失病例,种植体除了满足上述条件外,还应保证种植体与种植体之间的距离在 3mm 以上,避免种植体周围出现碟形骨吸收造成龈乳头丧失,形成"黑三角"。

在临床应用中,除了需要考虑上述要求外,还需结合口内实际情况对种植体三维位点进行调整,如存在邻牙倾斜或邻牙牙根弯曲的情况,种植体轴向应稍倾斜以避免损伤邻牙。对于连续缺失或牙列缺失的患者,应根据修复体的固位方式,进行种植体的位点及轴向设计,通过修复体来指导种植体三维位置的设计。

三、导板设计要求

在数字化口腔种植外科导板引导的种植外科手术中,固位钉、种植窝洞及种植体的植入等均由数字化口腔种植外科导板引导,因此为保证种植手术的顺利进行,数字化口腔种植外科导板的设计需满足如下要求:

1. 具有足够的强度　目前数字化口腔种植外科导板多由技工所加工制作,且使用前需进行试戴、消毒等操作,为避免导板在运输、试戴等过程中出现折断,导板需保证一定的厚度及强度,可根据实际情况增加加强腭杆等部件。

2. 具有良好的精度　数字化口腔种植外科导板决定了术中钻针的位置、方向及深度,因此导板需精确转移术前设计,确保种植体植入于正确的三维位置,在进行数据匹配时应检查匹配精度,确保匹配精度在 0.1mm 以下。

3. 具有合理的观察窗　数字化口腔种植外科导板导板应设计至少 2 个观察窗,便于在试戴、使用导板时观察导板是否准确就位。观察窗应设置于两牙邻间隙处,且分散均匀。

4. 具有良好的固位力　由于数字化口腔种植外科导板支持方式的不同,临床中应根据实际情况合理增加辅助固位的装置,如黏膜支持式导板应增加固位钉设计,并尽可能覆盖咀嚼黏膜。

5. 导板材料无细胞毒性　由于种植术中数字化口腔种植外科导板直接与术区形成接触,因此用于导板制作的材料应无细胞毒性。

6. 具有合理的冷却孔　由于数字化口腔种植外科导板的应用往往会影响种植手术过程中种植窝洞的降温冷却,为避免种植窝洞内部的骨灼伤,在设计数字化口腔种植外科导板时应在引导环周围设计冲水冷却孔,便于手术助手注射生理盐水进行有效冷却。

7. 避免进入倒凹区　在设计数字化口腔种植外科导板覆盖范围时,应避让口内相应倒凹区,避免出现因进入倒凹区而无法就位或脱位的情况。

8. 对于数字化口腔种植外科导板引导的翻瓣手术,在设计数字化口腔种植外科导板时,翻瓣术区所对应的区域应进行必要的缓冲,避免出现翻瓣后导板无法准确就位的情况。

第四节　数字化口腔种植外科导板的制作

计算机辅助设计与计算机辅助制造(CAD/CAM)作为一种先进制造技术,虽然仅发展 30 余年,但其已在口腔医疗领域得到广泛应用。CAD 技术主要包括数字化设计、建模、分析等,在人机交互的基础上完成物理模型向数据模型的转换,随后对模型进行修改、分析等设计,最后形成数控加工所需的 CAD 信息,即将最终设计的数据模型信息转化为 STL 格式文件。

目前,最常用的数字化口腔种植外科导板制作方法为增材制造技术与数控切削技术两种。增材制造技术(additive manufacturing,AM),即快速成形技术(rapid prototyping,RP)或称 3D 打印技术(3D printing),包括液态光敏树脂选择性固化技术(stereolithography,SLA),粉末选择性激光烧结技术(selective laser sintering,SLS),熔融沉积制造技术(fused deposition modeling,FDM),分层实体制造技术(laminated object manufacturing,LOM)等,其中 SLA 是最常用且能快速经济获得原型的方法。其基本过程为通过计算机建立三维虚拟模型,再将模型进行分层得到各层截面的二维信息,随后按照二维轮廓信息自动加工,逐层叠加、固化液态树脂,最后形成三维实体。STL 格式是 3D 打印设备与设计软件之间协作的标准文件格式,3D 打印设备通过读取 STL 文件获取数据信息,从而完成模型的加工制作。利用 CT 扫描获取颌骨数字化信息和数字化扫描获取的预期修复体、天然牙与软组织信息,通过种植设计软件将两组信息进行重合,于缺牙区模拟植入种植体,根据种植体的三维位置,对数字化口腔种植外科导板进行个性化设计及优化,形成最终的数据模型信息,最后通过 3D 打印设备完成数字化导板的制作。

数控切削技术(numerical control milling)是指利用数控火焰、等离子、激光和水射流等切割机,根据数控切割套料软件提供的优化套料切割程序进行全时、自动、高效、高质量、高利用率的数控切削。其将指令提供给数控自动切割机的控制设备,切割机即可根据设定的程序自动进行切削。

第五节　口腔种植外科导板手术器械盒

前文中已提及数字化口腔种植外科导板根据是否引导种植体的植入分为非全程引导以及全程引导的数字化口腔种植外科导板,在种植术中使用数字化口腔种植外科导板时需根据所使用导板类型配合专用的外科手术器械。那么,非全程引导与全程引导的数字化口腔种植外科导板手术器械盒有什么不同呢?

一、非全程导板器械盒(通用型导板器械盒)

通常分为钻针及钻针引导器(图 5-5-1),具体如下:

(一)固位钉

辅助导板固位,增加导板稳定性的钻针,常用于黏膜支持式导板及混合支持式导板。

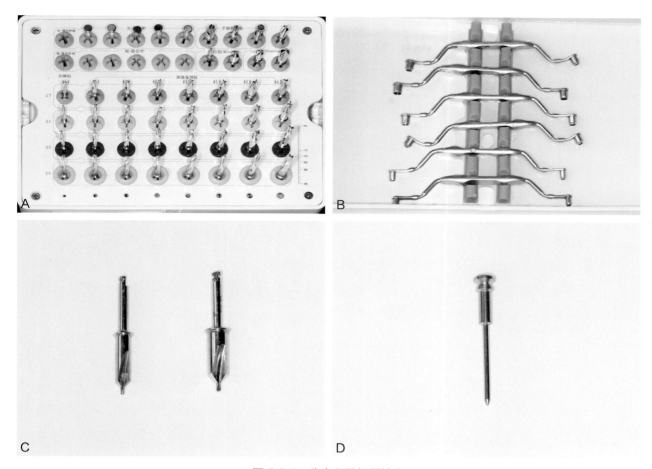

图 5-5-1　非全程导板器械盒

A.非全程导板器械整体观　B.非全程导板器械——钻针引导器　C.非全程导板器械——定位钻　D.非全程导板器械——固位钉。

（二）固位钻

固位钻用于预备固位钉的就位道,其直径与固位钉直径相同。不同厂家的非全程导板器械盒中固位钉、固位钻的长度、直径不同,临床中应根据设计选择适应的非全程导板工具盒。

（三）牙龈环切钻

牙龈环切钻用于环切术区牙龈组织,适用于不翻瓣手术。其直径从小到大常可分为 3.0mm、3.5mm、4.0mm 和 4.5mm,术中可根据牙位及拟植入种植体直径不同选择适合的牙龈环切钻。使用时,环切钻通过对软组织进行环切,在软组织表面形成相应环切印记,此时需取下导板,根据所形成的印记取下牙龈组织。

（四）定位钻

钻针主体与导板引导环内径匹配,钻针尖端呈锋利的锥状,为钻针的有效部分。用于术中定位,通过在骨面形成凹点,以防止钻针在不平整或斜坡状的骨面出现偏斜,通常分为短定位钻、长定位钻,避免受牙位、开口度等限制。

（五）扩孔钻

扩孔钻是用于种植窝洞预备的钻针。虽然不同厂家的非全程导板在设计细节上有所不同，但总体设计原则是一致的。以非全程导板工具盒为例（图 5-5-1），扩孔钻直径从小到大依次为：2.0mm、2.5mm、2.8mm、3.0mm、3.3mm、3.5mm、3.8mm 和 4.3mm。长度分为 17mm、21mm 和 25mm，为了便于临床区分、使用，通常将同一长度的钻针设为一种颜色，如图 5-5-1A 所示，紫色、黄色、蓝色分别代表 17mm、21mm 和 25mm 钻针。临床中需根据数字化导板设计选择相应扩孔钻。由于非全程导板器械盒无引导种植体植入的相应器械，且非全程导板器械盒并未针对所有种植体系统设计钻针直径，因此为满足种植窝洞预备原则，保证种植体顺利植入，在临床中使用时，最后一根扩孔钻应采用相应种植系统的专用扩孔钻进行预备。

（六）钻针引导器

钻针引导器是用于引导钻针方向及深度的器械，如图 5-5-1B 所示，其两端分为内径递增的柱状端口，其外径与数字化口腔种植外科导板的引导环内径相匹配，内径则与钻针直径一致。使用时应根据钻针预备顺序，选择与钻针直径相匹配的钻针引导器。

二、全程导板器械盒

由于全程导板需引导种植窝洞的预备及种植体的植入，因此全程导板器械盒在钻针上与拟植入的种植体须完全匹配，即全程导板器械盒仅适用于对应种植系统的数字化外科手术（图 5-5-2）。通常包括：

（一）牙龈环切钻

牙龈环切钻用于环切术区牙龈组织，适用于不翻瓣手术。其直径与对应种植系统的种植体颈部直径相匹配。使用时，环切钻通过对软组织进行环切，在软组织表面形成相应环切印记，此时需取下导板，根据所形成的印记取下牙龈组织。

（二）研磨钻

研磨钻用于平整骨面，避免因牙槽嵴不平整而出现钻针偏移的情况，需要注意的是，研磨钻没有止停装置，因此在临床中使用研磨钻时，稍加预备，完成骨面平整即可。

（三）扩孔钻

扩孔钻是用于种植窝洞预备的钻针，以 Straumann 全程导板器械盒为例，其直径同对应种植系统的常规外科工具盒，可根据颜色进行区分。而长度则分为 16mm、20mm 和 24mm 三种，分别采用一条横线、两条横线和三条横线进行区分，一条横线代表钻针长度为 16mm，依次递增。临床中需根据导板设计进行选择。需要注意的是，不同厂家的全程导板在设计细节上虽然有所不同，但总体设计原则是一致的。

（四）骨皮质成形钻

骨皮质成形钻用于术区皮质骨，避免种植体在植入时受到颈部皮质骨的阻挡，无法顺利植入。

（五）攻丝钻

攻丝钻是种植窝洞制备特定螺纹类型的钻针，临床中可根据术区骨质类型选择是否需进行攻丝或攻丝钻预备深度。

(六)扩孔钻钻针引导器

扩孔钻钻针引导器是用于引导钻针方向及深度的器械,将钻针引导器的柱形端口插入固定于手术导板内的引导环中,即可对钻针进行引导。以图 5-5-2 为例,钻针引导器一端的柱形端口的圆柱高度比实际高度多出 1mm,在压板上用"·"表示;而另一端则多出 3mm,在压板上用"···"表示。

(七)C 型钻针引导器

C 型钻针引导器用于引导种植窝洞的精细预备,包括骨皮质成形及攻丝。

(八)导板固位杆

导板固位杆是在完成种植窝洞的扩孔钻预备后,用于辅助导板固位的器械,避免在预备其他牙位种植窝洞时出现导板移位。需要注意的是在进行不翻瓣手术时,不得对导板固位杆施力,避免损伤术区软组织。

(九)棘轮扳手

棘轮扳手用于手动攻丝或手动将种植体植入至最终位置。

(十)棘轮扳手适配器

棘轮扳手适配器用于配合棘轮扳手进行手动攻丝及种植体植入。

(十一)种植体植入适配器

根据植入方式不同分为机用和手用适配器。

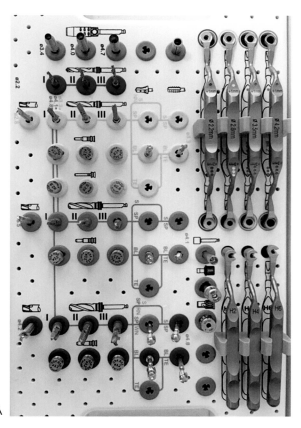

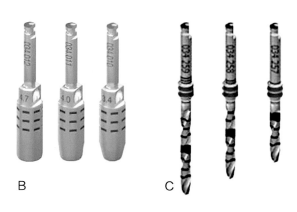

图 5-5-2　全程导板器械盒
A. 全程导板器械盒整体观　B. 全程导板器械——牙龈环切钻　C. 全程导板器械——扩孔钻。

第六节 数字化口腔种植外科导板的临床程序

前文已详细讲述了导板的分类、制作以及相应的导板器械盒,本节以单颗牙缺失、连续多颗牙缺失以及牙列缺失的病例,展示应用数字化口腔种植外科导板的临床程序。

一、单颗牙缺失

患者男,20 岁,21 缺失 5 年余,已行自体块状骨移植 6 个多月,CBCT 示:21 缺牙区牙槽骨恢复良好(图 5-6-1),拟行 21 缺牙区种植体植入。为保证种植体植入至理想位点,计划采用数字化口腔种植外科导板引导种植体植入。

(一)导板设计

口腔种植医师首先对患者进行了口内印模制取以及数字化美学设计,确定预期修复体形态,从而指导种植体的三维位置设计。利用模型扫描以及 CBCT 扫描获取了患者口内软硬组织信息。由于患者缺牙区近远中均存在健康天然牙,同时患者所选择的种植系统没有相应的全程导板器械盒,因此口腔种植医师将导板设计为牙支持式的非全程引导的口腔种植外科导板,并向近远中各延伸至少 2 个牙位以获得更佳固位力(图 5-6-2)。

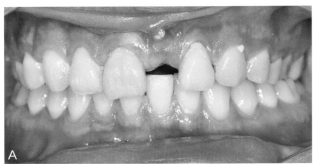

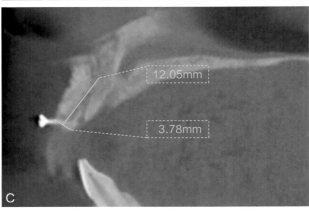

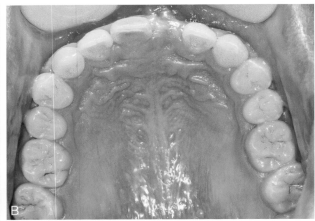

图 5-6-1 术前口内检查与 CBCT 测量分析
A. 术前口内记录(正面观) B. 术前口内记录(殆面观) C. 术前 CBCT 测量分析。

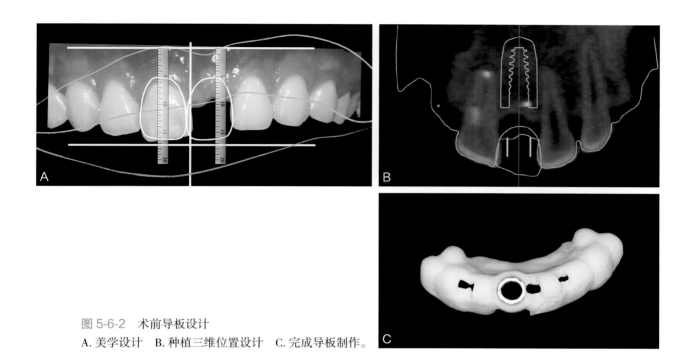

图 5-6-2 术前导板设计
A. 美学设计 B. 种植三维位置设计 C. 完成导板制作。

（二）试戴导板

由于术区需取出一期手术中用于固定自体骨块的钛钉，因此该手术选择翻瓣手术，术中通过导板上设计的观察窗检查导板与天然牙是否紧密贴合。确定导板准确就位后，先对术区进行翻瓣，充分暴露术区后取下钛钉（图 5-6-3）。

（三）导板引导种植窝洞预备

在数字化口腔种植外科导板就位后，首先采用定位钻进行定点，避免后续扩孔钻出现偏移。随后采用直径（ϕ）2.0mm，长度（L）17mm 的钻针进行初步预备，通过平行杆确认轴向及位置正确后，更换为 ϕ2.0mm，L25mm 的钻针预备至理想深度。先采用短钻针初预备，后采用长钻针，其目的在于如果经短钻针预备后发现轴向出现偏差，则可通过长钻针进行相应改向，如第一钻预备至理想深度，则不利于轴向的纠正。预备至理想深度后，更换为 ϕ2.5mm、ϕ2.8mm、ϕ3.0mm、ϕ3.3mm 钻针进行逐级备洞，每一钻预备后均应采用平行杆检查轴向、深度是否正确。由于计划植入的种植体直径为 3.5mm，因此在利用非全程导板完成 ϕ3.3mm 钻针预备后，应取下数字化导板，采用对应系统的钻针进行最后一钻的预备。在完成种植窝洞的精细预备后，手动完成种植体的植入，最后对术区进行骨增量，关闭创口。在完成植入后，拍摄 CBCT 检查种植体位置轴向，可嘱技师对术后 CBCT 数据进行分析，检查导板精度，进而分析误差原因（图 5-6-4）。

最后，通过流程图（图 5-6-5）对单颗前牙缺失的数字化口腔种植外科流程进行回顾。

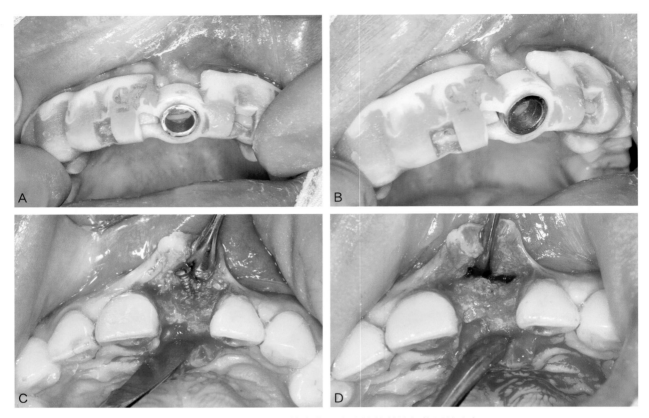

图 5-6-3　非全程引导数字化口腔种植外科导板使用前准备

A. 口内试戴数字化口腔种植外科导板　B. 口内试戴数字化口腔种植外科导板（侧面观）　C. 翻瓣暴露骨膜钉　D. 取出骨膜钉。

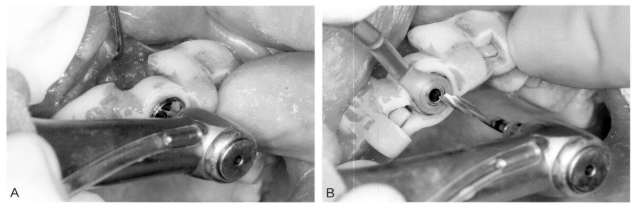

图 5-6-4　非全程数字化口腔种植外科导板的使用

A. 定位钻定点　B. ϕ2.0mm 的 17mm 扩孔钻备洞。

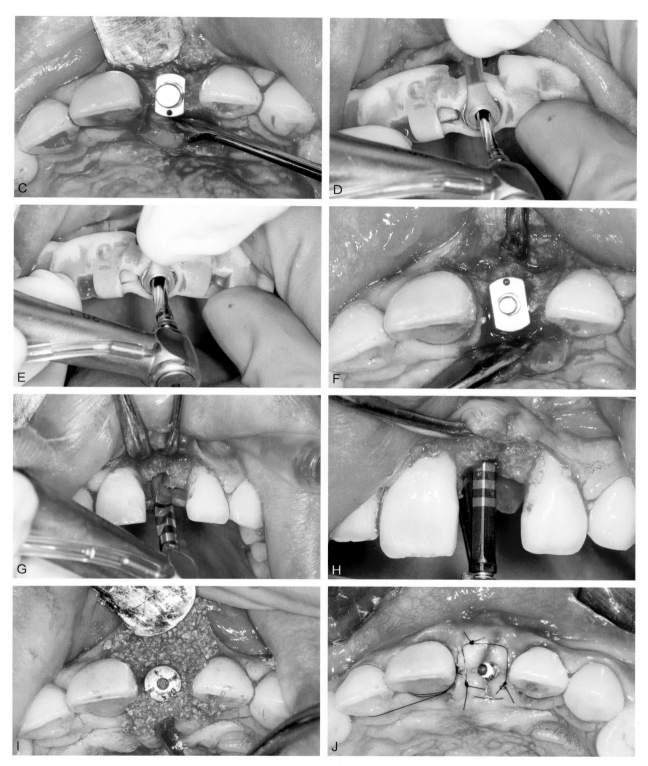

图 5-6-4(续)

C. 平行杆检查轴向是否正确　D. φ2.0mm 的 25mm 扩孔钻备洞　E. φ3.3mm 的 25mm 扩孔钻备洞　F. 平行杆再次检查轴向
G. φ3.35mm 钻针扩孔　H. 植入种植体　I. 术区填入骨替代材料　J. 关闭创口。

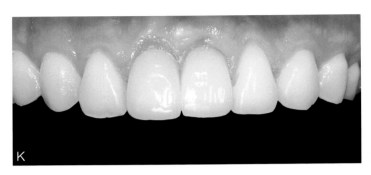

图 5-6-4(续)
K.完成最终修复。

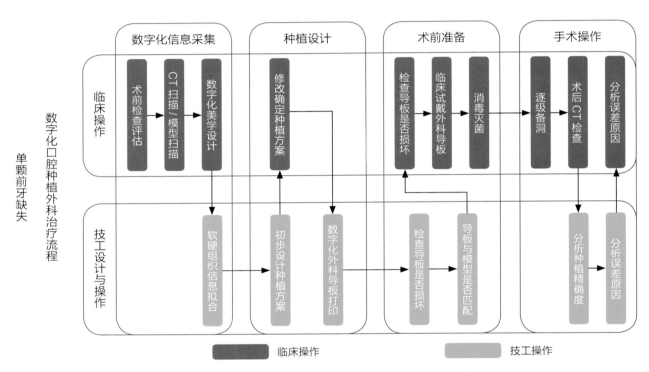

图 5-6-5 单颗前牙缺失数字化口腔种植外科治疗流程图

二、连续多颗牙缺失

患者女,18 岁,2 年前因诊断为"右侧下颌骨成釉细胞瘤"而行右侧下颌骨部分切除术,同期行右侧下颌骨牵张成骨术。经过 4 个月的牵张成骨,从全景片及口内检查可见右侧下颌骨的软硬组织得到了良好的重建,但由于牵张成骨难以准确恢复牙槽骨形态,故从下颌右侧面观,46、47 缺牙区牙槽骨重建过高导致垂直修复间隙不足,且患者正在行全口正畸治疗,在矫正全口咬合关系的同时应防止缺牙区对颌牙伸长。

（一）导板设计

为缩短患者治疗周期，同时精确、顺利地完成口腔种植修复治疗，口腔种植医师首先对其进行了数字化印模的制取，利用口内扫描获取了患者口内余留牙及软组织信息。通过在导板设计软件中进行相应的正畸预测，模拟出患者完成正畸后的口内牙列情况，随后在此基础上进行虚拟排牙，进一步确定预期修复体及种植体的三维位置，再根据所获得的理想种植体三维位置设计了相应的数字化截骨导板及全程引导种植导板，拟于 46 牙位植入 4.1mm × 10mm 种植体，47 牙位植入 4.8mm × 10mm 种植体（图 5-6-6）。

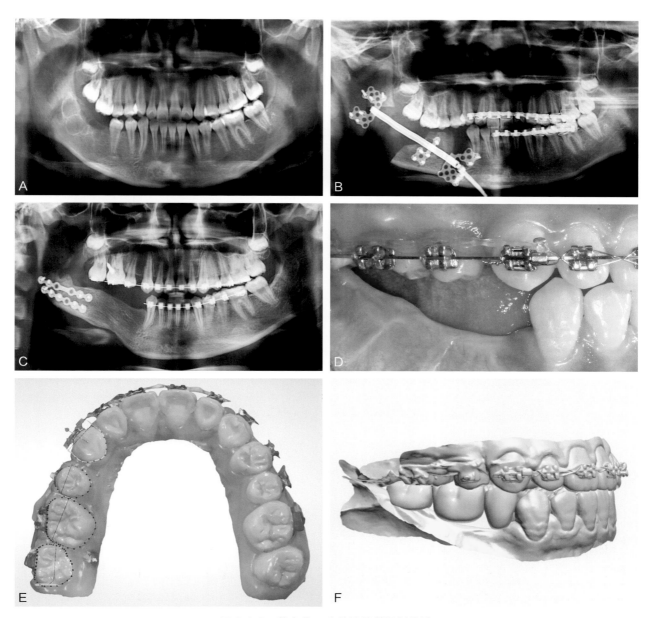

图 5-6-6　数字化口腔种植外科导板设计

A. 右侧下颌骨成釉细胞瘤　B. 右侧下颌骨部分切除后行牵张成骨　C. 完成牵张成骨　D. 口内观察可见 46 垂直修复间隙不足　E. 正畸预测　F. 虚拟排牙。

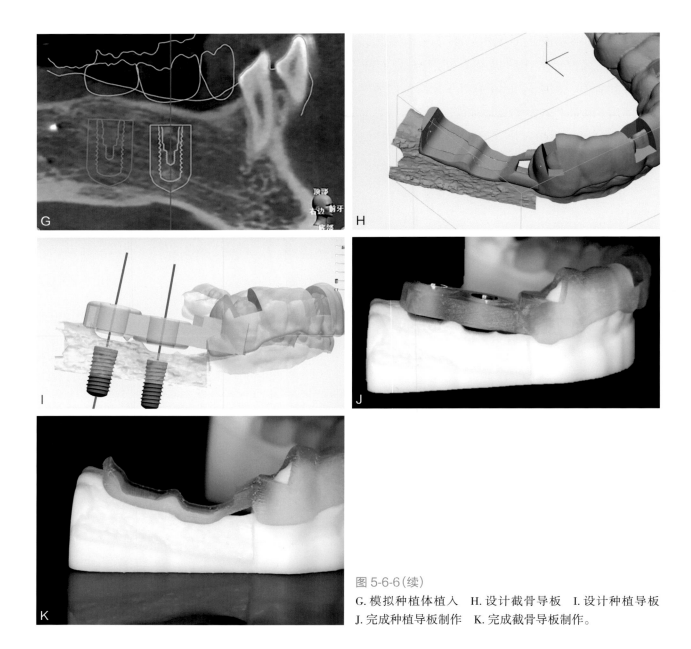

图 5-6-6（续）

G.模拟种植体植入　H.设计截骨导板　I.设计种植导板
J.完成种植导板制作　K.完成截骨导板制作。

（二）截骨导板引导下修整牙槽骨

首先,利用截骨导板辅助定位切口范围,充分翻瓣暴露术区,随后就位截骨导板,通过观察窗确定导板准确就位后,利用超声骨刀,根据截骨导板所指示位置修整牙槽骨,去除多余骨质。经修整后牙槽骨形态、高度良好。

(三)口腔种植外科导板引导47牙位种植窝洞预备

在完成牙槽骨修整后,就位全程引导的口腔种植外科导板,同样利用观察窗确定导板准确就位后,利用全程导板器械盒中的 ϕ4.2mm 研磨钻平整47缺牙区牙槽骨。先预备47牙位的原因在于完成其预备后可利用导板固位杆辅助导板固位,避免46牙位预备过程中,因导板末端无支撑出现下沉的情况。在完成骨面平整后,根据逐级扩孔的原则,依次使用 ϕ2.2mm、ϕ2.8mm、ϕ3.5mm、ϕ4.2mm 扩孔钻进行47牙位种植窝洞预备(图5-6-7)。

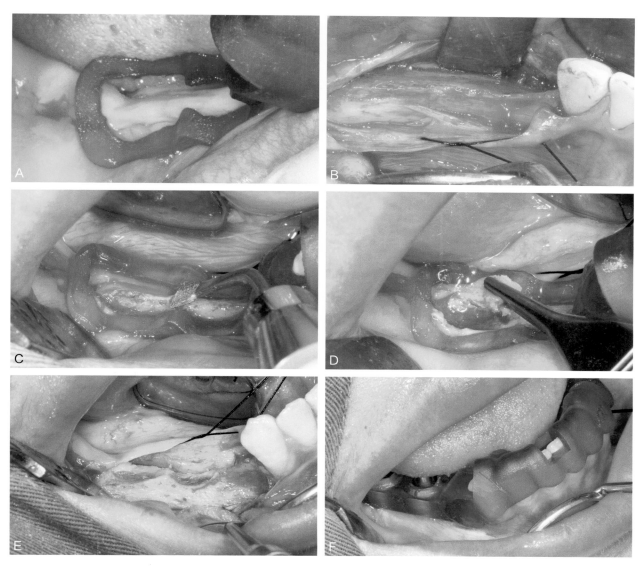

图5-6-7　数字化口腔种植外科导板引导47牙位种植手术

A. 截骨导板辅助定位切口范围　B. 翻瓣暴露术区　C. 超声骨刀去除多余骨质　D. 取下多余骨质　E. 完成牙槽骨修整
F. 就位种植导板。

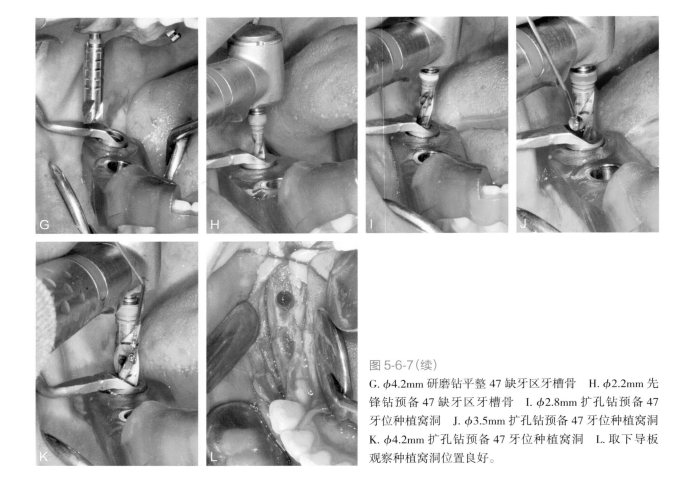

图 5-6-7（续）

G. φ4.2mm 研磨钻平整 47 缺牙区牙槽骨　H. φ2.2mm 先锋钻预备 47 缺牙区牙槽骨　I. φ2.8mm 扩孔钻预备 47 牙位种植窝洞　J. φ3.5mm 扩孔钻预备 47 牙位种植窝洞　K. φ4.2mm 扩孔钻预备 47 牙位种植窝洞　L. 取下导板观察种植窝洞位置良好。

（四）口腔种植外科导板引导 46 牙位种植窝洞预备

在 47 牙位扩孔后，插入 φ4.2mm 的导板固位杆辅助固位，46 牙位先采用 φ3.5mm 研磨钻平整牙槽骨，根据逐级扩孔的原则，依次使用 φ2.2mm、φ2.8mm、φ3.5mm 扩孔钻进行 46 牙位种植窝洞预备。在完成 46 牙位扩孔后，考虑到患者 46、47 缺牙区牙槽骨由牵张成骨重建而得，结合术中医师备孔过程中感受骨质密度较低，因此未进行攻丝操作以保证种植体的初期稳定性。最后，利用数字化导板全程引导种植体植入，如图 5-6-8 可见，种植体方向、位置、深度良好。在完成植入后拍摄 CBCT 检查种植体位置轴向，嘱技师对术后 CBCT 数据进行分析，检查导板精确度，进而分析误差原因。

最后，通过流程图（图 5-6-9）对连续多颗牙缺失的数字化口腔种植外科流程进行回顾。

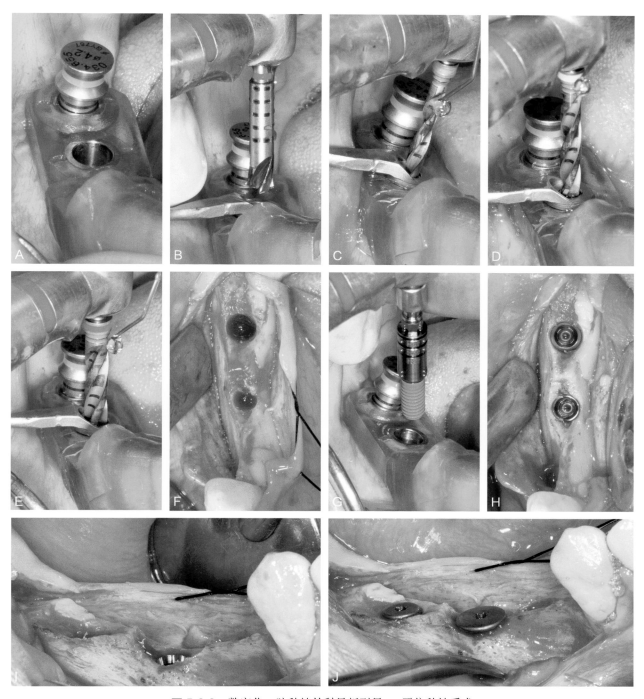

图 5-6-8 数字化口腔种植外科导板引导 46 牙位种植手术

A. 数字化口腔种植外科导板引导种植手术 B. φ3.5mm 研磨钻平整 46 缺牙区牙槽骨 C. φ2.2mm 先锋钻预备 46 缺牙区牙槽骨 D. φ2.8mm 扩孔钻预备 46 牙位种植窝洞 E. φ3.5mm 扩孔钻预备 46 牙位种植窝洞 F. 取下导板观察种植窝洞位置良好 G. 46 牙位植入 φ4.1mm×10mm 种植体 H. 殆面观种植体位置良好 I. 颊侧观种植体深度良好 J. 旋入愈合基台。

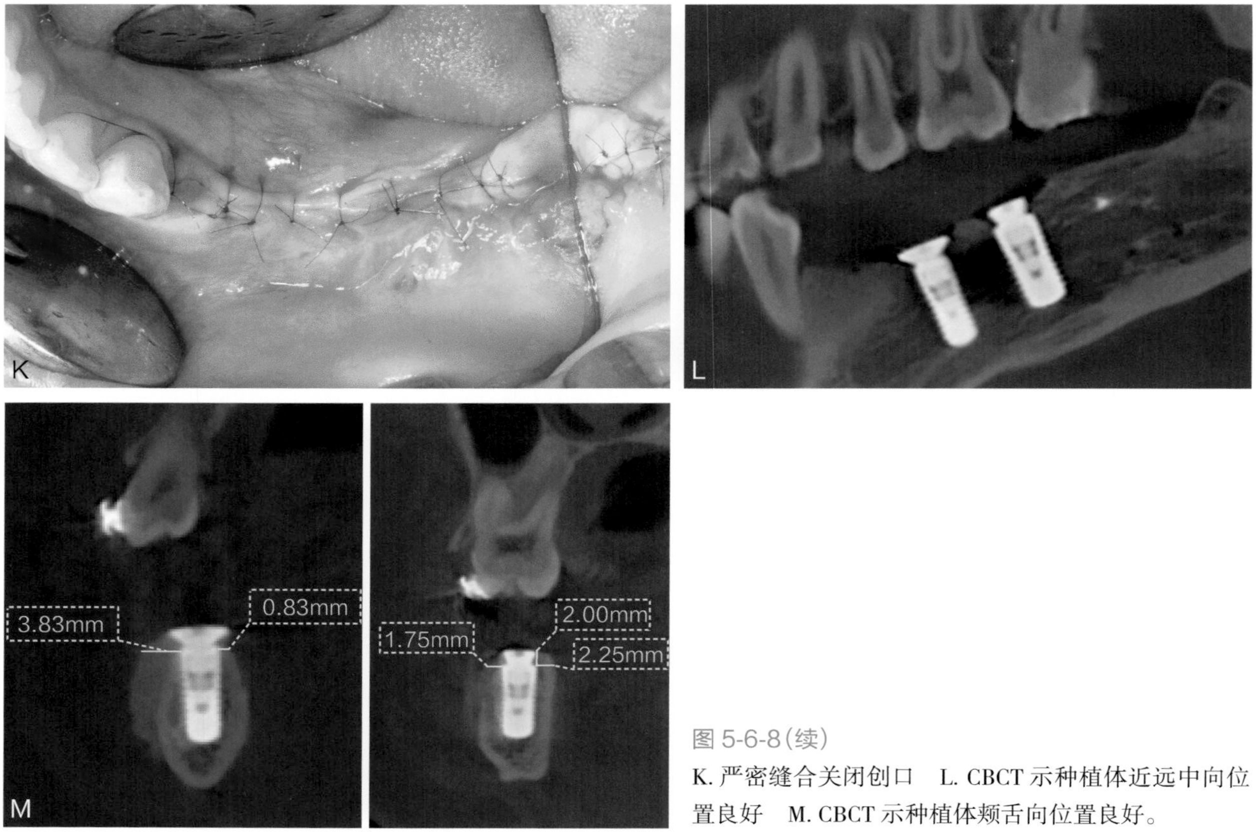

图 5-6-8(续)
K. 严密缝合关闭创口　L. CBCT 示种植体近远中向位置良好　M. CBCT 示种植体颊舌向位置良好。

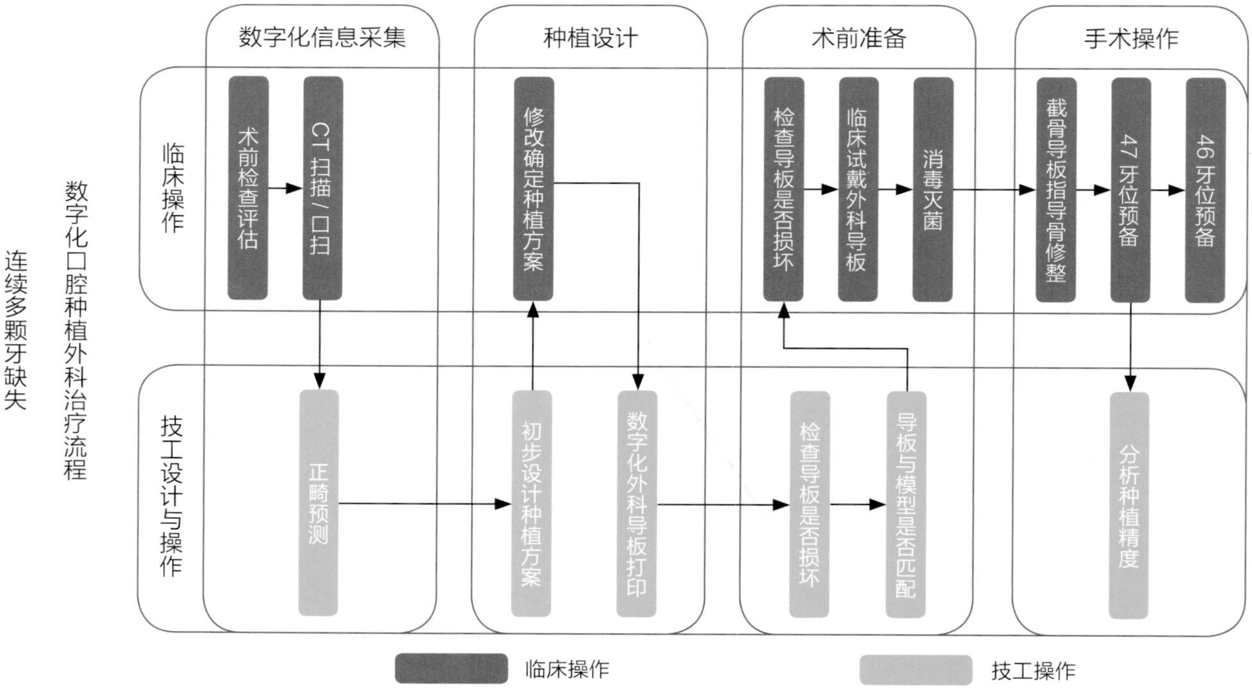

图 5-6-9　连续多颗牙缺失数字化口腔种植外科治疗流程图

三、无牙颌

患者男，56岁，上下颌牙列因牙周病缺失（图5-6-10），要求种植修复。

（一）制作放射线模板

由于患者就诊时口内无咬合关系，需要重新建立咬合关系，因此医师首先对患者上下颌进行了印模制取，并根据下颌姿势位、吹气法等确定了患者的垂直距离，利用哥特式弓确定患者的上下颌水平关系，完成相应全口义齿的制作。待患者配戴2~3个月，咬合关系稳定后，在所制作的全口义齿表面制备放射阻射点形成放射线模板，利用CBCT双扫描法获取患者配戴义齿时的上下颌CBCT以及单独扫描义齿的CBCT，从而获得了患者的软硬组织及咬合信息（图5-6-11）。

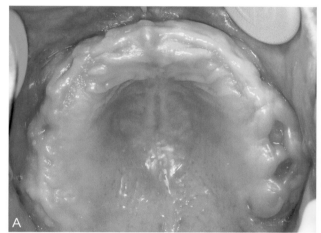
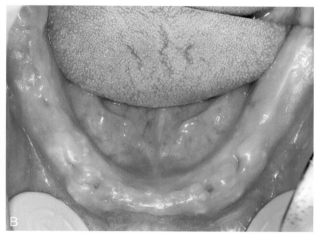

图 5-6-10　术前口内像
A.上颌口内像　B.下颌口内像。

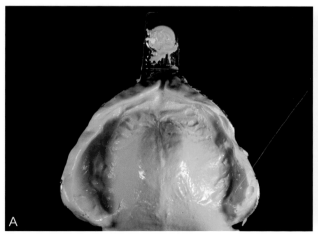
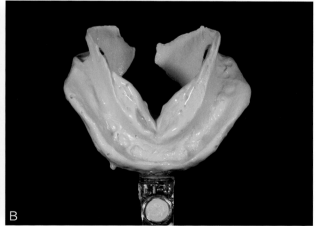

图 5-6-11　过渡义齿与放射线模板的制作
A.制取上颌印模　B.制取下颌印模。

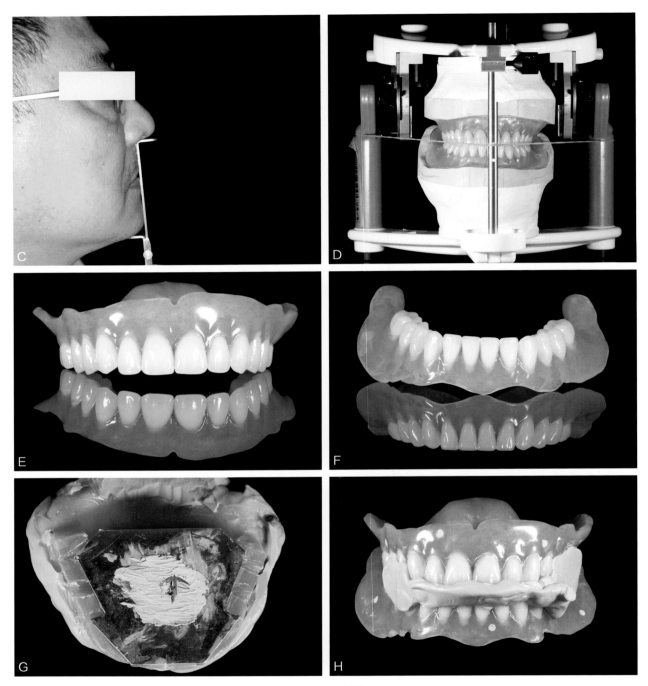

图 5-6-11(续)

C. 获取垂直距离　D. 殆架上完成过渡义齿制作　E. 上颌义齿　F. 下颌义齿　G. 哥特式弓获取水平关系　H. 制作放射线模板。

（二）导板设计

在导板设计软件中，对双扫描法获取的 CBCT 数据进行整合，利用放射线模板指导种植体的设计（图 5-6-12），并根据所获得的咬合信息设计全程引导数字化口腔种植外科导板及临时修复导板，全程引导种植手术及术后即刻修复的流程如图 5-6-13 所示，固位钉导板、种植导板、临时修复导板利用相同位置的固位钉进行口内就位，从而保证种植体的植入、临时修复体的戴入均处于相同的位置。在完成导板制作后，首先于口内进行试戴，确认导板能在正确的咬合关系下准确就位，并检查导板的咬合关系与放射线模板关系是否一致。

（三）固位钉导板引导固位钉就位

术中先利用固位钉导板完成固位钉就位道预备，随后通过已完成预备的固位钉就位道就位上颌种植导板，确认导板稳定无晃动后，使用牙龈环切钻对种植术区牙龈进行环切，形成环切印迹（图 5-6-14）。此时取下种植导板，根据印迹取下对应的软组织后，重新就位种植外科导板。

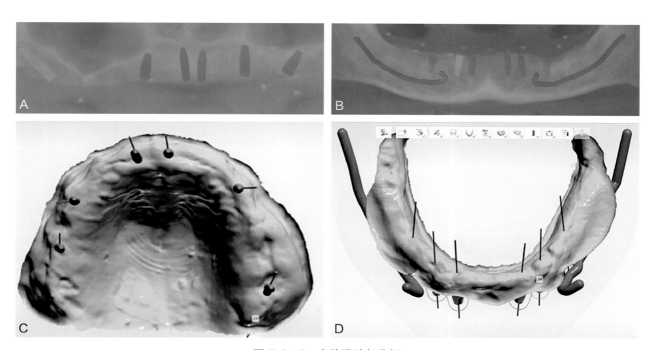

图 5-6-12　术前设计与分析

A. 上颌拟植入 6 枚种植体　B. 下颌拟植入 6 枚种植体　C. 上颌种植体船面穿出位点　D. 下颌种植体船面穿出位点。

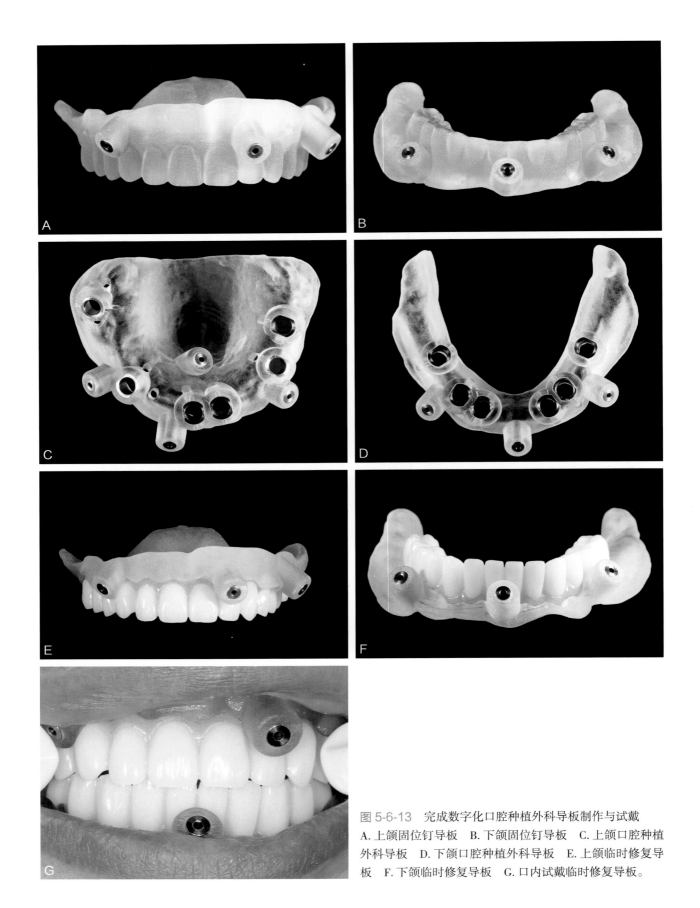

图 5-6-13 完成数字化口腔种植外科导板制作与试戴
A. 上颌固位钉导板 B. 下颌固位钉导板 C. 上颌口腔种植外科导板 D. 下颌口腔种植外科导板 E. 上颌临时修复导板 F. 下颌临时修复导板 G. 口内试戴临时修复导板。

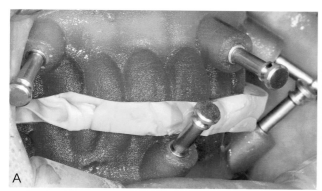

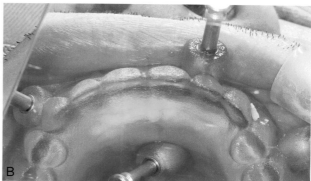

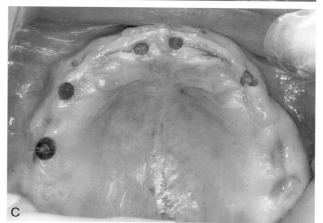

图 5-6-14 固位钉导板引导口腔种植外科导板就位
A. 固位钉导板引导固位钉就位道预备(正面观) B. 固位钉导板引导固位钉就位道预备(殆面观) C. 环切软组织。

(四)口腔种植外科导板引导种植窝洞预备

首先进行 14、24 牙位种植窝洞预备,其目的是为了避免预备中切牙或磨牙时造成导板的下沉或翘动,同时先完成 14、24 牙位,即中间牙位种植窝洞的预备,还可插入导板固位杆辅助导板固位。按照前文描述的钻针预备顺序进行逐级扩孔,完成 14、24 牙位的扩孔。需要注意的是,在完成每一牙位扩孔后,均应插入对应直径的导板固位杆来增加固位。随后依次进行中切牙及磨牙的预备,完成上颌种植体的植入(图 5-6-15)。

下颌种植手术操作与上颌一致,首先进行软组织环切,然后依次于前磨牙区、前牙区及磨牙区进行种植窝洞预备,完成种植体植入(图 5-6-16)。

(五)临时修复体导板引导临时修复

在完成种植体植入后,取下种植导板,利用固位钉就位临时修复导板,确认固位钉均可准确就位,并检查种植体轴向是否均可从临时修复体预先保留的孔洞中穿出。确认临时修复导板就位良好后,进行口内 pick-up,完成临时修复(图 5-6-17)。

最后,通过流程图(图 5-6-18)对无牙颌的数字化口腔种植外科流程进行回顾。

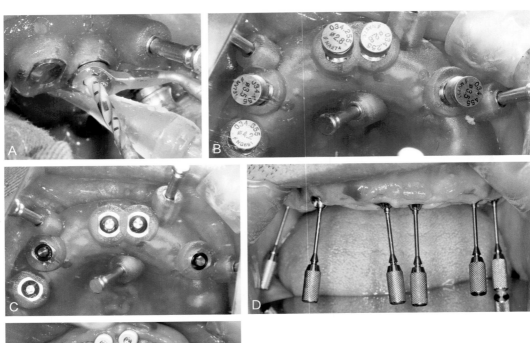

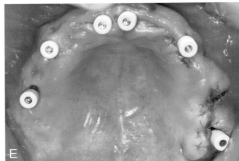

图 5-6-15 全程引导数字化口腔种植外科导板引导上颌种植手术

A. 导板引导下种植窝预备 B. 完成预备后插入导板固位杆 C~D. 植入上颌 6 枚种植体，种植体轴向良好 E. 为防止临时修复完成前出现软组织塌陷，就位基台保护帽。

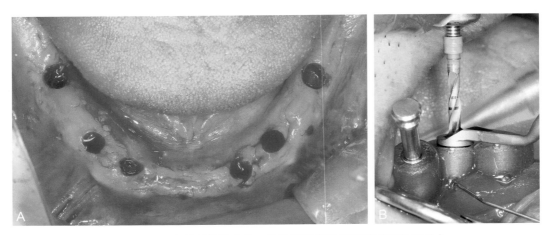

图 5-6-16 全程引导数字化口腔种植外科导板引导下颌种植手术

A. 环切下颌术区软组织 B. 首先进行前磨牙区预备。

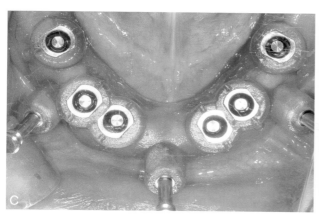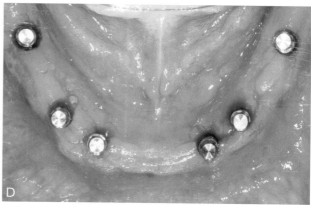

图 5-6-16（续）

C. 全程引导下颌种植体植入　D. 种植位置良好。

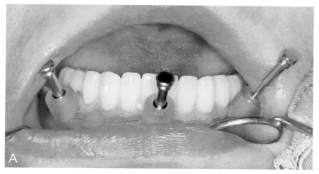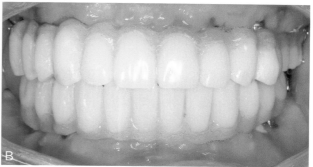

图 5-6-17　导板引导下口内 pick-up，完成临时修复

A. 就位临时修复导板　B. 完成临时修复。

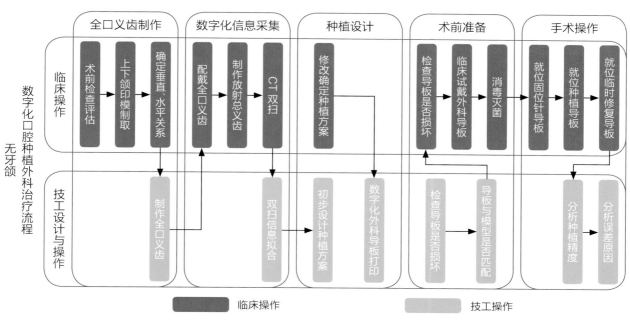

图 5-6-18　无牙颌数字化口腔种植外科治疗流程图

第七节　数字化口腔种植外科导板的误差

前文中提到在使用数字化口腔种植外科导板的过程中需反复确认导板是否准确就位,同时需根据实际情况利用固位钉、调整不同牙位预备顺序等方式降低导板出现移位的可能性。数字化口腔种植外科导板从其设计、制作至临床使用,需要经过包括 CBCT 扫描、放射线模板制作、影像提取整合、种植方案设计、导板就位等多个步骤,任何环节出现误差均会导致最终结果出现误差,因此数字化外科导板的误差是一个逐步累积的过程。

一、设计与制作误差

数字化导板的制作大体包括信息获取、方案设计及计算机辅助制造三部分,在这三部分中误差是如何产生的? 怎样降低误差或避免不必要的误差?

(一) 信息获取时产生的误差

主要指获取患者口内软硬组织信息时产生的误差。

1. 软组织信息　可通过直接口内数字化扫描或间接对患者口内模型进行模型仓扫获取。

(1) 在进行口内扫描时,易受到患者张口度、唾液、颊舌肌肉的影响,造成牙列扫描不全以及牙列图像产生形变。如患者余留牙因吸烟或饮茶存在较多烟渍、茶渍时,由于扫描系统无法识别,易造成图像缺失,最后由系统默认填充进而产生误差。对于牙列缺失或连续多颗牙缺失患者,由于黏膜存在可动性,且无固定参考标志点,在进行口内扫描时易出现图像错层或无法扫描等情况。

因此,在扫描前应采用棉球或纱卷擦拭扫描区域,助手可辅助牵拉口角或阻挡舌的运动。在扫描时应遵循一定的扫描顺序,连续扫描。在完成扫描时对三维图像进行检查,确认无错层、形变的区域。对于牙列缺失或连续多颗牙缺失患者,如黏膜缺乏参考点难以扫描,可通过组织粘接剂在黏膜表面增加树脂参考点,辅助扫描。

(2) 对模型进行扫描时,模型本身易受到取模材料、温度、模型灌制等影响产生微小的形变。在制取印模前采用棉球或纱卷擦拭相应牙齿;选取细节再现性、稳定性良好的印模材料进行印模制取,如气温过高,可取用低温生理盐水进行印模材料调拌;在完成印模制取后应及时使用超硬石膏进行灌模,灌模过程中避免气泡的产生,待模型完全硬固后再行脱模;在运输及扫描过程中应避免模型出现磨耗。

需要注意的是,无论是进行口内扫描还是模型仓扫,均受到扫描仪器本身扫描精度的影响。

2. 硬组织信息　通过 CBCT 扫描获取。易受 CBCT 拍摄仪器及拍摄参数影响,由于 CBCT 是将连续的图层按照一定的层厚叠加进行成像的,因此层厚越小,成像越精确,但所产生的数据也相对越大,为方便传输及使用,CBCT 拍摄时通常对层厚有一定要求,因此在拍摄 CBCT 时应根据所需数据,合理调整 CBCT 层厚,建议 CBCT 扫描的层厚至少为 0.3mm。

在拍摄 CBCT 时,应取下所有金属活动义齿以及可能干扰扫描区域的阻射物,避免产生金属伪影,影响成像质量,如患者头部或放射导板出现移动则会产生伪影,从而显著影响成像质量,故拍摄过程中应避免出现放射线模板或患者头部的移动。拍摄时可嘱患者咬厚度为 1~2mm 的纱卷,使上下颌分离,有利于 CBCT 数据与口内扫描信息相匹配。

部分患者由于唇颊部肌肉较丰满,在进行 CBCT 扫描后,牙周软组织与唇颊部肌肉重合,难以区分,易产生软硬组织信息整合误差,因此为避免唇、颊肌对软硬组织信息整合的影响,在拍摄 CBCT 时应使用纱卷隔开唇颊部肌肉。

需要注意的是,如患者口内存在较多金属烤瓷冠或牙列缺失,所获取的 CBCT 影像在与软组织信息整合时易出现显著误差,此时应设计相应的放射导板或在硬腭或牙槽嵴角化黏膜区域黏附相应的树脂块,辅助软硬组织信息匹配。

(二) 方案设计时产生的误差

方案设计时产生的误差包括软硬组织信息整合、种植方案设计和导板结构设计等步骤产生的误差。

1. 软硬组织信息整合　主要通过软硬组织三维重建影像上位置相同的三个位点进行匹配整合。在调整 CBCT 影像灰度阈值以区分软硬组织时,如果阈值太高易损失硬组织信息,造成种植体位置过深;如果阈值太低则会造成软组织成像较实际偏厚,导致生成的导板厚度增加,以及种植体植入位点偏浅。

软硬组织信息整合的精确程度对导板精度的影响至关重要,因此在进行整合时应反复检查确认软硬组织信息是否整合良好,计算相应的整合误差,避免误差过大。

2. 种植方案设计　在设计种植方案时,导板支持方式、固位钉数量、翻瓣与否、种植体位置及轴向等如果设计不当,均会增加外科导板的误差。

在设计导板支持方式前,应仔细检查缺牙区近远中是否存在健康稳固的基牙、缺失牙位及数量、是否为连续缺失、缺失牙颌为上颌或下颌等信息,从而设计合理的导板支持方式,进而判断是否需增加辅助固位方式,如需增加辅助固位钉,应考虑固位钉是否会受口角、唇颊部肌肉或舌体的阻挡,同时需要在放置后牙区固位钉时,应结合考虑患者张口度是否足够。

由于不翻瓣手术无法对术区牙槽骨进行直视,如出现少量钻针偏移不易发现,术前应检查缺牙区角化黏膜是否充足,是否需进行骨修整或骨增量等术式,从而确定是否应进行不翻瓣手术。设计时应根据修复方式、缺牙区骨量等因素合理调整种植体三维位置,对于部分缺牙区牙槽骨倾斜或不平整,可在不违背以修复为导向的种植原则下,合理避让。

3. 导板结构设计　在设计导板结构时,应遵循本章第三节中所述的导板设计要求,具有良好的强度、精度和固位力,保证在临床使用过程中稳定就位,无形变。同时,具有合理的观察窗,便于医师在使用时确认导板是否就位。

(三) 数字化口腔种植外科导板制作产生的误差

对于采用 3D 打印方式制作的数字化口腔种植外科导板,打印机打印层厚的设置应≤16μm。

二、口腔种植外科手术操作误差

除了上述在设计制作导板的过程中出现的误差外,在口腔种植外科手术的应用过程中同样容易产生一定的误差。那么在临床应用中数字化口腔种植外科导板的误差是如何产生的呢?应该如何减少误差或避免不必要的误差呢？

（一）导板的检查

由于加工精度、制作仪器及方法的不同，不同厂家制作的导板在精细程度上均不相同。在临床中使用导板前应对导板进行检查与试戴，检查导板是否破损、是否存在未修整的毛刺或小瘤、是否可于口内准确就位，以避免出现导板无法于口内准确就位的情况。

在口内就位导板后，通过观察窗检查导板是否与基牙紧密贴合，如患者牙列缺失，数字化口腔种植外科导板为黏膜支持式，则需检查导板于口内就位后是否存在翘动或轻压后是否出现下沉、晃动的情况。固位钉导板则可利用咬合硅橡胶进行检查，观察咬合硅橡胶是否与数字化口腔种植外科导板紧密贴合，咬合关系是否正确。

需要注意的是，在完成试戴后应进行无菌消毒，保存于干燥区域，避免光照导致材料产生微小形变。

（二）数字化口腔种植外科导板器械盒检查

数字化口腔种植外科导板器械盒设备精细、价格昂贵，在临床中常反复使用，且存在器械遗失、钻针磨损等情况，因此为了避免术中因器械遗漏、钻针磨损而出现不必要的误差，在术前应核对器械盒内钻针数量，检查钻针是否齐全。如条件允许，可检查钻针是否与导板内引导环贴合，是否存在钻针因磨损而出现钻针在引导环内摆动等情况，从而确定引导环可准确控制钻针方向及深度。

（三）术区软硬组织条件

1. **术区软组织条件** 对于翻瓣种植手术，术中需要进行翻瓣暴露术区，再行数字化口腔种植外科导板就位。临床中常出现由于黏膜瓣剥离、牵拉不充分，数字化口腔种植外科导板无法准确就位的情况。这一情况在厚龈生物型患者更易出现，因此在术中使用数字化口腔种植外科导板时，应充分剥离、牵拉黏膜瓣，在翻瓣后再次确认导板可以准确就位。在设计数字化口腔种植外科导板时，为避免出现上述情况，可通过对术区软组织厚度进行测量，在术区预留翻瓣空间，以避让相应的黏膜瓣。

2. **术区硬组织条件** 由于缺牙原因、缺牙时间的不同，术区的骨质骨量会出现不同程度的改变。对于前牙即刻种植或早期种植病例，术区为未完全愈合的拔牙创，拔牙创内牙槽骨常出现唇舌侧或近远中阻力不一致的情况，易造成备洞过程中钻针因骨质阻力不同而偏向阻力小的一侧，而由于数字化导板的存在导致医师无法及时观察到钻针的偏斜，从而无法及时调整手部力量以对抗相应阻力。

上述的情况同样易出现在延期种植中牙槽骨吸收呈斜坡状的病例中，钻针一侧由于缺乏骨壁，易受骨壁推挤而出现偏移。

当遇到上述情况时，术者应对术区有全面的把握和评估，术前应对术区进行详细的分析，可通过测量颊舌侧骨高度差值，预先通过球钻或骨平整钻去除骨阻力不同处的骨质，使得扩孔钻在扩孔过程中受到的阻力均衡。

对于部分骨质密度较高的位点，术前需要明确骨质类型，从而指导术中是否需要进行骨皮质成型以及明确攻丝深度，避免种植体在植入过程中受到过大阻力而无法准确就位或由于攻丝过多而无初期稳定性。

（四）术者操作

术者的操作对数字化口腔种植外科导板手术的准确性至关重要，包括术者熟练程度、四手配合等。

在预备种植窝洞时，钻针应完全进入引导环后再驱动马达进行预备，避免钻针对引导环产生磨削，人为扩大引导环内径，可造成钻针与引导环不能完全匹配。

在预备过程中，助手可通过手指按压导板进行辅助固定，对抗术者以导板为支点造成的导板翘动或下沉，并随时通过观察窗检查导板是否出现移位。

传统口腔种植外科手术主要依赖口腔种植外科医师的临床经验，通过自由手的方式进行种植体植入，由于缺乏完善的术前分析和准确的术中引导，常会出现术中不确定因素增加、手术风险增高、手术时间延长等问题，但随着数字化技术的不断发展，数字化口腔种植外科导板在临床中的使用越来越广泛。在数字化口腔种植外科导板的辅助下，手术精准度可得到显著提升，手术时间明显缩短，患者的不适感大大降低，同时术前的修复设计也得以准确地转移至术中，使"以修复为导向"的治疗理念贯穿始终。

目前除了利用数字化口腔种植外科导板引导种植体植入外，在复杂病例如全口牙列缺失、前牙软硬组织缺损中，还可根据实际情况设计相应的固位钉导板、临时修复体导板、取骨植骨定位导板、龈缘指示导板等，进而通过数字化手段实现精准的种植修复治疗，达到理想的治疗效果。

数字化口腔种植外科导板的误差是一个逐步累积的过程，在设计、制作及使用数字化口腔种植外科导板时，应规范进行 CBCT 扫描、放射线总义齿制作、影像提取整合及导板就位等操作，减少误差的产生。

（满　毅　林志辉）

参考文献

1. 宿玉成. 现代口腔种植学. 北京：人民卫生出版社，2004.

2. 宿玉成. 浅谈数字化口腔种植治疗. 中华口腔医学杂志，2016，51（4）：194-200.

3. 张健. 数字化口腔种植外科技术. 沈阳：辽宁科学技术出版社，2016.

4. ASSCHE N V，VERCRUYSSEN M，COUCKE W，et al. Accuracy of computer-aided implant placement. Clinical Oral Implants Research，2012，23（Suppl 6）：112-123.

5. MARJOLEIN V，ISABELLE L，REINHILDE J，et al. Computer-supported implant planning and guided surgery：a narrative review. Clin Oral Implants Res，2015，26（Suppl11）：69-76.

6. POZZI A，POLIZI G，MOY P K. Guided surgery with tooth supported templates for single missing teeth. A critical review. Eur Joral Implant，2016，9（Suppl 1）：135-153.

7. VERCRUYSSEN M，COX C，COUCKE W，et al. An RCT comparing guided implant surgery（bone or mucosa supported）with mental navigation or the use of a pilot-drill template. Journal of Clinical Periodontology，2014，41（7）：717-723.

第六章

实时导航引导的口腔种植外科技术和
口腔种植机器人

随着微创外科理念和精准医学的迅速发展,常规外科手术已难以满足现代精细手术的需求。导航外科是计算机技术和医学影像结合的产物,是近年来外科手术发展和研究最为活跃的领域之一。

基于图像的外科手术导航技术,利用计算机通过模拟和指导手术所涉及的各个过程,包括术前规划、手术导航、术后精度测定等。相对于传统外科手术,导航手术具有术前规划更准确,手术微创、快速、安全等优点。

第一节　概　念

一、实时导航引导口腔种植外科的概念

实时导航系统在口腔种植领域有被逐渐广为应用的趋势。修复引导种植外科理念一直作为手术的原则,导航系统的可视化操作能提升术者在术中的风险掌控,相比传统的手术导板,其对方案的调整更具灵活度。合理使用导航系统辅助种植体植入,配合完善的术前手术规划、临时修复方案和最终修复方案,可以确保整体治疗的精确性,也减少手术中的并发症,达到满意的治疗效果。

二、实时导航系统的发展史

(一)导航系统的起源及临床应用

计算机辅助手术系统于 20 世纪 80 年代末在欧美国家首先进入临床应用。手术导航系统(surgery navigation system)最初用于神经外科手术,目的在于帮助术者避免术中损伤脑组织与周围血管神经,提高手术安全性,减小手术创伤。

1992年,加拿大安大略团队使用"wanted viewed"导航系统完成了第一台导航手术。之后随着影像获取技术的成熟,计算机辅助手术逐渐应用于头颈部、脊椎和关节等领域。21世纪早期,计算机导航系统辅助手术成为神经外科的标准术式之一。导航手术延伸了外科医师有限的视觉范围,突破了传统外科手术的界限,更新了外科手术和外科手术器械的概念。

目前,手术导航系统在不同文献中有不同名称,可称为计算机辅助手术(computer aided surgery,CAS)、影像引导手术(image-guided surgery)、动态导航系统(dynamic navigation system)和实时导航系统(real-time navigation system)等。

(二) 导航系统在口腔种植领域中的发展

过去应用于神经外科或者骨科的导航设备经过重新设计和改造后用于口腔领域。相较于导航手术在口腔颌面部肿瘤、颌面部外伤、正颌外科、牵张成骨领域的应用,计算机辅助导航种植手术的起步较晚,其基础和应用研究尚不活跃。

1993年,第一代SimPlant软件能用以辅助规划术前三维影像上种植体植入的方向及位置。计算机辅助术前种植规划系统的建立,使种植医师术前可以在三维图像上进行更准确的诊断。系统可以通过对患者CT或CBCT数据的解读,构造出患者内部结构的三维模型。临床医师可以通过任意旋转三维图像,从不同角度对要保护的血管、神经及重要解剖结构进行了解,从而对术区及邻近区域的解剖有一个直观的认识。

1995年,计算机辅助种植手术应用到口腔种植领域(Fortin、Coudert、Champleboux等),衍生出手术导板技术。临床医师通过规划软件结合局部解剖条件,在术前软件界面选择合理的种植体尺寸,放置合适的种植体位置,避让周围重要血管神经,使种植体能够在基于局部硬组织条件下实现修复引导的三维方向设计和植入。

目前,导板技术在口腔种植手术中已得到了广泛开展和应用,但此项技术尚存在局限性。首先,对于可用骨量有限者应用手术导板行种植手术的操作难度仍较大;其次,导板的支持、固位方式会影响到它的精度;此外,应用手术导板在术中无法根据实时情况随时调整钻孔的位置及方向,一旦调整术前设计方案,手术导板便会失去价值。

相对于导板技术,动态导航系统在口腔种植领域中发展较晚。2000年,第一台适用于口腔种植领域的动态导航系统正式出现。它能够将术前规划软件设计的种植体植入位置,通过术中实时追踪器械,将口腔科钻头及患者解剖结构可视化,辅助术中定位种植窝预备的位置,确定种植窝预备的方向。然而,初代导航设备由于操作界面过于复杂,导航仪器体积过于庞大等诸多缺点难以真正应用于临床。

随着第四次工业革命的到来,快速处理系统的开发使以计算机为基础的应用技术达到先前难以想象的水平,锥形束CT(cone beam computed tomography,CBCT)的普及以及设备的便携化、简易化促进了动态导航系统的改良和临床应用的普及。众多厂家推出了适用于口腔种植手术的导航仪和相应的软件系统,基本可以满足临床医师的操作需要。

除常规种植导航系统发展外,在一些特定解剖区域,特殊尺寸种植体植入外科中,导航手术也得到了长足的发展。

20世纪80年代,Brånemark教授及其团队首次使用以颧骨为锚定固位点的长种植体。颧种植技术的应用能够避免大量的植骨手术,简化手术步骤,缩短治疗时间,一般3个月内就能恢复患者咀嚼功能,部分患者可实施即刻负载。但颧骨本身为不规则解剖形态,周围邻近重要组织结构,使得术中容易出现严重并发症,并需要进行较大范围的有创性翻瓣。为了使颧种植手术更安全微创,2000年,Schramm和Watzinger等学者首先进行了导航系统辅助颧种植体植入的体外实验研究。此后,有越来越多的体外研究和临床病例报道验证了导航技术在颧种植体外科植入中的优势。通过导航技术,术者借由术前规划最优种植路径,获得了颧种植体良好的穿入及穿出位点位置,这样就可以实现颧种植体与颧骨最大面积接触,降低损伤颌面部重要解剖结构的风险,实现微创下的可视化操作。

第二节　实时导航系统的分类、原理及优势

一、实时导航系统的分类

按照导航工具与手术医师的交互方式,实时导航系统可以分为主动式、被动式和半主动式三类。

(一) 主动式结构

主动式结构是指导航手术实施完全由手术机器人完成,不需要医师的人工干预。此时,必须有足够安全的保障措施来保护医师及患者免受任何可能发生的误操作危险。但目前机器人在灵活性方面往往难以满足手术的复杂性要求,因而主动式结构不是当前外科手术导航系统的主流。

(二) 被动式结构

该类型的导航系统在手术过程中起辅助作用,仅仅控制手术工具的空间运动轨迹,最终的手术操作要依靠医师来完成。在被动式结构中,用以确定手术器械及患者解剖结构之间的空间位置的空间立体定位技术是其关键。目前,实现立体定位的方法主要有超声波定位法、电磁定位法和光学定位法,其中使用最广泛、精度最高的是光学定位法。它通过摄像机观察目标,然后根据立体视觉原理重建出目标的空间位置。目前临床上所使用的绝大多数口腔种植导航系统为被动式结构。

(三) 半主动式结构

该类型的导航系统大多还处于实验研究阶段,它属于第二代的医用机器人手术系统,允许医师在机器人控制的安全范围内随意移动手术工具,既有机器人的精确性,又有人手的灵活性,可能是目前导航系统的发展趋势。

二、实时导航系统的原理

近年来数字化口腔种植发展快速,临床医师在使用计算机辅助种植外科手术方面有了更广泛的选择。因此,为了更好地开展临床工作,在选择导航手术前,有必要了解导航系统的工作原理。

总的来说,导航系统的原理是基于患者术前影像学数据结合术前规划路径来模拟术中三维位置与

方向。术中医师通过带有标记点的手术工具对患者的手术目标实施操作,此时,手术工具的空间立体定位及瞄准过程均在跟踪器的实时控制之下,且跟踪器能够精确地给出术中解剖部位与术前或术中 X 线、CT、MRI 等多模图像之间的位置关系,实时提供给手术操作医师术中所需资讯,以控制手术工具至目标部位,辅助医师完成相应的手术操作目标(图 6-2-1)。

动态导航的关键技术包括以下三个方面:患者临床图像三维可视化、配准技术及空间定位技术。

患者术区任何一点都能以 *X-Y-Z* 坐标表示,同时在计算机显示器的三维图像上以对应的 *X'-Y'-Z'* 坐标来表示。术前将带有放射阻射标记的三维影像导入计算机内,供临床医师进行术前方案设计。术中通过匹配术区的标记点和工作站三维影像上的标记点,可将术中手术空间和工作站图像空间相结合,此过程称为配准(registration)。术前所进行的配准步骤,能让患者的真实手术坐标与三维影像坐标一一对应,这样就能在术中实时显示手术器械尖端所在位置及路径,实时跟踪及可视周围解剖结构,及时调整器械方向及位置,形成实时导航系统工作流程(图 6-2-2)。

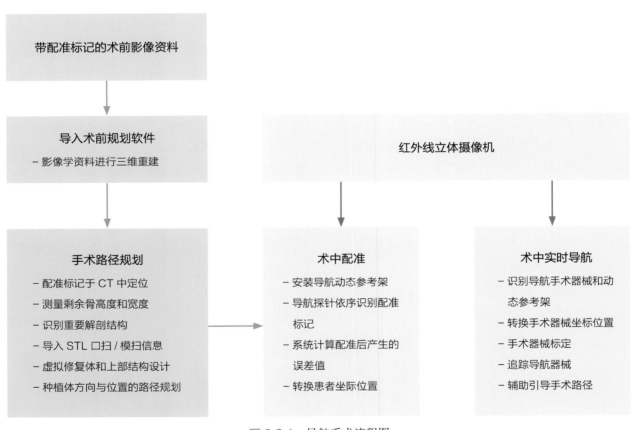

图 6-2-1　导航手术流程图

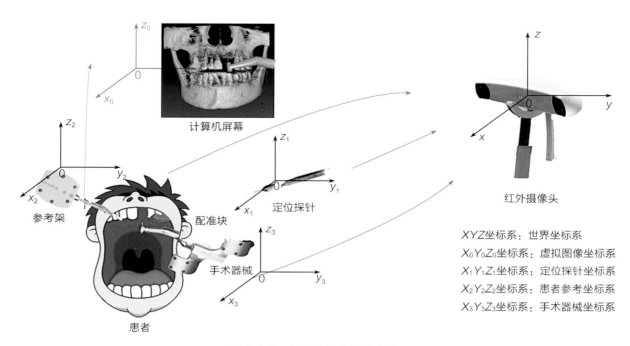

计算机屏幕

参考架　配准块　定位探针

手术器械

患者

红外摄像头

*XYZ*坐标系：世界坐标系
$X_0Y_0Z_0$坐标系：虚拟图像坐标系
$X_1Y_1Z_1$坐标系：定位探针坐标系
$X_2Y_2Z_2$坐标系：患者参考坐标系
$X_3Y_3Z_3$坐标系：手术器械坐标系

图 6-2-2　导航关键技术示意图

三、实时导航系统的优势

采用导航手术的目的在于提高手术定位精度、减少手术损伤、优化手术路径及提高手术成功率。相较于导板引导种植手术，导航手术的优点还包括以下方面：

1. 术前所需准备时间更短。术前 CBCT 的拍摄、手术方案的规划可在手术当日完成。

2. 术中全程三维可视化，术中能实时观测术区软硬组织，掌控手术精度。

3. 手术灵活度高，可根据术中实际情况直接对种植路径进行调整或精细修改，改变种植体的长度、系统和位置参数。

4. 对患者张口度要求较导板小，在后牙区操作更便捷。

但导航手术也存在高投资，建立个人学习曲线较长，无牙颌种植需要额外手术进行配准等缺点。

第三节　实时导航系统的构成

一个完整的导航系统包括软件、硬件和导航工具三大部分。

一、软件

导航系统软件根据应用的时间可分为术前规划软件与术中导向软件；根据系统的相容性又可分为封闭性软件系统与开放性软件系统。

开放性软件系统是指经由软件系统设计后，能以目前可流通的档案格式，如最常见的 STL 文件格式（stereolithography），进行数据的直接导入和导出。带有这种开放性软件系统的导航仪可兼容多种规划软件导出的治疗方案，这样可以方便临床医师选择熟悉和更合适的软件进行术前设计，常见的带有开放性软件系统的导航仪有 X-Guide。而封闭性软件系统则需要在同一闭环内完成手术规划和术中导航，不兼容其他厂家的术前规划软件导出的数据格式。

在临床实践中，手术医师将患者术前 CT/CBCT 影像学数据导入术前设计软件中，在重建的三维影像上分析缺牙区剩余骨量及周围解剖结构。基于修复引导外科原则，于最佳种植体穿出位置放置合适长度与直径的种植体，调整种植体三维位置，避免植入路径触及和损伤重要解剖结构，制定最优化路径的手术方案。

术中，手术医师利用导航系统实现手术区域与模拟空间的实时配准与追踪，导航系统通过术中导向软件实时引导医师完成精确定位与操作，从而提高手术的精确性和安全性。借助术中软件系统，术者可以实现观察实时手术器械位置，同时进行手术操作，实现了实时定位、调整、控制钻孔路径及角度，设置报警点等功能，从而可以精准地按照术前手术规划植入单枚至多枚种植体，保护重要组织结构，避免了术中盲视下手术造成的创伤和时间的浪费（图 6-3-1，图 6-3-2）。

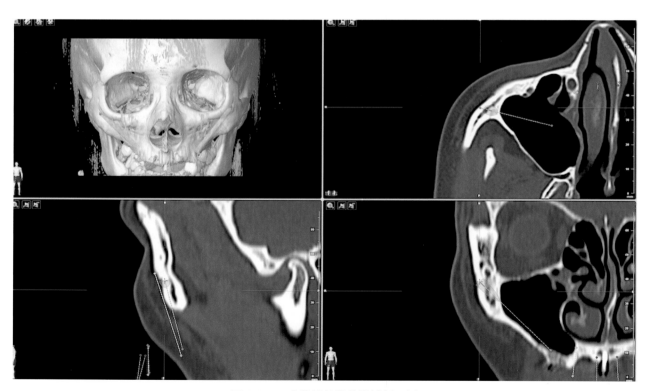

图 6-3-1　术前导航软件设计界面图

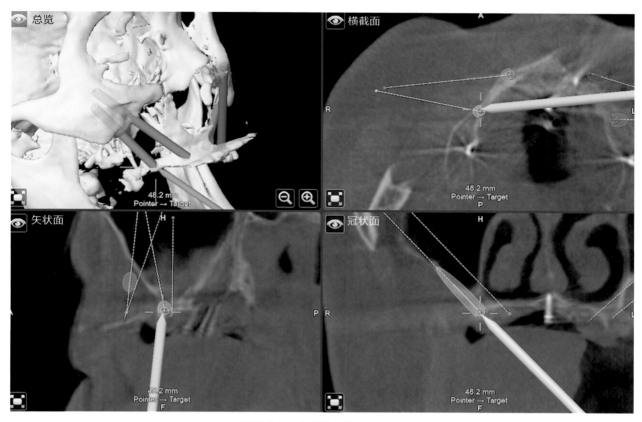

图 6-3-2 术中导航软件界面图

二、硬件

导航系统硬件包括数据处理计算机、监控屏幕、键盘和鼠标。所有配件整合于定制的手术工作站，以利于术者的操作（图 6-3-3）。

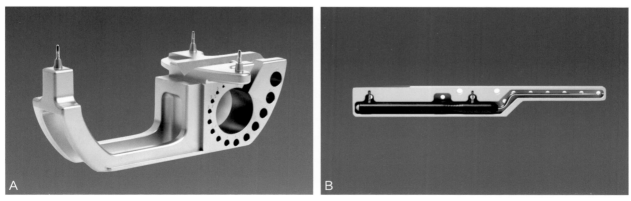

图 6-3-3 导航系统硬件配置
A. 导航探针　B. 标定器械，两者上方均带有光学反射球。

三、导航工具

被动式结构导航系统是目前口腔种植领域应用最为普遍的导航系统。在被动式结构中，又常以光学定位法确定手术器械及患者解剖结构之间的空间立体定位。光学定位法可采用可见光或红外线，前者受环境因素影响大，因此以红外线定位最为普遍和精确（图 6-3-4）。

导航工具通常由红外线摄像头、安装于种植机头的光学反射球、安装于参考架上的红外线发射器或光学反射球三大部分组成。

光学追踪系统也可分为主动追踪和被动追踪两种方式。前者由安装于参考架上的红外线发射器发射红外线信号，信号由红外摄像头接收。后者红外线摄像头上有红外线发光二极管和多个元件构成的红外线接收器，能够同时发射及接收红外线信号。

由于主动追踪系统存在参考架体积过大、质量过重及难以消毒的问题，目前应用于口腔种植领域的商业化光学追踪系统多以被动追踪为主，原理为参考架上的光学发射球将红外线发光二极管发出的信号反射回红外线立体摄像头，后者再负责将颌骨位置信号传给计算机；同时追踪工具上的红外线反射球也能将红外线信号发射回摄像头，用以确认术中手术工具的相对位置。

在整个导航过程中，包括配准过程和外科实施阶段，参考架必须坚强稳固地固定于同一位置。以动态导航系统辅助单颗牙缺失的种植体植入术为例，配准装置术前固定在邻近缺牙区或对侧同名牙区，导航参考架与配准装置连接并延伸至口外。红外线立体摄像头设立在高于患者头部的区域，利于有效追踪信号（图 6-3-5，图 6-3-6）。

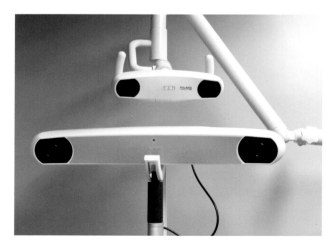

图 6-3-4　红外线摄像头

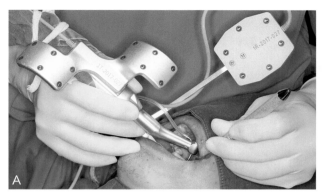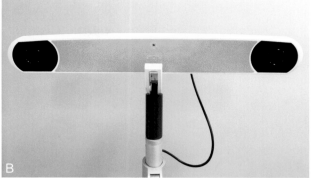

图 6-3-5　追踪系统

A. 主动式追踪系统（迪凯尔）　B. 被动式追踪系统（Brainlab）。

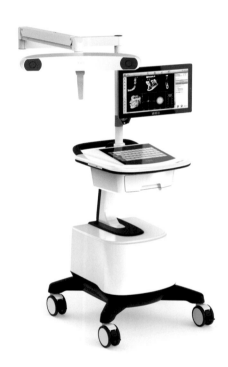

图 6-3-6　可见光定位系统（迪凯尔）

第四节　导航种植手术流程

一、配准

在种植导航技术的应用发展中,导航步骤的简化和配准时间的缩短是直接影响到这一技术在临床应用的关键,其中又以配准的精确实现最为关键。

配准就是在手术过程中将人体上的参考点与CT等影像数据上的标记点相关联、重叠的过程。医师在术中通过光学定位仪的探针工具测出实际的标记物的坐标,导航软件通过一定的算法,将实际的标记物的坐标和影像学标记点的虚拟坐标进行旋转和平移变换矩阵。当患者空间位置改变时,系统根据空间运动学原理,自动计算配准点在实际坐标系下的新位置坐标,并与已知的图像虚拟坐标系下的坐标进行重新配准。因此,即使手术过程中患者头部移动,仍可准确地表现手术器械与患者的相对位置关系。

(一) 配准方法

配准需要利用人工标志物或自身解剖结构作为标记。临床上需要根据患者不同的缺牙情况来决定配准标记物的使用。

配准标记物可分为非侵入性配准标记物和侵入性配准标记物两种。其中,非侵入性配准标记物有:解剖配准标记、殆垫配准标记、黏附配准标记和面部扫描;而植入性的配准钉属于侵入性配准标记物。

患者为单颗牙或连续多颗牙缺失可以使用非侵入性配准标记来完成手术配准。非侵入性配准标记物基于是否人工设置分为人工标记点配准(marker-based)和无人工标记点配准(marker-free)。前者是利用殆垫、配准夹具(fiducial clip)等器械作为特殊标记固定于术区周围来实现空间结合配准(图6-4-1);后者利用患者本身的解剖标志作为标记点来完成配准。

配准夹具一般为厂家制作,在其表面置入多个标记物并经由医师取模来固定于患者缺牙区对侧。配准夹具需要坚固固定于患者手术同侧天然牙上,此夹具通常既能作为配准使用,部分厂家也将它作为固定导航参考架的基座。配准夹具需固定在天然牙上,固位配准夹具的天然牙应无松动和急慢性炎症,但需存在一定的倒凹,能提供给配准夹具足够的固位力。术中需确保配准夹具无松动及脱位,以保证配准及导航精度。

配准夹具如需连接导航参考架,因参考架具有一定体积,并需要被追踪仪全程识别,故临床医师应特别关注如何在口内合理放置其位置。既要避免术中影响术者和助手的操作,也要将追踪仪放置在易于全程追踪到的位置上。在临床操作中,如缺牙为右侧上颌后牙,一般会选择将配准夹具固定于左侧上颌前牙区天然牙(图6-4-2)。若配准夹具和参考架两样为独立器械,则需找寻两处合适位置进行放置。

在天然牙条件相对好的情况下,可以使用牙解剖标志作为配准标记。利用患者天然牙的尖窝形态来设定多个配准标志,完成配准。解剖标志配准需要在显著的解剖结构上来进行,这类解剖标记需在

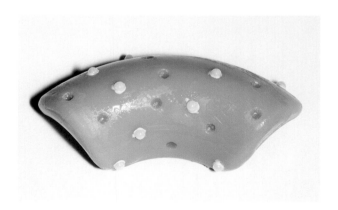

图6-4-1 配准夹具

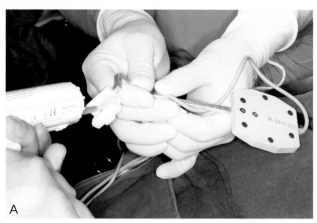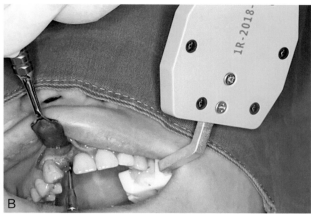

图 6-4-2 口内固定参考架

A. 连接配准夹具及参考架 B. 口内固定配准夹具。

CBCT/CT 影像上易于识别,并在每次配准时有较高的可重复性,以确保配准精度。

在使用天然牙作为配准标记时,选择健康无松动的天然牙应为首要条件,同时要求多个配准标记分布均匀、广泛,这样才能达到较好的配准精度。

严重牙周炎患者或无牙颌患者缺少稳固天然牙,配准夹具无法稳定固定,也无法行高精度的牙配准。这类患者选择配准钉行侵入性配准为目前推荐的方法,也是目前配准的金标准(图 6-4-3)。

(二)配准标记放置原则

手术配准的精度与配准标记的数量和分布有显著的关系。配准标记分布的基本原则包括:①配准标记需要均匀、广泛分布;②配准组合的中心应尽量靠近主要手术区域;③避免将配准标记排列成线性或近线性;④在术区可考虑额外多放置一些配准标记,避免术中配准标记移位、脱落而影响配准精度。

配准钉植入数目和位点分布是影响配准精度的关键因素。严重萎缩无牙上颌能用于固定配准钉的区域非常有限。临床上可以选用上颌前鼻棘、双侧上颌结节区以及腭正中缝作为配准钉的植入区域。体外试验已证实,将 6 枚以上配准钉均匀广泛植入上述区域可获得颧种植导航手术良好的配准精度。临床上,常在手术前数小时植入配准钉,为防止配准钉植入后发生移位或脱落,确保术中上述每个区域至少有1 枚留存,每个区域实际植入配准钉数目为 2~3 枚(图 6-4-4)。

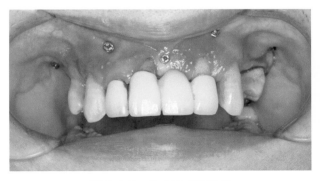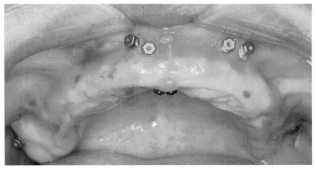

图 6-4-3 骨支持式配准钉   图 6-4-4 无牙颌配准钉在口内的分布

二、影像数据导入及术前规划

(一) 单颗牙及少量牙缺失

在单颗牙或少量牙缺失常规种植的病例中,临床医师可以根据修复引导外科手术的原则,使用术前规划软件在缺牙区进行虚拟排牙,设计出种植体植入的理想位置,然后将治疗方案导入至导航系统。

在术前规划界面中,软件可对下颌管和其他重要解剖结构进行标记,并建立安全缘以预防术中并发症。建立良好的咬合关系和解剖外形的虚拟牙冠,是路径规划之前重要的一步。虚拟种植体的穿出位置应于前牙区舌侧窝或后牙区的𬌗面中央,为了达到合适的种植位置,术者可在软件中的冠状面、矢状面与横截面进行摆放与调整,最终可在三维重建影像上进行确认(图 6-4-5)。

(二) 无牙颌

无牙颌患者需要利用侵入性的钛钉进行配准。患者植入配准钉后戴入放射线阻射的义齿,拍摄 CBCT/CT 取得实时影像学资料。将数据资料导入术前规划软件,依序将配准钉平面中心点于软件中的冠状面、矢状面和横断面进行识别定位(图 6-4-6)。

配准钉的识别与定位由医师手动调试完成,需要准确定位配准钉中心,此中心点与手术导航探针配准位置一致。若在手动定位时产生了一定的偏差,会造成整体精度的下降。

在导航软件界面上,可基于修复引导外科原则设计种植体的数目、分布、尺寸,并将设计保存于电脑中,用于后续术中导航。以修复引导外科种植路径规划可分为两种:一种让患者佩戴放射阻射义齿拍摄后直接进行设计;第二种是从第三方软件设计导出 STL 文件后,再将其导入导航系统中完成规划(图 6-4-7,图 6-4-8)。

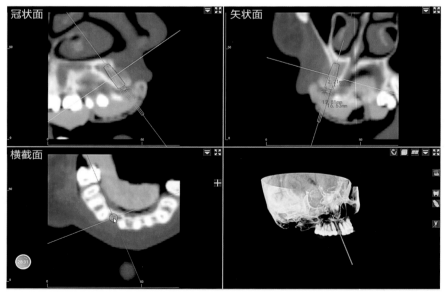

图 6-4-5　迪凯尔术前规划界面,虚拟牙冠及种植体的穿出位置,设计合理手术方案

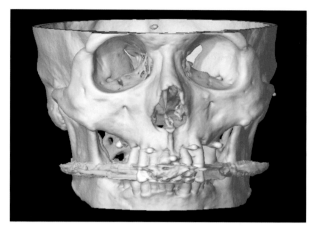

图 6-4-6 将带有配准钉信息的 CBCT 数据导入导航软件中

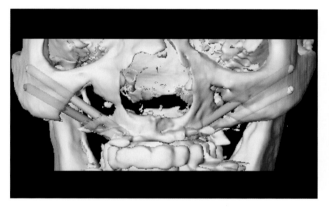

图 6-4-7 患者佩戴放射阻射义齿和配准钉所拍的 CBCT 进行的导航路径设计

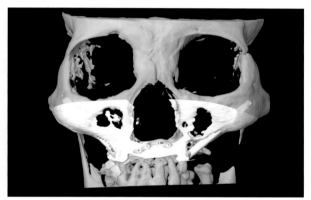

图 6-4-8 由第三方软件导出的 STL 文件,带有种植体信息和部分颌骨信息导入导航系统中进行重叠,复制术中所需路径

三、术中导航

术中导航第一步为配准。通过配准才能将术中手术空间和工作站图像空间结合。为确保获得正确手术坐标矩阵转换,参考架和带有反射球的种植手机参考架必须安装牢固(图 6-4-9)。

完成配准后,导航系统工作站屏幕即能显示出患者影像学资料、导航探针与患者间的相对距离与方向。通过导航自带软件的计算,使用导航探针可以验证术区的配准精度。临床医师也可以利用导航探针精确寻找术前预设的起点。

在实施外科手术过程中,术中导航软件可以显示术前规划的路径,同时实时追踪手术区域中钻针或种植体的位置,通过三维可视化的优势引导外科医师完成精确操作,提高手术的精确性和安全性(图 6-4-10)。

由于每根扩孔钻的长度不同,每次在更换扩孔钻后,需要经过导航标定(calibration)这一步骤,目的在于使追踪系统能够寻找和确认到钻头尖端的位置(图 6-4-11)。

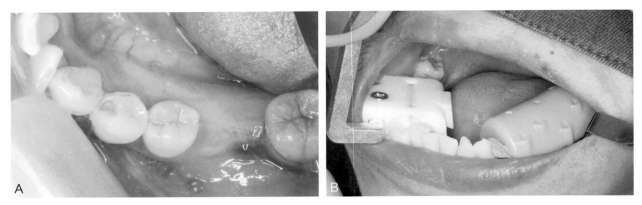

图 6-4-9 下颌牙缺失时，将配准夹具和参考架固定于下颌后进行配准定位
A. 术前口内像　B. 安装配准夹具及参考架。

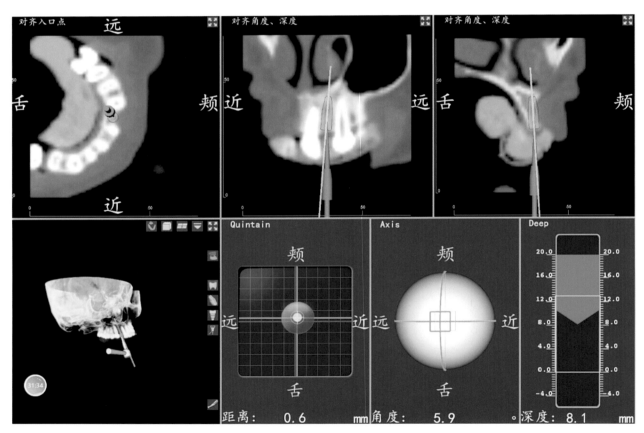

图 6-4-10 术中导航系统引导术者制备种植窝的路径和方向，并通过系统实时计算手术误差

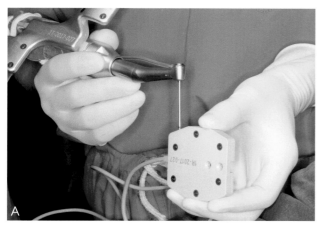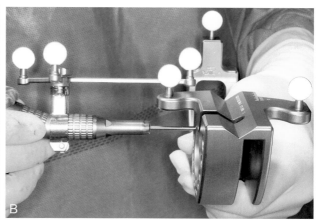

图 6-4-11　导航标定
A. 主动追踪式常规种植标定　B. 被动追踪式颧种植标定。

　　因患者张口度受限或对颌天然牙伸长阻挡等特殊情况,临床上难以实现术前最优路径规划时,导航系统具有实时更改手术路径方案的强大优势,可直接在术中更改已规划的种植路径。临床医师可以依照新路径来完成手术。

　　借助术中导航软件,术者可以在观察到手术器械尖端位置的同时完成手术操作,这样就能实现实时定位、调整、控制钻孔路径及角度。大部分软件设置了偏离报警点,当术者在偏离扩孔路径时能及时发出警报。上述这些功能使得术者能够按照术前手术规划进行精确扩孔。导航手术在颧种植手术、翼种植手术中具有更大的优势,上述手术由于术野的限制,属于半盲操作,同时周边的解剖环境又比较复杂,但通过实时导航的引导,就能够实现全程可视化,降低了术中半盲操作可能造成的创伤。

第五节　临床病例展示

　　患者男,21 岁,因外伤导致上颌前牙松动,拔除 2 周(图 6-5-1~图 6-5-10)。

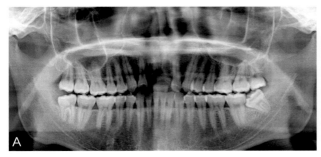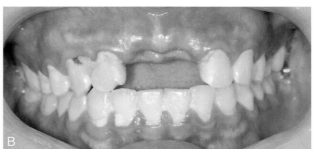

图 6-5-1　上颌前牙缺失
A. 曲面体层片　B. 初诊口内像(正面观)。

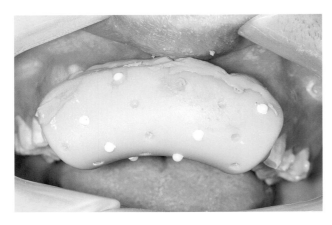

图 6-5-2　在缺牙区安装
配准夹具

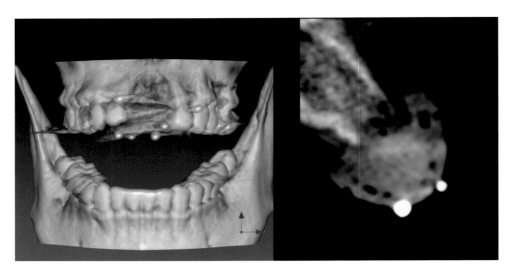

图 6-5-3　CBCT 清晰显示配准夹具上自带的阻射球状影像

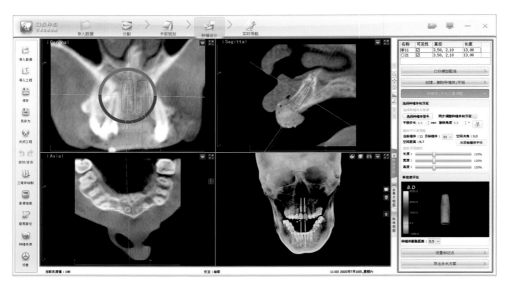

图 6-5-4　将术前 CBCT 导入导航软件,进行虚拟排牙和种植路径规划

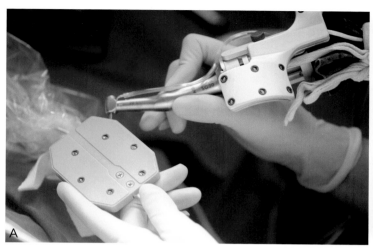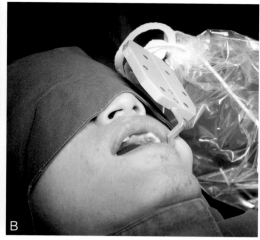

图 6-5-5　手术器械定位与导航参考架安装

A. 手术中使用标定器进行导航手术器械定位　B. 在术区对侧天然牙安装导航参考架。

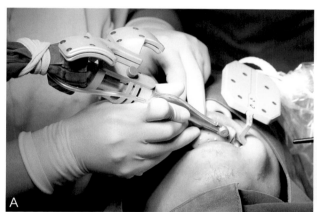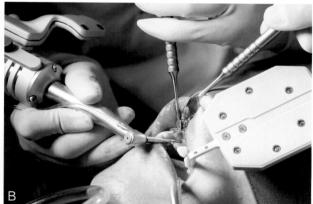

图 6-5-6　手术配准与种植窝预备

A. 术中进行手术配准　B. 术中实时导航下预备种植窝。

图 6-5-7　术中导航系统实时辅助器械近远中和颊舌径方向,自动计算与规划路径间的距离误差和角度误差,并对预备种植窝深度也提供实时的数据作为参考

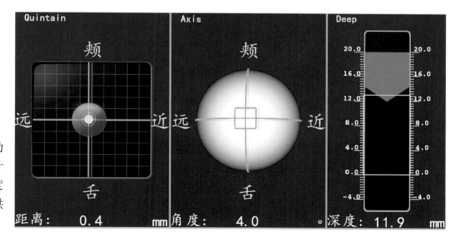

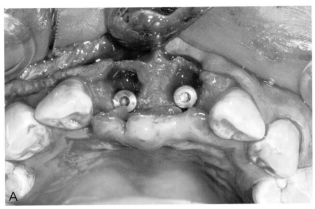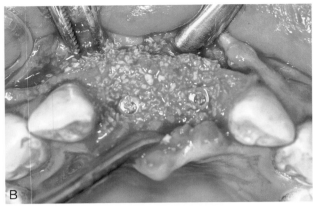

图 6-5-8　种植体植入

A. 种植体植入于规划位置　B. 行种植体周引导骨再生术。

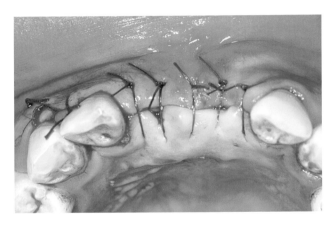

图 6-5-9　缝合关创

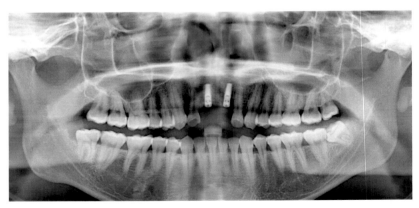

图 6-5-10　术后曲面体层片

第六节　口腔种植导航手术误差

导航手术误差源自系统误差、配准误差、标定误差以及人为因素误差。目前大多数研究讨论的种植体植入的精度，是基于上述四种误差叠加所得出的结果。导航手术误差测量的方法是通过将术后种植体的实际位置和术前虚拟计划位置进行叠加，来获得两者之间在起点、止点和角度间的差异。

近期的一项研究比较了多个不同导航系统间的误差，研究对导航系统辅助下植入的 1 041 枚常规种植体进行起止点位置和角度的分析，Treon 系统（Medtronic navigation）的起止点误差分别为 0.90mm 和 0.60mm，IGI 系统（Image navigation）为 0.39mm 和 0.50mm，Robodent 系统（Robodent）为 0.35mm 和 0.47mm，Visit 系统（University of Vienna，）为 0.72mm 和 0.99mm。上述导航系统辅助常规种植体植入的平均误差在 1mm 以内，因此可认为：导航辅助植入种植体不仅适用于骨量充足不翻瓣微创种植手术，同样也适合于剩余骨量不足、邻近重要解剖结构的复杂种植。

一、导航与自由手

在一篇最新的随机对照研究中，Aydemir 等人比较了传统自由手和动态导航手术在双侧上颌进行常规种植体植入的精度。研究共纳入 30 位患者的 86 枚种植体，采用随机分组方式平均分入自由手组和导航组。自由手组的种植体起点误差、止点误差和角度误差分别为 1.70mm、2.51mm 和 10.04°。导航组的种植体起点误差、止点误差和角度误差分别为 1.01mm、1.83mm 和 5.59°。三组数据均具有显著性差异，表明导航引导下的种植体植入精度优于自由手。

患者有限的张口度会造成后牙区种植的困难，受限的空间将直接影响种植钻头的摆放和操作。该研究中的自由手组，患者张口度的大小与手术精度具有正相关性；而在导航组，两者间无统计学相关性。作者认为在张口度较小的病例中，导航实时追踪功能能够帮助术者进行精准的扩孔和植体植入，不受手术视野受限的影响。

另一项研究也表明导航系统的精度远高于自由手。在这项研究中，导航系统的平均角度偏差为 2.97°，而自由手组的平均角度偏差为 6.50°。结合目前所有比较自由手和导航的精度研究不难发现，徒手种植体植入的准确性较低，任何类别的导航系统都比徒手种植要精确，因为计算机引导手术克服了人类视觉固有的不精确性。

二、导航与导板

（一）单颗牙种植

目前，针对导航和手术导板应用于单颗牙种植的精度差异尚无共识性结论。在一项随机对照研究中，Kaewsiri 等人将 60 例单颗牙种植患者分别平均纳入导航组和手术导板组进行手术精度对比。结果显示：导航组的平均入点误差、终点误差和角度误差分别为 0.97mm、1.28mm 和 2.84°；导板组分别为 1.05mm、

1.29mm 和 3.06°。提示两种导向系统都能提供良好的精度且无显著性差异。Ruppin 等人和 Somogyi-Ganss 等人也通过体外实验证实了手术导板与实时导航在单颗牙种植时有着相似的精度，同时作者也提及由于头颅实验时术者有着更好的视野与操作体位，它的误差值会低于人体研究。

（二）多颗牙种植

在手术精度方面，有几项研究比较了导航和手术导板间的差异，对于种植体颈部的误差两种导向方法未见显著性差异，而在种植体尖端的误差尚无定论。

对于多颗牙缺失的病例，仅有数篇相关研究进行了人体试验，并对其精度进行了讨论。事实上，由于临床各项研究的异质性，很难获得一些结论性共识。不同研究使用了不同类型的导板（黏膜支持式、牙支持式、骨支持式和混合支持式），不同原理的导航系统（主动追踪系统、被动追踪系统）与不同种植方案（常规种植、倾斜种植），上诉因素都会对精度造成不同程度的影响。

除去仪器设备、软件的系统性误差，在临床上，种植体植入精度还会受到其他因素的影响，如术者的临床操作技巧和经验、术中患者的移动、手术区域的视野、患者张口度、手术局部麻醉的时间等。

（三）严重上颌萎缩无牙颌-颧种植

上颌严重萎缩患者由于剩余骨量严重不足，导板无法稳定固定。颧种植体的长度为常规种植体的 4~5 倍，若于种植窝预备起点处存在一点误差，尖端穿出点的误差会放大数倍。因此，数字化手术导板仅被认为可用于确认颧种植体的植入起点，而不建议用于全程手术引导。

与单纯使用导板进行颧种植引导手术比较，实时导航这一技术在植入精度上有着明显的优势。

最近的一项临床研究检测了导航辅助颧种植体植入的精度。研究将导航软件术前规划路径和术后影像进行融合，测得 52 枚颧种植体的起点误差、止点误差和角度误差分别是 1.24mm、1.84mm 和 2.12°。这与之前在离体头颅及 3D 打印头颅上研究动态导航系统辅助颧种植体植入精确性的实验结果相近。

对于肿瘤或外伤导致的上颌骨缺损患者，颧种植是解决其赝复体固位不佳的方法之一。但由于个体缺损范围差异极大，上颌骨切除后的颧骨和剩余上颌骨解剖形态改变，导致手术难度增加，在术后修复也因穿龈厚度增加，使颧种植在颌骨缺损患者中的成功率低于无牙颌患者（图 6-6-1）。因此，Schramm 等人

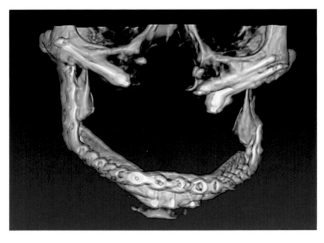

图 6-6-1　双侧上颌骨切除患者经导航系统辅助下植入颧种植体术后 CBCT

在 2000 年发表的报道中使用 STN 导航系统植入 2 枚颧种植于单侧颌骨缺损患者中,获得了可接受的手术精度。2016 年 Hung 等人利用 Brainlab 导航系统,在有限的单侧颧骨范围内,于缺损侧植入 3 枚颧种植体,得到起点误差为 1.07mm ± 0.15mm,终点误差为 1.20mm ± 0.46mm,角度误差为 1.37° ± 0.21°。

第七节　导航技术的学习曲线

"学习曲线"是指通过重复一项动作来积累经验,用来了解学习的持续时间与行为变化之间的关系。自 20 世纪 80 年代初以来,科学家应用"学习曲线"理论来验证医疗服务的有效性和医疗资源的消耗量是否会随着越多的治疗服务、更多临床经验的积累而提高。

当今在医学治疗领域,学习曲线这一理论已得到了广泛应用,研究也证实了建立学习曲线有助于提高医疗质量。但在针对不同疾病间的研究结果也有所不同。

口腔种植技术已广泛应用于日常口腔治疗领域,随着数字化理念、方法的普及、推广和逐步深入,两者势必会发生多层次、多方位的渗透融合。导航系统的优势在临床上显而易见,但它的原理和操作技巧也与以往自由手操作大不相同。术者需要熟悉大量的导航专用器械,而最难的部分是在系统的三维界面上找寻三维的方向及角度,并在种植窝洞制备过程中保持稳定的方向与速度来完成预定的设计。这对习惯于自由手操作的初学者而言是比较难适应的。

然而,目前仅有少数研究报道了导航系统学习曲线对种植体植入精度的影响。

体外模型实验表明,医师在使用导航系统(AQNavi)完成 5 次种植窝预备后,种植体植入总体误差、纵向误差和角度误差发生了显著性降低,其中总体误差从 1.36mm 降至 1.29mm。作者建议临床医师必须接受 5 次以上标准化的体外导航培训,才能确保临床种植体植入程序的安全性和可靠性。Micheal 等人对 100 位患者进行了导航引导下的种植体植入,他们发现医师在经过 20 次导航手术后,种植体的植入精度得到了显著提升。其中前 10 次导航手术的平均起点误差、终点误差和角度误差分别是 1.52mm、1.78mm 和 3.94°。而经过 20~30 次手术后,种植体的起点误差、终点和角度误差降低至 1.20mm、1.31mm 和 3.15°,两者具有显著性差异。

值得注意的是,模型实验与人体操作建立学习曲线的时间会存在一定差异。模型实验中,术者有较大的空间调整手术姿态来获得更好的视野与操作感,而人体实验往往受患者体位、缺牙区位置、口内是否翻瓣与出血、术者心理状态等多因素影响,这些都会导致导航精度下降,因此临床操作也就需要更长的学习曲线。

目前,导航系统最大的缺陷是临床医师在操作过程中视野必须完全转移至显示屏,这使得医师无法在术中兼顾术区视野中的钻孔深度与角度。增强现实(augmented reality,AR)与虚拟现实(virtual reality,VR)是目前新兴的技术,在多个临床大医疗领域有着越来越多的结合与应用。AR 技术的重点是在手术过程中获得一个更立体有深度的手术视野,VR 技术则是将虚拟物件更直观地转移到术区。目前,AR 是通过使用特定眼镜精确显示静态或动态实时图像来实现的。有病例报告评估 AR 技术在动态导航中的可行性和准确性。术者配戴增强现实眼镜后能将导航信息转移至术区,在手术中可以同时看到实时导航影像及手术视野。病例中所植入的 2 枚种植体的起点误差分别为 0.53mm 和 0.46mm,终点误差为 0.50mm

和 0.58mm，角度误差为 3.05°和 2.19°。作者认为运用 AR 技术不会妨碍导航手术的操作和精度，但需对相应软件进一步优化。

导航系统在口腔种植外科领域中的应用越来越广。对于常规种植体植入，导航和手术导板这两种导航方式均能取得良好的精度。导航种植手术更适合于局部解剖条件复杂、种植路径长以及期望减少手术创伤的临床情况。

种植导航手术目前仍处于起步阶段，需要更多临床试验的支持。同时，基础工程学研究的深入也可以进一步提高导航系统的准确性及软件系统的反应速度。相信导航手术会向着更精确、更安全、更微创的方向发展，同时将会更广泛地运用于临床口腔种植手术中。

（吴轶群　王　凤　樊圣祈）

第八节　口腔种植机器人

一、机器人的概念

"Robot"一词源于捷克语"robota"，原意为繁重单调的工作或奴隶劳动。如今机器人有着不同的定义，具体如下：

1.《牛津简明英语词典》中的定义　机器人是一种类似人类的自动机器，可完成人类的某些工作。

2. 国际标准化组织给出的定义　机器人是一种自动的、位置可控的、具有可编程能力的多功能操作手，它具有几个关节轴承，能通过程序操作来处理各种材料、零件、工具和专用装置，以便执行各种任务。

3. 日本工业机器人协会给出的定义　机器人是一种具有感觉和识别能力，并且能够控制自身的机器。

机器人可根据不同的功能用途、空间结构和控制方式等进行分类；其中，最常见的是根据功能用途进行分类，可分为工业机器人、农业机器人、军事机器人、医疗机器人和服务机器人等。

二、医疗机器人的发展

第一台现实中的机器人（Unimate）诞生于 1959 年，由美国公司 Unimation 的创始人——约瑟夫·恩格尔伯格发明，他也因此被称为机器人之父。1961 年，通用汽车公司首次将 Unimate 投入实际的工业生产，Unimate 高精度的重复性与不知疲倦的特性很快被用于汽车制造的高温、高污染的生产流程（如焊接、喷漆等）。Unimation 公司后来推出了型号为 Puma560 六自由度工业机器人。1985 年，诞生了第一台医疗机器人，采用 Puma560 来完成神经外科立体定向的活检手术，至此拉开医疗机器人发展的序幕。从第一台医疗机器人诞生到现在，已在众多医疗领域研发出针对不同适用范围和治疗目标的机器人，可分为手术机器人、康复机器人、助老助残机器人、诊断机器人和医用教学机器人。如图 6-8-1 所示，可根据具体功能用途对医疗机器人进一步细分。

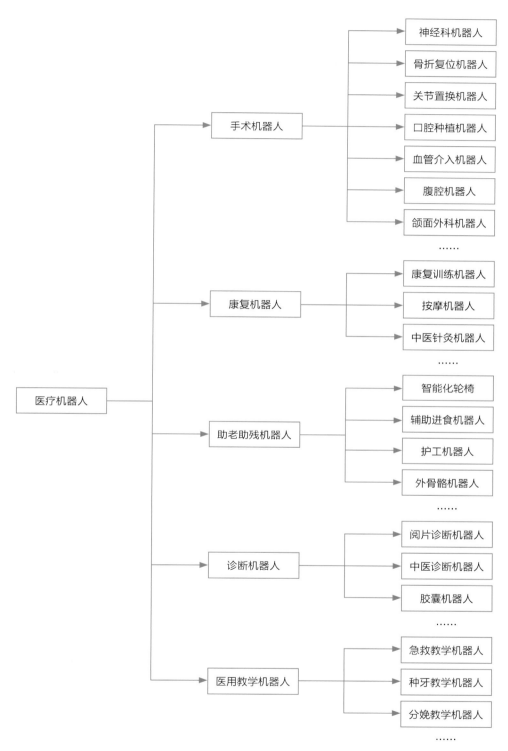

图 6-8-1　医疗机器人的分类

NeuroMate(Integrated Surgical Systems,Sacramento,CA)是最早被美国 FDA 批准用于临床的神经外科手术机器人,Neuromate 机器人可以进行电极片放置的癫痫监控、脑深部电刺激、活检、神经肿瘤的药物注射以及放射性治疗。

机器人技术被用于骨科手术的研究最早开始于 1992 年,主要目的是完成髋关节置换手术过程中的手术规划和定位,随后骨科机器人(RoboDoc)的功能和应用范围得到不断拓展。RoboDoc 主要用于膝关节和髋关节置换手术。RoboDoc 包括两部分,即手术规划软件和手术助手,分别完成 3D 可视化的术前手术规划、模拟和高精度手术辅助操作。

在腹腔外科方面,机器人技术被用于完成心脏外科、泌尿外科、胸外科、肝胆胰外科、胃肠外科及妇科等相关的腹腔镜微创手术。代表性的腹腔镜机器人有 da Vinci、FreeHand、SPORT、Telelap ALF-X 等。da Vinci 是目前应用最为广泛的手术机器人系统,在全球范围内保有量超过 6 500 台,手术量超过 1 000 万。

北京航空航天大学和中国人民解放军海军总医院于 1995 年合作开展了国内医疗机器人研究,并成功在临床应用,填补了我国医疗机器人研究的空白。另外,北京航空航天大学还分别和河南省洛阳正骨医院、北京积水潭医院合作开发了正骨医疗机器人。随后,北京航空航天大学医疗机器人团队其研发成果进行转化,研发的天玑骨科机器人(2013 年)、睿米神经外科机器人(2018 年)、瑞医博口腔种植机器人(2021 年)先后获得各自领域的国内首个三类医疗器械许可证。天津大学的团队从 2000 年开始进行腹腔手术机器人的相关研究,其研发的"妙手"机器人系统与威高集团联合推进产业化,于 2022 年获得国内首个腹腔机器人医疗器械许可证。

三、口腔种植机器人及原理

(一)口腔种植机器人产品及组成

最早的口腔种植机器人手术由德国海德堡大学研究人员于 2001 年完成,手术使用的机器人系统的机械臂和导航软件分别由两家德国公司提供,以实现对种植手机的导航定位、种植窝洞的制备及种植体的植入。2013 年,原第四军医大学口腔医院(现空军军医大学第三附属医院)与北京航空航天大学机器人研究所立项,共同研发口腔种植机器人。2017 年,美国 Neocis 公司研发的 Yomi 口腔种植机器人获得 FDA 批准上市。国内产业化方面,北京柏惠维康科技有限公司研发的"瑞医博"口腔种植机器人、雅客智慧(北京)科技有限公司研发的"雅客智慧"口腔种植机器人,以及上海舍成医疗器械有限公司研发的"朗月"口腔种植机器人,相继取得了医疗器械许可证。以上是目前全球范围内仅有的 4 个口腔种植机器人产品(图 6-8-2)。

1. Yomi 口腔种植机器人　Yomi 口腔种植机器人由手术导航软件、台车、计算机、显示器、机械臂(主动机械臂和被动机械臂各一个)、定位板、电动马达和种植手机组成,机器人通过 2 个机械臂实现对手术工具的导航定位。

手术前,在患者的牙上固定 1 个包含阻射点的定位板,进行 CBCT 检查。该定位板同时可与机器人系统的被动机械臂连接,被动机械臂即可检测到患者的实时姿态信息。再由 1 个主动运动的机械臂夹持手术工具,在医师的操控下执行窝洞制备与种植体植入的操作。其优点在于手术过程中患者实时位姿信

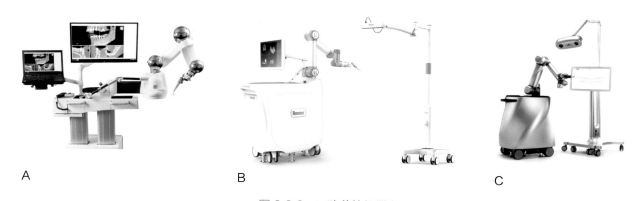

图 6-8-2　口腔种植机器人
A. Yomi 口腔种植机器人　B. "瑞医博" 口腔种植机器人　C. "雅客智慧" 口腔种植机器人。

息由被动机械臂完成,避免患者标记物被遮挡而丢失患者信息。不足之处在于 2 个机械臂占据了较大的手术操作空间,对医师的手术操作造成不便;另外,患者手术当天需要佩戴与被动机械臂相连接的组件,进行 CBCT 检查。

2. "瑞医博" 口腔种植机器人　"瑞医博" 口腔种植机器人由机械臂(含夹持器)、手术导航软件、光学跟踪定位仪、专用仪器车及附件组成,需与配套的附件联合使用。它采用可见光的光学跟踪定位系统,通过对固定在患者口腔的可见光定位标志物实现空间坐标变换,将种植体规划位置姿态发送给机械臂,执行手术操作。其优点在于固定在患者口腔的定位标志物为通用的形态,不需要个性化定制,可根据患者情况即刻手术,无需等待,但患者手术当天同样需佩戴可见光定位标志物,再次进行 CBCT 检查。

3. "雅客智慧" 口腔种植机器人　"雅客智慧" 口腔种植机器人由马达夹持器、种植台车、视觉与显示器台车及手术导航软件组成,通过红外摄像头追踪固定在患者口腔的红外定位标志物,经空间坐标变换,将规划的种植位置姿态发送给机械臂执行手术操作。其优点在于可实现自动种植手机入口和吸唾操作。不足之处在于需要针对患者情况个性化定制定位标志物,增加了患者就诊次数和时间;另外,种植手机的自动入口需要由医师先手动牵引种植手机入口的方式进行录制,这也降低了手术效率。

随着口腔种植机器人技术的发展和迭代,口腔种植机器人的临床应用范围也在不断扩展,由简单的单颗、多颗种植到全口无牙颌的种植手术,包括穿颧、穿翼等风险较高的无牙颌种植手术,口腔种植机器人几乎可覆盖所有类型的种植病例。在常规的口腔种植基础上,口腔外科医师也利用口腔种植机器人开拓了一些创新性的临床应用研究,如根尖手术中对牙根尖的精确定位与切除、自体牙的移植备洞、仿生牙异形孔制备、正畸手术支抗钉植入等。

(二) 口腔种植机器人基本原理

从目前口腔种植机器人产品来看,其主要功能是用于口腔种植手术过程中钻针与种植体的导航定位,通过机械臂夹持种植手机的方式替代医师把持种植手机,根据手术规划和空间注册信息,控制机械臂执行手术操作。下面以 "瑞医博" 口腔种植机器人为例,介绍口腔种植机器人基本原理。

"瑞医博" 口腔种植机器人是利用患者口腔颌面部 CBCT 医学图像进行手术规划,在机械臂辅助下精确进行种植窝预备和种植体植入路径的定位与引导。进行手术时,医师在手术导航软件设计种植路径和位置,牵引安装在机械臂末端的种植手机靠近种植区域,机器人根据手术规划信息自动校准手机位姿,再由医师通过脚踏控制实施窝洞制备操作。手术导航软件实时反馈种植手机在三维医学图像空间的位置。

为了建立医学图像、机械臂和患者之间关系,系统借助光学跟踪定位仪作为中间桥接媒介,所以系统中有4个坐标空间(图6-8-3):口腔医学图像及三维模型所在的计算机图像空间坐标系(简称图像空间),机械臂所在的机械臂空间坐标系(简称机械臂空间),患者口腔实际所在的手术空间坐标系(简称手术空间),光学跟踪定位仪所在的光学跟踪定位仪空间坐标系(简称光学坐标空间)。通过在机械臂末端和患者牙齿上分别固定光学特征标志点,通过光学跟踪定位仪的识别追踪,完成4个坐标空间的信息传递。4个坐标空间的转化与映射能够让口腔植机器人准确执行医师的术前规划,大幅简化医师操作,并能保障种植精度,从而实现精准口腔种植治疗。

(三)口腔种植机器人优势与局限性

目前,口腔种植手术的主要方式是:自由手种植、静态导板种植、动态导航种植和机器人种植。与其他种植方式相比,口腔种植机器人具有以下优势和局限性。

1. 口腔种植机器人的优势

(1)机器人种植具有较短的学习曲线,一般经过数小时的使用培训便可掌握机器人的基本操作和功能。

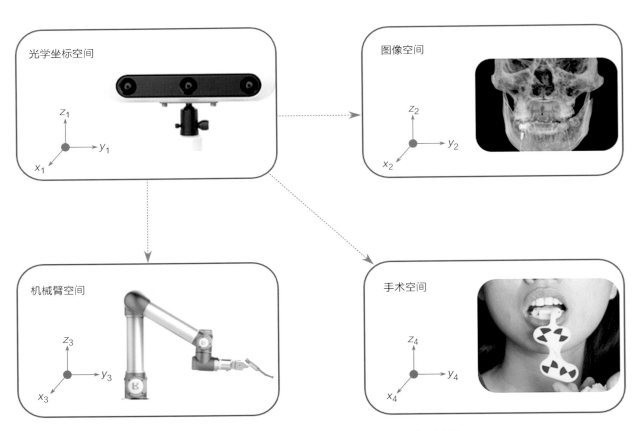

图6-8-3　"瑞医博"口腔种植机器人多空间坐标系变换

（2）种植体植入精度主要由机器人系统精度决定，与使用者自身的种植经验相关性较小；机器人可最大限度地减少人为因素（如疲劳、视觉偏差）造成的精度损失，最大程度还原手术规划信息，为远程手术或远程指导提供技术保障。

（3）与静态导板种植相比，机器人种植体规划位置可在术中随时调整，只需配备常规钻针，不会因冷却不及时造成骨灼伤。

2. 口腔种植机器人的局限性

（1）目前口腔种植机器人的功能只局限于种植窝的预备和种植体的植入，尚不能完全替代医师完成翻瓣、缝合、骨增量和上颌窦底提升等操作。

（2）种植体位置规划完全依赖于医师的专业知识与决策，机器人系统只提供相应的规划软件和工具，因此医师需具备相应的临床经验。

（3）口腔种植机器人的使用增加了额外的消毒、摆位等操作，特别对于简单牙位的种植，机器人的使用增加了相应的手术时间。

四、临床病例展示

下面将通过一例牙列缺失病例，简要展示口腔种植机器人的基本操作流程。

患者简介：患者男，60岁，牙列缺失9个月，全身状况良好，未服用任何处方药，否认口腔疼痛，且无副功能或颞下颌关节疾病。寻求种植体支持式固定修复治疗。

临床检查：上、下颌骨弓中度吸收，软组织健康，无炎症和感染征象。按照标准程序为患者制作诊断模板，确定垂直距离，美学效果及颌位关系良好（图6-8-4）。

治疗方案：

1. 外科方案　　上颌16、14、12、22、24和26位点植入6颗种植体，下颌46、44、42、32、34和36位点植入6颗种植体。采用口腔种植机器人辅助实施外科手术。

2. 修复方案

（1）即刻修复：基于数字化技术设计与制作的种植体支持式临时修复体。

（2）永久修复：种植体支持式螺丝固位跨牙弓一体式纯钛切削支架+氧化锆人工牙冠。

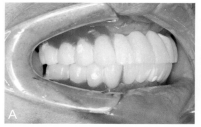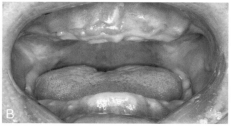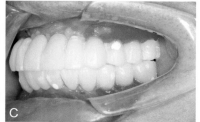

图6-8-4　临床检查情况
A.配戴诊断模板口内右侧面观　B.术前口内正面观　C.配戴诊断模板口内左侧面观。

治疗过程：

1. 数字化信息采集　将患者术前的诊断模板制作为放射线诊断模板，患者配戴此放射线诊断模板进行 CBCT 检查。对患者的上下颌模型进行模型扫描，并扫描放射线诊断模板。

2. 数字化种植外科方案设计与预成临时修复体设计制作　根据患者术前 CBCT、上下颌模型数据以及放射线诊断模板的信息，在计算机口腔种植辅助规划设计软件（coDiagnostiX）中以修复为导向分别设计了上颌 16、14、12、22、24、26 位点 6 颗种植体，下颌 46、44、42、32、34 和 36 位点 6 颗种植体，然后进行即刻临时修复体的虚拟设计并加工完成（图 6-8-5）。

为患者设计机器人外科所需的口内专用标志物支架及其固位钉位置，上下颌各设计 4 颗固位钉，均匀分布。口内专用标志物支架同时也可起到定位临时修复体的作用，两者通过若干个固位型设计为上下组合方式，并带有水平向插销钉进行二次固位。

个性化打印口内专用标志物支架，将阻射性钢珠粘固进行标定。在模型上试戴专用标志物支架，确定就位准确（图 6-8-6）。

3. 外科过程　将先前在 coDiagnostiX（Dentalwings）软件中设计的种植方案导出，具体操作为从软件导出"虚拟规划"的 xml 文件（包含种植体规格、三维位置等信息）。使用瑞医博机器人软件加载术前影像后，再导入上述 xml 文件，进行自动数据解析，获得种植体在影像坐标系下的变换矩阵，实现 coDiagnostiX（Dentalwings）软件中规划的无误差转入，并保存为待术中使用的术前规划数据（图 6-8-7）。

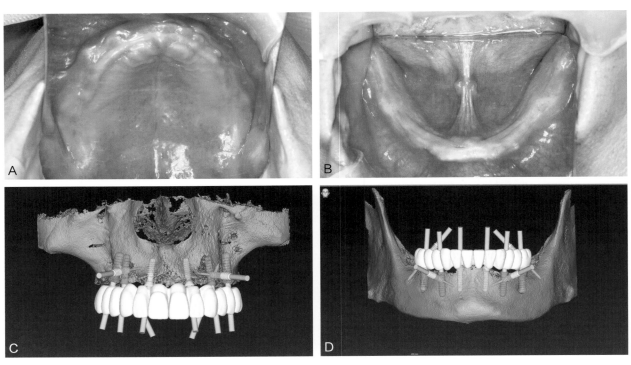

图 6-8-5　使用计算机规划软件（coDiagnostiX）进行术前规划

A. 上颌𬌗面观　B. 下颌𬌗面观　C. 上颌种植体、修复体以及固位钉规划　D. 下颌种植体、修复体以及固位钉规划。

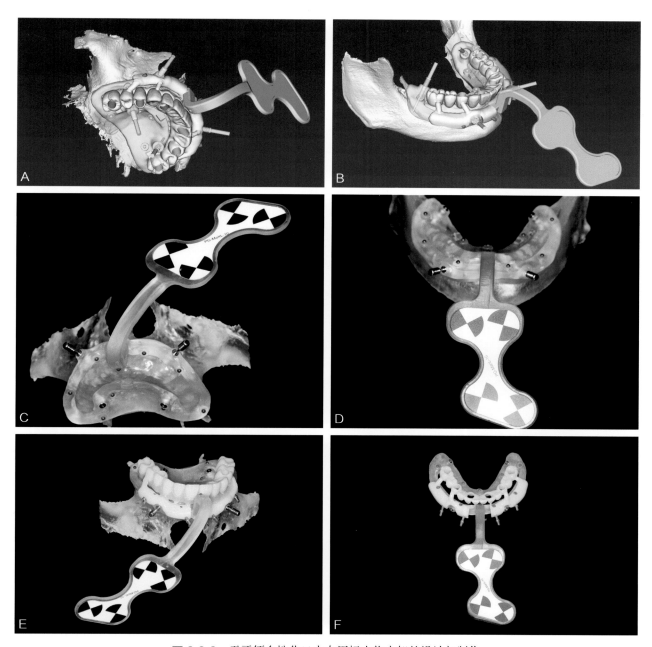

图 6-8-6　无牙颌个性化口内专用标志物支架的设计与制作

A. 上颌口内专用标志物支架与临时修复体规划　B. 下颌口内专用标志物支架与临时修复体规划　C. 打印并标定好位于模型上的上颌口内专用标志物支架　D. 打印并标定好位于模型上的下颌口内专用标志物支架　E. 上颌口内专用标志物支架与临时修复体通过水平向插销钉组合，并通过固位钉固位于上颌模型　F. 下颌口内专用标志物支架与临时修复体通过水平向插销钉组合。

局部浸润麻醉后,通过 4 颗固位钉钻孔固定上颌口内专用标志物支架并进行 CBCT 检查(图 6-8-8)。

将所拍摄 CBCT 的 dicom 数据,导入"瑞医博"口腔种植机器人软件,通过影像配准算法与提前规划好的种植方案(图 6-8-7)进行上颌融合(图 6-8-9)。

上颌影像配准算法基本步骤如下:

(1)粗配准:首先将两期图像根据阈值分别生成两个主要包含骨结构的 STL 模型,在上颌区域手动分别选取 4~6 对对应点,进行粗配准得到初始变换矩阵,目的是将两期图像实现初始对齐。

(2)精配准:基于上述初始对齐结果,手动框选图像上颌刚性配准区域,通过基于交互信息作为相似性测度的影像配准算法进行精配准。

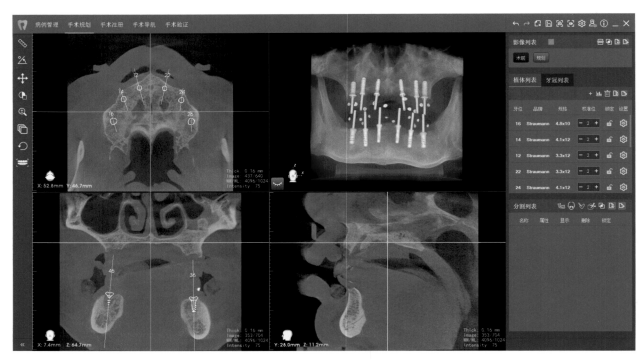

图 6-8-7　coDiagnostiX(Dentalwings)软件中设计的种植方案导入软件

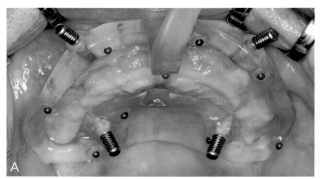
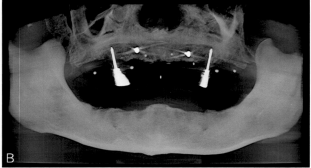

图 6-8-8　固定上颌口内专用标志物支架

A. 上颌口内专用标志物支架固定就位于口内　　B. 上颌口内专用标志物支架就位后拍摄 CBCT。

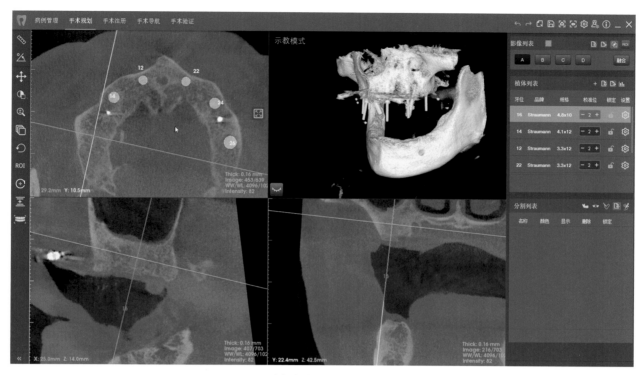

图 6-8-9　融合完成后的上颌手术规划界面

通过上述影像配准算法,最终实现手术当天影像与提前规划影像数据的配准,将手术规划方案精准转移到手术当天影像上。

开始手术时,利用安装在患者牙和机械臂末端的特征标志物,分别进行患者注册和机械臂注册,从而建立 CBCT 图像空间、光学跟踪定位仪空间、机械臂空间和患者手术空间相互的空间映射关系,以实现对加持在机械臂末端种植手机的导航定位(图 6-8-10)。

完成空间注册后,使用口腔种植机器人分象限逐级预备种植窝,并植入种植体。上颌共植入 6 颗 Straumann 软组织水平种植体,12、22 位点为 3.3mm×12mm RN SP SLActive,14、24 位点为 4.1mm×12mm RN SP SLActive,16 位点为 4.8mm×10mm WN SP SLActive,26 位点为 4.8mm×12mm WN SP SLActive,扭矩均达到 35N·cm(图 6-8-11)。

下颌种植外科过程同上颌(图 6-8-12)。

在下颌,按照规划使用口腔种植机器人分象限逐级预备种植窝,并植入种植体(图 6-8-13)。下颌共植入 6 颗 Straumann 软组织水平种植体,32、42 位点为 3.3mm×12mm RN SP SLActive,34 位点为 4.1mm×12mm RN SP SLActive,44 位点为 4.1mm×10mm RN SP SLActive,36、46 位点为 4.8mm×10mm WN SP SLActive,扭矩均达到 35N·cm。

4. 即刻修复过程　使用水平向插销钉将上颌临时修复体固定于上颌口内专用标志物支架上,该支架同时起到了定位临时修复体的作用,确保临时修复体就位良好,且临时基台无阻挡,于临时修复体与临时基台间注射自凝树脂,行 pick-up(图 6-8-14)。

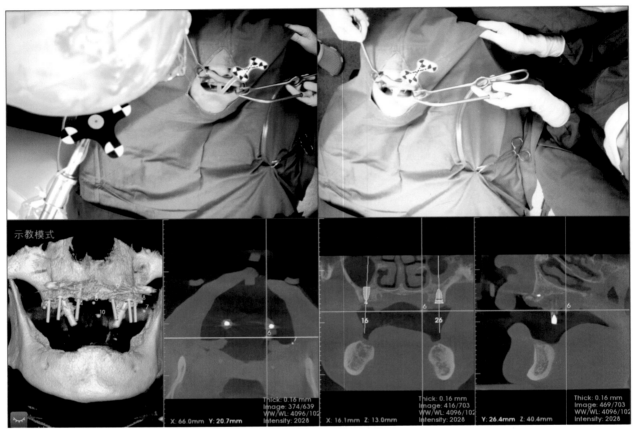

图 6-8-10 完成手术注册的软件界面

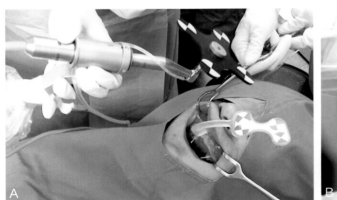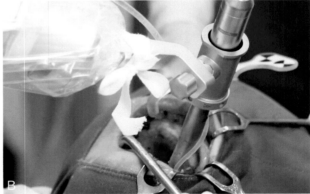

图 6-8-11 口腔种植机器人手术
A. 空间注册 B. 机器人预备种植窝。

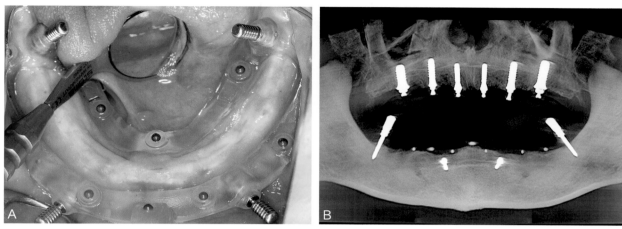

图 6-8-12　固定下颌口内专用标志物支架

A. 下颌口内专用标志物支架固定就位于口内　B. 下颌口内专用标志物支架就位后拍摄 CBCT。

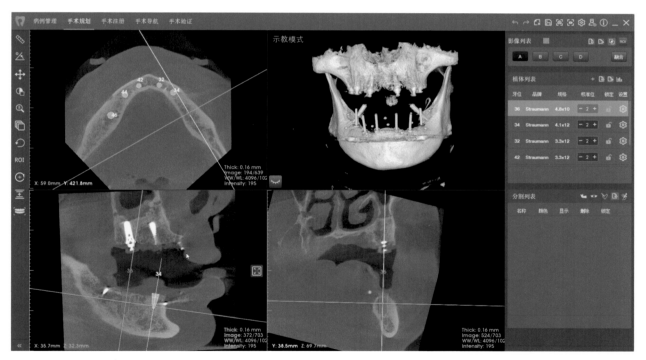

图 6-8-13　融合完成后的下颌手术规划界面

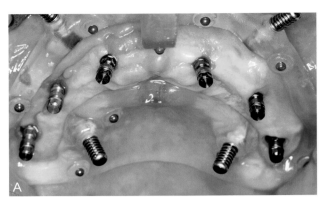 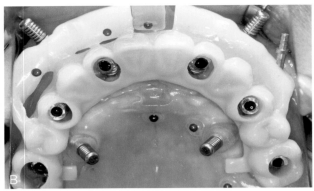

图 6-8-14　上颌即刻修复

A. 上颌 6 颗种植体植入完成后　B. 在种植体上安装临时基台,并试戴提前制作好的临时修复体。

从口内取出临时修复体,在口外进行进一步修整并抛光(图 6-8-15)。

下颌种植体即刻修复过程同上颌(图 6-8-16)。

至此,上颌与下颌的 12 颗种植体均已植入,并且精修完成了相应的临时修复体,将临时修复体螺丝固位戴入患者口内,修复体就位良好,边缘密合,咬合良好,术后拍摄 CBCT(图 6-8-17)。

术前规划和术后 CBCT 融合图(图 6-8-18)显示本病例在口腔种植机器人的辅助下,种植医师将术前规划转移至患者的颌骨内,获得了理想的外科效果。

最终修复设计为螺丝固位跨牙弓一体式纯钛支架氧化锆人工牙冠修复。

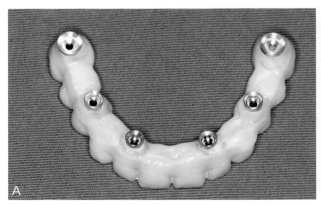 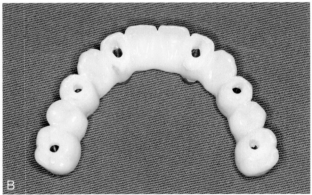

图 6-8-15　临时修复体精修完成

A. 上颌临时修复体组织面观　B. 上颌临时修复体𬌗面观。

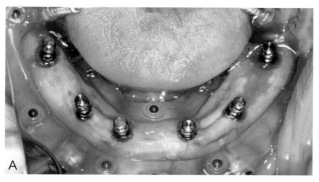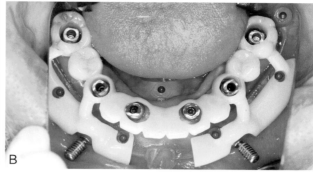

图 6-8-16　下颌即刻修复

A. 下颌 6 颗种植体植入完成后　B. 在种植体上安装临时基台,并试戴提前制作好的临时修复体。

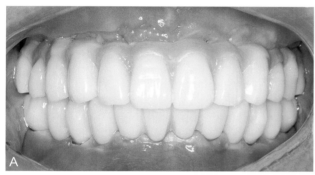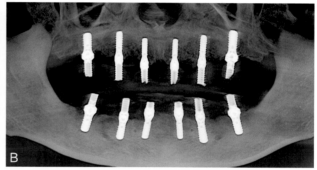

图 6-8-17　口内戴入临时修复体

A. 修复体就位后口内正面观　B. 修复体就位后 CBCT。

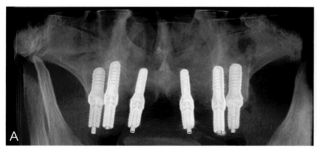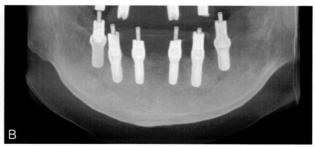

图 6-8-18　术前规划与术后 CBCT 融合图

A. 上颌术前规划与术后 CBCT 融合图　B. 下颌术前规划与术后 CBCT 融合图。

(宿玉成　刘　倩　汪　霞)

参考文献

1. MEZGER U,JENDREWSKI C,BARTELS M. Navigation in surgery. Langenbecks Arch Surg,2013,398(4): 501-514.

2. JAN D E,JOHAN A,DANIEL W,et al. Current state of the art of computer-guided implant surgery. Periodontology 2000,2017,73(1):121-133.

3. BLOCK M S,EMERY R W,CULLUM D R,et al. Implant placement is more accurate using dynamic navigation. J. Oral Maxillofac. Surg,2017,75(7):1377-1386.

4. WENBIN Z,CHENHAO W,HONGBO Y,et al. Effect of fiducial configuration on target registration error in image-guided cranio-maxillofacial surgery. J Oral Maxillofac Surg,2011,39:407-411.

5. MOHAGHEGHI S,AHMADIAN A,YAGHOOBEE S. Accuracy assessment of a marker-free method for registration of CT and stereo images applied in image-guided implantology:a phantom study. Journal of Cranio-Maxillo-Facial Surgery,2014,42(8):1977-1984.

6. WEST J B,FITZPATRICK J M,TOMS S A,et al. Fiducial point placement and the accuracy of point-based,rigid body registration. Neurosurgery,2001,48(4):810-816.

7. FAN SC,HONG KF,BORNSTEIN M,et al. The effect of the configurations of fiducial markers on accuracy of surgical navigation in zygomatic implant placement:an in-vitro study. Int J Oral Maxillofac Implants, 2019,34(1):85-90.

8. WU Y,WANG F,HUANG W,et al. Real-time navigation in zygomatic implant placement:workflow. Oral Maxillofac Surg Clin North Am,2019,31(3):357-367.

9. NEERAJ P,LAITH M,ARMANDO R,et al. Dynamic navigation for dental implant surgery. Oral Maxillofac Surg Clin North Am. 2019,31(3):539-547.

10. WIDMANN G,STOFFNER R,BALE R. Errors and error management in image-guided craniomaxillofacial surgery. Oral Surgery Oral Medicine Oral Pathology Oral Radiology & Endodontology,2009,107(5):701-715.

11. TAHMASEB A,WISMEIJER D,COUCKE W,et al. Computer technology applications in surgical implant dentistry:a systematic review. Int J Oral Maxillofac Implants,2014,29(suppl):25-42.

12. EMERY R W,MERRITT S A,LANK K,et al. Accuracy of dynamic navigation for dental implant placementmodel-based evaluation. J Oral Implantol,2016,42(5):399.

13. DECHAWAT K,SOONTRA P,SOONTRA P,et al. The accuracy of static vs. dynamic computer-assisted implant surgery in single tooth space:a randomized controlled trial. Clinical Oral Implants Research,2019, 30(6):505-514.

14. SOMOGYI G E,HOLMES H I,JOKSTAD A. Accuracy of a novel prototype dynamic computer-assisted surgery system. Clinical Oral Implants Research,2015,26(8),882-890.

15. M GUZMÁN, DEGLOW R,ZUBIZARRETA-MACHO,et al. Accuracy of computer-aided dynamic navigation compared to computer-aided static navigation for dental implant placement:an in vitro study. Journal of Clinical Medicine,2019,8(12):2123.

16. KUOFENG H,FENG W,HUANG W,et al. Accuracy of a real-time surgical navigation system for the placement of quad zygomatic implants in the severe atrophic maxilla:A pilot clinical study. Clin. Implant Dent. Relat Res,2017,19(3):458-465.

17. SCHRAMM A,GELLRICH NC,SCHIMMING R,et al. Computer-assisted insertion of zygomatic implants (Brånemark system)after extensive tumor surgery. Mund Kiefer Gesichtschir,2000,4(5):292-295.

18. HUNG K,HUANG W,WANG F,et al. Real-time surgical navigation system for the placement of zygomatic implants with severe bone deficiency. Int J Oral Maxillofac Implants,2016,31(6):1444-1449.

19. PELLEGRINO G,MANGANO C,MANGANO R,et al. Augmented reality for dental implantology:a pilot clinical report of two cases. BMC Oral Health,2019,19(1):158.

20. HOCKSTEIN N G,GOURIN C G,FAUST R A,et al. A history of robots:from science fiction to surgical robotics. Journal of Robotic Surgery,2007,1(2):113-118.

21. 蔡自兴. 面临挑战的智能机器人技术. 机器人技术与应用,1997(4):2-4.

22. 倪自强,王田苗,刘达. 医疗机器人技术发展综述. 机械工程学报,2015,51(13):8.

23. 王田苗. 机器人技术在中医正骨手术中的应用研究. 机器人,2003,25(3):4.

第七章

数字化技术辅助的骨缺损重建

第一节 骨缺损的数字化评估及虚拟重建

在口腔种植修复病例中,不同程度的骨缺损均会影响到口腔种植方案的制定。口腔种植病例中涉及的骨缺损包括牙槽骨缺损(alveolar bone defect)、颌骨缺损(jaw defect)两类。前者仅涉及由于炎症、骨改建和创伤、手术造成的牙槽嵴和部分基骨的缺失;后者则主要涉及因罹患颌骨良恶性肿瘤、口腔癌联合根治等原因进行的口腔外科手术切除,或是严重外伤造成的粉碎性颌骨骨折。根据数字化骨缺损评估和虚拟重建的结果,临床医师可以选择恰当的骨增量技术和辅助装置,并借助数字化辅助设计技术和数字化快速成形技术三维(three dimensional,3D)打印及计算机辅助制造(computer aided manufacture,CAM)切削,为临床上的精准骨增量(precise bone augmentation)提供进一步的参考和保证。

一、牙槽骨缺损的数字化评估与虚拟重建

传统的数字化牙槽骨缺损评估方法,主要依赖于对二维(two dimensional,2D)全景片或锥形束计算机断层扫描(cone beam computed tomography,CBCT)重组图像的平面虚拟测量,但这种评估方法往往仅能得到一些抽象的数字,如牙槽骨宽度、可用骨高度等,虽然对制定牙种植体植入方案而言具有一定的帮助,但对牙槽骨缺损(特别是严重牙槽骨缺损)的评估而言,却存在较大的不确定性。本节将主要介绍基于牙种植体虚拟植入方案的牙槽骨缺损评估方法,在此基础上可通过专业计算机软件进行虚拟牙槽骨重建的方案设计。

(一)牙槽骨缺损的数字化评估

1. 牙槽骨缺损的临床分类 根据牙槽骨缺损的方向,一般可分为垂直骨缺损、水平骨缺损和复合型骨缺损三类。根据牙种植体能否同期植入及植入后牙种植体的暴露量,Goran I. Benic 将前牙区的骨缺损分为0~5级:0级代表牙槽骨在水平向有轻微缺损,造成牙槽骨弓轮廓的凹陷,牙种植体植入后唇侧骨板

较薄;1级代表四壁骨缺损,常见于拔牙后的即刻口腔种植病例;2级代表牙槽骨在水平向有轻度的吸收,牙种植体植入后颈部 1/3 有暴露,需要骨增量修复;3级代表牙槽骨水平向吸收较严重,牙种植体虽可保证初期稳定性,但冠方 2/3 的表面可能暴露;4级代表更为严重的牙槽骨水平向吸收,牙种植体无法保证在修复为导向的口腔外科设计下获得良好的初期稳定性;5级代表牙槽骨在垂直和水平方向上均存在吸收,牙种植体不能同期植入。

2. 传统的 CBCT 数字化评估　在 CBCT 重组图像的数字化骨缺损评估中,一般可结合相邻的正常牙槽骨影像来进行比较和测量。如评判牙槽骨垂直缺损时,可利用相邻位点或对侧牙槽骨的嵴顶连线作为参考平面,而当这些位置的牙槽骨也发生垂直吸收时,则只能依靠余留牙的颈部平面来进行估测;在评估牙槽骨水平缺损时,由于在纵截面(longitudinal section)上很难对颊(唇)腭(舌)侧发生水平向吸收的骨量进行精确评估,故可以选择在横断面(transverse section)上将其与相邻的牙槽骨弓轮廓进行比较,但当后者也同时发生了水平吸收时,则评估的准确性将进一步降低。

除此之外,还可利用带有口腔修复义齿的放射线模板协助骨缺损的评估。无论是牙列缺失还是牙列缺损的病例,都可以将旧活动义齿或新制作的诊断蜡型翻制成 X 线阻射材料制成的放射线模板,并嘱患者佩戴进行 CBCT 扫描。此外,也可在旧义齿的牙冠上钻孔嵌入牙胶材料,以代替需要重新制作的放射线模板。在评估 CBCT 影像时,临床医师可以根据牙冠的影像形态或代表牙冠轴向的牙胶影像,对牙槽骨的垂直和水平向缺损进行粗略判断。

3. 以修复为导向的数字化评估原则　最优化的骨缺损数字化评估方案应该基于"以修复为导向"的逆向诊断原则。该原则的核心在于,基于上部结构的口腔修复设计方案制定出虚拟的牙种植体植入计划,根据虚拟牙种植体的数字化模型,通过 2D 轴面和 3D 渲染的图像观察在牙种植体植入位点所需恢复的牙槽骨形态。

4. 牙槽骨缺损数字化评估的步骤

(1) CBCT 头部常规扫描:分辨率尽量在 0.2mm 以下,导出医学数字成像和通信(digital imaging and communications in medicine,DICOM)数据。

(2) 口内扫描:对患者的双颌牙列进行口内光学扫描,获得精准的立体光刻(stereolithography,STL)数据。

(3) 口腔修复体的数字化建模:牙列缺损者缺牙数量较少时,可直接通过数字化技术进行虚拟口腔修复体建模。若涉及多颗牙连续缺失时,建议进行口腔修复体诊断蜡型制作,美学区可考虑先行数字化微笑设计(digital smile design,DSD)。在口内试戴蜡型或活动义齿,调改完成后与石膏模型一并进行光学扫描,得到 STL 数据。对于牙列缺失患者,可通过放射线诊断模板双扫描进行配准,从而得到全口义齿的数字化模型。

(4) 利用口腔种植辅助规划设计软件,将患者的 DICOM 数据与上述步骤(2)和(3)得到的 STL 光学扫描数据进行配准(alignment),按照以修复为导向的原则进行牙种植体口腔外科植入设计。

(5) 在有牙种植体虚拟植入轮廓的 2D 截图和 3D 渲染图像中,可以直观地评估牙槽骨的缺损空间,并可通过测量工具获知需要增加的水平和/或垂直向骨量。

(二)牙槽骨缺损的虚拟重建

通过常规的口腔种植辅助规划设计软件,即可在口腔种植方案的参照下评估牙槽骨的缺损量。若要继续进行牙槽骨的虚拟重建,则需要其他专业的 3D 图像处理软件,如 Mimics、Geomagic、3-Matic 和 SolidWorks。虚拟重建的目的是更进一步直观地体现骨增量的空间,并可通过 3D 图像处理、3D 打印技术等进一步辅助进行精准骨增量治疗。

1. 牙槽骨重建的目标和原则　牙槽骨重建的目标有两个:满足牙种植体植入和硬组织修复的需要和重建丰满的牙槽骨弓轮廓。因此,在进行数字化牙槽骨虚拟重建过程中,数字化团队的设计者需考虑以下四个方面的原则:①牙种植体唇侧骨量在 1~2mm,腭侧骨量在 0.5~1mm;②牙种植体颈部被新生骨完全包绕;③前牙美学区需考虑牙槽骨弓轮廓的完整恢复;④参考正常的邻近牙槽骨弓轮廓,无需进行过量的牙槽骨重建。而对于修复体桥体下方(非植入位点)的牙槽骨而言,只需参考和延续口腔种植位点的牙槽骨重建轮廓即可。

2. 牙槽骨虚拟重建的步骤

(1) 在牙槽骨缺损数字化虚拟评估的基础上,将设计植入的牙种植体模型与 DICOM 骨组织模型进行整合,导入计算机辅助设计(computer aided design,CAD)软件,利用软件中的容积添加工具进行骨缺损区域的逐层重建。

(2) 在初步虚拟重建的基础上,获得纵截面图像,并参考虚拟牙种植体、剩余牙槽骨弓轮廓,按照牙槽骨缺损虚拟重建的四个原则,对牙种植体颊(唇)、腭(舌)侧的骨量厚度进行测量,若有不足或过量,可在 3D 视图下进行修整。

(3) 将最终重建成功的虚拟骨组织进行分离,可直接在软件中进行测量和观察,也可将其导出为 STL数据,3D 打印后进行参考和实物的测量。

二、颌骨缺损的数字化评估和虚拟重建

颌骨缺损是口腔颌面部的常见病理现象,极大地损害了口腔功能和患者容貌。颌骨修复重建技术是重建口腔功能,恢复患者容貌的临床口腔外科技术。传统的颌骨重建技术往往建立在临床医师的个人经验基础之上,因而存在诸多的不确定性,成功率和满意度较低,对功能和美观的恢复有限。随着数字化技术的发展,数字化口腔外科和显微口腔外科在颌骨重建技术中具有越来越重要的地位,降低了整个治疗过程中的不确定性,大大提高了治疗的成功率,真正实现了颌骨的精确重建。

(一) 颌骨缺损的术前评估与临床分类

1. 颌骨缺损的虚拟评估　颌骨缺损一般是指发生在上、下颌骨的节段性缺损,其严重程度主要取决于缺损的范围和部位。上颌骨缺损往往造成上颌窦、鼻腔与口腔的贯通,而下颌骨缺损则会造成咬合关系的紊乱。与牙槽骨缺损的虚拟重建不同的是,颌骨缺损的区域往往即是手术计划截骨的区域。因而,在确定了虚拟截骨的手术方案后,颌骨缺损的情况就可以基本得到预估。需要注意的是,按照颌骨功能性重建的口腔外科原则,在下颌骨截骨过程中应尽量保证髁突在关节窝中的位置不变,否则会对咬合重建及康复后的功能产生影响。

2. 颌骨缺损的临床分类

(1) 上颌骨缺损分类:按照赵铱民教授的八类分类法,上颌骨缺损按修复的难易程度分为:Ⅰ类为硬

腭部缺损；Ⅱ类为 1/4 缺损；Ⅲ类为前部缺损；Ⅳ类为后部缺损；Ⅴ类为一侧上颌骨缺损；Ⅵ类为过中线的大部缺损；Ⅶ类为无牙颌骨缺损；Ⅷ类为全上颌骨缺失。

（2）下颌骨缺损分类：Brown 等以双侧下颌角、双侧下颌尖牙区颌骨转角为标志，按下颌骨缺损所累及的"角"的数量，将其划分为五类。

Ⅰ类：单侧下颌骨缺损累及下颌角，但不累及同侧尖牙区，且不伴有同侧的髁突缺损；Ⅱ类：下颌骨缺损累及单侧下颌角及同侧尖牙区，但未到达对侧尖牙区且不伴有髁突缺损；Ⅲ类：下颌骨正中联合处缺损，累及双侧尖牙区但不累及双侧下颌角；Ⅳ类：广泛性的下颌骨缺损，累及双侧尖牙区及一侧或双侧下颌角，不伴有髁突缺损。若Ⅰ、Ⅱ、Ⅳ类缺损同时伴有髁突缺损，则分别记为Ⅰc、Ⅱc、Ⅳc。

（二）颌骨缺损重建的目标

颌骨缺损重建的目标包括：①尽可能恢复理想的上下颌咬合关系；②尽量保证重建后的牙槽骨弓轮廓能够支撑患者面中、面下 1/3 的外形，使其恢复面部美观；③若考虑颌骨重建后进行口腔种植修复，则需要恢复足够的牙槽骨高度。需要注意的是，由于颌骨缺损重建的难度更高，往往是依靠口外自体骨的拼接和钛板的固位来成形的，故很难达到类似牙槽骨重建的精度。因此，术前进行数字化颌骨虚拟重建的目的主要是为颌骨移植物（如髂骨、肋骨、腓骨）的术中制备方案和/或植入器械（如钛板、钛网）的术前准备或设计、加工提供参考。

（三）颌骨缺损虚拟重建的步骤

1. 术前对颌骨进行 CBCT 扫描，对移植骨供区进行螺旋 CT 扫描。

2. 通过数字化口腔外科软件进行截骨方案的设计并确定截骨线，明确颌骨修复重建的范围及形态。

3. 对于切除区域的颌骨外形尚保存完好的病例，可直接采用切除区段的颌骨模型作为重建的初级模型。

4. 若患者因颌骨肿瘤、囊肿等因素造成了外形的膨隆或吸收，则需先复原正常的颌骨形态。具体方法包括：若对侧颌骨完好，可通过"镜像法"进行骨病变侧切除区域的虚拟颌骨重建；双侧颌骨均受到破坏的病例，以对颌牙列的咬合关系为基准，虚拟恢复病变区域的牙列，并按照"以修复为导向"的原则进行重建区段的颌骨模型数字化设计。

5. 按照截骨手术的范围和口腔外科团队制定的最终方案，参考选定的口外移植骨的解剖特点，进行供区截骨长度、范围的确定，并按照数字化模型口腔外科的方式进行折叠、固位等虚拟操作。

6. 导出虚拟植骨模型的 STL 文件，进行 3D 打印成形并消毒备用。

第二节 数字化技术在骨缺损重建口腔外科中的应用

骨缺损的术前评估和虚拟重建是数字化口腔外科技术的基础，在牙槽骨及颌骨重建的口腔外科临床操作中数字化技术还有非常广泛的具体应用方法：①CAD/CAM 个性化植入材料，如 3D 打印个性化钛网、个性化定制的块状骨移植材料等；②CAD/CAM 口腔外科手术导板，如截骨（开窗）导板、临时固位导板、固位钉预备导板等；③CAD/CAM 3D 打印模型，如 3D 打印的颌骨（或腓骨）模型，可用于临床医师进行术前的模拟截骨手术练习，或在术中参考模型进行骨的切除和折叠等。

一、3D 打印个性化钛网的 CAD/CAM 流程及临床应用

　　利用计算机辅助设计-选择性激光制造技术（computer aided design-selective laser manufacture，CAD-SLM）制作的 3D 打印个性化钛网是一种针对牙槽骨缺损修复重建的个性化植入物（图 7-2-1）。由于 3D 打印个性化钛网无需在术中进行裁剪，因此能够节约大量的手术时间，并降低钛网的术后早期暴露率。3D 打印个性化钛网的轮廓外形设计完全基于虚拟牙槽骨增量的数字化设计结果，因而还能在一定程度上控制引导骨再生（guided bone regeneration，GBR）牙槽骨增量的精确范围。下面将简要介绍 3D 打印个性化钛网数字化设计的原则、大致加工流程以及临床适应证、口腔外科治疗程序。

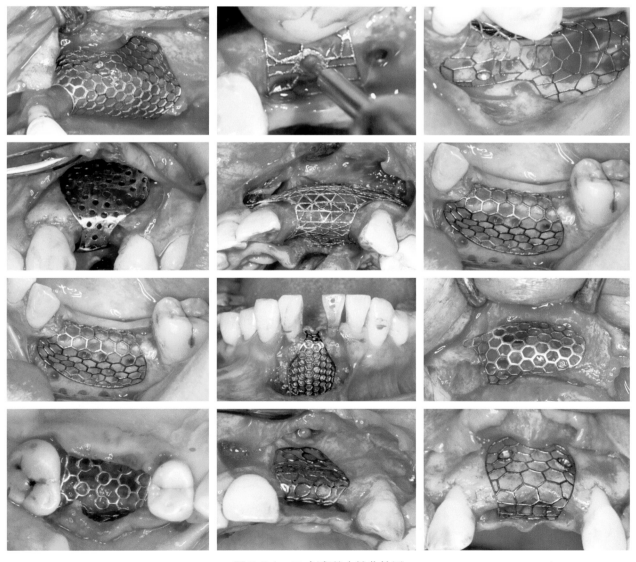

图 7-2-1　3D 打印的个性化钛网

（一）3D 打印个性化钛网的数字化设计及加工

1. 数字化设计步骤

（1）CBCT 扫描，重建患者颌骨 3D 模型（图 7-2-2A~C）；

（2）虚拟修复患者缺失牙列（图 7-2-2D、E），以修复为导向虚拟植入牙种植体（图 7-2-2F）；

（3）按照牙槽骨重建的四个原则，虚拟重建牙槽骨（图 7-2-2G~I）；

（4）参考虚拟骨增量的外侧轮廓，设计个性化钛网模型（图 7-2-2J~L）。

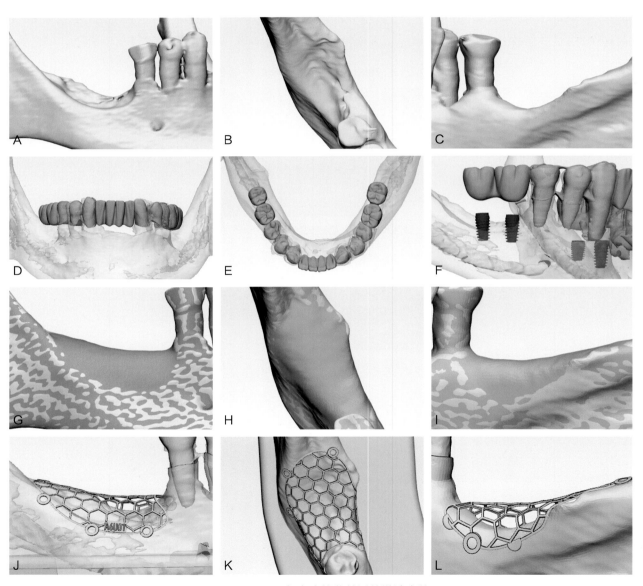

图 7-2-2　3D 打印个性化钛网的设计步骤

A. 下颌骨 3D 模型（颊侧观）　B. 下颌骨 3D 模型（𬌗面观）　C. 下颌骨 3D 模型（舌侧观）　D. 虚拟排牙（正面观）　E. 虚拟排牙（𬌗面观）　F. 虚拟植入牙种植体　G. 虚拟重建牙槽骨（颊侧观）　H. 虚拟重建牙槽骨（𬌗面观）　I. 虚拟重建牙槽骨（舌侧观）　J. 个性化钛网模型（颊侧观）　K. 个性化钛网模型（𬌗面观）　L. 个性化钛网模型（舌侧观）。

2. 个性化钛网的设计原则

（1）钛网的边缘轮廓线应保持平滑、连续，与受区的骨皮质表面紧密接触。

（2）设计钛网时，应避让穿出骨面的神经束（如颏神经、鼻腭神经等）。

（3）应在钛网的边缘设计固位钉孔，唇颊侧的钉孔数量应至少 2 个；舌腭侧钉孔是否需要设计，需根据钛网舌腭侧的面积大小及稳定性而定。

（4）钛网固位钉孔的设计不得损伤邻牙、下颌管及上颌窦、鼻腔。

3. 3D 打印个性化钛网的加工流程　将设计完成的个性化钛网数字化模型转化为 STL 文件，导入 3D 打印设备，并利用医用钛合金粉进行选择性激光熔融打印加工。取出加工完成后的预成品（图 7-2-3），去除支撑柱，对钛网的表面进行抛光打磨。经过规范流程的热处理和表面化学处理后，得到最终的 3D 打印个性化钛网实物（图 7-2-4）。在进行临床使用前，需经过严格的高温高压消毒和细菌培养检测。

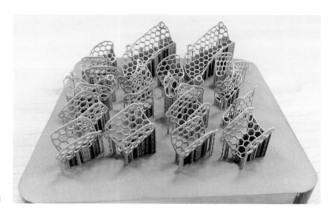

图 7-2-3　3D 打印个性化钛网预成品

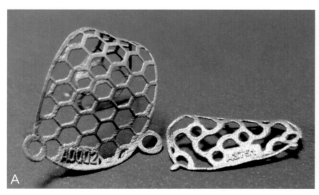

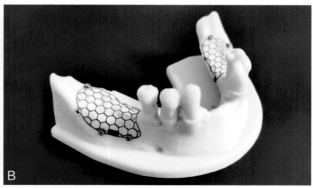

图 7-2-4　经过后期处理的 3D 打印个性化钛网实物
A. 个性化钛网实物图例　B. 个性化钛网复位于模型。

(二) 3D 打印个性化钛网的临床应用

1. 临床适应证　3D 打印个性化钛网适用于牙列缺失、牙列缺损病例中存在复杂牙槽骨缺损的植骨位点。如前文所述,Goran 将前牙区的骨缺损分为 0~5 级,共六级,对于第 2 级中具有"不利型"植骨床的水平骨缺损,以及第 3、4、5 级中发生严重水平骨缺损或复合型骨缺损的病例,均可配合 3D 打印个性化钛网进行 GBR 骨增量手术;若牙种植体初期稳定性良好,牙种植体植入手术可与 3D 打印个性化钛网+GBR 骨增量手术同期进行。

2. 口腔外科治疗程序

(1) 局麻成功后,制备牙槽嵴顶水平切口和双侧的减张辅助切口,辅助切口所对应的冠方起点应远离骨缺损区 1~3 个牙位。

(2) 翻开黏骨膜瓣,彻底暴露牙槽嵴顶及 GBR 骨增量的唇(颊)、舌(腭)侧受区,清除残留的骨膜等纤维组织。

(3) 将消毒后的 3D 打印个性化钛网放置于骨缺损区域,按照方案设计预备钛网固位钉孔。

(4) 进行去皮质化操作,用三棱钻或小球钻在受区的皮质骨板上均匀地打孔,直至骨髓腔有明显出血。

(5) 抽取患者静脉血,制备可注射型富血小板纤维蛋白(injectable platelet rich fibrin,i-PRF)及浓缩生长因子(concentrate growth factors,CGF)。

(6) 用取骨钻在术区局部或下颌升支前缘、颏部等口内供区获取适量的自体骨屑,将其与颗粒状骨移植材料(骨粉)按照 1∶1 的比例充分混合,用 i-PRF 浸泡约 10min,直至形成具有黏合性的自体骨-骨粉混合物。

(7) 取部分混合后的自体骨-骨粉混合物,部分放置于骨缺损受区部位,部分则放置于钛网组织面,将钛网覆盖于骨粉上方,然后将固位钉安装于预备好的固位钉孔使钛网精准就位。

(8) 松弛黏骨膜瓣基底部并制备骨膜减张切口,直至其可牵拉超过嵴顶切口 4~5mm,在钛网表面覆盖双层的胶原生物膜,在切口下方即嵴顶处放置 CGF 膜。

(9) 减张缝合,复位软组织瓣。

(10) 钛网植入 10~12 天后可拆除缝线,嘱患者严密观察伤口愈合情况。

(11) 6~8 个月后行 CBCT 复查,翻开软组织瓣,取出固位钛钉并拆除钛网,同期在口腔种植外科导板下行精准牙种植体植入。

(三) 临床病例展示:上颌前牙区个性化钛网牙槽骨重建

病例简介:患者女,26 岁,因"上颌前牙脱落 7 个月,要求口腔种植修复治疗"来院就诊。

现病史:4 年前曾行正畸治疗,拔除 14、24、34、44、38、48。

临床检查:11、21、14、24、34、44、38、48 缺失;厚龈生物型;11、21 牙位缺牙间隙宽度正常,角化牙龈宽度 >5mm,唇侧及腭侧轮廓有明显塌陷(图 7-2-5);余留牙牙周探诊出血(−),松动(−)。

CBCT 检查:11、21 牙位牙槽骨唇、腭侧水平吸收,牙槽嵴宽度 2.6~3.8mm,余未见异常(图 7-2-6)。

治疗方案:

(1) 数字化虚拟骨增量设计及个性化钛网模型设计、加工(图 7-2-7);

（2）11、21 牙位行个性化 3D 打印钛网+GBR 水平骨增量（图 7-2-8）；

（3）6 个月后行 11、21 牙位牙种植体植入术+21 牙位 GBR 植骨（图 7-2-9）；

（4）6 个月后行 11、21 牙位二期牙龈成形术（图 7-2-10）；

（5）全瓷冠修复（图 7-2-11）。

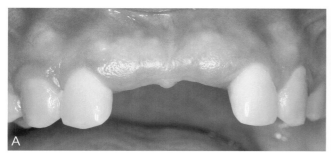
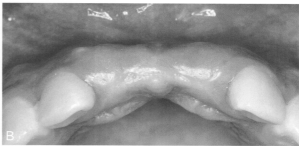

图 7-2-5　术前口内像
A. 唇侧观　B. 殆面观。

图 7-2-6　术前 CBCT 检查
A. 全景视图　B. 纵截面视图。

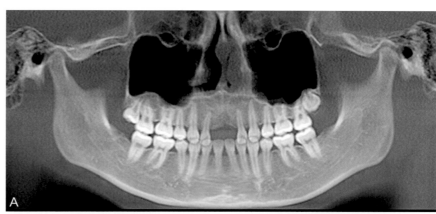

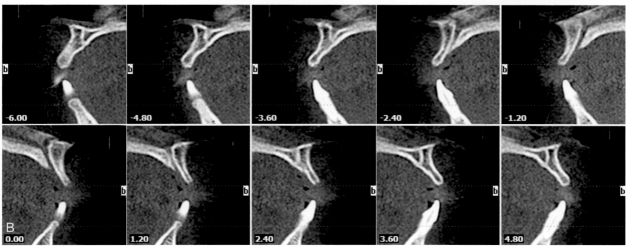

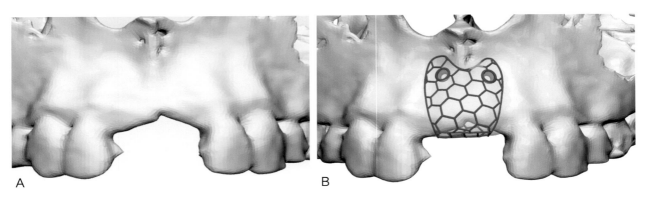

图 7-2-7 数字化虚拟骨增量设计
A. 上颌骨三维重建 B. 个性化钛网数字化设计。

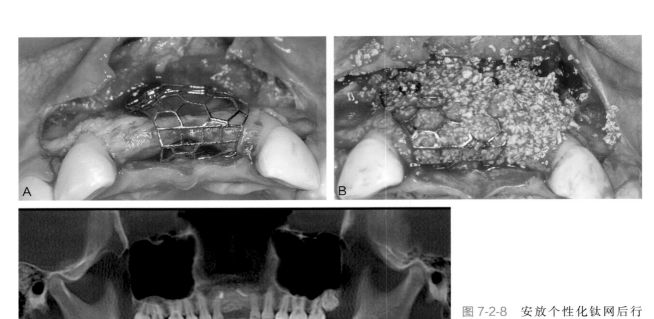

图 7-2-8 安放个性化钛网后行
GBR 及术后 CBCT 复查
A. 安放个性化钛网 B. 固定钛网
并植入骨粉 C. 个性化钛网 GBR
术后 CBCT 复查(全景视图)。

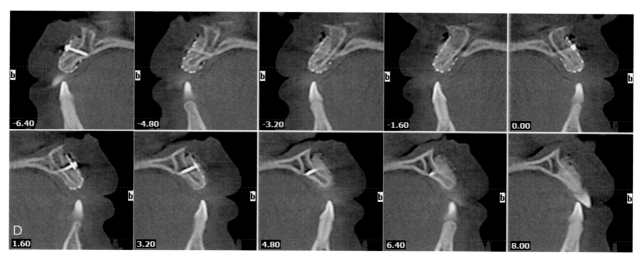

图 7-2-8（续）
D. 个性化钛网 GBR 术后 CBCT 复查（纵截面视图）。

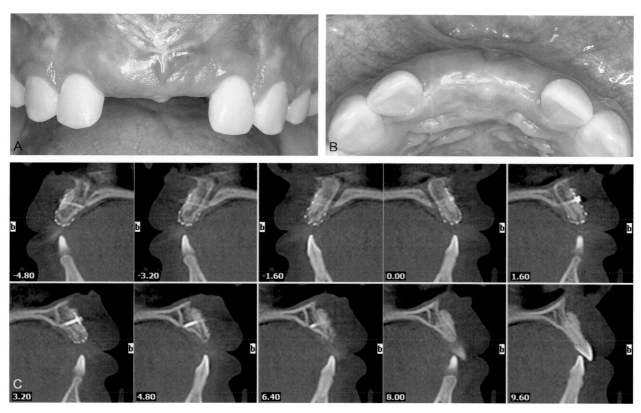

图 7-2-9 11、21 牙种植体植入及 21 GBR
A、B. 植骨术后 6 个月口内像 C. 个性化钛网 GBR 术后 6 个月 CBCT 复查（纵截面视图）。

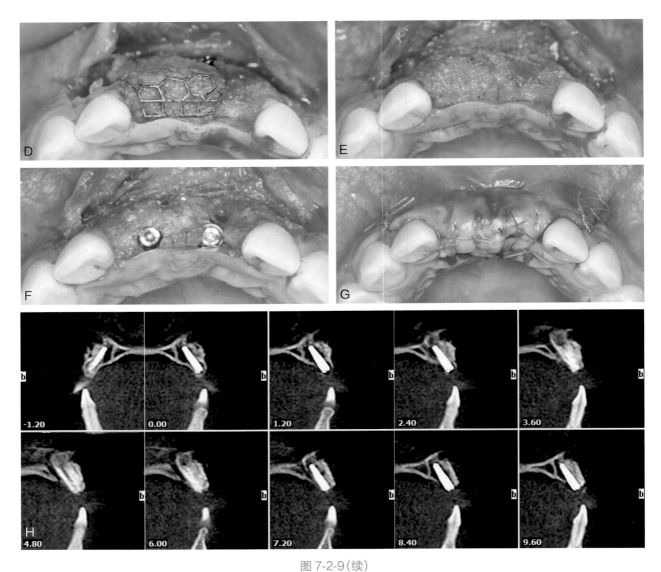

图 7-2-9（续）

D. 植骨术后 6 个月成骨情况（钛网取出前） E. 植骨术后 6 个月成骨情况（钛网取出后） F. 11、21 牙位植入牙种植体
G. 减张缝合软组织瓣 H. 口腔种植术后 CBCT 扫描（纵截面视图）。

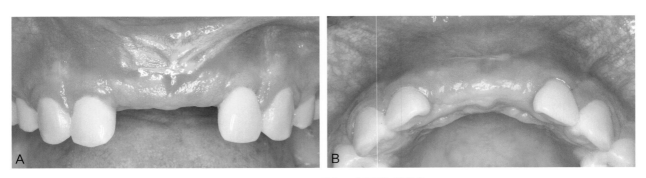

图 7-2-10 11、21 牙位二期牙龈成形术
A、B. 口腔种植术后 6 个月口内像。

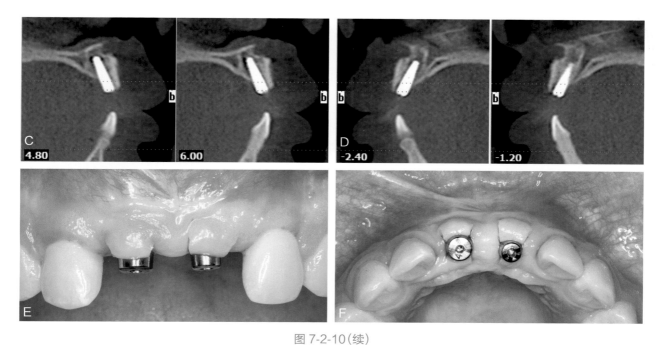

图 7-2-10（续）

C. 口腔种植术后 6 个月 CBCT（纵截面视图）11 牙位 D. 口腔种植术后 6 个月 CBCT（纵截面视图）21 牙位 E. 二期牙龈成形（唇侧观） F. 二期牙龈成形（殆面观）。

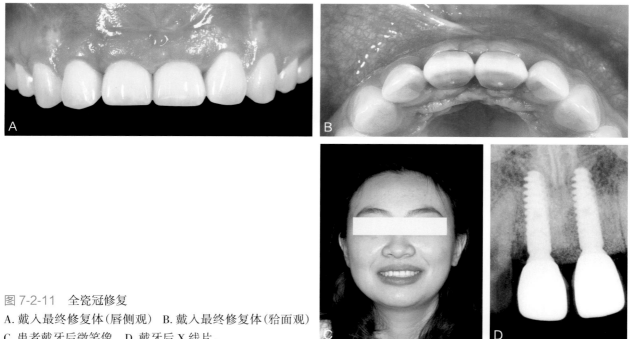

图 7-2-11 全瓷冠修复

A. 戴入最终修复体（唇侧观） B. 戴入最终修复体（殆面观）
C. 患者戴牙后微笑像 D. 戴牙后 X 线片。

二、个性化口腔外科导板在骨增量术中的临床应用

对于需要进行外置法（Onlay）植骨、侧壁开窗上颌窦底提升术等骨增量手术的病例,可在术前通过虚拟 3D 建模和数字化口腔外科手术设计,进行各类个性化口腔外科导板的设计和 3D 打印。

（一）Onlay 口腔外科截骨导板

在 Onlay 自体骨移植术中,块状骨的精确制备对提高植骨手术效果、减少手术操作时间非常关键。传统的自体骨制备手术中,口腔外科医师往往需要使用带刻度的牙周探针或钢尺进行受植区尺寸的粗略测量,并用记号笔在骨面进行轮廓标记。这种方式难以得到精准的骨块,会出现可能面积过小不足以充分覆盖受区,也可能面积过大而需要进行切削修整的情况。利用数字化模拟口腔外科技术,数字化工作室可以依据虚拟骨增量的模型,与供区的颌骨进行拟合,得到牙支持式的截骨导板模型,并通过 3D 打印技术制备出实物。由于截骨导板的组织面必须与骨面非常贴近,因此在设计前应尽量采用分辨率更高的 CBCT 扫描数据。

（二）临床病例展示:下颌前牙区数字化导板辅助下 Onlay 自体骨移植

病例简介:患者男,29 岁,因"下颌前牙外伤脱落 2 年,要求口腔种植修复治疗"来院就诊。

现病史:2 年前因外伤导致上颌骨骨折,下颌多颗前牙脱位,于我院口腔颌面外科病房行骨折复位+钛板坚强固定术。

临床检查:11、43、42、41、31、32 牙位缺失;中厚龈生物型;11 牙位近远中间隙严重不足,上颌牙列中线偏向右侧;43—32 牙位牙槽骨弓轮廓塌陷,牙槽嵴顶明显降低;余留牙牙周探诊出血（-）,松动（-）（图 7-2-12）。

CBCT 检查:42、41、31、32 牙位牙槽嵴顶有不同程度水平、垂直向吸收,牙槽嵴宽度 1.5~2.5mm;43 牙位牙槽嵴宽度 4.6mm,无垂直骨吸收（图 7-2-13）。

治疗方案:

（1）数字化设计骨支持式颏部截骨导板,3D 打印加工截骨导板（图 7-2-14）;

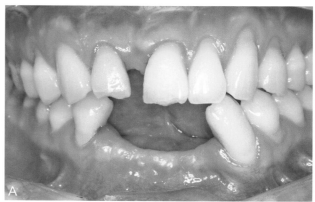 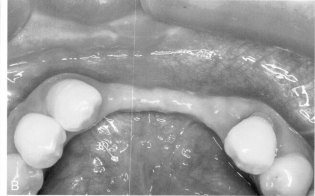

图 7-2-12　患者术前口内像
A. 唇侧观　B. 𬌗面观。

（2）在截骨导板协助下，获取 42—32 牙位根尖部自体骨块两个，行 Onlay 自体骨移植术+GBR 骨增量，同期完成 43 牙位牙种植体植入术+GBR 骨增量术（图 7-2-15）；

（3）6 个月后行 42、32 牙位种植体植入术（图 7-2-16）；

（4）3 个月后行二期牙龈成形术+全瓷冠桥修复（图 7-2-17）。

图 7-2-13　术前 CBCT 重建
A. 全景视图　B. 纵截面视图
（33—42 牙位）。

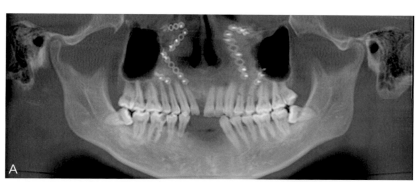

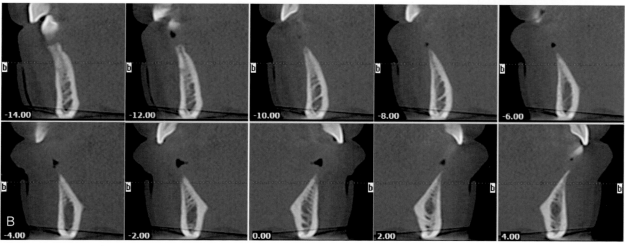

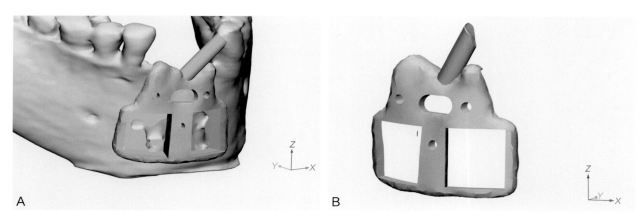

图 7-2-14　数字化设计的骨支持式截骨导板
A. 下颌骨与截骨导板组配图　B. 截骨导板设计图。

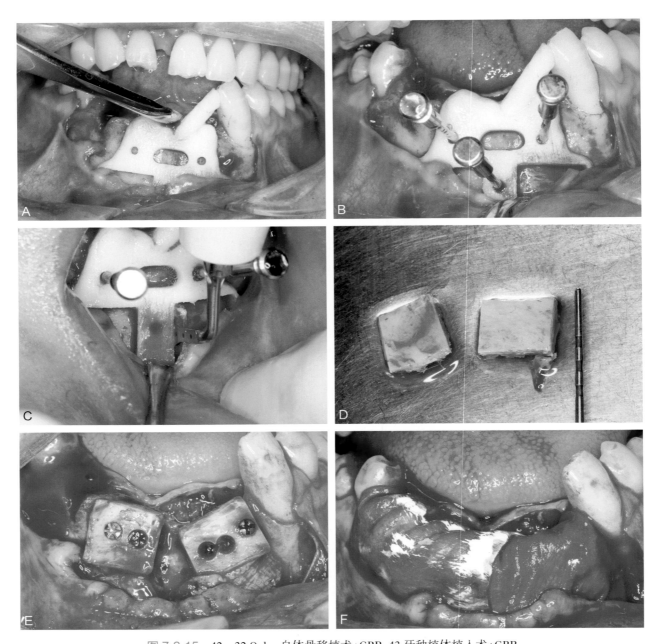

图 7-2-15 42—32 Onlay 自体骨移植术+GBR,43 牙种植体植入术+GBR

A.术中放入 3D 打印截骨导板 B.固位钉定位截骨导板 C.超声骨刀在导板辅助下截骨 D.获得的颏部自体骨块 E.自体骨块固定 F.生物膜覆盖骨粉及骨块。

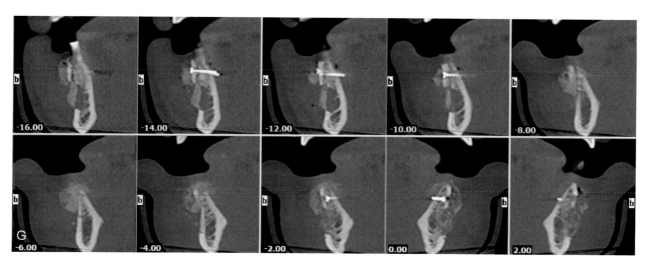

图 7-2-15（续）

G. Onlay 植骨术后 CBCT。

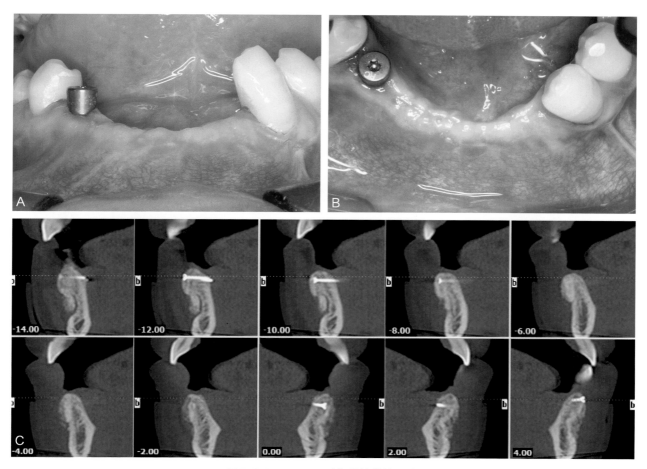

图 7-2-16　42、32 牙位种植体植入术

A、B. Onlay 植骨术后 6 个月口内像（唇侧观、殆面观）　C. Onlay 植骨术后 6 个月 CBCT。

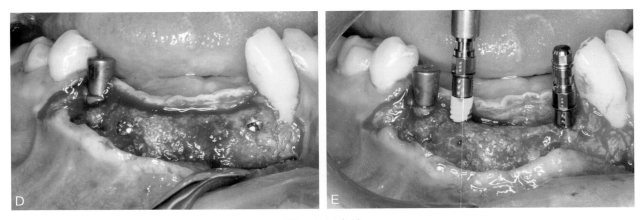

图 7-2-16（续）

D. 翻瓣观察骨增量效果　E. 42、32 牙位植入牙种植体。

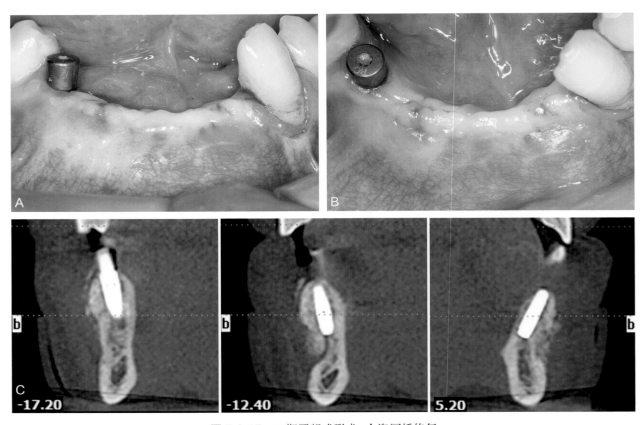

图 7-2-17　二期牙龈成形术+全瓷冠桥修复

A. 口腔种植术后 3 个月口内像（唇侧观）　B. 口腔种植术后 3 个月口内像（殆面观）　C. 口腔种植术后 3 个月 CBCT（33、32、42 牙位）。

图 7-2-17(续)
D. 口腔种植术后 3 个月 CBCT(全景视图)
E. 二期牙龈成形术后　F. 安放转移杆取
模　G. 最终修复体(口内像)　H. 患者微
笑像。

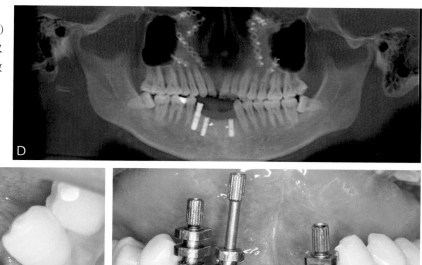

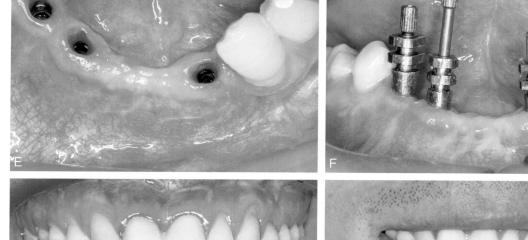

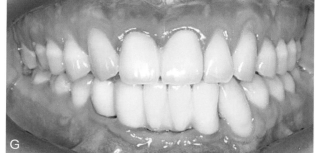

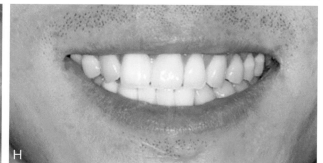

(三)上颌窦底侧壁开窗导板

在侧壁开窗上颌窦底提升术的手术中,骨开窗轮廓的设计需要参考术前影像学评估,以避免侧壁开窗时出现的并发症,如开窗位置过低进入牙槽骨基骨内、损伤上牙槽后动脉骨内支、上颌窦骨间隔对开窗造成干扰、开窗部位偏离提升位点等。与 Onlay 植骨手术中进行截骨的传统方法类似,临床上确定开窗部位往往采用标记法,从而导致开窗精度上的误差。采用数字化手术模拟方案,可在数字化颌骨模型上制订出最佳的开窗部位和尺寸(图 7-2-18A、B),然后设计出牙支持式的上颌窦底侧壁开窗手术导板(图 7-2-18C),并通过 3D 打印技术制备为实物(图 7-2-18D)。在手术中,放置导板就位后,利用超声骨刀在导板限制的范围内精确截骨开窗(图 7-2-18E)。

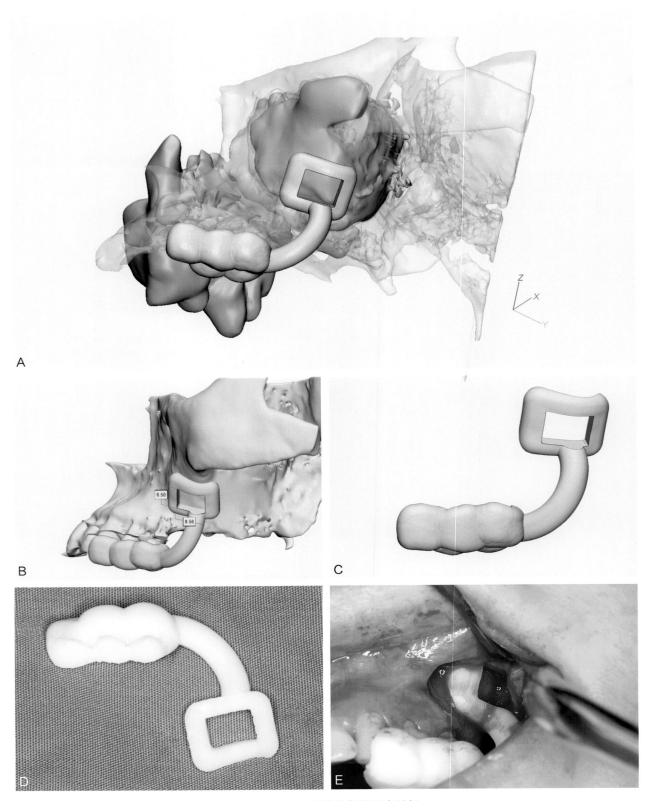

图 7-2-18　上颌窦底侧壁开窗导板

A、B. 利用数字化上颌窦、上颌骨模型规划侧壁开窗部位和尺寸　C. 虚拟设计的上颌窦底侧壁开窗手术导板模型　D. 牙支持式的上颌窦底侧壁开窗手术导板　E. 放置导板就位后，利用超声骨刀在导板限制的范围内精确截骨开窗。

三、CAD/CAM 个性化块状骨的应用及展望

CAD/CAM 个性化块状骨,是根据骨缺损部位的 3D 重建解剖形态和虚拟骨增量设计,利用数字化技术进行个性化骨增量模型的设计(图 7-2-19A、B),最后通过快速成形技术(减材、增材制造)生产出的与缺损区域形态相匹配的块状骨或人工类骨材料(如羟基磷灰石)。其中,减材制造是利用计算机数控(computerized numerical control,CNC)机床对块状的生物材料块(或同种异体骨块)进行个性化切削(图 7-2-19C);增材制造是预先将原材料制备成浆状或膏状,应用 3D 打印技术(挤出式或光敏固化成形的方式)得到最终的产品实物(图 7-2-19D)。目前,利用比较成熟的减材制造工艺加工的个性化块状骨已在临床投入使用,而利用增材制造技术加工的个性化块状骨也逐渐走出实验室,即将投入临床应用。

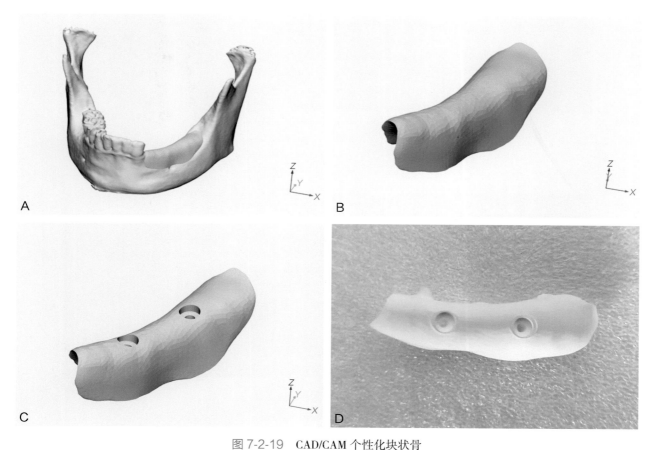

图 7-2-19　CAD/CAM 个性化块状骨
A. 数字化虚拟骨增量设计　B. 牙槽骨增量的 3D 模型　C. 设计下沉式固位钉孔　D. 3D 打印的医用材料个性化骨块。

（一）个性化同种异体块状骨的设计加工

获取个性化块状骨的数字化工作流程并不复杂，其与个性化钛网的设计和加工流程有相似之处。

1. 获取患者的 CBCT 数据，并进行 3D 模型重建（图 7-2-20）。

2. 利用 CAD 软件进行以修复为导向的虚拟骨增量设计（图 7-2-21）。

3. 对个性化块状骨模型进行三维重建设计（图 7-2-22），由临床医师对设计结果进行确认，必要时返回进行修改。

4. 由加工单位完成个性化块状骨的制备（图 7-2-23），并进行清洗、消毒、灭菌等工作。

5. 交给临床医师，完成 Onlay 骨增量手术（图 7-2-24）。

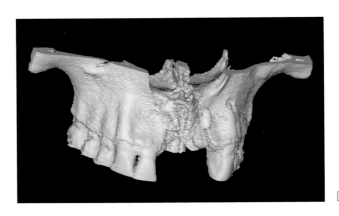

图 7-2-20　上颌骨 3D 模型重建

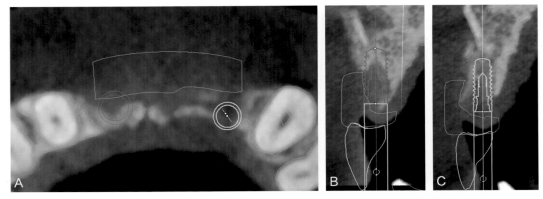

图 7-2-21　虚拟骨增量设计

A. 牙种植体虚拟设计方案辅助下的虚拟骨增量（横断面）　B. 牙种植体虚拟设计方案辅助下的虚拟骨增量（纵截面，11 牙位）　C. 牙种植体虚拟设计方案辅助下的虚拟骨增量（纵截面，22 牙位）。

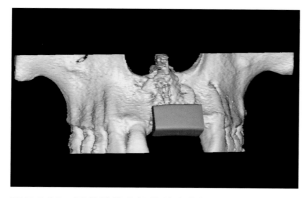

图 7-2-22 牙种植体虚拟设计方案辅助下的虚拟骨增量 3D 模型

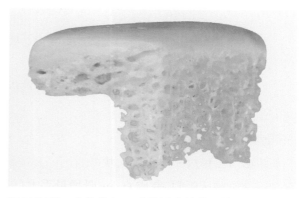

图 7-2-23 个性化加工后的同种异体骨块（含骨皮质、骨松质）

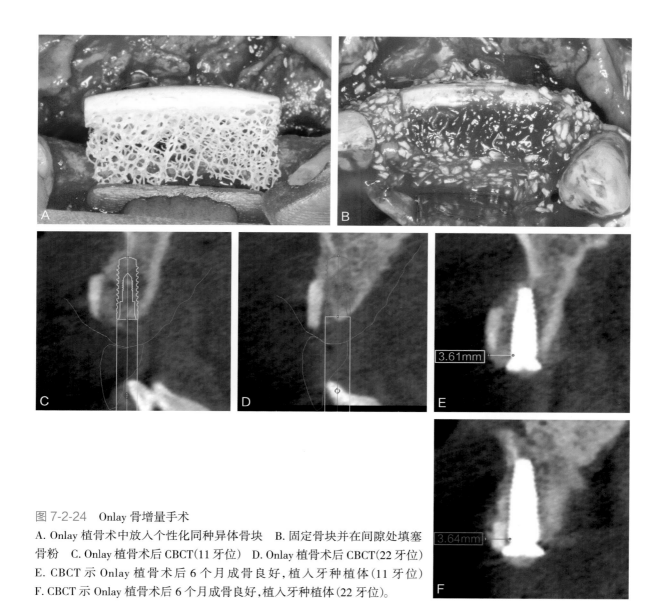

图 7-2-24 Onlay 骨增量手术

A. Onlay 植骨术中放入个性化同种异体骨块 B. 固定骨块并在间隙处填塞骨粉 C. Onlay 植骨术后 CBCT（11 牙位） D. Onlay 植骨术后 CBCT（22 牙位）

E. CBCT 示 Onlay 植骨术后 6 个月成骨良好，植入牙种植体（11 牙位）

F. CBCT 示 Onlay 植骨术后 6 个月成骨良好，植入牙种植体（22 牙位）。

（二）CAD/CAM 个性化块状骨的优势

得益于解剖形状与缺损部位高度匹配，CAD/CAM 个性化骨块的临床优势比较明显，主要体现在以下三个方面：

1. 优化手术流程 避免了在传统块状骨植骨手术中需要反复参照比对、修整骨块的烦琐操作，大幅度缩短手术时间，简化手术操作流程，降低手术难度，减少术中感染风险，增加患者的舒适度和满意度，减轻医患双方的心理负担。

2. 提高成骨效果 由于个性化骨块与缺损部位的界面较为贴合，固位更为牢靠，增加了植骨材料的稳定性，因而会更有利于受植区与骨块间的再血管化和新骨再生。在基质材料相同的情况下，个性化块状骨将会有更好的临床效果。

3. 减少并发症 移植物暴露是口腔 Onlay 植骨术中常见的并发症。文献显示，即使是 CAD/CAM 个性化骨块，也存在一定程度的暴露发生率，但由于其外形光整平滑，利于术后软组织管理，因此能够减少移植物暴露的发生。

（三）CAD/CAM 个性化块状骨的局限性

虽然 CAD/CAM 个性化骨块较传统骨块有明显优势，但也存在一些局限性和缺点。

1. 个性化设计加工需要较长的准备时间。虽然可节约术中时间，但需要在术前完成充分的医技交互工作，特别是面对疑难病例，如果交互沟通不充分，有可能导致个性化人工骨块形状异常，无法完全匹配。

2. 对于减材制造加工来讲，对植骨原材料的力学强度要求较高，因为减材制造本质就是刀具切削的过程，如果原材料过脆、过软，有可能造成加工困难，导致精度丢失甚至加工失败。而且，切削加工对骨块的最小尺寸有限制。一般情况下，骨块中部最小壁厚不能小于 3mm，骨块边缘或嵴顶最小厚度不能小于 1mm，否则会影响整体强度。

3. 选择个性化还是标准化骨块移植，最大的限制来自植骨原材料本身。如果移植物的尺寸过大（厚度超过 10mm），虽具备多孔结构，但还是存在新生血管无法充分进入其内部区域的风险，从而影响其整体成骨质量。

（四）CAD/CAM 个性化块状骨的展望

增材制造的个性化人工块状骨是未来数字化骨增量的希望。目前有两种增材制造工艺可以用于制备个性化人工块状骨，一种是基于挤出式的 3D 打印技术，该技术需要将同种异体骨、异种异体骨或人工合成骨制备成粉状，然后混合黏合剂，通过挤出装置，将其精准定位并堆积成形。该技术成本较低，但成形精度也较低，对多孔构型有限制，难以制备复杂精细结构。另一种是基于光固化的 3D 打印技术，需要在原材料中混入光敏树脂，成形后需高温脱脂、烧结，一般用生物陶瓷材料作为原材料。该工艺加工精度高（约 25μm），虽然可制备复杂孔型，但设备较昂贵，成本较高。

两种增材制造工艺各有利弊，但都具备减材制造所不具备的优势，不仅可以在解剖外形上个性化设计，而且可以实现内部构型的定制优化。为了调节力学性能，可以改变孔径、孔型、丝径等微观结构；为了模拟天然构型，可以实现内部骨松质和外部骨皮质梯度加工；为了增强血供系统，可以优化孔道分布结构，促进血运流通；为了增加再生能力，可以将活性细胞溶入多孔支架之中。未来将至，也许很快将体验到科技进步带给临床的方便与实惠。

四、数字化颌骨重建口腔外科技术的临床应用

（一）全程数字化辅助的腓骨瓣修复颌骨缺损

依据第一节所述的数字化方法,对颌骨缺损进行以修复为导向的虚拟重建设计。在口腔外科临床应用中,基于以上的重建方案可以设计并加工一系列的 CAD/CAM 口腔外科手术导板,以实现精准的口腔外科手术,包括:下颌骨肿瘤截骨导板、腓骨截骨导板、腓骨就位导板,以及颞下颌关节定位导板(图 7-2-25)。术前完成以上口腔外科导板的 3D 打印和导板消毒。在手术中,首先使用颞下颌关节定位导板,利用下颌升支前缘和上颌颧牙槽嵴将其相互固定,从而保证截骨前后髁突的位置稳定不变;然后将下颌骨截骨导板按术前设计就位固定,在导板切槽的引导下精确截断病变下颌骨;将腓骨截骨导板按术前设计安放固定于腓骨上,在导板切槽的引导下精确截断腓骨,并用钛板完成腓骨塑形;最后,将塑形好的腓骨在腓骨就位导板的引导下就位于缺损的颌骨区域。

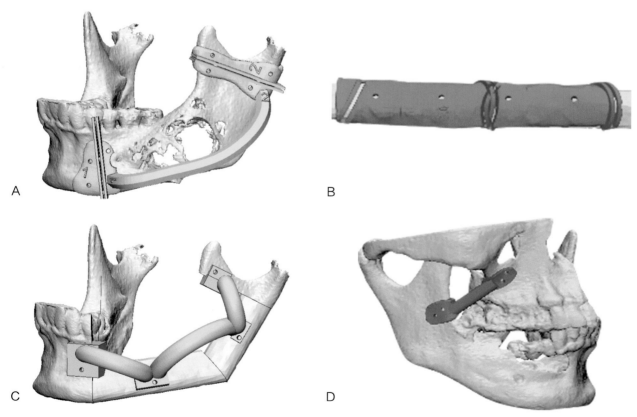

图 7-2-25 导板 3D 设计模型

A.下颌骨截骨导板的 3D 设计模型 B.腓骨截骨导板的 3D 设计模型 C.腓骨就位导板的 3D 设计模型 D.颞下颌关节定位导板的 3D 设计模型。

(二)基于生物力学分析的腓骨重建方式选择

同一种颌骨缺损类型可能会有多种重建方式,并且这些重建方式都可以通过手术成功实施,但是到底哪一种重建方式的力学分布最佳,为了找出这个最佳力学分布的重建方式,就需要在数字化设计和重建手术之前进行生物力学的分析。

以下颌骨体部及升支缺损为例,腓骨重建下颌骨体部及升支缺损有以下几种方式:单层贴近牙槽嵴方向(single up,SU),单层贴近颌骨下缘方向(single down,SD),双层向上折叠(double up,DU),双层向下折叠(double down,DD),单层牵张成骨(distraction osteogenesis,DO)(图 7-2-26)。在术前通过三维有限元方法建立了以上五种腓骨重建的力学模型,比较其在模拟正常咬合力作用下各重要连接处的受力情况(图 7-2-27,图 7-2-28),在正常力量的刺激范围内,将应变和位移较小的受力模型纳入候选的腓骨重建方式,并将五种重建模型进行 3D 打印,用电子万能机械测试仪检测其刚度(图 7-2-29),将刚度值最大者纳入候选的腓骨重建方式。通过上述分析综合得出最佳的重建模型,用于指导手术的进行。最后在术后的不同时间点通过 CT 数据的采集,对之前分析的各重要连接断面的骨密度进行检测,从而进一步验证术前的生物力学分析结果。

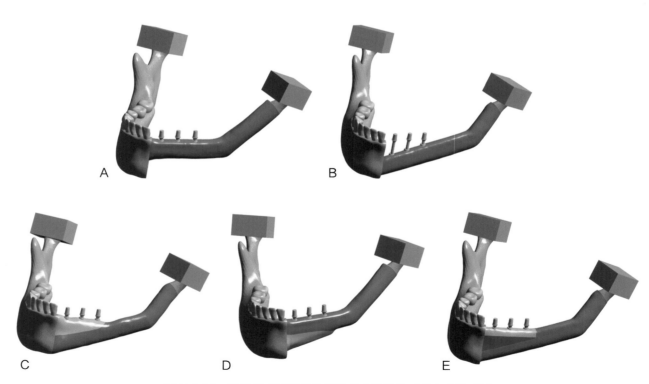

图 7-2-26 腓骨重建下颌骨体部及升支缺损的五种方式模式图

A.单层贴近牙槽嵴方向(SU) B.单层贴近颌骨下缘方向(SD) C.双层向上折叠(DU) D.双层向下折叠(DD) E.单层牵张成骨(DO)。

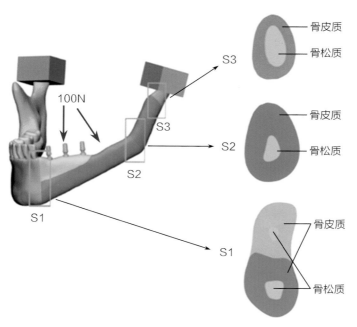

图 7-2-27　三个重要的下颌骨与腓骨连接断面及受力示意图

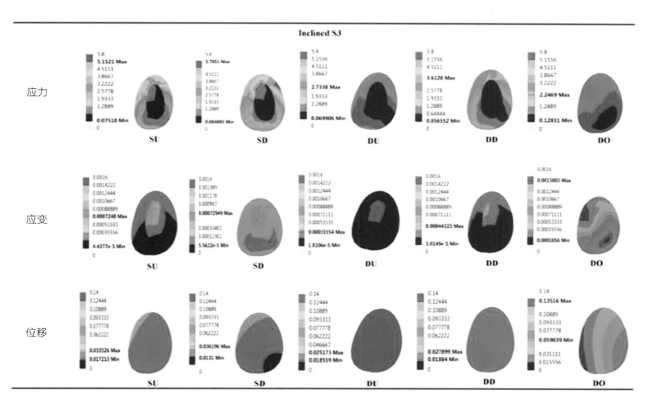

图 7-2-28　在 ANSYS 软件中得出的 S2 断层有限元受力分析，表明 DU 代表腓骨重建的最佳应力分布模型

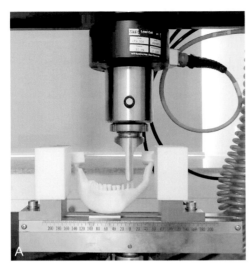

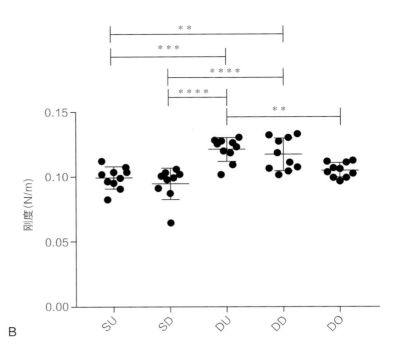

图 7-2-29　3D 打印各种重建模型进行刚度测试,DU 和 DD 的刚度值明显高于其余几个模型(*$P<0.05$,**$P<0.01$,***$P<0.005$,****$P<0.001$)

　　综上所述,数字化技术在骨增量手术中的应用有着广阔的前景。从术前骨缺损评估、虚拟骨增量设计、外科手术导板数字化设计及加工、植骨方案的生物力学分析和数字化评估,到个性化骨增量植入材料或支架的数字化设计和加工,形成了一整套以修复为导向、符合生物力学和外科原则的数字化植骨方案。随着个性化生物材料加工制作的进步,还可能会涌现出更多可用于个性化骨增量的 CAD/CAM 骨移植物产品,这将极大地增加骨增量手术的精准性、微创性和安全性。

(季　平　黄元丁　王　超　付　钢　陈　陶)

参考文献

1. DRAENERT FG,HUETZEN D,NEFF A,et al. Vertical bone augmentation procedures:basics and techniques in dental implantology. J Biomed Mater Res A,2014,102(5):1605-1613.

2. SACCO AG,CHEPEHA DB. Current status of transport-disc-distraction osteogenesis for mandibular reconstruction. Lancet Oncol,2007,8(4):323-330.

3. ZHANG Q,WU W,QIAN C,et al. Advanced biomaterials for repairing and reconstruction of mandibular defects. Mater Sci Eng C Mater Biol Appl,2019,103:109858

4. KATSOULIS J,MÜLLER P,MERICSKE-STERN R,et al. CAD/CAM fabrication accuracy of long- vs. short-span implant-supported FDPs. Clin Oral Implants Res,2015,26(3):245-249.

5. HILGENFELD T,JUERCHOTT A,DEISENHOFER UK,et al. In vivo accuracy of tooth surface reconstruction based on CBCT and dental MRI-A clinical pilot study. Clin Oral Implants Res,2019,30(9):920-927.

6. BENIC G I,HAMMERLE C H F . Horizontal bone augmentation by means of guided bone regeneration. Periodontology,2014,66(1):13-40.

7. 赵铱民,高元,安燕,等.上颌骨缺损的分类及修复疗效.实用口腔医学杂志,1996(01):31-34.

8. BROWN JS,BARRY C,HO M,et al. A new classification for mandibular defects after oncological resection. Lancet Oncol,2016,17(1):23-30.

9. BAK M,JACOBSON AS,BUCHBINDER D,et al. Contemporary reconstruction of the mandible. Oral Oncol,2010,46(2):71-76.

10. ALMELA T,AL-SAHAF S,BROOK I M,et al. 3D printed tissue engineered model for bone invasion of oral cancer. Tissue Cell,2018,52:71-77.

11. CHIAPASCO M,CASENTINI P,TOMMASATO G,et al. Customized CAD/CAM titanium meshes for the guided bone regeneration of severe alveolar ridge defects:preliminary results of a retrospective clinical study in humans. Clin Oral Implants Res,2021,32(4):498-510.

12. WONG A,GOONEWARDENE M S,ALLAN B P,et al. Accuracy of maxillary repositioning surgery using CAD/CAM customized surgical guides and fixation plates. Int J Oral Maxillofac Surg,2021,50(4):494-500.

13. WUBNEH A,TSEKOURA E K,AYRANCI C,et al. Current state of fabrication technologies and materials for bone tissue engineering. Acta Biomater. 2018,80:1-30.

14. Genova T,Roato I,Carossa M,et al. Advances on bone substitutes through 3D bioprinting. Int J Mol Sci,2020,21(19):7012.

15. Hwang H H,Zhu W,Victorine G,et al. 3D-printing of functional biomedical microdevices via light- and extrusion-based approaches. Small Methods,2018,2(2):1700277.

16. ULKUR E,KARAGOZ H,KULAHCI Y,et al. One-and-a-half-barrel vascularized free fibular flap for the reconstruction of segmental mandibular defect. J Craniofac Surg,2013,24(2):167-169.

17. CHAO J W,ROHDE C H,CHANG M M,et al. Keeping it simple:improving dental outcomes with osseointegrated implants after "single barrel" free fibula reconstruction of the mandible. J Plast Reconstr Aesthet Surg,2015,68(9):1320-1322.

18. Li X,Jiang C,Gao H,et al. Biomechanical analysis of various reconstructive methods for the mandibular body and ramus defect using a free vascularized fibula flap. Biomed Res Int,2020,2020(1):1-14.

第八章

计算机辅助设计与计算机辅助制造
种植体支持上部结构

随着计算机技术的发展,计算机辅助设计与计算机辅助制造(computer aided design/computer aided manufacture,CAD/CAM)技术已经被广泛应用于口腔种植修复上部结构的设计与加工过程。20 世纪 70 年代初,法国的 Duret 博士首次提出将 CAD/CAM 技术应用到口腔修复领域,他设想应用激光成像技术来获取牙列的光学印模,并通过数控切削技术制作修复体。数字化口腔种植修复的工作流程包括以下三个步骤:

1. 信息采集　获取种植修复所需的相关数字化信息,包括剩余牙列、黏膜,以及颌骨、种植体三维位置、咬合关系、颜面部信息及下颌运动信息等。

2. CAD　将获取的数字化信息导入计算机程序以设计所需的修复体。

3. CAM　基于设计数据通过数控切削或 3D 打印加工相应材料,完成修复体制作。

第一节　数字化印模与模型

关于信息采集部分内容已在第三章中详述,本节主要围绕与种植修复相关的数字化印模与模型展开论述。

印模是制作上部结构的第一步,精准的种植体三维位置信息获取是种植修复体上部结构获得被动就位及长期稳定的重要保障。印模采集可以通过传统方法或数字化方法完成,传统印模及模型涉及从临床到技工室的多个环节,影响精度的因素贯穿每一个步骤,从印模采集过程中材料的收缩、气泡和变形,到印模灌制过程中石膏材料的膨胀等,均难以进行质量控制,且信息传递效率低下。而数字化印模在采集的同时,可获得计算机屏幕上即时反馈的数字化模型,省略诸多人工步骤,方便补扫修改,也便于医技患沟通。本节就种植修复数字化印模及模型的获取方法、适应证及精度控制作一详述。

一、概念

对应传统印模技术,通常将获取口腔内牙、修复体及相关软组织数字化表面信息的过程,称为数字化印模技术。在种植修复领域,通过特殊光源投射到牙、黏膜及专用的种植体扫描体上,捕获牙、黏膜的图像并记录种植体三维位置的信息,经过计算机处理后,构建为可视化的三维数字模型。数字化模型是应用 CAD/CAM 技术进行上部结构设计及制作的基础。

二、获取方法及适应证

获取口腔内部结构表面的数字化信息是通过数字化扫描实现的,包括直接法和间接法。直接法是使用手持扫描设备在临床中直接扫描口腔内部结构获取数字化信息,包括剩余牙列、咬合关系、黏膜和种植体三维位置等信息,也就是口内扫描,或是应用基于数字摄影测量技术的口外扫描法获取种植体三维位置信息。间接法需要先制取印模并灌制模型,然后应用技工室扫描设备,对石膏模型进行表面扫描,间接获取口腔内部结构信息,即模型扫描。

(一)口内扫描

目前临床采用的口内扫描设备多为非接触式的光学扫描设备,早期的口内扫描仪需要在目标物体表面喷上钛粉或二氧化镁粉末,使其表面信息易于被光线捕捉,但粉末分布不均时会降低扫描精度,因此新一代的口内扫描设备基本可实现不喷粉口内扫描,在提高精度的同时,简化临床程序。另外,不喷粉扫描也可以使扫描仪记录口内的真实色彩信息。口内扫描可以获取剩余牙列、黏膜、咬合关系、种植体三维位置及穿龈轮廓的数字化信息,用于种植修复上部结构的设计与制作。

1. 常用的口内扫描系统(表 8-1-1)

(1)3Shape:3Shape 公司于 2011 年推出了第一台口内扫描仪 Trios,这是一台以共聚焦显微成像技术(confocal microscopy)为基本原理的黑白扫描仪。2013 年,推出了第一台彩色口内扫描仪 Trios 2,虽然技术原理相同,但增加的超快光学切片技术(ultrafast optical sectioning)使新一代口内扫描仪可以实现连续扫描,单个全牙弓的扫描速度仅 1 分钟,但扫描仪自重高达 780g,极大地限制了其临床使用时的灵活性。2015 年推出的 Trios 3,重量仅不到第二代的一半,为 340g,但精度提高到 6~9μm,且单颌扫描速度缩短到 50s,另外 Trios 3 还搭配了软件的新功能,可以进行微笑设计、记录动态咬合等。2019 年,继续推出了第四代口内扫描仪 Trios4,自动加热机身的速度提高,避免了临床等待的时间。

(2)Planmeca:Planmeca 公司的第一台口内扫描仪源于 2013 年收购的美国 E4D Technologies 公司,2 年后推出其第二代口内扫描仪 PlanScan,它使用蓝色激光为光源,采用三角测量技术,实现灰度扫描,另可通过单独配置的彩色扫描头实现彩色扫描,扫描仪具有主动加热防起雾功能。2019 年,推出了第三代口内扫描仪 Emerald,它改进了光源,增加为红、绿、蓝三色激光,从而实现了真彩扫描,同时具有比色功能;扫描仪重量仅为 235g,小巧轻便易于操作,全口扫描时间小于 2min,在操作时,软件有扫描头距离提示功能,帮助操作者在扫描仪的焦距范围内扫描,机身的自动加热速度极快,在更换扫描头时无需等待。

表 8-1-1　常用的口内扫描系统

系统名称	Trios4	Emerald	CS 3700
原理	共聚焦显微技术 超快光学切片技术	三角测量法 超快视频拍摄	三角测量法
光源类型	LED	红、绿、蓝三色激光	LED
扫描枪重量	345g	235g	316g
取像头尺寸	2.5cm × 2.1cm	标准:1.76cm × 1.32cm 超薄:1.2cm × 1.32cm	常规:2.0cm × 1.9cm 侧面:2.0cm × 1.7cm 后牙:1.7cm × 1.4cm
取像头预热时间	0s	2s	20~30s
焦距范围	0~5mm	10~20mm	−2~12mm, 最佳 5mm
扫描精度	6~9μm	≤20μm	10~13μm
取像头消毒方式	高温高压 121℃,15min	高温高压消毒或擦拭消毒	高温高压 134℃,4min
取像头消毒次数	150	≥200	60

(3) Carestream:Carestream 公司于 2013 年推出第一台口内扫描仪 CS3500,它采用了结构光光源,通过按钮拍照获取图像,实现真彩三维扫描,扫描仪配备了两个不同尺寸的扫描头,标准头与小头,便于在张口度不同的情况下使用。2016 年推出的 CS3600 改进了取像方式,采用视频连续扫描,提高了扫描速度,完成双牙弓+咬合扫描时间<5min,扫描仪在 CS3500 两个扫描头的基础上又增加了侧向扫描头,可适应更多的口内情况。2019 年推出了新增口腔科比色板功能的 CS3700,虽然重量较 CS3600 稍有增加,但良好的握持操纵感提升了操作体验,通过"加速扫描"(turbo scan)CS3700 将实时拍摄速率提升 25%,在 30s 内完成单牙弓扫描,取景区聚光率和信噪比提高,在暗处也能发挥结构光的优势,精细成像。另外,CS3700 通过特有专利技术——双向反射分布功能(bidirectional reflectance distribution function),可以更准确地捕捉色彩信息,避免光线不足、位置变化和室内环境光源复杂的影响。Carestream 口内扫描仪一大特点就是扫描头可以贴牙面扫描,保证的扫描头的稳定,不易晃动。

2. 口内扫描的临床优势、局限性及适应证选择　与传统印模及模型相比,口内扫描具有其独特的临床优势,但也存在相应的局限性。

(1) 临床优势:①避免了传统印模中材料选择、材料收缩与膨胀等变形造成的模型精度减低,也避免了咬合蜡变形造成的咬合精度减低;②避免受深覆𬌗或正畸托槽的影响;③获取的是无压力印模信息,采集信息过程中可进行局部擦除补扫修改;④即时呈现的数字化模型加强了与患者沟通的顺畅性,也便于信息在技师与临床医师间传递,减少模型运送时间,避免运送中可能造成的模型破坏,提升医技患沟通体验;⑤对于咽反射敏感及鼻腔通气不畅的患者,避免了流动性印模材料引起的恶心、窒息以及味觉刺激症状,也避免了印模材料流动到口周;⑥对于简单病例,相比传统印模方法,仅进行局部象限扫描可大大缩短临床操作时间;⑦便于患者治疗前后相关资料的对比及长期保存。

(2) 局限性:①受患者张口度影响,后牙区扫描空间受限;②扫描探头的位置和角度设置影响仪器的成像效果,从而影响印模精度;③口腔内的固有环境,如温度、湿度、唾液等均影响扫描精度;④扫描精度随扫描范围增大而降低;⑤对于全牙弓的扫描,随着扫描时间延长,张口时间增加,患者的接受度普遍降低;⑥不同扫描系统有不同操作特点,操作者在使用多个系统时,增加学习成本。

(3)适应证:①种植体支持的单冠或三单位桥;②对颌牙列牙齿缺失少于5颗;③因牙周炎多数牙齿发生松动的患者;④正畸治疗中的患者,牙面粘接有托槽、附件等。

3. 口内扫描的临床程序

(1)设备及口腔准备:①牙周洁治,清除口内牙菌斑、牙石、色素等影响口内解剖信息捕捉的因素;②连接扫描设备,扫描头预热,以防取像器表面产生雾气;③安放唇颊屏障装置,避免唇颊黏膜进入扫描区,造成拼接错误;④牙齿及牙龈表面干燥,避免液面反光;⑤关闭牙椅灯光及室内强光;⑥体位准备,扫描下颌时,下颌平面与地面平行;扫描上颌时,上颌平面与地面呈45°;扫描咬合时,患者直立,上身与地面呈90°(图8-1-1)。

(2)牙、黏膜及咬合关系的数字化信息获取:扫描时注意厂家推荐的扫描头的焦距范围,即扫描头与牙齿及黏膜表面的距离,握持扫描头应有支点,图像采集时应稳定,连续,有足够的特征点。

1)牙及黏膜数字化信息获取:一定的扫描顺序与路径有助于提高扫描精度,避免遗忘扫描区,不同口内扫描系统有不同的推荐路径,图8-1-2展示了4种常用口内扫描系统的厂家推荐扫描路径,图8-1-3为可参考的腭部扫描路径。

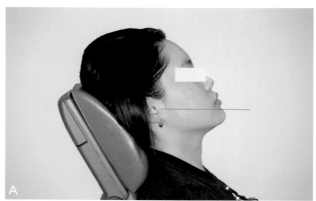
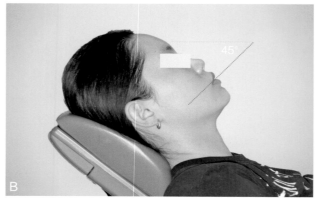
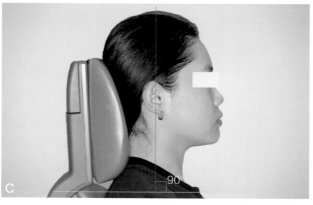

图 8-1-1 口内扫描前体位准备
A.扫描下颌 B.扫描上颌 C.扫描咬合。

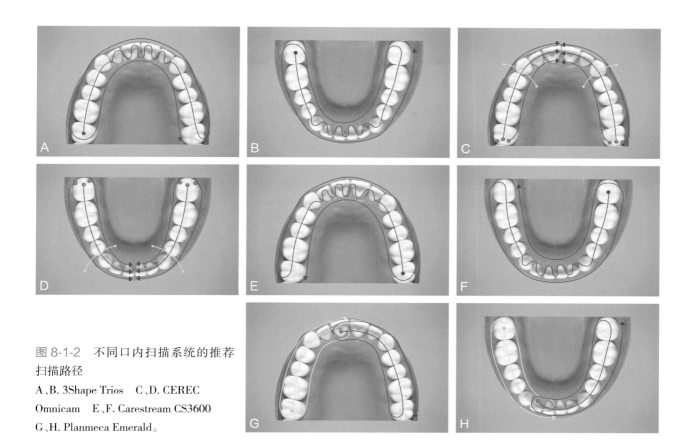

图 8-1-2　不同口内扫描系统的推荐
扫描路径
A、B. 3Shape Trios　C、D. CEREC
Omnicam　E、F. Carestream CS3600
G、H. Planmeca Emerald。

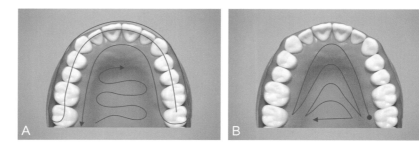

图 8-1-3　腭部的参考扫描路径
A. 扫描路径（一）　B. 扫描路径（二）。

　　2）咬合关系信息获取：咬合信息获取最常选取牙尖交错位（intercuspal position，ICP），患者咬合于
ICP，颊侧扫描，待软件中已获得的上下颌数字化模型咬合于 ICP 即可，旋转数字化模型，对比口内，进行
咬合检查。

　　（3）种植体三维位置获取：扫描体是获取种植体三维位置的重要装置，是指安放于种植体上，且通
过口腔扫描将种植体的位置转换成数字文件的装置，其作用与传统印模技术中的印模帽相似。扫描体
包括三部分，最上方的扫描区，中间的体部，以及根方的基底部。与印模帽相同，扫描体基底部与种植
体的精确连接，是获得种植体精准三维位置的基础，扫描体的扫描区有非对称的特征性外形，便于扫

描头识别扫描体的位置方向,完成扫描后,在 CAD 软件中调取数据库中的扫描体文件,与导入的口内扫描文件中的扫描体进行配准,计算种植体三维位置,从而完成种植体在数字化模型中的转移。扫描过程如下:

1)在已获取的数字化模型上将种植体穿龈处擦除(图 8-1-4A)。

2)在口内按推荐扭力连接扫描体与种植体或基台,扫描体的方向标记一般置于唇颊侧(图 8-1-4B)。

3)扫描时由邻牙唇颊侧开始,便于软件识别拼接,逐渐过渡至扫描体及穿龈部位,再至另一侧邻牙,而后转向舌腭侧扫描,获得带有扫描体信息的数字化模型(图 8-1-4C)。

4)调取 CAD 软件数据库中扫描体信息,与口内扫描获得的扫描体信息配准,计算种植体三维位置,获得带有种植体三维位置信息的数字化工作模型(图 8-1-4D)。

5)若有金属修复体等高反光物无法完整扫描时,推荐使用喷粉扫描。

4. 穿龈轮廓三维信息获取 对于美学区的种植修复,临床中常需制作临时修复体用于成形种植体周软组织,使其与相邻天然牙的软组织协调,为了维持软组织成形的效果,需要复制临时修复体的颈部穿龈形态设计制作永久修复体。当取下临时修复体后,失去支撑的龈袖口会在短时间内塌陷,形态发生改变,在获取数字化印模时,可使用以下两种方法采集准确的种植体穿龈轮廓。

(1)直接法:在去除临时修复体后直接对穿龈轮廓进行扫描,获取穿龈轮廓的三维信息。

1)适应证:适用于去除临时修复体后短时间内种植体周软组织相对稳定的情况,种植体平台直径

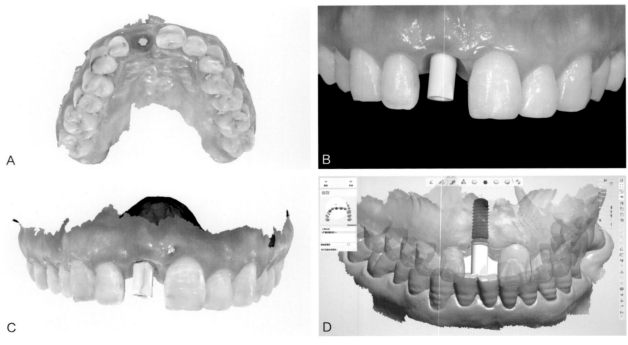

图 8-1-4 口内扫描获取种植体三维位置
A. 擦除种植体穿龈 B. 安装扫描体 C. 获取扫描体数字化信息 D. 数字化模型。

≥4mm，且种植体平台到龈缘距离≤4mm，但不可使用喷粉扫描。

2）扫描流程：①临时修复体连接于种植体上，扫描获取临时修复体及种植体周软组织外形，包括近远中龈乳头形态，并扫描临时修复体近远中至少2颗邻牙，用于与其他扫描文件配准；②去除临时修复体后立即扫描种植体周软组织形态，并扫描前述用于配准的邻牙，有研究表明穿龈轮廓的塌陷会发生在去除临时修复体后10s；③将扫描体正确连接至种植体上方，扫描种植体三维信息及全牙弓数字化信息；④将以上三个扫描文件输入专业软件配准整合，形成一个具有种植体三维位置、临时冠形态及种植体穿龈轮廓和种植体周软组织外形的数字化模型（图8-1-5）。

（2）间接法：扫描临时冠的形态，通过与全牙列扫描数据相匹配，获取穿龈轮廓的三维信息。

1）适应证：适用于去除临时修复体后种植体周软组织在短时间内塌陷，种植体平台直径<4mm，和/或种植体平台到龈缘距离>4mm，可使用喷粉或不喷粉扫描。

2）扫描流程：①临时修复体连接于种植体上，扫描获取临时修复体及种植体周软组织外形，包括近远中龈乳头形态，并扫描临时修复体近远中至少2颗邻牙，用于与其他扫描文件配准；②去除临时修复体后将扫描杆正确连接至种植体上方，扫描种植体三维位置信息及全牙弓三维信息；③将临时修复体连接于种植体替代体，于口外扫描完整的临时修复体形态；④将以上三个扫描文件输入专业软件配准整合，临时修复体龈缘线下的颈部形态信息代表了种植体穿龈轮廓，这样同样也获得了具有种植体三维位置、临时冠形态及种植体穿龈轮廓和种植体周软组织外形的数字化模型（图8-1-6）。

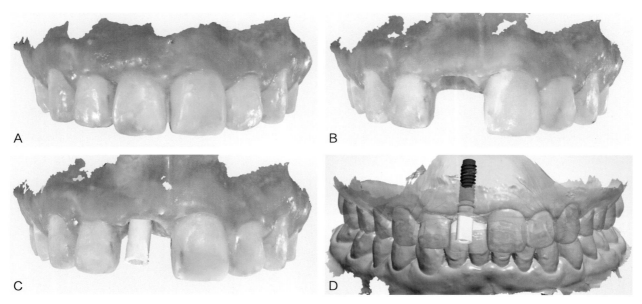

图 8-1-5　直接法获取种植体穿龈轮廓
A. 扫描获取临时修复体及种植体周软组织外形　B. 直接扫描获取种植体周软组织形态　C. 扫描扫描体获取种植体三维位置　D. 数字化模型。

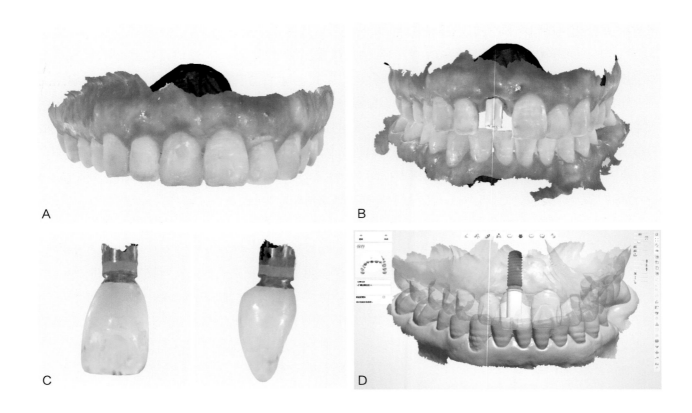

图 8-1-6　间接法获取种植体穿龈轮廓

A. 扫描获取临时修复体及种植体周软组织外形　B. 扫描获取扫描体三维位置信息及全牙弓信息　C. 于口外扫描完整临时修复体形态　D. 有临时修复体信息的数字化模型。

5. 扫描精度　传统印模及模型的精度主要取决于各类材料的性能,而数字化印模及模型的精度主要取决于最初数据获取时的精度,即扫描精度,包括扫描的真实性(即扫描数据与现实事物之间的接近程度)和扫描的精确性(即重复扫描所得测量值的一致程度)。关于扫描精度的研究有许多,但受限于口腔情况的复杂多变,研究多在体外模型中进行;另外扫描系统众多,因而研究结果仅对临床有参考作用,难以给出确切结论。总体来说,对于完整牙列的扫描,目前几乎所有扫描系统的精度都在临床可接受范围,但对于含种植体的牙列,各研究结果偏差很大,扫描精度从 19~112μm;对于无牙颌模型,口内扫描精度更差一些,真实性在 44.1~591μm,而精度的偏差可以高达 698μm。

影响扫描精度的因素包括以下方面:

(1) 环境因素

1) 口腔固有环境:①唾液、血液:唾液、血液的存在,严重影响了扫描数据的精度,因此在操作前要求患者洁治以减少牙龈炎症,并进行牙与牙龈表面的干燥;②温度、湿度:口内温湿环境易使扫描头产生雾气,同样影响精度,但较新的口内扫描仪一般内置热源,通过预热减少雾气;③张口度:一些张口度较小的患者,扫描头难以深入后牙区,或在后牙区运动空间不足,造成扫描不全、精度下降;④口腔修复材料:口内的一些修复材料同样影响扫描数据的精度,尤其是一些高透光的材料,比如天然牙釉质、二硅酸锂陶瓷材料、牙釉质复合树脂等,另外对一些高抛光的修复体表面,有时也难以完整扫描,此时可以采用喷粉扫描的方式提高扫描精度,但总体来说,新一代的口内扫描仪受被扫描材料的影响较小;⑤扫描区域:由于上颌相对固定,扫描时不易移动,因此上颌扫描精度一般高于下颌。有研究显示,当缺失牙≥5颗时,扫描精度明显下降。许多研究显示,在扫描范围比较局限时,如2枚种植体支持的3单位桥,数字化印模的精度是在临床可接受范围内,而对于无牙颌扫描的光学印模精度不及传统印模。

2)诊室光源:环境中光源强弱对扫描精度也有影响,有研究表明在进行全牙弓扫描时,采用室内光(1 003lux)的绝对误差更低,而进行区段扫描时,采用牙椅照明光(10 000lux)误差最小。

(2)操作者相关因素:对于操作者经验是否影响扫描精度的研究结论不一,但不论是否有经验,参考厂商的操作要点进行操作都对增加扫描精度至关重要。操作者要经过一段时间的学习,熟悉设备特点,才能更好地利用不同设备获取更高精度的数字化印模与模型。

1)速度与路径:操作者扫描过程速度不匀、时快时慢、手晃动或患者移动都会增加图像拼接的误差,而按一定的扫描路径、均匀速度、稳定的扫描可以使图像连续,减少拼接错误,同时可以防止扫描区域遗漏。

2)距离:不同系统的扫描头有不同的焦距范围,也就是扫描头被允许离开扫描对象的距离范围,有体外研究对0mm、2.5mm、5mm和7.5mm四个扫描距离下所获取的数据进行测量,发现对于Trios3、CS3500和PlanScan三个系统的口内扫描仪,均显示为2.5mm和5mm扫描距离下的数据精度最高,0mm扫描距离下的精度最差。临床操作时仍要参考厂商提供的最佳扫描距离。

3)重复扫描会导致扫描精度下降。

(3)设备相关因素

1)硬件:虽然关于不同扫描系统的精度,研究中各执一词,但可以确定的是扫描设备的迭代更新,使扫描的精度在逐步提高。不同扫描系统在不同的临床情况下各有优势:有研究认为Trios2、Trios3和CS3500在制作单冠时表现良好,而CS3600在制作短桥时表现良好;另一个关于下颌6枚植体的模型研究认为,Trios和True Definition在此种临床情况下表现最佳。另外,不同扫描系统的咬合精度也有差别,有体外研究发现,对于CEREC Ominicam、Planmeca Emerald和Trios系统,咬合关系扫描精度前牙都较后牙更准确。

2)算法:由于口内扫描系统软件的算法,图像重叠拼接的误差会有累积效应,因此,随着扫描范围和扫描重复次数的增加,扫描精度会下降。

(4)种植体相关因素

1)扫描体:扫描体作为转移种植体三维位置的重要部件,扫描精度与扫描体的尺寸、形态、材质、连接、重复利用和数据库兼容性等有关。①尺寸:有研究结果推荐使用更长更大的扫描体,扫描精度更高,但是另一方面,还要考虑到口内使用的便利性;②形态:不同的植体系统有着不同形态的扫描体,虽然目前研究无法确定最适合作为扫描体的表面形态,但表面形态变化过大、过深、有倒凹、有锐利的尖或角都会影响扫描的精度;③材料:不透光、不反光但表面相对光滑的材料更容易被扫描仪捕捉,因此目前多数扫描体的扫描区及体部采用的都是PEEK材料;④连接:扫描体的基底部与种植体的正确连接是获取精确种植体三维位置的基础。因此,可重复利用的扫描体,其基底部通常选择金属材料,但过度重复利用的扫描体,其基底部可能因反复连接而磨损,也可能因消毒过程中的消毒液浸泡或高温而产生形变,导致与植体对位不良,造成种植体三维位置转移的误差。另外,扫描体的旋入扭矩也影响了对种植体三维位置的转移,应按厂商要求的扭力旋入。常用种植体的扫描体相关信息见表 8-1-2。

    2) 间距:种植体之间的距离越大,误差越大,2 枚植体支持的下颌无牙颌修复使用口内扫描时缺乏重叠区和稳定的参考点,因此无法获取可用于支架制作的数字化模型,种植体间距较大或存在多枚种植体的情况下,传统夹板开窗式印模仍为金标准。

    3) 角度:多数研究认为种植体角度不影响扫描精度。

表 8-1-2 常用种植体的扫描体相关信息

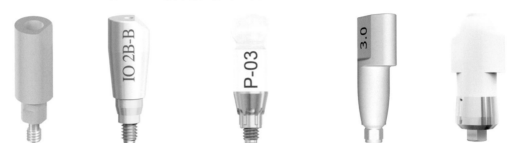

名称	Straumann	Nobel	Astra	Bego	Zimmer
体部材料	PEEK	PEEK	PEEK	4 级钛	PEEK
基部材料	PEEK	钛金属	5 级钛/5 级阳极氧化钛	4 级钛	5 级钛
推荐扭矩	指力拧紧	指力拧紧	指力拧紧	30N·cm	5~15N·cm
使用次数	1 次	无官方推荐数据	无官方推荐数据	无官方推荐数据	5~7 次
消毒方式	—	高温高压	高温高压	高温高压	高温高压

(二)口外扫描

    对于无牙颌或跨牙弓多颗牙连续缺失的患者,采用口内扫描技术难以获取精准的种植体三维位置信息。对于此类患者,除了可以采用传统夹板开窗式印模灌制模型进行模型扫描之外,还可以通过基于数字摄影测量技术的口外扫描法进行扫描。数字摄影测量技术最初由 Lie 和 Jem 引入口腔种植领域,用于研究跨牙弓种植体支架的形变,现多用来直接获取跨牙弓分布的种植体三维位置。

    1. 口外扫描的概念 口外扫描系统由手持式摄像单元、扫描体、软件及相关校准系统组成。与口内扫描相比,口外扫描时,摄影单元(扫描头)位于患者口外,医师手持摄影单元沿患者牙弓对固定在种植体上方的特定扫描体进行扫描,通过后台系统的计算获得每枚种植体的三维位置数据(X,Y,Z 轴坐标数据)。口外扫描的原理是基于数字摄影测量(digital photogrammetry)技术,它是指通过光学摄影机连续拍摄被测量物体的多视角照片,计算机自动寻找和测量照片中被拍摄物体同名像点,对物体三维形状、大小和空间位置进行重建的技术。口外扫描只能获取种植体三维位置信息,需要结合口内扫描获取口腔黏膜信息及剩余牙列信息,数据整合后得到完整的数字化模型。

2. 口外扫描的优势、局限性及适应证

（1）口外扫描的优势：口外扫描法克服了口内扫描法和传统印模技术采集跨牙弓种植体印模不精确的局限性，当种植体数目多，种植体间距大，种植体角度不同时，优势较为明显。

1）由于设备具有多个摄像头，立体分布，借助于扫描体的标记点，图像拼接更精确，获取多枚种植体的位置数据精度可达 10 μm。

2）快速完成半口或全口种植体位置扫描，甚至可在 1~2min 内完成，减少工作时间，提高临床工作效率，提升医师和患者的满意度。

3）不易受口内血液和唾液的影响。

（2）口外扫描的局限性

1）口外扫描法只能获取种植体三维位置信息，需要结合口内扫描技术来补充获取软组织及剩余牙列信息，与口外扫描法获得的种植体信息数据进行配准。

2）目前口外扫描的扫描体仅适用于部分种植系统的部分螺丝固位基台。

（3）口外扫描的适应证：大跨度多颗牙连续缺失及无牙颌患者的种植修复数字化模型获取。

3. 临床程序

（1）口外扫描系统获取种植体的三维位置

1）在基台上方安装专用口外扫描体（图 8-1-7A），保证每个扫描体的两个平面能同时被捕捉到。

2）校准后，应用口外扫描仪（手持式摄像单元）进行口外扫描。摄像单元距离患者口腔约 15~30cm，医师手持摄影单元在口外沿患者牙弓匀速移动，通过多个摄像头交叉捕捉扫描体上的目标点，获取每个种植体的三维位置数据。

（2）口内扫描仪获取牙列、黏膜信息和咬合关系信息

1）口内扫描上下颌信息：取出口外扫描体，在基台上方安装口内专用扫描体（图 8-1-7B），使用口内扫描仪获取上下颌牙列、黏膜及扫描体位置信息（STL 格式）。

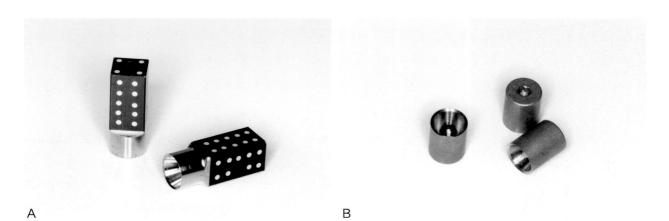

A　　　　　　　　　　　　　　　　　　　B

图 8-1-7　口外扫描系统专用扫描体
A. 口外扫描系统专用口外扫描体　B. 口外扫描系统专用口内扫描体。

2）颌位关系信息：对于咬合关系丧失的患者，还应扫描颌位关系，使用蜡堤确定垂直距离及颌位关系，应用口内扫描仪或模型扫描仪获取蜡堤及颌位关系信息（STL 格式）。

（3）信息整合：在专用软件中，通过扫描体配准口外扫描获得的种植体数据和口内扫描获得的黏膜信息及咬合关系信息数据，生成数字化模型。

4. 扫描精度影响因素

（1）口外扫描专用扫描体的设计：扫描体的形状及材料，特殊标记点的形状、大小、分布和数目。

（2）口外立体摄像机所含 CCD（电荷耦合器件）传感器的数目。

（3）口内专用扫描杆的设计：材质、反光性、形状等。

（三）模型扫描

1. 常用模型扫描系统　模型扫描仪在口腔科技工室应用十分广泛，扫描仪可将石膏模型、蜡型、硅橡胶印模转换成数字化模型，是实现间接获取患者数字化印模的必要设备。目前的模型扫描仪以非接触光学扫描为主，光学扫描仪在扫描速度、精度和软件程序上都有很大的提升，缩短了扫描时间、提高了计算速度，应用范围不断扩展。目前常用的模型扫描系统有 3Shape、Dental Wings、DOF、Shining3D、吉尔巴赫和西诺德等。

2. 模型扫描的优势、局限性及适应证

（1）模型扫描的优势：相对于口内扫描，模型扫描不受口腔内的空间、黏膜动度、唾液以及操作时间等因素的影响。并可根据不同的修复类型设定不同的扫描路径程序，具有扫描速度快、稳定，且精度高等优势。

（2）模型扫描的局限性：相对于口内扫描，模型扫描只能获取牙颌模型的表面形貌和纹理特征，无法获得在口内扫描中真实呈现的患者牙及黏膜的真彩信息。在美学分析、诊断评估时，仍需要借助数码照片。模型扫描精度与口内扫描精度不同，模型扫描精度仅体现被扫描物体的采集精度，模型扫描获取的数字化模型的精度是口内取模、灌模以及扫描等多个流程产生的误差总和。因此通过模型扫描获取数字化模型的精度受石膏模型精度的影响。

（3）模型扫描的适应证：模型扫描可用于石膏模型、硅橡胶印模、蜡型等多种材质模型的表面轮廓及纹理信息采集，当扫描材质为金属及其他具有镜面、半透明性或可反射光源的材质时需对表面进行喷粉遮盖，粉末的厚度决定了数据采集的精度，粉的厚度越大数据精度越低。模型三维数据是 CAD 设计的基础，适用诊断评估、手术规划，以及修复体制作等应用。目前模型扫描依然是获取多颗牙连续缺失及无牙颌患者数字化模型的常规方式。

3. 模型扫描的技工室程序及注意事项

（1）牙颌模型、种植体三维位置及咬合关系模型扫描的数字化信息获取技工室程序

1）工作模型准备：首先在临床制取的患者硅橡胶印模中安装相应型号的种植替代体，并使用特定注射器将人工牙龈材料注入种植替代体周围。待人工牙龈材料凝固后，按比例配比超硬石膏粉和水，并用真空搅拌机搅拌后灌入硅橡胶印模内。石膏完全凝固后取出模型，修整模型，使用零膨胀石膏上𬌗架，完成模型扫描的前期准备工作（图 8-1-8）。

2）扫描程序建单：在扫描软件中输入医师及信息，选择修复牙位、制作形式、材料及种植系统和对应

的数据库等信息,启动并预热扫描仪(图 8-1-9A)。

　　3)扫描前的准备:在工作模型上取下人工牙龈,将扫描体安装在替代体上并使用扭力扳手按厂家要求加力锁紧中央螺丝(图 8-1-9B)。

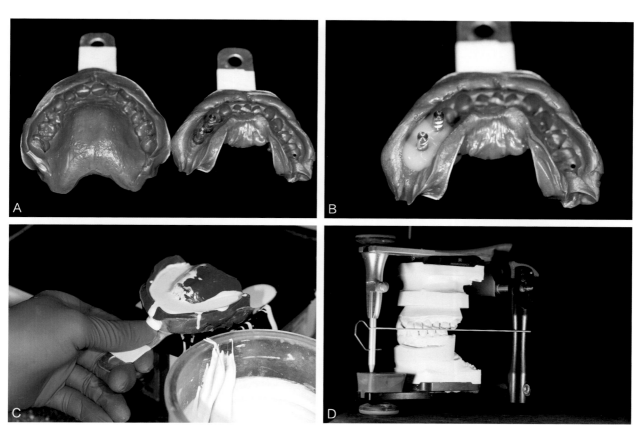

图 8-1-8　工作模型准备
A. 安装替代体　B. 灌制人工牙龈　C. 灌制石膏模型　D. 石膏模型上𬌗架。

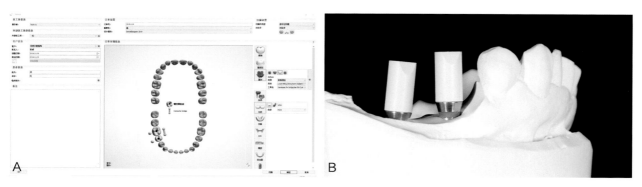

图 8-1-9　模型扫描前准备
A. 扫描建单　B. 安装扫描体。

4）扫描预览：将工作模型固定在扫描仪的模型旋转台上启动扫描程序，扫描程序通过预扫描获取完整牙弓图像，通过预览图像选择需要扫描的区域和标记扫描体位置进行精细扫描，获得高精度的石膏模型和扫描体的数字化模型（图 8-1-10A~C）。

5）扫描体配准：将数据库中对应型号扫描体与扫描数据中的扫描体配准，软件通过调用种植体数据库的数据自动计算出种植体的三维位置（图 8-1-10D）。

6）人工牙龈扫描：从工作模型上取出扫描体，安放人工牙龈部分。在软件中选择所需的扫描区域进行扫描，扫描数据自动与主模型配准获得完整的穿龈轮廓信息及与主模型统一的坐标位置，保存并完成扫描（图 8-1-11）。

7）对颌牙扫描：将对颌模型固定在扫描仪的模型旋转台上，启动扫描预览程序并选择所需的扫描区域精细扫描（图 8-1-12A）。

8）咬合关系扫描：将上下模型在 ICP 位置固定，扫描上下颌模型的唇面及颊侧表面信息，获得可用于与上下颌配准的三维数据（图 8-1-12B）。

9）配准：将上下颌模型通过标志点配准的方式分别与咬合关系的扫描数据配准，统一三个数据到同一三维坐标内，保存并完成扫描（图 8-1-13）。

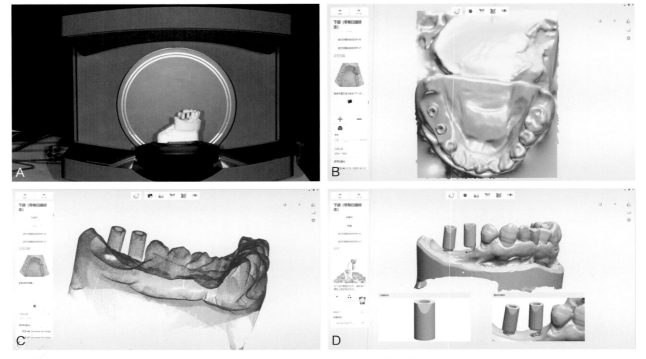

图 8-1-10 石膏模型及扫描体扫描

A. 在扫描仪工作台上固定石膏模型　B. 预扫描及扫描体位置标记　C. 精细扫描，获取石膏模型与扫描体的数字化信息 D. 扫描体配准获取种植体三维位置。

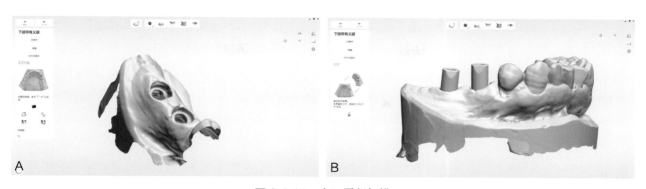

图 8-1-11　人工牙龈扫描
A. 扫描人工牙龈　B. 与主模型配准获得种植体穿龈轮廓。

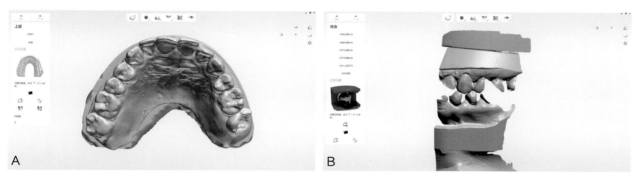

图 8-1-12　对颌模型及咬合关系扫描
A. 对颌模型扫描　B. 咬合关系扫描。

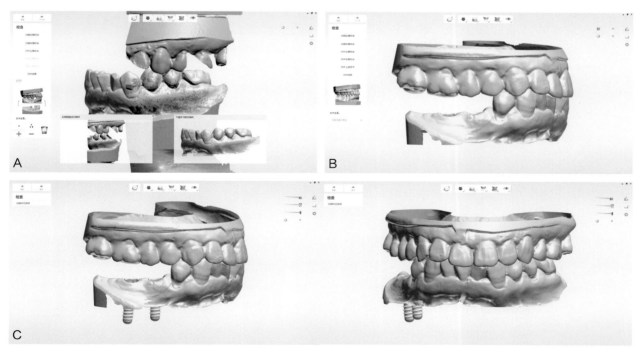

图 8-1-13　模型扫描信息配准
A. 上下颌模型通过标志点配准的方式分别与咬合关系的扫描数据配准　B. 统一三个数据到同一三维坐标内　C. 数字化模型。

（2）模型扫描注意事项

1）扫描仪校对：扫描精度是模型扫描的重要参考指标，目前高精的扫描仪均已经配备了已知精度且远高于扫描仪精确度的特殊校对盘，模型扫描仪在使用的一定周期内及运输后均需要使用校对盘对扫描精度进行校准，系统通过采集校对盘的信息对扫描精度进行重新标定，确保扫描仪的精度在厂家承诺的范围。

2）扫描仪清理：模型扫描仪的光学组件是重要组成部分，使用过程中需要避免触碰其光学组件，镜头出现指纹、灰尘会降低图像的质量，也会使反射光线变弱。扫描仪使用后应对扫描仓进行清理，以免扫描石膏时留下的粉尘或是残余物影响扫描精度。

3）扫描仪运输：扫描仪搬运前需要复位旋转台并使用固定板固定，运输后先取出固定板，再对扫描仪进行标定处理后方可正常操作。

（耿 威 林 潇）

第二节 上部结构的数字化解决方案设计

种植体的上部结构通常由基台/基底、支架及人工牙组成，上部结构的方案设计是其中两者或三者从结构到材料的不同排列组合，无论是采用传统还是数字化的方案，设计时均需要考虑以下因素：

1. 保证良好的种植体支持力、修复体固位力及稳定性；

2. 恢复良好的功能，包括咀嚼、发音及美观；

3. 利于种植体周软、硬组织健康，减少生物并发症发生；

4. 利于种植修复体的长期稳定，减少机械并发症的发生，易于维护。

在数字化的解决方案设计中，数字化只是实现上述目标的技术手段，在条件适合时，可以实现修复的全程数字化，若条件受限，也可以通过关键步骤的数字化，提高上部结构的精度及治疗的可预期性。一个种植体上部结构的设计方案，可从以下几个方面逐步制订。

一、印模方式

印模的精度决定了上部结构的被动就位，因此在印模方式选择上，保证所获取数据的精度是医师考量的决定性因素。在此基础上，数据获取与整合的便利性也是另一考量因素。数字化的印模方式在上一节中已经做了详细介绍，当修复种植体支持的是单冠或三单位固定桥时，口内扫描即可满足数据获取的精度要求，但更大跨度的修复时，仍以模型扫描为推荐的数据获取方式。此外，在进行跨牙弓的种植修复时，相较传统的夹板式印模灌制模型后进行模型扫描，口外扫描结合口内扫描的方式更为便捷，但它需要口外扫描仪及专用的口内、口外扫描体，对设备要求较高。

二、固位方式

1. 粘接固位 修复体通过粘接剂与粘接固位基台连接。

2. 螺丝固位　修复体通过螺丝与基台或种植体连接。

3. 复合固位　修复体为分体式结构,分为基底结构与人工牙部分,两者通过粘接剂连接,形成整体后通过螺丝与种植体或基台连接,从而实现了修复体的可拆卸。

三、修复平台

根据修复体与种植体的连接是否借助于基台,种植修复可分为基台水平修复与种植体水平修复。

基台水平修复的修复体借助于修复基台与种植体相连,这种修复方式中基台为原厂生产的,保证了与种植体连接的密合性与稳定性,基台安装后通常不再反复拆卸,有利于软组织的稳定,咬合力借由基台的缓冲传递到种植体上,避免种植体承受过大的𬌗力,基台的存在还可以部分代偿种植体之间的角度差,以及修复体在制作过程中难以避免的误差,修复平台远离种植体,可以减少修复体与基台之间的微渗漏对种植体的影响。基台水平修复可以采用粘接固位、螺丝固位以及粘接固位与螺丝固位同时应用的复合固位方式,但在数字化的解决方案中,基台水平修复体通常为螺丝固位或复合固位,制作时需要有原厂基台数据库。由于基台本身有一定的高度,因而这种修复方式对修复空间的要求较高,在𬌗龈空间有限的情况下,难以完成修复。另外,螺丝固位基台应用于单冠或短固定桥时易发生松动,因此对于需要采用数字化解决方案的单冠或短固定桥,种植体水平修复可能具有更大的优势。

种植体水平修复的修复体依靠一级螺丝直接与种植体相连,相比二级螺丝,一级螺丝更为粗壮,因此种植体-修复体连接更为稳定,这种修复方式不存在基台,为修复空间有限的病例提供了可选方案。但是,同样由于没有基台缓冲,修复体的加工精度及咬合设计问题更容易直接影响种植体,造成种植体边缘骨吸收。因此,种植体水平的修复体对加工精度及咬合设计要求更高,通常使用原厂基底数据库进行个性化的设计与加工,对加工精度及设备的要求较高。为了降低修复体加工难度,各种种植体厂家陆续推出了各种冠用(抗旋转)或是桥用(非抗旋转)的基底,以预成的原厂基底作为修复体与种植体的接口(图 8-2-1),保证了种植体-修复体连接的稳定性。人工牙列部分通过粘接剂粘固于基底上方,有了粘接剂作为缓冲,对人工牙列的加工精度要求大大降低,一般的技工室均可完成。但使用基底进行多枚种植

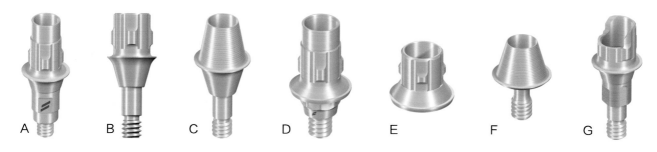

图 8-2-1　基底类型

A. 骨水平种植体冠用基底　B. 骨水平种植体桥用基底(有自固位沟槽)　C. 骨水平种植体桥用基底(无自固位沟槽)　D. 软组织水平种植体冠用基底　E. 软组织水平种植体桥用基底(有自固位沟槽)　F. 软组织水平种植体桥用基底(无自固位沟槽)　G. 骨水平种植体转角基底。

体的修复时,要求多枚植体方向尽可能平行,不能有过大的角度差。另外,修复体的就位方向与两侧邻牙的轴向也需尽可能平行,否则有可能影响修复体就位。

四、支架设计

种植体上部结构中的支架可以设计为将所有种植体夹板式连接的一段式支架,也可设计为分段式支架。

分段式支架的优势在于易获得支架被动就位,对技工室的加工工艺及设备要求较低,方便修复体修理与更换,且在修理过程中患者可保有咬合关系与咀嚼功能,但对种植体型号、数目、位置、轴向要求高,在修复体/种植体冠根比过大时,也不适合使用分段式修复。

一段式支架设计适用于种植体数量、分布不理想及由此造成的上部结构悬臂设计,或受骨量限制植入了短/窄种植体,以及𬌗龈距离过大需要龈瓷恢复美观时,一段式支架较难获得被动就位,加工精度要求高,这对技工室的加工工艺及设备是一个挑战。另外,种植体周的清洁和维护也较难,要求患者有良好的口腔卫生习惯并有较高的依从性。

五、修复材料

(一) 支架材料

支架的精度通常是提高种植上部结构精度的关键,因此,目前多采用数字化设计加工完成支架的制作,可以用于数字化加工的常见支架材料包括氧化锆、纯钛、聚醚醚酮(polyetheretherketone,PEEK)及聚甲基丙烯酸甲酯(polymethylmethacrylate,PMMA)。

氧化锆材料具有良好的稳定性和生物相容性、高强度、耐磨损,可分为半烧结型氧化锆与完全烧结型氧化锆,前者切削性能好,但切削后需再次烧结以获得最终的机械性能,这一过程会发生 25%~30% 体积收缩,精度不易控制,因此通常选择完全烧结型的氧化锆材料切削上部结构中与种植体接口直接相连的部分,切削后的体积即为 CAD 体积,精度更高,但完全烧结型的氧化锆材料硬度高,对加工车床及车针的要求较高,加工难度较大。另外,作为支架材料使用时,为减少长期使用后的脆性断裂,需要缩短远中悬臂并增加材料厚度,增大螺丝通道处冠的垂直向空间,这就使氧化锆支架重量明显增大,增加了种植体和牙槽骨负担,且氧化锆支架长期与钛基台直接接触,可能造成基台磨损,氧化锆接口处易断裂。

纯钛可抗电化学腐蚀,具有良好的生物相容性与数字化加工精度,重量轻,强度高,具有较好的边缘密合性,高加工精度使纯钛支架被动就位良好,螺丝松脱、折裂的概率低,是目前较为理想的跨牙弓种植体上部结构支架材料。

同样可以用作支架材料的 PEEK,重量轻,机械性能好,弹性模量接近牙本质,但其自身色泽不佳,透光性差,目前难以找到与其适配的饰面材料,另外,粘接性能差也是阻碍其临床使用的一大原因。

PMMA 材料强度较差,长期行使功能时易折断或裂开,但其成本低廉且能够进行数字化加工,因此常作为临时修复体的支架材料。

（二）人工牙材料

常见人工牙材料包括陶瓷类材料、聚合瓷树脂和 PMMA 材料，在种植修复中，可以直接进行数字化加工的人工牙材料主要有氧化锆和 PMMA。

人工牙的材料需要满足白色美学的要求，且在口内长期使用时不易发生腐蚀、崩裂和磨耗，氧化锆无疑是最好的选择，它耐腐蚀、强度高、低磨耗，可直接通过数字化加工方式复制咬合信息，并长久维持咬合设计，且高抛光的氧化锆对对颌牙的磨耗也较低，适用于种植修复咬合重建的患者。氧化锆虽为白色，但其美观性能在前牙区仍不能完全满足患者对白色美学的要求，因此常进行唇面部分饰瓷，若发生崩瓷，在口内无法修补。

如果选择钛材料制作支架，表面需要应用聚合瓷树脂或烤瓷粉。另外，普通瓷粉与钛金属结合力较小，在钛支架上需要使用专用的瓷粉。

聚合瓷树脂是一种光固化类瓷性树脂材料，其本质为复合树脂，但通过填入纳米级的陶瓷填料，使材料在强度、色泽、生物相容性等方面得到提升，介于传统复合树脂与陶瓷材料之间，良好的美学效果及操作性能使其逐渐成为临床常用的人工牙材料。不同于陶瓷材料，它与钛金属表面有一定的结合能力，但相对于强大的咬合力，其结合力偏弱，易发生崩脱。另外，聚合瓷自身仍具有复合树脂的缺陷，如在口内理化性能不够稳定，易老化，强度不及氧化锆，长期使用易磨耗，易着色等。

PMMA 材料为三种常用人工牙材料中强度最差者，长期行使功能时磨耗严重，但也正因为其材质较软，易于调改，且能够进行数字化加工，是制作临时修复体的不二之选，特别是在种植修复咬合重建的病例中，机体对于重新建立的咬合有逐步适应的过程，PMMA 材料的弹性可以一定程度上缓冲其殆力。另外，其易于磨耗的特性也使患者可以通过临时修复体的自然磨耗轻微调整咬合关系，且逐步与患者的颞下颌关节、神经及肌肉相适应。

（三）牙龈材料

常用于制作牙龈的材料包括龈色树脂材料和龈色陶瓷材料，两者都无法进行数字化加工，需要技师手工堆叠塑形。两种材料虽然为类似牙龈的粉红色，但其材料特点与人工牙列材料中的树脂及陶瓷材料无异，因此不再赘述。

（耿　威　林　潇）

第三节　个性化基台

一、个性化愈合基台

愈合基台是在戴入修复体之前旋入种植体上方，引导种植体周软组织愈合，形成种植体穿龈过渡带的部件，目前常用的愈合基台多为预成的，形态为圆柱形或锥柱形。随着 CAD/CAM 技术的发展，为了使种植修复体更逼真、更接近天然牙，个性化设计制作的种植体部件应运而生。个性化愈合基台在设计制作时可以模拟天然牙颈部的解剖形态,在种植体愈合过程中,引导种植体周软组织向冠方愈合生长,与临时修复体的作用相似,同时它整体高度低于天然牙的咬合平面,避免了即刻修复时种植体骨结合受修复体咬合影响的问题。

下面就单颗上颌中切牙的即刻种植病例,介绍个性化愈合基台的设计与制作要点。

(一)患者简介

患者男,20 岁,右侧上颌前牙变色,要求种植。

口内检查 11 牙冠深棕色,舌侧可探及隐裂纹,PD:2~5mm,龈缘线低于左侧同名牙 1mm,中厚龈生物型,全口牙磨耗较重。口腔卫生一般。CBCT 示:11 根管内充填影像,腭侧可见牙根内吸收,唇侧骨板完整,厚度约 1mm(图 8-3-1)。

(二)病例分析与方案设计

本病例为美学区单颗前牙种植修复病例,术前检查拟拔除 11 的唇侧骨板完整,厚度约 1mm,根尖周无明显炎症,垂直骨高度适中,中厚龈生物型,是即刻种植的适应证。但患者笑线高,微笑时上颌前牙龈缘完全暴露,是高美学风险的患者,11 的牙龈无明显炎症,形态基本良好,近远中龈乳头与邻牙协调;患者口内天然牙磨耗较重,提示患者可能有夜间磨牙或进食硬质食物的习惯,有较高的咬合风险。综合以上因素,此病例术前规划的要点,除了保证正确的种植体三维位置外,还要着重维持 11 现有牙龈的形态,同时避免种植体过早的负荷,降低种植失败风险。因此方案设计如下:

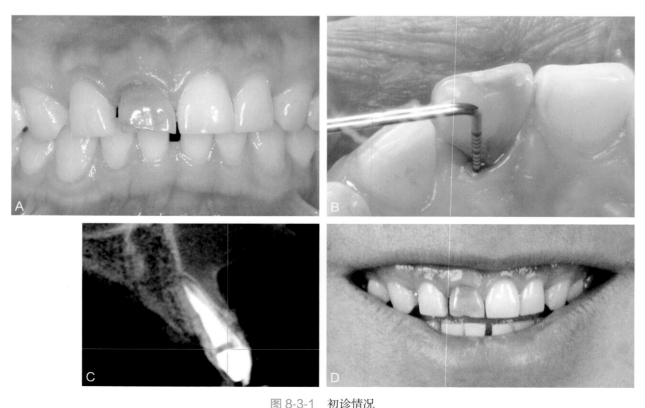

图 8-3-1　初诊情况

A. 11 牙冠变色　B. 11 舌侧探诊 5mm,探及隐裂纹　C. 11 CBCT 影像　D. 微笑像。

1. 拔牙方式　11 微创拔牙。

2. 种植外科方式　11 数字化导板下即刻种植+GBR。

3. 愈合方式　11 个性化愈合基台非潜入式愈合。

(三)治疗程序

1. 种植外科导板的设计与制作　采用口内扫描仪获取上下颌牙列、黏膜及咬合关系的数字化信息。拍摄 CBCT,获取颌骨及牙齿硬组织信息的 DICOM 数据。在种植辅助规划设计软件中对 CBCT 数据、牙与黏膜等口内扫描数据进行整合,在全信息数字化模型下模拟摆放种植体。在 11 位点理想的近远中、颊舌向、龈缘根方 3mm 位置处植入 Straumann BLT 3.3mm×12mm 种植体。穿出位点为 11 预期修复体的舌隆突处。设计并制作牙支持式导板(图 8-3-2)。

2. 个性化愈合基台的设计与制作　在修复设计软件中,导入整合后的 CBCT 数据、口内扫描数据及理想的 11 种植体位置信息,分层抠除 11,将 21 镜像至 11 牙位,基于冠用钛基底(Ti-base)设计与颈部穿龈形态相吻合的数字化个性化愈合基台,冠方边缘与周围牙龈平齐或略高 1mm,生成加工文件。数控机床切削 PMMA 树脂盘制作个性化愈合基台树脂部分,最后用树脂粘接剂将冠用 Ti-base 与个性化愈合基台的树脂部分粘固,完成个性化愈合基台的制作(图 8-3-3)。

3. 微创拔牙及种植外科手术

(1)微创拔除 11:微创拔除 11 患牙,清理牙槽窝,探及唇侧骨板完整(图 8-3-4)。

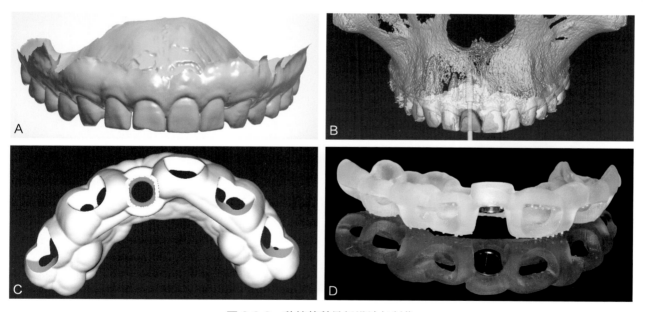

图 8-3-2　种植外科导板设计与制作

A. 口内扫描获取数字化模型　B. 在种植辅助规划设计软件中模拟摆放种植体　C. 设计牙支持式导板　D. 三维打印的牙支持式导板。

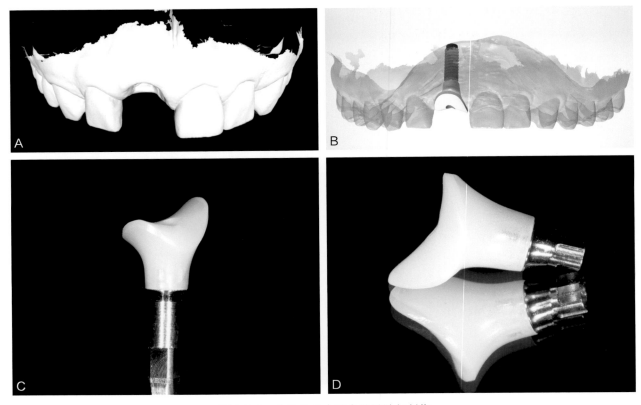

图 8-3-3 个性化愈合基台的设计与制作

A. 分层抠除 11　B. 基于规划的种植体位置及 11 牙齿形态设计基于 Ti-base 数据的个性化愈合基台　C、D. 三维打印的个性化愈合基台。

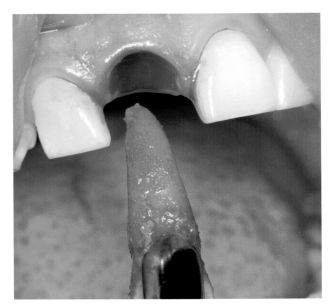

图 8-3-4 微创拔除 11

（2）11 导板引导下即刻种植及个性化愈合基台戴入：口内就位牙支持式种植导板，生理盐水冲洗下，逐级扩孔备洞，植入 Straumann BLT 3.3mm×12mm 骨水平种植体，初期稳定性大于 35N·cm，跳跃间隙内植入 Bio-Oss 骨粉，戴入预制的个性化基台，可见基台就位及方向良好，中央螺丝加力至 15N·cm，聚四氟乙烯及树脂封闭螺丝孔（图 8-3-5）。

对于即刻种植病例，基于 Ti-base 设计制作的个性化愈合基台使拔牙后的牙龈形态得以维持，有利于最终获取良好的软组织美学效果。

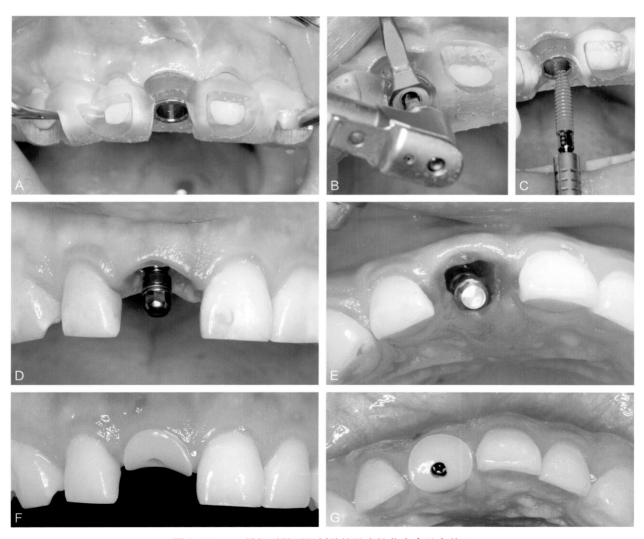

图 8-3-5　11 导板引导下即刻种植及个性化愈合基台戴入

A.牙支持式导板就位　B.导板引导下逐级备洞　C.导板引导下植入种植体　D、E.种植体三维位置　F、H.戴入个性化愈合基台。

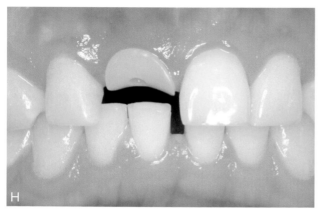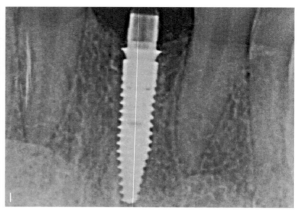

图 8-3-5（续）

I. 根尖片显示种植体轴向及个性化愈合基台就位。

二、个性化基台

个性化基台是根据种植体植入的三维位置、缺牙间隙的三维空间以及穿龈部分的特定形态，由医师和/或技师进行个别调改或制作的基台。基于解剖及种植修复特点，个性化基台多用于前牙美学区，它通常与粘接固位牙冠搭配使用，当种植体三维位置不佳或植入较深时，可调整种植体与修复体轴向的偏差，并提高粘接线的位置，避免粘接剂残留，难以清除。另外，修复体颈部牙龈形态对美学效果起了至关重要的作用，个性化基台可按理想修复体的穿龈形态进行调改或制作，对牙龈进行塑形并维持塑形后牙龈形态的稳定，以获得较好的美学效果。

为了获得较好的粉色美学，前牙区的个性化基台常使用氧化锆材料 CAD/CAM 制作，可分为一体式和分体式两种。一体式全瓷个性化基台包括基台-种植体接口在内均为氧化锆材料，为了保证基台-种植体接口的精度，通常需要使用原厂种植体接口数据进行个性化基台的设计，并使用完全烧结型氧化锆材料在大型切削设备中切削制作，对数据、材料及设备的要求均很高。相比而言，基于 Ti-base 的分体式复合个性化基台在这三方面的宽容度则较好，它是在原厂的预成 Ti-base 上方设计制作氧化锆结构并将二者粘接完成个性化基台制作，预成 Ti-base 保证了基台-种植体接口的精度，Ti-base 数据库较易获得，粘接剂的存在，使上方的氧化锆结构的加工精度要求降低，可使用非完全烧结型氧化锆材料加工，这是目前临床上使用更多的一种个性化基台，但是 Ti-base 的使用会改变修复体的透光性，一定程度上影响美学效果，Ti-base+氧化锆结构+全瓷冠的三层结构也需要修复体具备足够的唇腭向厚度。

（一）一体式全瓷个性化基台

1. 患者简介　患者男，28 岁，6 个月前行 22 种植术，术后即刻利用 22 临时修复体进行牙龈成形。口内检查见 22 Nobel Active 种植体（NP）稳定，骨弓轮廓略凹陷；22 临时修复体外形及唇面龈缘位置与 12 基本协调，远中龈乳头充满邻间隙，近中龈乳头稍有缺失，螺丝孔于修复体舌侧接近切端；口腔卫生良好（图 8-3-6）。

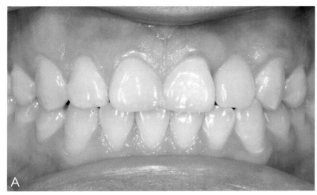

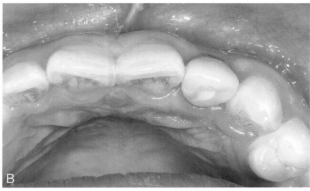

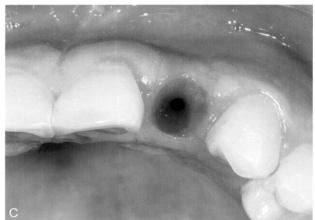

图 8-3-6　永久修复前口内情况
A. 唇面观　B. 殆面观　C. 穿龈轮廓。

2. 病例分析与方案设计　本病例为单颗前牙的美学区修复病例,22 临时修复体螺丝开孔于修复体舌侧接近切端,同名牙 12 牙体唇腭向较薄,因此 22 唇腭向修复空间有限,前期临时修复体较好地维持了种植体唇侧龈缘及近远中龈乳头形态。在有限的修复空间下,通过 CAD/CAM 制作一体式全瓷个性化基台,精确再现临时修复体穿龈形态的同时,可以最大限度地利用唇腭向的修复空间,有利于红色美学的稳定以及获取高度仿真的白色美学。因此,修复方案设计如下:

(1) 印模方式:口内扫描获取数字化印模。

(2) 修复方式:一体式全瓷个性化基台+氧化锆内冠唇侧饰瓷的全瓷冠。

3. 修复程序

(1) 口内扫描获取数字化模型:采用口内扫描仪获取上下颌牙列、黏膜、咬合关系、种植体三维位置及临时修复体形态的数字化信息,具体过程如下:

1) 获取临时修复体的口内数字化信息:临时修复体连接于种植体上,扫描头按从殆面到颊侧再到舌侧的顺序连续扫描获取临时修复体、上颌牙列及周围软组织数字化信息(图 8-3-7A);

2) 获取扫描体三维位置:去除 22 临时修复体,同样的方法扫描获取上下颌牙列、黏膜及咬合关系的数字化信息,在软件中剪除 22 种植体平台及龈袖口,使用手用螺丝刀将扫描体拧入种植体上方,扫描体斜面置于唇侧,补充扫描种植体龈袖口及扫描体形态,获取扫描体的三维位置信息(图 8-3-7B、C);

3）获取修复体外形的数字化信息：将临时修复体连接于种植体替代体，于口外扫描完整的临时修复体，获取修复体表面形貌的数字化信息（图 8-3-7D）；

4）获取上下颌数字化模型：将上述获得的三组数字化信息导出为 STL 格式的文件，导入 CAD 软件中，调取数据库中的扫描体文件与导入的口内扫描文件中的扫描体进行配准，计算出种植体的三维位置信息，而后通过匹配邻牙及临时修复体，将三组数据融合，获得上下颌完整的数字化模型（图 8-3-7E、F）。

（2）基于数字化模型 CAD/CAM 永久修复体

1）三维打印模型：在设计软件中导入口内扫描数据，调用数据库中相应的扫描体与口内扫描数据扫描体配准，并获得安装打印专用替代体固位形腔，封闭模型后分离牙龈部分，保存模型和牙龈数据。

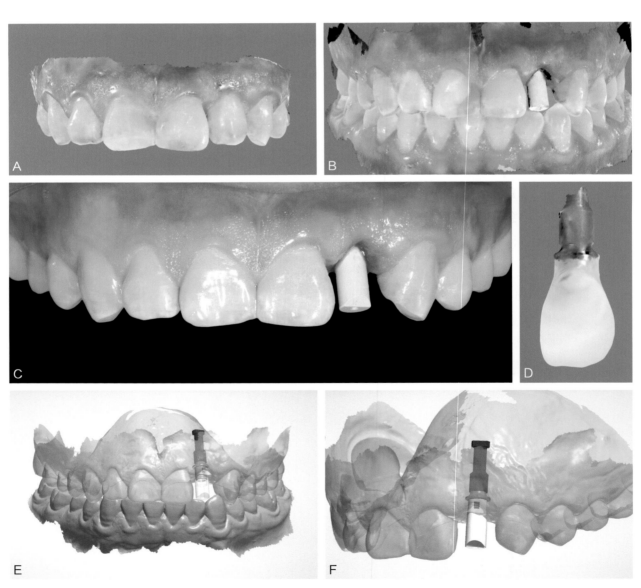

图 8-3-7　数字化印模及模型获取
A.临时修复体的口内数字化信息　B、C.扫描体三维位置　D.临时修复体外形的数字化信息　E、F.数字化模型。

排版软件中导入模型数据,选择模型树脂材料对模型数据进行分层和排版计算,生成打印文件后启动三维打印机并完成打印。从构件平台上分离模型清洗并光照处理。牙龈打印操作流程同模型,排版软件中导入牙龈数据,选择丙烯酸酯材料打印,以获得植体穿龈轮廓所需的人工牙龈。

主模型内插入三维打印模型专用替代体,并戴入打印的人工牙龈,常规方法上𬌗架,获得种植体支持的工作模型及穿龈轮廓(图 8-3-8)。三维打印模型将用于后续氧化锆内冠饰瓷和一体化基台冠被动就位及咬合的验证。

2)CAD 氧化锆个性化基台:基于已获取的数字化模型,在 CAD 软件中调取临时修复体外形数据、调整咬合面形态,生成永久修复体形态,模拟回切,生成氧化锆个性化基台外形,肩台 1.0~1.5mm,聚合度 2°~4°,将基台数据发送至 Procera 切削中心(图 8-3-9)。

3)氧化锆个性化基台 CAM 编程与加工:调用带有种植体接口及螺丝通道的 Procera 瓷块数据,按种植体接口及螺丝通道模拟摆放瓷块,生成氧化锆个性化基台的切削数据。在 Procera 切削中心完成氧化锆个性化基台的加工制作。

切削完成后将氧化锆个性化基台复位至模型替代体上,验证氧化锆个性化基台的被动就位及与种植体接口的密合度(图 8-3-10)。

4)CAD 氧化锆内冠:在永久修复体数据基础上,减去个性化基台数据,唇侧模拟均匀回切 1.0~1.5mm,预留饰瓷空间,生成氧化锆内冠数据(图 8-3-11)。

5)氧化锆内冠 CAM 编程与加工:使用 CAM 编程软件选择氧化锆材料,生成加工程序,数控切削设备执行加工。切削完成后氧化锆内冠进行高温烧结,并将氧化锆冠复位至氧化锆个性化基台上,验证氧化锆内冠就位后的稳定性、与个性化基台的摩擦固位力以及肩台的密合度(图 8-3-12)。

6)氧化锆内冠唇侧饰瓷:使用专用液与不同颜色的瓷粉颗粒分别进行混合,依据临床比色及对侧同名牙形态,使用上瓷笔在氧化锆唇面进行堆塑,完成后放置烤瓷炉真空烧结,形态修正及上釉完成(图 8-3-13)。

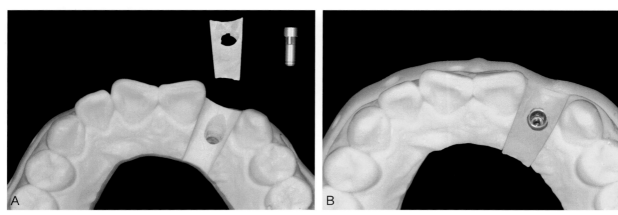

图 8-3-8　三维打印模型
A. 三维打印的模型、牙龈部分及专用替代体　B. 装配好的三维打印数字化模型。

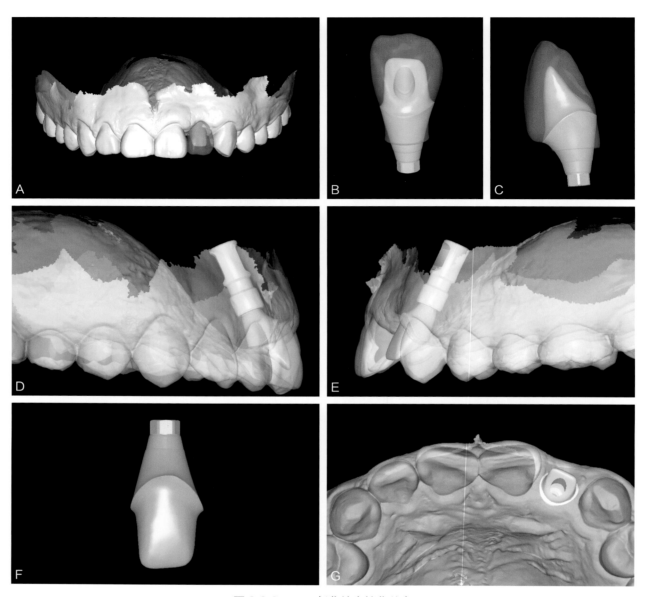

图 8-3-9　CAD 氧化锆个性化基台

A~C. 基于永久修复体形态模拟回切　　D~G. 氧化锆个性化基台形态。

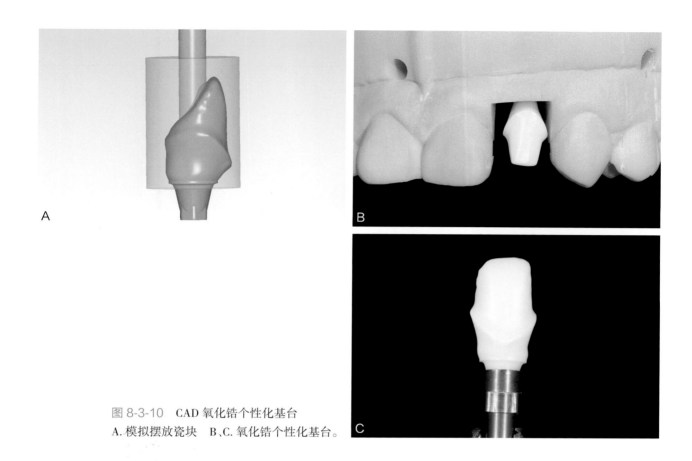

图 8-3-10 CAD 氧化锆个性化基台
A.模拟摆放瓷块 B、C.氧化锆个性化基台。

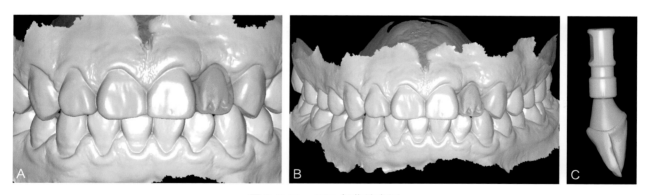

图 8-3-11 CAD 氧化锆内冠
A.永久修复体形态模拟回切 B、C.氧化锆内冠形态。

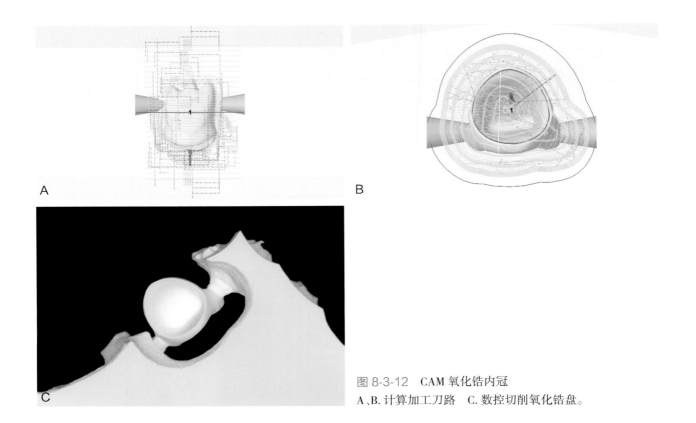

图 8-3-12 CAM 氧化锆内冠
A、B. 计算加工刀路 C. 数控切削氧化锆盘。

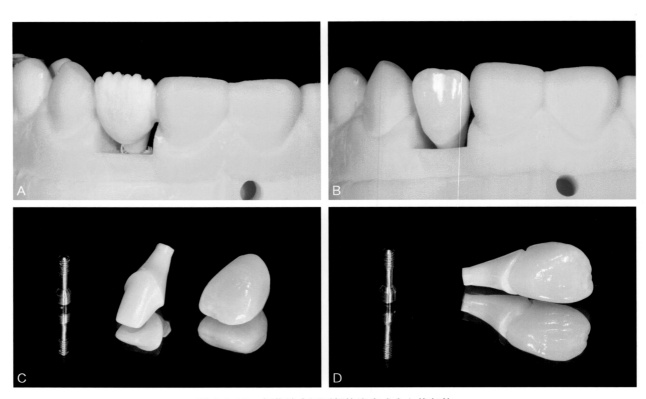

图 8-3-13 氧化锆内冠唇侧饰瓷完成永久修复体
A. 氧化锆内冠表面饰瓷 B. 氧化锆内冠唇侧饰瓷的全瓷冠 C、D. 永久修复体。

（3）戴修复体：试戴 22 一体式全瓷个性化基台，临床及 X 线检查确定被动就位，中央螺丝加力至 35N·cm，聚四氟乙烯及氧化锌封闭螺丝孔。试戴 22 全瓷冠，邻接关系良好，调整咬合至牙尖交错𬌗均匀轻接触，前伸及侧方咬合无干扰，抛光后重新戴入，树脂粘接剂粘固，并清洁冠周溢出的粘接剂（图 8-3-14）。

本病例所采用的是一体式全瓷个性化基台，其基台-种植体界面为个性化加工制作，为保证界面的加工精度，保证修复体的远期效果，必须使用种植体厂家的原厂种植体接口数据，因此这种个性化基台通常需要将设计数据发送至种植体公司的大型切削中心原厂加工。受限于数据库的获取、种植体厂家的相关切削服务及个性化基台的运输时间成本，目前这一修复方案在临床中的使用难度较大。在这一修复方案中基台-种植体界面为氧化锆与金属的接触，氧化锆部分较易发生磨损与崩裂，仅适用于前牙美学区咬合力量较小的牙位，同时咬合调整时尽量完全避免侧向力的加载。

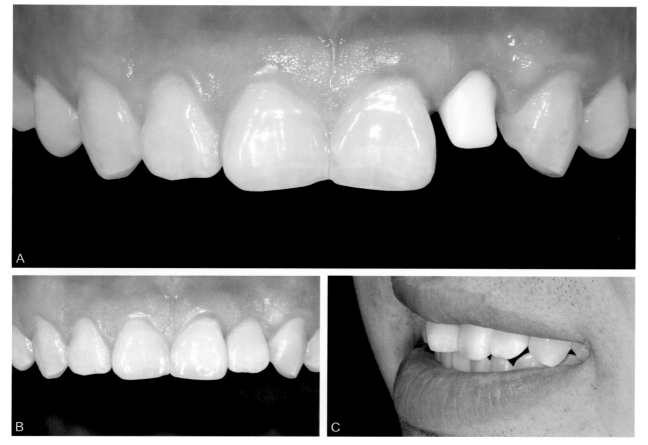

图 8-3-14　戴永久修复体
A. 个性化基台正面观　B. 永久修复体正面观　C. 微笑像。

（二）基于 Ti-base 的复合个性化基台

1. **患者简介**　患者男，32 岁，5 个月前行 11 种植术，2 个月前利用 11 临时修复体进行牙龈成形。口内检查见 11 Straumann Roxolid BLT 种植体（NC）稳定，骨弓轮廓丰满；11 临时修复体外形及唇面龈缘位置与 21 协调，近远中龈乳头充满邻间隙，种植体穿龈轮廓深 6mm，螺丝孔于修复体切端；21 天然牙根管治疗后，牙体变色，近中切角牙色充填物，近中腭侧薄层劈裂至龈下 3mm；口腔卫生良好（图 8-3-15）。

2. **病例分析与方案设计**　本病例为单颗前牙的美学区修复病例，11 种植体穿龈轮廓较深，临时修复体螺丝开孔于切端，同名牙 21 牙体缺损且变色，需要进行冠修复，因此 11 唇腭向及𬌗龈向修复空间充足。前期临时修复体较好地维持了种植体唇侧龈缘及近远中龈乳头形态。由于修复空间充足但种植体轴向不佳，本病例可制作基于 Ti-base 的分体式复合个性化基台，精确再现临时修复体穿龈形态，并提高修复体粘接线的位置，使溢出的粘接剂易于清理。另外，同名牙 21 变色、牙体透光性降低，也降低了不透光的 Ti-base 对修复体白色美学效果的影响。因此，修复方案设计如下：

（1）印模方式：口内扫描获取数字化印模。

（2）修复方式：11 基于 Ti-base 的复合个性化基台+氧化锆内冠唇侧饰瓷的全瓷冠；21 氧化锆内冠唇侧饰瓷的全瓷冠。

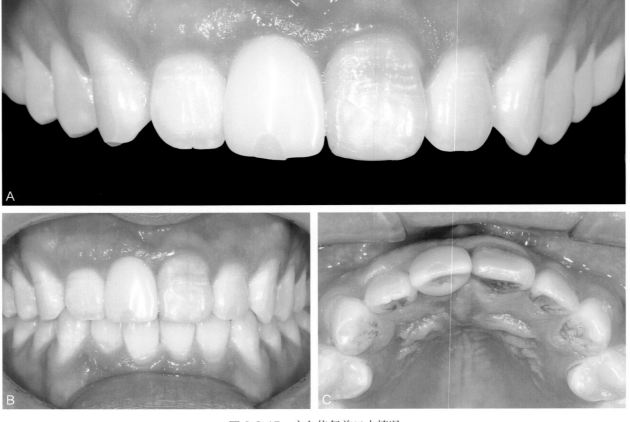

图 8-3-15　永久修复前口内情况

A. 唇面观　B. 正面咬合观　C. 𬌗面观。

3. 修复程序

（1）21 全瓷冠基牙牙体预备（图 8-3-16）。

（2）口内扫描获取数字化模型：具体过程同一体式个性化基台病例，21 牙体预备前先获取临时修复体的口内数字化信息，牙体预备后再获取上下颌牙列、黏膜、咬合关系及扫描体三维位置信息，之后将临时修复体连接于种植体替代体，于口外扫描获取修复体表面形貌的数字化信息，最后将三组数字化信息导入 CAD 软件中进行数据配准整合，获取上下颌数字化模型（图 8-3-17）。

（3）基于数字化模型 CAD/CAM 永久修复体。

1）三维打印模型：具体过程同一体式个性化基台病例（图 8-3-18）。三维打印模型将用于后续个性化基台被动就位验证及氧化锆内冠饰瓷。

2）CAD 基于 Ti-base 的氧化锆个性化基台：基于已获取的数字化模型，在 CAD 软件中调取 Straumann 骨水平种植体 Variobase 数据库，选择穿龈 2mm、高 5.5mm 的冠用 Variobase 数据，在此数据基础上，复制临时修复体及牙体预备前牙齿外形、调整咬合面形态，生成永久修复体形态，模拟回切，生成氧化锆个性化基台外形，肩台宽 1.0~1.5mm，位于龈下 1mm，聚合度 2°~4°，生成个性化基台数据（图 8-3-19）。

3）基于 Ti-base 的氧化锆个性化基台 CAM 编程与加工：使用 CAM 编程软件选择氧化锆材料，生成加工程序，数控切削设备执行加工。切削完成后高温烧结，外染色使其与 21 预备体颜色接近，对氧化锆和 Variobase 的粘接表面进行喷砂处理，在模型上使用树脂粘接剂粘固 Variobase 与氧化锆完成基于 Ti-base 的氧化锆个性化基台制作，验证就位后的稳定性及预留的牙冠空间是否充足（图 8-3-20）。

4）CAD 氧化锆内冠：在永久修复体数据基础上，减去个性化基台数据，唇侧模拟均匀回切 1.0~1.5mm，预留饰瓷空间，生成氧化锆内冠数据（图 8-3-21）。

5）氧化锆内冠 CAM 编程与加工：编程及加工过程同一体式个性化基台病例，加工完成后验证氧化锆内冠就位后的稳定性、与个性化基台的摩擦固位力以及肩台的密合度（图 8-3-22）。

6）氧化锆内冠唇侧饰瓷：饰瓷过程同一体式个性化基台病例（图 8-3-23）。

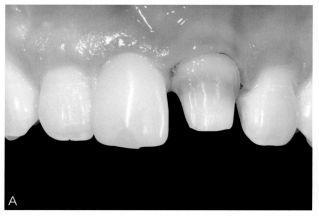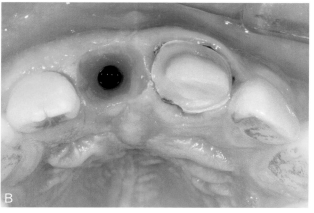

图 8-3-16　21 牙体预备及 11 种植体穿龈轮廓

A. 21 预备体唇面观　B. 21 预备体𬌗面观及 11 种植体穿龈轮廓。

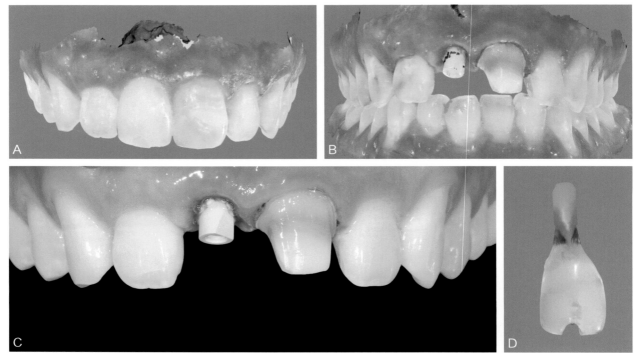

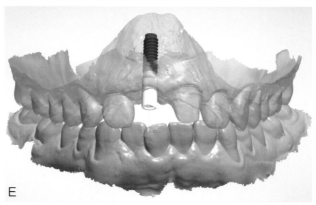

图 8-3-17　数字化印模及模型获取
A. 临时修复体的口内数字化信息　B、C. 扫描体三维位置
D. 临时修复体外形的数字化信息　E. 数字化模型。

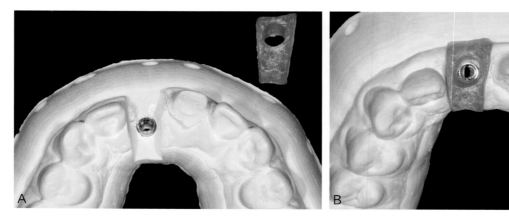

图 8-3-18　三维打印模型
A. 三维打印的模型、牙龈部分及专用替代体　B. 装配好的三维打印数字化模型。

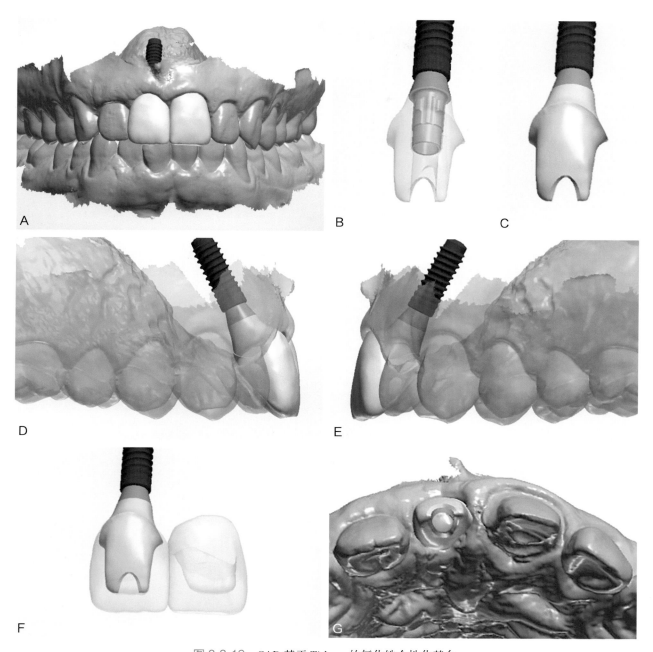

图 8-3-19 CAD 基于 Ti-base 的氧化锆个性化基台
A~E. 基于永久修复体形态模拟回切 F、G. 氧化锆个性化基台形态。

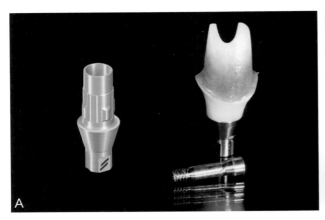 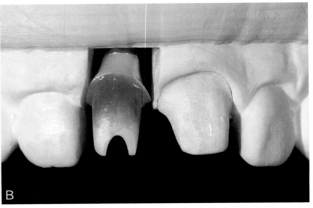

图 8-3-20　CAD 基于 Ti-base 的氧化锆个性化基台

A. 基于 Ti-base 的氧化锆个性化基台　B. 个性化基台模型验证。

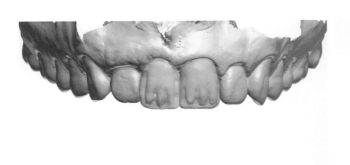 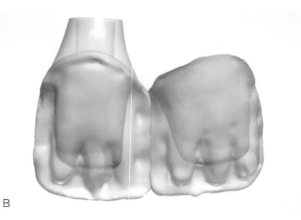

图 8-3-21　CAD 氧化锆内冠

A. 永久修复体形态模拟回切　B. 氧化锆内冠形态。

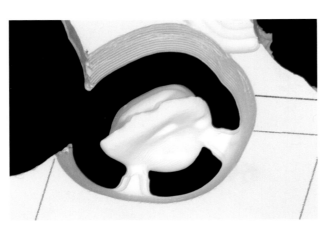

图 8-3-22　CAM 氧化锆内冠

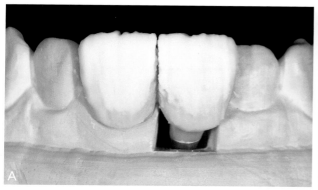
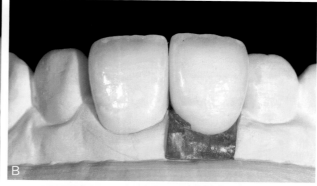
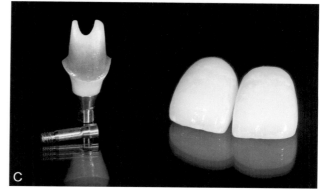

图 8-3-23　氧化锆内冠唇侧饰瓷完成永久修复体
A. 氧化锆内冠表面饰瓷　B. 氧化锆内冠唇侧饰瓷的全瓷冠
C. 永久修复体。

（4）戴修复体：试戴 11 基于 Ti-base 的复合个性化基台，临床及 X 线检查确定被动就位，中央螺丝加力至 35N·cm，聚四氟乙烯及氧化锌封闭螺丝孔。试戴 11、21 全瓷冠，邻接关系良好，调整咬合至牙尖交错𬌗轻接触，前伸𬌗与 12、22 共同引导，侧方𬌗无干扰，抛光后重新戴入，树脂粘接剂粘固，并清洁冠周溢出的粘接剂（图 8-3-24）。

本病例所采用的是基于 Ti-base 的复合个性化基台，其基台-种植体界面为预成的商品化基底，精度高，保证了修复体的远期效果，同时降低了个性化基台氧化锆部分的加工难度，可以采用半烧结型氧化锆加工；原厂 base 数据库可以使氧化锆部分与 base 之间存在适当的摩擦固位力与抗旋转性能，保证复合个性化基台的两部分之间粘接效果的长期稳定。相对简单的加工要求与稳定的长期效果使基于 Ti-base 的复合个性化基台成为临床中最常使用的个性化基台，但由于此修复方式在种植体上方由内到外存在 4 层结构（Ti-base、个性化基台的氧化锆部分、氧化锆内冠及饰瓷），因此对患者口内不论是垂直向还是水平向修复空间的要求均较高。

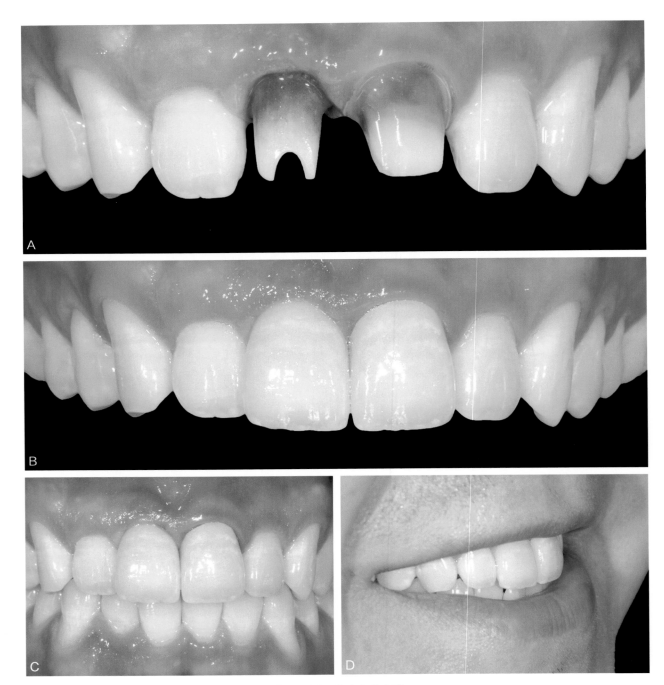

图 8-3-24　戴永久修复体
A. 个性化基台正面观　B、C. 戴入永久修复体正面观　D. 微笑像。

（耿　威　林　潇　岳新新）

第四节　种植体支持的单冠的数字化解决方案

单颗牙缺失的种植修复是临床中的常见病例,在修复设计时应兼顾功能、美观及后期维护,根据不同的上部结构制作平台,可将单冠分为基于基台制作的单冠、基于 Ti-base 制作的单冠和基于种植体制作的单冠(图 8-4-1)。个性化基台+粘接冠的单冠解决方案已在上一节进行了详细介绍,在此不再赘述。

1. 基于基台制作上部结构　基于基台制作上部结构时,可选择粘接基台或螺丝固位基台,但螺丝固位基台受二级螺丝结构的空间限制,基台自身高度较低,在数字化加工中难以获得良好的修复体长期抗旋转,因而极少用于单冠制作。当修复空间充足,可提供有效的粘接面积时,可基于粘接固位基台制作单冠修复体,粘接固位基台通常有直基台与不同角度的角度基台可供选择,还具有不同的穿龈高度,根据不同的临床情况也可对粘接基台进行适当改,因此,修复灵活性较高,基本可满足大部分的临床情况。但当植入位置过深时,易发生黏合剂残留,引起牙龈炎症;另外,粘接固位的修复体在后期维护需要拆卸时,只能破坏牙冠结构。

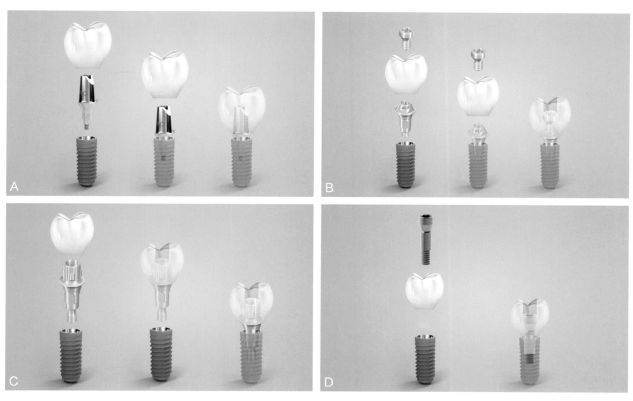

图 8-4-1　种植体支持的单冠的数字化解决方案

A. 基于粘接固位基台制作修复体上部结构　B. 基于螺丝固位基台制作修复体上部结构(临床极少使用)　C. 基于 Ti-base 制作修复体上部结构　D. 基于种植体制作修复体上部结构。

2. 基于 Ti-base 制作上部结构　Ti-base 的应用帮助临床实现了修复体的可拆卸功能,技工室基于原厂的 Ti-base 数据库,设计加工上部结构,而后通过粘接剂口外粘接上部结构与 Ti-base,使其成为完整修复体,通过中央螺丝固定于口内种植体上方。常见的直 Ti-base 对种植体植入方向要求较高,随着 Ti-base 临床接受度增高,种植体厂家推出了更多种类的 Ti-base,包括不同穿龈高度及可进行角度调整的 Ti-base,扩大了临床适应证,但不同种植体品牌的角度调整 Ti-base 可调整的角度范围略有不同,调整角度越大,修复体螺丝开孔则越大,可能存在破坏咬合面结构或降低修复体强度的风险。另外 Ti-base 本身具有一定的高度与直径,这就限定的应用 Ti-base 的最小修复空间。

3. 基于种植体制作上部结构　当修复空间极为有限时,也可直接在种植体上方设计制作一体式冠,此种植修复方式摒弃了基台或基底作为"中间结构",因此极大地节约了三维修复空间,包括𬌗龈空间、近远中空间及前牙常常需要考虑的唇舌向空间。但由于修复体直接与种植体接口相连,对数据及加工精度要求极高,需要使用原厂种植体接口数据,并需要在大型切削中心加工制作以保证精度,同时也要求种植体植入方向良好(前牙自舌隆突穿出,后牙自𬌗面穿出),因而在临床中较少使用。

总体来讲,三种种植体支持的单冠修复类型,其对修复空间的要求为粘接固位修复体(包括个性化基台+粘接冠)>基于 Ti-base 的一体化冠>一体式冠,本节将通过不同病例详细展示不同类型修复体的制作及临床治疗过程。

一、基于粘接固位基台的单冠

(一) 患者简介

患者女,31 岁,3 个月前行 36 种植手术,要求修复。口内检查见 36 Straumann Roxolid BLT 种植体(RC)稳定,轴向良好,愈合基台在位,不松动,种植体周角化龈宽度充足,穿龈深度约 2mm。口腔卫生良好(图 8-4-2)。

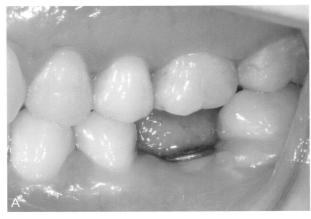
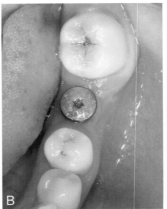
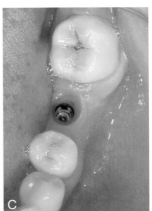

图 8-4-2　修复前口内像
A. 咬合像　B、C. 𬌗面观。

（二）病例分析与方案设计

本病例为后牙区单颗牙缺失的种植修复病例。种植体轴向良好，但种植体穿龈深度较浅，磨牙外形颈部直径较大，可供修复体颈部形态移形的空间有限。因此可使用肩台直径较宽的解剖式粘接基台进行修复。方案设计如下：

1. 印模方式　传统种植体水平印模+模型扫描。
2. 固位方式　粘接固位。
3. 修复材料　氧化锆全冠。

（三）修复程序

1. 制取种植体水平印模　取下 36 愈合基台，口内安装 Straumann 骨组织水平 RC 定位柱及印模帽，制取上、下颌聚醚橡胶印模及咬合记录。

2. 模型扫描获取数字化模型信息　超硬石膏灌注带种植体替代体的下颌石膏模型和上颌石膏模型，按𬌗记录上𬌗架，在石膏模型替代体上方就位解剖基台，手动拧紧基台螺丝。根据穿龈形态少量调整基台肩台高度，使其位于龈下 0.5mm，根据修复空间调改基台高度，留出冠方 2mm 的氧化锆修复空间。模型扫描仪扫描带有解剖基台信息的数字化模型（图 8-4-3）。

3. CAD/CAM 氧化锆修复体　基于数字化模型信息在 CAD 软件中设计 36 基台水平氧化锆全冠修复体。将氧化锆全冠信息导入 CAM 编程软件，设计计算生成加工程序。在数控切削设备上安装氧化锆盘，导入加工程序，切削氧化锆联冠。经过高温烧结、模型验证、调𬌗、染色、高度抛光完成修复体制作（图 8-4-4）。

4. 戴牙　取下愈合基台，安放解剖基台，试戴 36 氧化锆全冠修复体，就位顺利，邻接关系良好，调𬌗至牙尖交错𬌗均匀轻接触，前伸及侧方咬合无干扰，抛光。解剖基台螺丝加力至 35N·cm，聚四氟乙烯+氧化锌封闭修复基台螺丝孔，树脂粘接剂粘固氧化锆全冠（图 8-4-5）。

基台水平粘接固位修复是临床中较常使用的种植修复方式，它通过模型扫描获取粘接基台数据进行的修复体设计与制作，无需购买数据库，粘接剂的存在，使修复的容错性更高，对临床医师和技工的专业技术要求较低。但是，当发生需要拆除修复体的情况时，粘接固位修复体通常需破坏修复体才能拆除，这增加了种植修复体维护的时间及经济成本。

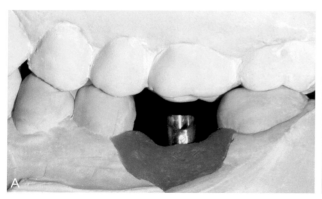 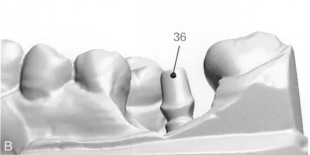

图 8-4-3　模型扫描获取数字化模型
A.石膏模型上调改解剖基台　B.下颌数字化模型

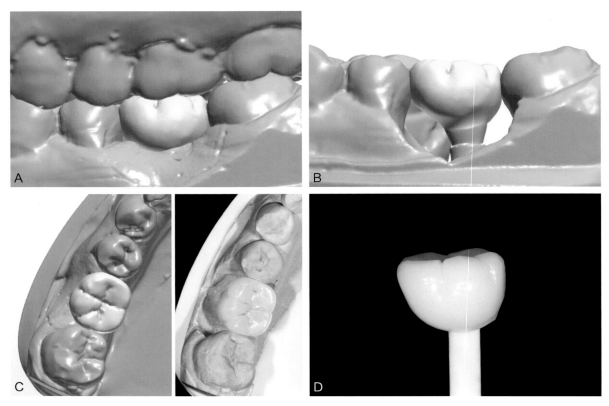

图 8-4-4 CAD/CAM 氧化锆全冠修复体

A、B. CAD 氧化锆全冠修复体 C、D. CAM 氧化锆全冠修复体。

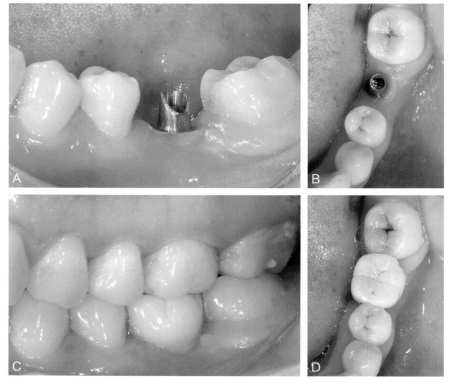

图 8-4-5 戴永久修复体

A、B. 戴入解剖基台 C、D. 戴入氧化锆全冠修复体。

二、基于 Ti-base 的一体化全瓷冠（骨水平）

（一）患者简介

患者女,31 岁,6 个月前行 11 种植术,3 个月前利用 11 临时修复体进行牙龈成形。口内检查 11 Straumann Roxolid BLT 种植体（RC）稳定,三维位置及方向良好,骨弓轮廓丰满。11 临时修复体外形及唇面龈缘位置与 21 对称协调,近远中龈乳头充满邻间隙,螺丝孔位于修复体舌侧。口腔卫生一般（图 8-4-6）。

（二）病例分析与方案设计

本病例为单颗前牙的美学区修复病例,选择全瓷材料修复可以获得更好的美学效果,种植体植入较深,但方向理想,螺丝孔由预期修复体的舌隆突穿出,因此可以设计螺丝固位。为了避免氧化锆材料与金属种植体接口的直接连接,可选择冠用 Ti-base（抗旋转）制作一体化基台冠（图 8-4-7）,氧化锆结构与 Ti-base 在口外粘接,避免粘接剂在牙龈袖口残留,有利于种植修复体的长期维护。方案设计如下:

1. 印模方式　口内扫描获取数字化印模。
2. 固位方式　基于冠用 Ti-base 的复合固位。
3. 修复材料　氧化锆内冠唇侧饰瓷的全瓷冠。

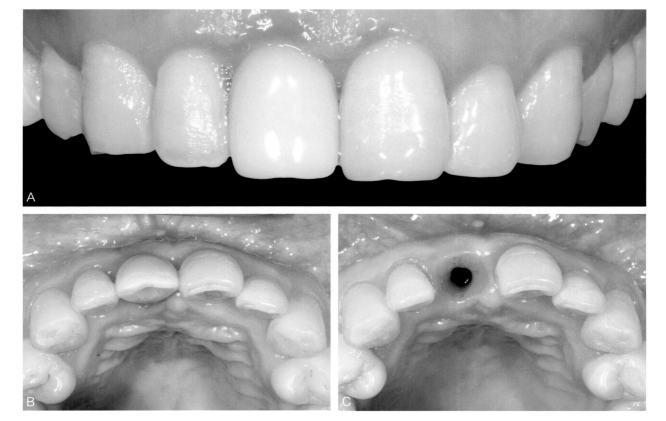

图 8-4-6　永久修复前口内情况
A. 唇面观　B. 殆面观　C. 穿龈轮廓。

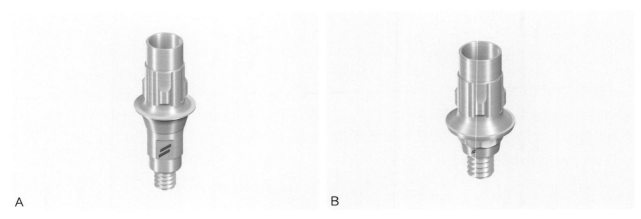

图 8-4-7　冠用 Ti-base
A. 骨水平种植体冠用 Ti-base　B. 软组织水平种植体冠用 Ti-base。

(三) 修复程序

1. 口内扫描获取数字化模型　采用口内扫描仪获取上下颌牙列、黏膜、咬合关系、种植体三维位置及临时修复体形态的数字化信息,具体过程同一体式个性化基台病例,先获取临时修复体的口内数字化信息,再获取扫描体三维位置信息,之后将临时修复体连接于种植体替代体,于口外扫描获取修复体表面形貌的数字化信息,最后将三组数字化信息导入 CAD 软件中进行数据配准融合,获取上下颌数字化模型(图 8-4-8)。

2. 基于数字化模型 CAD/CAM 永久修复体

(1) 三维打印模型:具体过程同一体式个性化基台病例(图 8-4-9)。

(2) CAD 氧化锆内冠:基于已获取的数字化模型,在 CAD 软件中调取 Straumann 骨水平种植体 Variobase 数据库,选择高 3.5mm 的冠用 Variobase 数据,在此数据基础上,复制临时修复体外形,调整咬合面形态,设计永久修复体形态,唇侧模拟均匀回切 1~1.5mm,预留饰瓷空间,舌侧预留螺丝通道,生成氧化锆内冠数据(图 8-4-10)。

(3) 氧化锆内冠 CAM 编程与加工:编程及加工过程同一体式个性化基台病例。切削完成后氧化锆内冠进行高温烧结,并将氧化锆冠复位至模型 Variobase 上,验证氧化锆内冠就位后的稳定性、与 Variobase 间的摩擦固位力以及肩台的密合度(图 8-4-11)。

(4) 氧化锆内冠唇侧饰瓷:饰瓷过程同一体式个性化基台病例。而后,对氧化锆和 Variobase 的粘接表面进行喷砂处理,最后用树脂粘接剂将 Variobase 与氧化锆在模型上粘固(图 8-4-12)。

3. 戴修复体　试戴 11 一体化基台冠,临床及 X 线检查确定被动就位,邻接关系良好,调整咬合至牙尖交错殆均匀轻接触,前伸及侧方咬合无干扰,抛光后重新戴入,中央螺丝加力至 35N·cm,聚四氟乙烯及光固化纳米树脂封闭螺丝孔(图 8-4-13)。

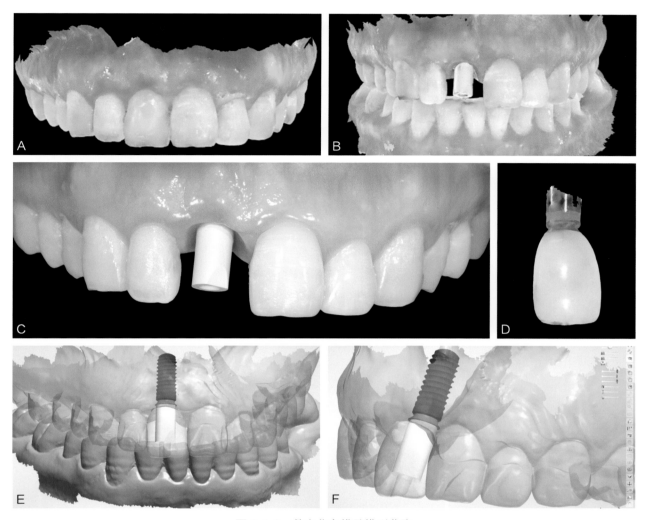

图 8-4-8　数字化印模及模型获取
A. 临时修复体的口内数字化信息　B、C. 扫描体三维位置　D. 临时修复体外形的数字化信息　E、F. 数字化模型。

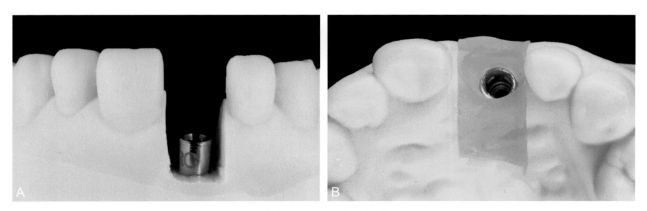

图 8-4-9　三维打印模型
A. 三维打印模型专用替代体　B. 带三维打印人工牙龈的模型。

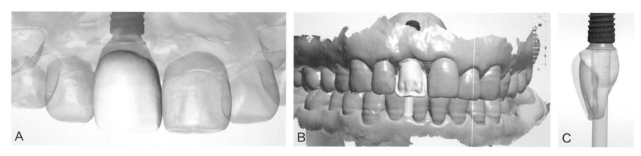

图 8-4-10　CAD 氧化锆内冠
A. 永久修复体形态　B. 模拟回切形成氧化锆内冠形态　C. 显示螺丝孔位置。

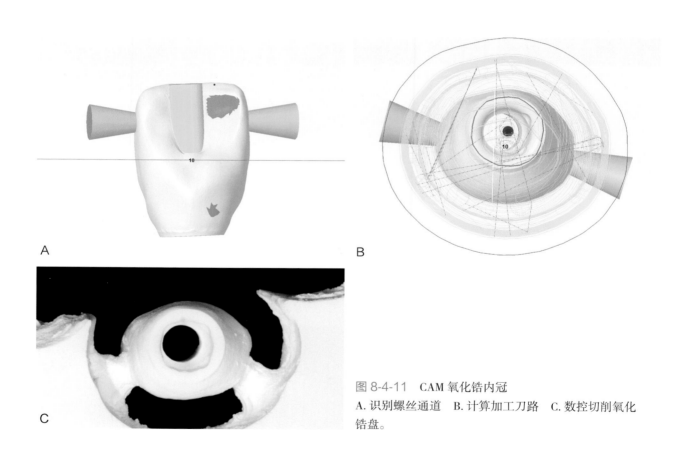

图 8-4-11　CAM 氧化锆内冠
A. 识别螺丝通道　B. 计算加工刀路　C. 数控切削氧化锆盘。

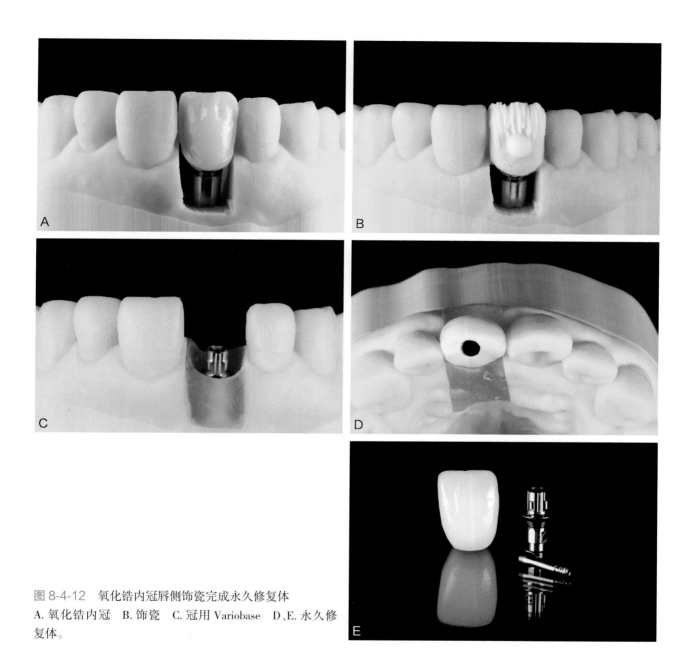

图 8-4-12　氧化锆内冠唇侧饰瓷完成永久修复体
A. 氧化锆内冠　B. 饰瓷　C. 冠用 Variobase　D、E. 永久修复体。

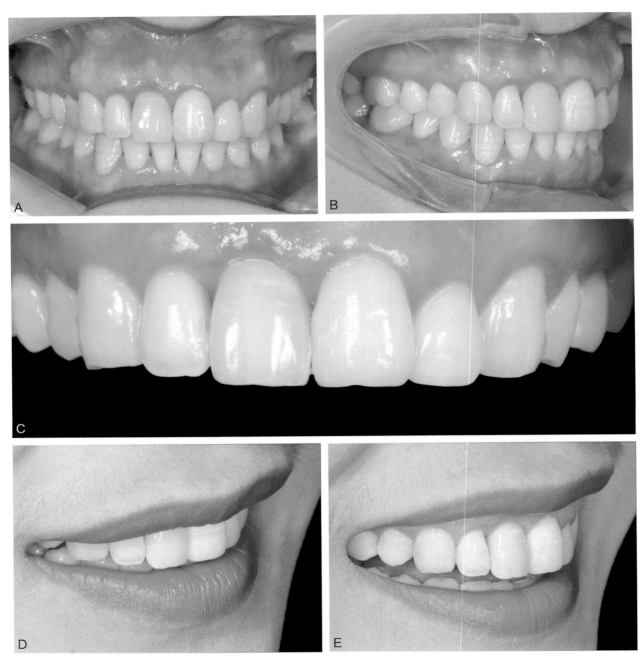

图 8-4-13 戴永久修复体

A、C. 正面观 B. 右侧面观 D. 微笑像 E. 大笑像。

本病例是在临时修复体塑形种植体穿龈轮廓后进行永久修复,精确复制临时冠的穿龈形态是保证永久修复后红色美学稳定的关键。在传统印模技术中,需要复制临时冠的穿龈形态制作个性化的转移杆,制取开窗印模,操作复杂费时。而数字化印模技术可轻松通过扫描临时冠的形态及后续软件中的数据整合,获取带有精确的修复体穿龈数据的数字化模型。本病例通过一体化基台冠的方式修复,成品Variobase相比个性化基台可以节约唇颊向的修复空间,同时实现了氧化锆单冠的螺丝固位,既保证修复体-种植体的稳定连接,又保证了修复体的强度。

三、基于角度 Ti-base 的一体化全瓷冠(骨水平)

(一)患者简介

患者女,29岁,8个月前行11种植手术,要求修复。口内检查见11 Straumann BLT骨水平种植体(NC)稳定。前牙Ⅱ°深覆𬌗,垂直修复间隙小,种植体长轴冠方延长线从未来修复体切缘偏唇侧穿出。口腔卫生良好(图8-4-14)。

(二)病例分析与方案设计

本病例种植体位于前牙美学区,植入较深,且角度略偏唇侧,螺丝孔于修复体切缘偏唇侧穿出,因此无法直接选择螺丝固位或通用直Ti-base进行修复。同时,从美学设计角度出发,前牙区种植修复宜选择氧化锆全瓷材料进行修复。因此,本病例可直接选择角度粘接基台或可调整角度的Ti-base进行修复。为了便于拆卸与维护,且同时满足角度、螺丝固位和氧化锆全瓷冠三个条件,可选用原厂预成的可进行角度调整的Ti-base进行修复,其特点如下:

1. 可调整螺丝孔穿出角度　Ti-base的冠方部分设计为一侧切口,一侧直壁,这种斜切口的结构可以调整螺丝通道的方向,其调整角度为25°。特制的螺丝刀头(可多向卡紧螺丝帽)在倾斜接触base螺丝的时候仍可卡紧螺丝转动并进行加力,从而使得原本从切端或唇侧穿出的螺丝孔(A通道)调整至舌侧(B通道)(图8-4-15)。

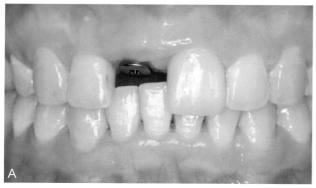
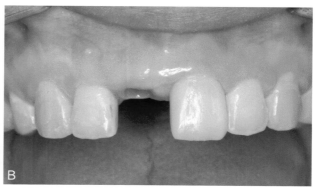

图 8-4-14　修复前口内像
A. 咬合像　B. 龈袖口像。

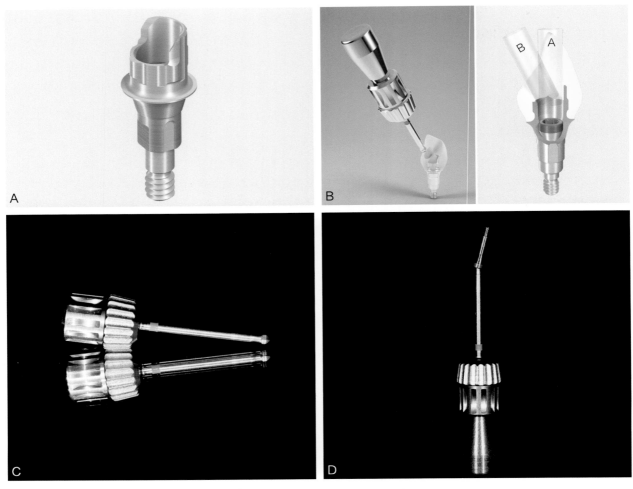

图 8-4-15 Variobase for Crown AS

A. Variobase for Crown AS B. 通过专用螺丝刀从调整后的螺丝通道 B 旋转螺丝 C. 角度 Ti-base 专用螺丝设计为多向螺丝刀头 D. 多向螺丝刀卡紧螺丝时,可以在角度倾斜时旋转螺丝。

2. 原厂数据开放,数字化加工精度高 原厂预成的可调整角度的 Ti-base,与种植体连接接口精密度高,具有抗旋结构,其原厂数据对数字化设计平台开放,可导入原厂数据直接设计氧化锆修复体,氧化锆牙冠的螺丝孔通道结构与角度 Ti-base 完全匹配,并通过 Ti-base 表面的凹凸结构进行机械固位。体外粘接 Ti-base 与氧化锆牙冠可得到一体式螺丝固位氧化锆修复体,直接与种植体连接。

基于以上分析,本病例修复设计方案为螺丝固位氧化锆全瓷单冠修复,修复过程分两部分进行:第一部分为选择通用直 Ti-base 设计制作树脂临时牙进行牙龈塑形;第二部分为选择角度 Ti-base 设计制作一体式氧化锆全瓷冠螺丝固位修复体,完成永久修复。

永久修复体方案设计如下:

1. 印模方式 口内扫描获取数字化印模。

2. **固位方式**　基于角度 Ti-base 的复合固位。

3. **修复材料**　氧化锆内冠唇侧饰瓷的全瓷冠。

（三）修复程序

1. **CAD/CAM 种植体支持树脂临时牙**　取下 11 愈合基台，安放骨水平种植体（NC）专用口内扫描杆，采用口内扫描仪获取患者带种植体三维位置信息、剩余牙列、咬合关系及黏膜信息的数字化模型，并导入 CAD 软件设计临时牙，具体步骤如下：

（1）数字化印模的获取

1）口内扫描获取剩余牙列、咬合关系及黏膜信息：取下 11 愈合基台，按照从殆面到颊侧到舌侧的顺序连续扫描上下颌牙列及黏膜信息，确保 11 唇舌侧黏膜扫描范围至少覆盖距龈缘 10mm 处。在 ICP 扫描牙列咬合关系，在软件中完成自动匹配。

2）口内扫描获取种植体三维位置的数字化信息：在 11 位置安装并手动拧紧种植体扫描体，在软件中用工具剪除 11 种植体平台及龈袖口部位图像，自种植体邻牙开始顺序沿牙弓补充扫描至种植体另一侧邻牙，扫描范围涵盖剪除区域及周边牙龈和邻牙，软件通过相邻部位图像完成自动匹配吻合，得到带有种植体三维位置信息（扫描体信息）的牙列、黏膜和咬合关系的数字化印模。

（2）种植体支持的树脂临时牙的设计与制作：将获取的数字化模型以 STL 格式导入 CAD 软件，调取数据库中的种植体扫描体文件与数字化模型中扫描体进行配准，在 CAD 软件中再现真实的种植体三维位置，导入原厂 Ti-base（直 Ti-base）数据，参照 21 形态设计临时牙外形，可见螺丝通道经切缘穿出。将设计好的临时牙数据发送至数控切削中心，制作完成临时树脂牙，体外将 Ti-base 与临时树脂牙粘接，戴入患者口内，光固化树脂封闭螺丝孔，完成临时牙的设计与制作（图 8-4-16）。

2. **CAD/CAM 复合固位氧化锆全瓷修复体**　患者配戴种植体支持式临时树脂牙进行牙龈塑形 4 周后，开始最终修复程序。CAD/CAM 复合固位氧化锆全瓷修复体。过程如下：

（1）口内扫描获取种植体三维位置、剩余牙列、咬合关系及黏膜信息：步骤同前（图 8-4-17A、B），扫描临时修复体获取穿龈轮廓信息。

（2）基于角度 Ti-base 设计制作复合固位氧化锆全瓷修复体：在 CAD 软件中导入数字化印模，根据种植体三维位置、穿龈轮廓及咬合关系，设计最终修复体形态（图 8-4-17C），设定饰面瓷范围及厚度，软件内回切，得到氧化锆内冠数据（图 8-4-17D）。导入角度 Ti-base 数据，在软件中将螺丝通道向舌侧旋转 25°，设计舌侧穿出的螺丝通道（图 8-4-17E、F）。设计完成得到带舌侧螺丝孔的氧化锆内冠数据（图 8-4-17G 左），将数据输入数控机床，完成氧化锆内冠的切削、烧结、饰瓷、上釉，得到最终氧化锆全瓷修复体（图 8-4-17G 右）。体外用树脂粘接剂将角度 Ti-base 与氧化锆全瓷冠粘接（图 8-4-17H），得到基于角度 Ti-base 的一体式复合固位氧化锆全瓷冠。与临时牙螺丝通道从切端唇侧穿出相比，最终修复体的螺丝孔位于舌侧（图 8-4-17I、J）。

（3）戴牙：一体化基台冠戴入患者口内种植体上方，邻接及咬合关系良好，使用多向螺丝刀加力至 35N·cm，聚四氟乙烯膜+光固化树脂封闭舌侧螺丝孔（图 8-4-17K、L）。

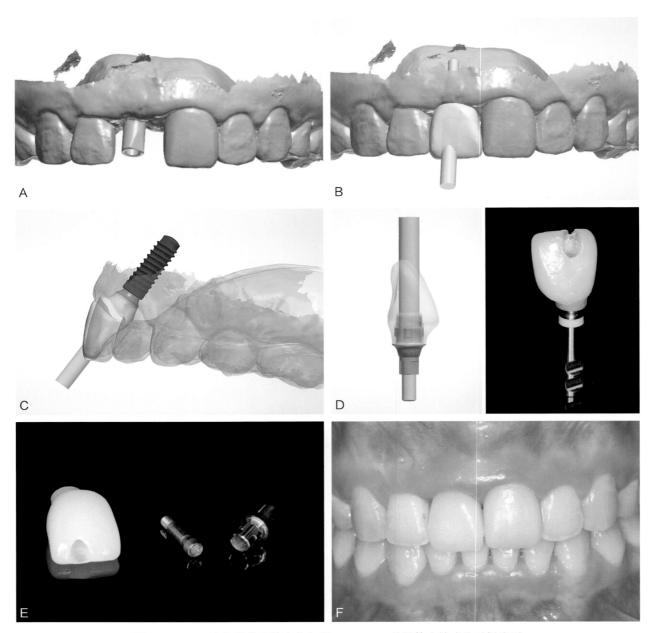

图 8-4-16　口内扫描获取数字化印模,CAD/CAM 种植体支持式临时树脂牙

A. 口内扫描获取数字化印模　B~D. CAD 种植体支持临时牙,螺丝孔从切端穿出　E. 临时牙与 Ti-base　F. 将临时牙与 Ti-base 粘接后戴入口内,光固化树脂封闭唇侧螺丝孔。

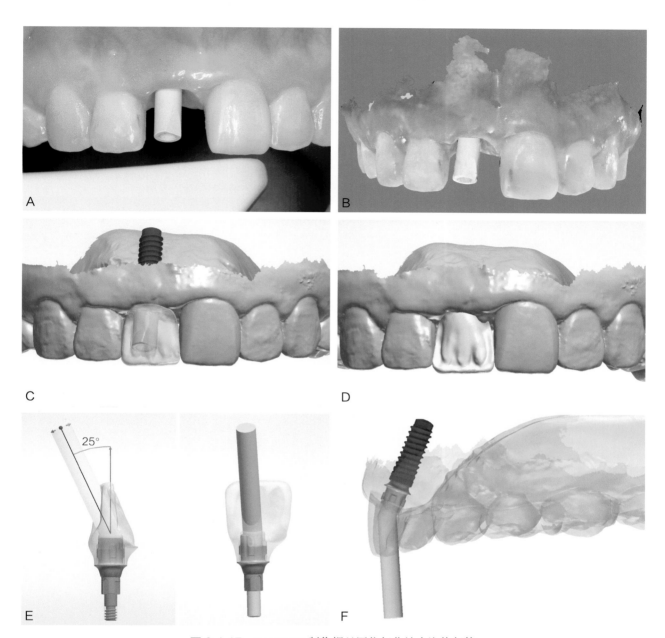

图 8-4-17　CAD/CAM 制作螺丝固位氧化锆全瓷修复体

A. 口内扫描获取剩余牙列、黏膜及咬合关系信息　B. 口内扫描获取种植体扫描杆信息（种植体三维位置信息）　C. CAD 最终修复体　D. 在最终修复体形态确定后,回切得到氧化锆内冠　E、F. 调取骨水平种植体（NC）角度 Ti-base 数据,自种植体长轴向舌侧转角 25°设计螺丝通道,确保螺丝孔位于修复体舌侧。

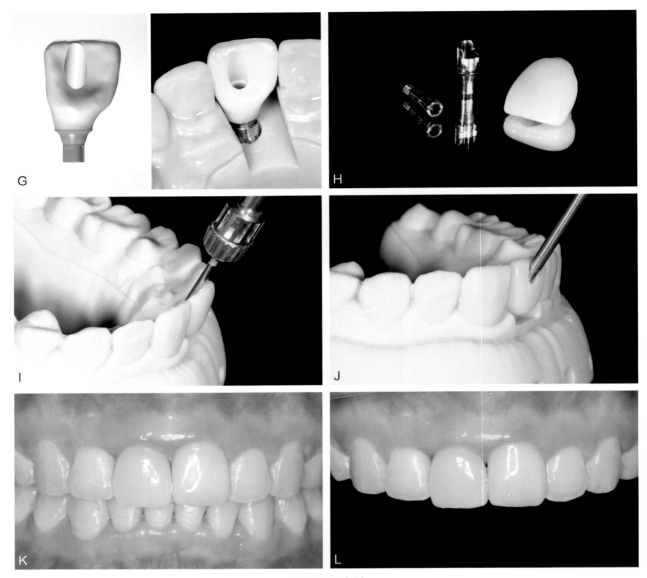

图 8-4-17（续）

G. 左：CAD 得到氧化锆内冠数据，右：CAM 数控切削氧化锆内冠，烧结，唇面饰瓷、上釉后的修复体　H. 体外粘接角度 Ti-base 与氧化锆全瓷冠，得到一体式螺丝固位氧化锆全瓷冠　I. 最终修复体的螺丝通道位于舌侧，多向螺丝刀通过舌侧螺丝孔与 base 螺丝卡紧　J. 临时修复体的螺丝孔位于切端唇侧，螺丝刀从唇侧进入螺丝通道　K. 最终修复体戴入口内正面咬合像　L. 最终修复体戴入口内正面像。

　　本病例是一例美学区螺丝固位单冠修复患者，角度 Ti-base 的应用，满足了螺丝固位和氧化锆全瓷冠修复的要求，同时，数字化方案贯穿整个病例的设计与制作过程，使用原厂数据设计、使用原厂 Ti-base 进行最终修复体的制作，保证了加工制作精度，实现了良好的被动就位。值得注意的是，角度 Ti-base 本身未发生角度旋转，导入原厂数据即可生成"转角"后的螺丝通道，无须额外设计旋转角度。最终螺丝孔从唇侧向舌侧的旋转是通过特定 base 螺丝帽和多向螺丝刀实现的，这使得在进行可调整角度的螺丝固位修复体的计算机辅助设计与计算机辅助制造时更加方便简单。

（耿　威　林　潇　孙玉洁）

第五节　种植体支持的联冠或固定桥的数字化解决方案

多颗牙连续缺失的种植修复多采用联冠或固定桥的修复方式,以分散加载在种植体上的咬合力。此外,还需要综合考虑种植体的类型、位置、分布、方向、修复空间及对颌牙情况,从而制订适合的数字化解决方案(图 8-5-1)。

种植体支持的联冠或固定桥修复设计,从固位方式上可分为粘接固位、螺丝固位和复合固位。后两种方法更有利于拆卸和后期维护。不同的修复设计对垂直向可用修复空间的要求不同,当修复设计中应用了基台或 Ti-base 时,它们势必会占用垂直向修复空间而挤占牙冠的空间,增大了修复设计对缺牙区垂直向可用空间的要求。从这一点考虑,直接在种植体接口处进行的设计(如一体式钛支架)不存在基台或 Ti-base,对垂直向可用空间的要求最小(图 8-5-2)。此外,在数字化口腔种植修复设计中,还可以根据进行数字化修复设计的起始数据不同,分为基台水平的修复(基于模型扫描粘接固位基台所获取的基台数据)、base 水平的修复(基于开放的原厂 Ti-base 数据)和种植体水平的修复(基于原厂种植体接口数据)。由于设计的起始数据不同,设计的过程和所适用的临床病例也不同,本节将在以下内容中通过不同的病例展开详细描述。

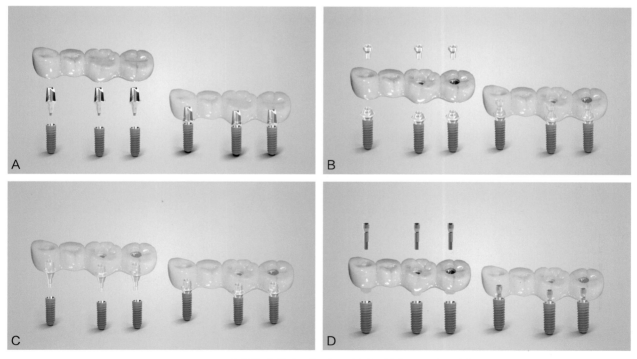

图 8-5-1　种植体支持的联冠或固定桥的数字化解决方案

A. 基于粘接固位基台制作修复体上部结构　B. 基于螺丝固位基台制作修复体上部结构　C. 基于桥用 Ti-base 制作修复体上部结构　D. 基于种植体接口数据制作修复体上部结构。

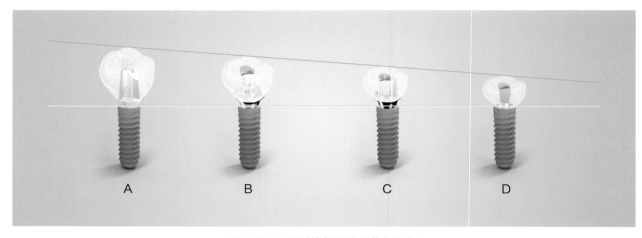

图 8-5-2　不同修复设计的修复空间

A. 基于粘接固位基台　B. 基于螺丝固位基台　C. 基于 Ti-base　D. 基于种植体接口。

一、基于粘接固位基台全瓷固定桥或联冠修复

在解决多颗牙连续缺失的种植修复方案中,粘接固位基台的适应证较广,操作简便。在种植修复技术发展的早期和数字化技术尚未普及时,在粘接固位基台上部设计制作固定桥或联冠是进行多颗牙连续缺失种植修复的主要方式。对于多颗牙连续缺失的种植修复患者,当种植体植入位置较浅且有足够修复空间时,可采用"基于粘接固位基台的氧化锆全瓷固定桥或联冠"的方案进行上部修复。

粘接固位基台特点如下:

1. 基台水平修复的特点　不需要开放的基台数据库,通过模型扫描仪直接扫描带有粘接固位基台的工作模型即可完成修复体的设计与制作。

2. 基台可调改　粘接固位基台一般均可进行调改,如 synOcta(八角)粘接固位基台可进行最多 2mm 高度的调改(图 8-5-3)。因此,当垂直修复间隙不足或植入角度过大时,可通过调改粘接固位基台保证修复体的就位和强度。

3. 修复体形态完整　修复体通过粘接剂固定于患者口内的基台上方,因此无须预留螺丝通道,可以保留修复体形态的完整。

4. 技术敏感性低　金属材料的基台与氧化锆材料的修复体之间存在粘接剂,粘接剂可起到缓冲作用。与螺丝固位"硬碰硬"的接触方式相比,粘接剂可有效缓冲不同材料之间的磨耗或加载在基台/种植体上的不良应力。技术加工有一定宽容度,无螺丝通道,临床操作技术敏感性低。

(一)患者简介

患者女,63 岁,3 个月前行 36、37 种植手术,要求修复。口内检查:36、37 Straumann SLActive 软组织水平种植体(RN)及愈合基台在位,不松动,叩(−),植体周软组织无异常。36 与 37 种植体长轴之间角度约 15°,36 𬌗龈距离约 10mm,37 𬌗龈距离约 8mm。口腔卫生良好(图 8-5-4)。

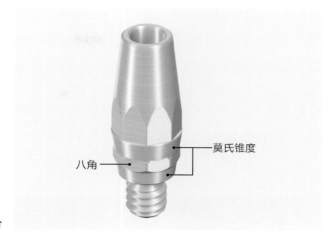

图 8-5-3　synOcta(八角)粘接固位基台

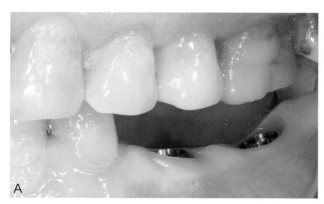
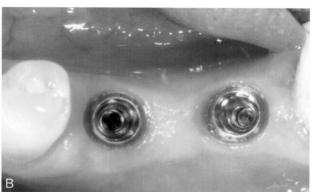

图 8-5-4　修复前口内像
A. 咬合像　B. 𬌗面观。

(二)病例分析与方案设计

本病例为后牙区多颗牙连续缺失的种植修复病例。种植体之间的相对角度约 15°,种植体植入位置较浅,种植体肩台光滑颈部与龈缘平齐,可进行粘接固位的修复方式设计,满足使用粘接固位基台的要求。方案设计如下:

1. 印模方式　传统种植体水平印模+模型扫描。

2. 固位方式　粘接固位。

3. 修复材料　氧化全冠。

(三)修复程序

1. 制取种植体水平印模　取下 36、37 愈合基台,口内安装 Straumann 软组织水平 RN 印模帽,制取聚醚印模,取对颌聚醚印模及咬合记录。

2. 模型扫描获取数字化模型信息　超硬石膏灌注带种植体替代体的下颌石膏模型和上颌石膏模型,在石膏模型上安装粘接固位基台,基台在模型上就位后,手动拧紧基台螺丝。根据修复空间调改基台高度,留出冠方 2mm 的氧化锆修复空间。模型扫描仪扫描带有粘接固位基台的下颌模型、对颌模型及咬合关系。获取粘接固位基台在牙列上的三维位置信息(图 8-5-5A)。

3. CAD/CAM 氧化锆修复体　将获取的数字化模型信息导入 CAD 软件中,利用粘接固位基台的三维位置信息,根据种植体位置、穿龈形态及咬合关系等信息,在 36、37 位置设计氧化锆联冠修复体(图 8-5-5B~D)。将设计好的氧化锆联冠信息导入 CAM 编程软件,进行计算,生成加工程序。在数控切削设备安装氧化锆盘,设备控制软件中导入加工程序,切削氧化锆联冠。经过高温烧结、模型试戴、咬合及形态修正,最终染色、高度抛光后,完成修复体的制作(图 8-5-5E、F)。

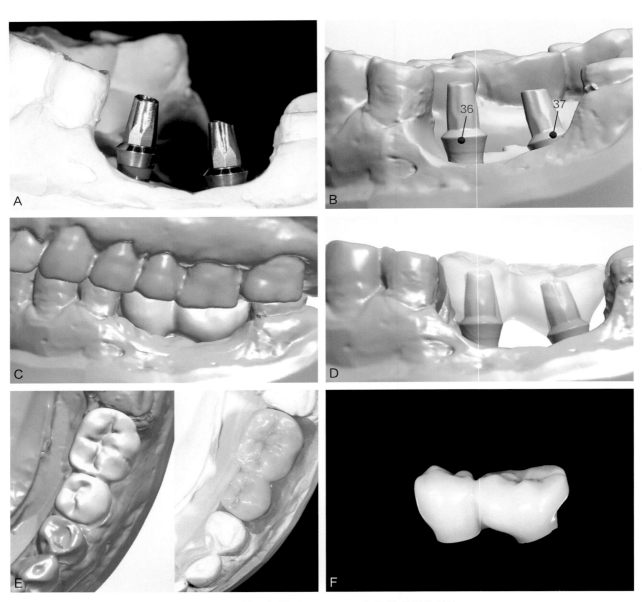

图 8-5-5　模型扫描后,CAD/CAM 氧化锆联冠修复体

A. 灌注、转移石膏模型,在模型上安装粘接固位基台,根据咬合关系和修复空间调改粘接固位基台　B. 模型扫描粘接固位基台、剩余牙列、黏膜及咬合关系信息,在 CAD 软件中完成数据匹配　C~F. 在 CAD 软件中设计修复体,通过数控切削技术制作氧化锆联冠。

4. 戴牙　取下愈合基台,安放粘接固位基台,试戴 36、37 氧化锆粘接固位联冠修复体,确定被动就位,邻接关系良好,调整咬合至牙尖交错𬌗广泛均匀轻接触,前伸及侧方咬合无干扰,抛光。修复基台螺丝加力至 35N·cm,聚四氟乙烯+氧化锌封闭修复基台螺丝孔,树脂粘接剂粘接氧化锆联冠(图 8-5-6)。

本病例是基于模型扫描获取粘接固位基台数据进行的修复体的设计与制作,无须获取种植体或基台的原厂数据,因此该修复方案目前在临床上被广泛应用。但是,当植入位置较深(残留粘接剂不易清除)、垂直修复间隙过小(过度调改基台高度影响固位形),以及需要经常拆卸修复体进行维护(需破坏修复体)时,应慎用粘接固位氧化锆全瓷桥的修复方案。

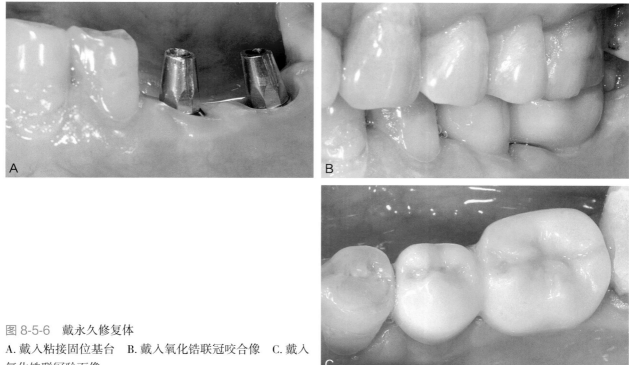

图 8-5-6　戴永久修复体
A. 戴入粘接固位基台　B. 戴入氧化锆联冠咬合像　C. 戴入氧化锆联冠𬌗面像。

二、基于桥用 Ti-base 的氧化锆全瓷固定桥或联冠修复

多颗牙连续缺失的种植修复设计,从生物力学角度考量,宜采用种植体支持的固定桥或联冠修复以分散加载在种植体上的咬合力;从种植体周组织健康和修复体维护便利性的角度考量,宜采用螺丝固位或复合固位的方式和氧化锆全瓷材料进行修复。种植体厂家预成的桥用 Ti-base 可同时满足以上需求。

预成桥用 Ti-base 的特点包括以下方面:

1. 数据开放 预成桥用 Ti-base 与修复体内壁接触部分为带有自固位沟槽的柱形结构(图 8-5-7A、C),该结构的数据可对第三方设计软件开放,在设计牙冠时可直接调用该结构数据,确定氧化锆牙冠的内壁形态与开孔部位,实现高精度的数字化修复设计与制作。

2. 预成配件,精度高 预成桥用 Ti-base 与种植体衔接部分为原厂配件,精度高,接口处设计为非抗旋结构,有充分的宽容度以获得共同就位道,能够满足多颗牙缺失联冠或桥修复体对被动就位的要求(图 8-5-7)。

3. 可实现氧化锆全瓷固定桥或联冠螺丝固位 桥用 Ti-base 一端连接氧化锆全瓷修复体,另一端连接种植体,氧化锆修复体在体外通过粘接剂与 Ti-base 粘接固定为一体,在患者口内通过螺丝固定在种植体上,避免了口内粘接固定时粘接剂的残留,也避免了氧化锆材料与种植体的直接接触(如氧化锆基台),可减少不同材料之间直接接触产生的相关并发症。

原厂预成桥用 Ti-base 的适应证如下:

1. 修复间隙与植入角度 与螺丝固位基台相比,基于 Ti-base 的复合固位修复体只有一级螺丝,所需的垂直修复空间较小。为获得共同就位道,桥用 Ti-base 对种植体之间的角度有一定要求,一般情况下,种植体之间角度差应小于 15°,若 base 上部结构为聚合度较大的锥形(图 8-5-7B、D),对种植体之间的角度差容忍度会较大。

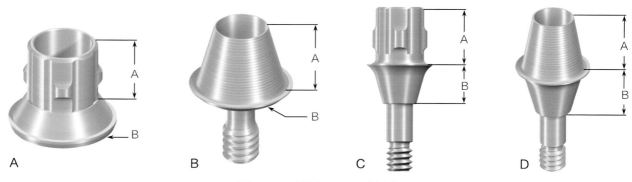

图 8-5-7 桥用 Ti-base 示意图

A. 软组织水平种植体桥用 Ti-base(柱形,有自固位沟槽) B. 软组织水平种植体桥用 Ti-base(锥形,无自固位沟槽,A 部分为 base 与牙冠内冠接触区域,B 部分直接盖于软组织水平种植体金属肩台上方) C. 骨水平种植体桥用 Ti-base(柱形) D. 骨水平种植体桥用 Ti-base(锥形,A 部分为 base 与牙冠内冠接触区域,B 部分为 base 与种植体接触区域)。

　　2. 数字化解决方案　桥用 Ti-base 的数据为开放数据,可直接调取数据进行修复的设计与制作,虽然通过传统的失蜡法或激光扫描间接获取 Ti-base 表面结构信息的方法,也可以完成 Ti-base 上部修复体的制作,但从最终修复体的精度方面考量,桥用 Ti-base 更适用于包含有数字化印模、计算机辅助设计与计算机辅助制造的数字化解决方案。

下面将通过两个病例阐述原厂桥用 Ti-base 在多颗牙连续缺失种植修复中的应用。

（一）软组织水平种植体基于桥用 Ti-base 的氧化锆联冠修复

　　1. 患者简介　患者女,40 岁,3 个月前行 46、47 种植手术,要求修复。口内检查见 46、47 Straumann SLActive 软组织水平种植体（RN）及愈合基台在位,不松动,叩（－）,植体周软组织无异常。46 与 47 种植体长轴之间角度约 10°,殆龈距离约 5mm。口腔卫生良好（图 8-5-8）。

　　2. 病例分析与方案设计　本病例为后牙连续缺失的种植修复。可用垂直修复间隙约 5mm,两颗种植体植入角度约 10°,满足桥用 Ti-base 对垂直修复空间的要求。方案设计如下:

　　（1）印模方式:传统印模+模型扫描。

　　（2）固位方式:基于桥用 Ti-base 的复合固位。

　　（3）修复材料:氧化锆全冠。

　　3. 修复程序

　　（1）制取夹板式印模:取下 46、47 愈合基台,口内安装 Straumann 软组织水平 RN 开窗式印模帽,使用预先制作完成的开窗托盘制取工作侧聚醚印模,取对颌聚醚印模及咬合记录（图 8-5-9）。

　　（2）模型扫描获取数字化印模:超硬石膏灌注带种植体替代体的下颌石膏模型和上颌石膏模型,在石膏模型上安装种植体扫描杆,使用模型扫描仪扫描患者上、下颌石膏模型,获取带种植体三维位置信息的上、下颌数字化模型和咬合关系（图 8-5-10）。

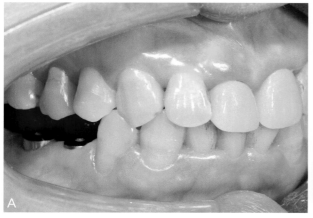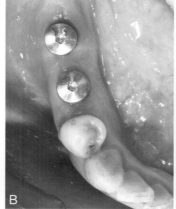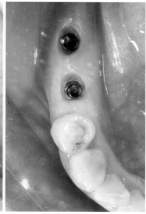

图 8-5-8　修复前口内像
A. 咬合像　B. 殆面观。

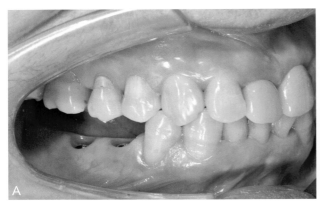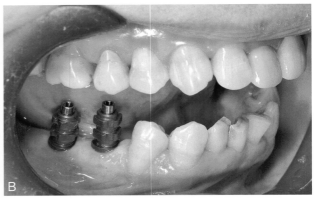

图 8-5-9 开窗托盘制取夹板式印模前准备

A.种植体穿龈形态 B.放入开窗印模帽。

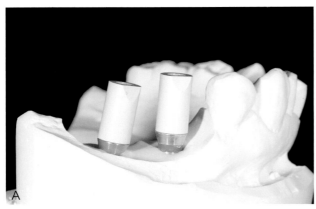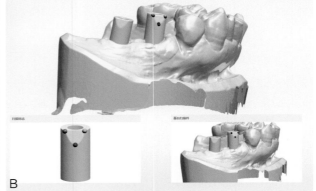

图 8-5-10 石膏模型与数字化印模

A.灌注石膏模型,在石膏模型替代体上安装种植体扫描杆 B.模型扫描获取数字化印模,通过扫描杆3点定位种植体三维位置。

（3）CAD/CAM 氧化锆修复体:将获取的数字化模型信息导入 CAD 软件中进行基于桥用 Ti-base 的氧化锆修复体的设计。此时,在 CAD 软件中可根据种植体的型号(本病例为 Straumann,RN)在种植体公司提供的数据库中选择桥用 Ti-base 原厂数据,利用扫描杆的位置信息,桥用 Ti-base 可自动完成与种植体位置的匹配。根据种植体位置、穿龈形态及咬合关系等信息,在 46、47 位置设计氧化锆联冠修复体。氧化锆联冠可根据下方 Ti-base 的位置、形状和螺丝孔通道自动生成内壁的形态和𬌗面开孔位置(图 8-5-11)。将设计好的氧化锆联冠信息导入 CAM 编程软件,进行计算,生成加工程序。在数控切削设备中安装氧化锆盘,导入加工程序,切削氧化锆盘,制作完成带中央螺丝孔的氧化锆联冠。经过高温烧结、模型试戴、咬合及形态修正,最终染色完成。

（4）体外粘接桥用 Ti-base 与氧化锆联冠:喷砂处理 Ti-base,氢氟酸处理氧化锆联冠内壁,使用树脂粘接剂粘接氧化锆联冠和 Ti-base。戴入模型验证咬合关系及调整,高度抛光后完成(图 8-5-12)。

（5）戴牙：取下愈合基台，试戴 46、47Ti-base 氧化锆复合固位联冠修复体，确定被动就位，邻接关系良好，调整咬合至牙尖交错𬌗广泛均匀轻接触，前伸及侧方咬合无干扰，抛光后戴入，中央螺丝加力至 35N·cm，聚四氟乙烯+光固化纳米树脂封闭螺丝孔（图 8-5-13）。

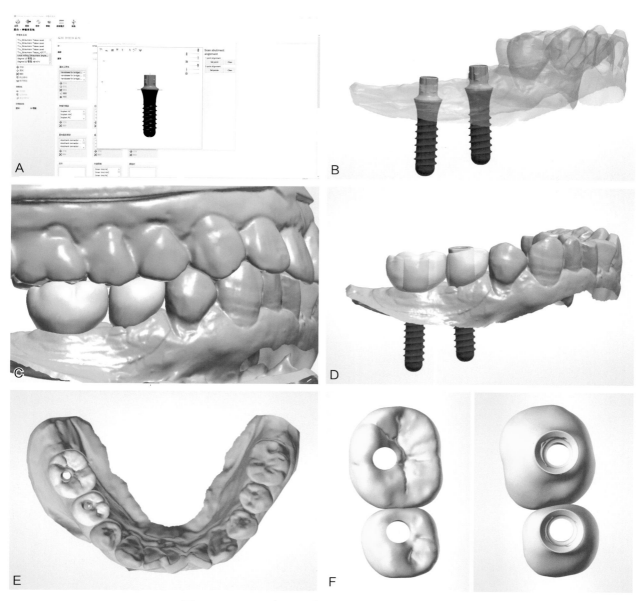

图 8-5-11 CAD 螺丝固位 Ti-base 氧化锆联冠修复体

A. 从原厂数据库中选取与种植体型号相匹配的桥用 Ti-base 数据 B. 通过共享扫描杆数据，CAD 软件将 Ti-base 与种植体位置进行匹配 C. 设计氧化锆联冠 D. 根据 Ti-base 原厂数据，在氧化锆联冠预留螺丝通道 E. 带有螺丝孔的氧化锆联冠𬌗面观 F. CAD 完成的氧化锆联冠𬌗面观（左）与 Ti-base 接口面观（右）。

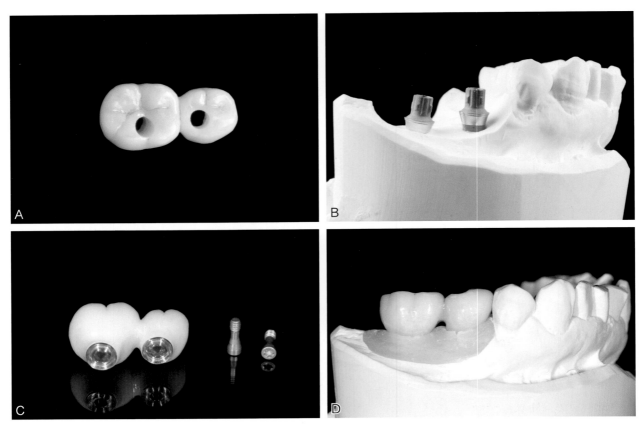

图 8-5-12 体外粘接氧化锆联冠与 Ti-base

A. CAM 完成的氧化锆联冠　B. 粘接前,将喷砂后的 Ti-base 戴入工作模型,棉花封闭螺丝通道　C. 粘接完成的螺丝固位
Ti-base 氧化锆联冠与螺丝　D. 重新戴入工作模型检查就位情况、邻接及咬合关系。

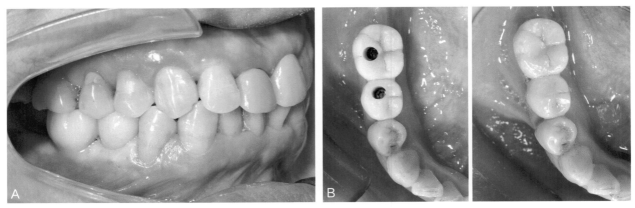

图 8-5-13 戴永久修复体

A. 咬合像　B. 左:𬌗面观(未封闭螺丝孔),右:𬌗面观(封闭螺丝孔)。

（二）骨水平种植体基于桥用 Ti-base 的氧化锆固定桥修复

1. 患者简介　患者女，60 岁，3 个月前行 44、46、47 种植手术，要求修复。口内检查见 44、46 Straumann SLActive（NC）骨水平种植体，47 Straumann SLActive（RC）骨水平种植体及愈合基台在位，不松动，叩（−），种植体周软组织无异常。44—47 𬌗龈距离 4~5mm。口腔卫生良好（图 8-5-14）。

2. 病例分析与方案设计　本病例为后牙区多颗牙连续缺失，于 44、46、47 位置各植入 1 枚骨水平种植体修复 44—47 缺失牙，种植体平行度较好，可用垂直修复间隙 4~5mm，满足使用原厂预成桥用 Ti-base 的要求。修复方案设计如下：

（1）印模方式：传统种植体水平印模。

（2）固位方式：基于桥用 Ti-base 的复合固位。

（3）修复材料：氧化锆全冠。

3. 修复程序

（1）制取种植体水平印模：取下 44、46、47 愈合基台，口内安装 Straumann 骨组织水平印模帽，制取聚醚印模，取对颌聚醚印模及咬合记录。

（2）模型扫描获取数字化模型信息：超硬石膏灌注带种植体替代体的下颌石膏模型和上颌石膏模型，在石膏模型上安装种植体扫描杆。模型扫描仪扫描带有种植体扫描杆的下颌模型、对颌模型及咬合关系。获取种植体扫描杆，上、下颌牙列及咬合关系的三维位置信息。

（3）CAD/CAM 氧化锆修复体：将获取的数字化模型信息导入 CAD 软件中，利用软件中内置的种植体扫描杆三维信息，与模型扫描获得的种植体扫描杆三维信息通过 3 点位置进行数据匹配，通过软件计算得到石膏模型上的种植体三维位置信息，根据剩余牙列及咬合关系，设计 44—47 氧化锆固定桥修复体形态，确认修复体形态后，从数据库中调出原厂骨水平桥用 Ti-base 数据，根据种植体三维位置信息匹配至种植体，并根据 Ti-base 的形态设计 44、46 与 47 氧化锆内冠形态及𬌗面开孔位置。将设计好的氧化锆固定桥数据导出至 CAM 编程软件，计算生成加工程序，通过数控切削设备切削得到氧化锆固定桥，烧结、模型试戴、咬合关系调整、高度抛光。使用树脂粘接剂将氧化锆固定桥与原厂预成 Ti-base 在体外粘接，制作完成螺丝固位的氧化锆固定桥修复体（图 8-5-15）。

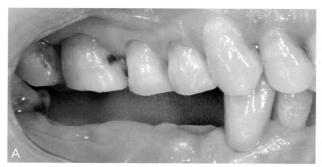
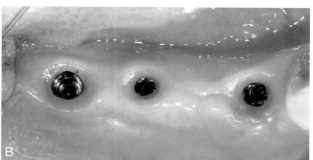

图 8-5-14　修复前口内像

A. 咬合像　B. 𬌗面观。

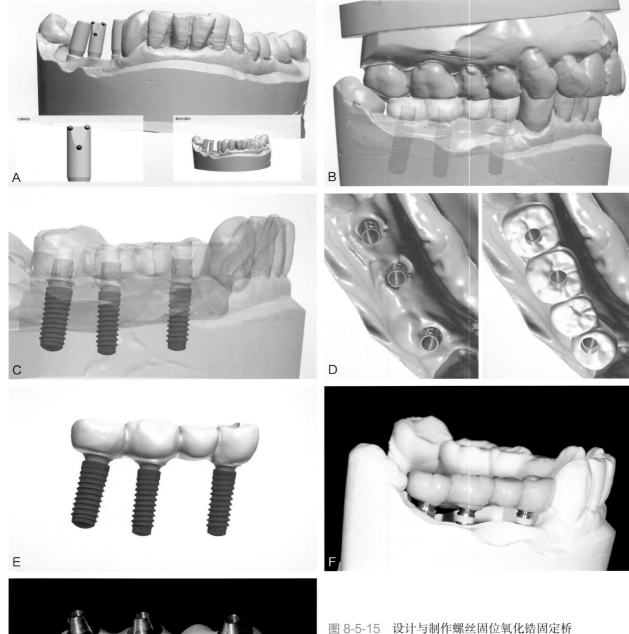

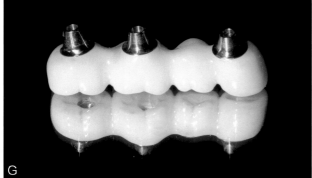

图 8-5-15　设计与制作螺丝固位氧化锆固定桥
A. 模型扫描粘接固位基台、剩余牙列、黏膜及咬合关系信息，在 CAD 软件中完成数据匹配　B. 根据剩余牙列及咬合关系设计修复体　C. 将原厂 Ti-base 数据导入，与种植体位置匹配　D. 根据 Ti-base 的冠部结构设计氧化锆桥体冠内壁的形态与开孔位置　E. 完成螺丝固位氧化锆固定桥修复体设计　F. CAM 完成氧化锆固定桥，在体外将固定桥与 Ti-base 粘接　G. 完成修复体制作。

（4）戴牙：取下愈合基台，戴入 44、46、47 3 枚种植体支持的螺丝固位氧化锆固定桥，确定被动就位，检查邻接，调整咬合关系至牙尖交错𬌗广泛均匀轻接触，前伸及侧方咬合无干扰，抛光。螺丝加力 35N·cm，聚四氟乙烯+光固化纳米树脂封闭螺丝孔（图 8-5-16）。

上述两个病例为连续多颗牙缺失的种植修复病例，通过应用原厂桥用 Ti-base，实现了复合固位的氧化锆联冠和固定桥修复。桥用 Ti-base 在以上病例中的应用主要考虑以下三方面：

1. 可用垂直修复间隙和种植体角度　原厂桥用 Ti-base 的上部可用修复高度为某一固定数值，过小的垂直修复间隙会影响修复体的厚度和粘接固位面积，因此在选择原厂预成桥用 Ti-base 进行上部修复设计时要考量可用垂直修复空间。此外，还需考虑种植体之间的相对角度，确保固定桥或联冠能够在 Ti-base 上获得就位道。

2. 生物力学因素　多颗牙连续缺失的种植修复多采用联冠或固定桥的方式将种植体夹板式固定以分散咬合力，但对被动就位的要求高，实现难度大。种植体和修复体的对接接口精度直接影响被动就位效果。数字化方案和原厂预成桥用 Ti-base 的应用，实现了高精度的修复体-种植体直接对接，有助于联冠/桥修复体的被动就位。

3. 种植体周组织健康因素（固位方式与修复体材料的选择）　桥用 Ti-base 在体外通过粘接剂与氧化锆联冠粘接固位，高度抛光后戴入口内，螺丝固位避免了口内粘接时残留粘接剂的风险。同时，通过 Ti-base 这一桥梁结构将氧化锆与钛种植体相连，避免了不同材料直接接触产生的机械磨损。因此，原厂预成桥用 Ti-base 实现了高精度的螺丝固位氧化锆联冠修复。

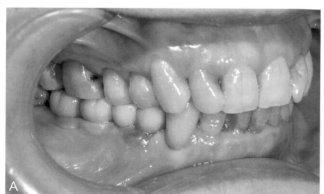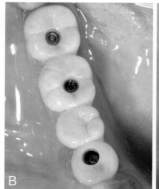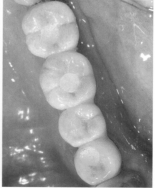

图 8-5-16　戴牙

A. 戴入螺丝固位氧化锆固定桥咬合像　B. 左：𬌗面观（未封闭螺丝孔），右：𬌗面观（封闭螺丝孔）。

三、基于一体式纯钛支架的联冠修复

当垂直修复空间小于 4mm 时，无法使用螺丝固位基台、粘接固位基台或预成的 Ti-base，成为种植修复上部结构设计与制作的难点。此时需要直接在种植体上设计和制作上部结构，一体式纯钛支架可以在保证强度的同时，节约垂直修复空间，但有限的空间（小于 1.5mm）会限制在支架上部进行烤塑或烤瓷，而氧化锆材料的最小修复空间只需要 0.8mm，当垂直修复空间严重不足时，可设计为一体式纯钛支架+氧化锆牙冠的修复方式。若患者可接受全金属修复，也可以设计为金属咬合面。

（一）患者简介

患者女，38 岁，2 个月前行 46、47 种植术，要求牙色修复。口内检查见 46、47 Straumann SLActive 软组织水平种植体（RN）稳定，位置良好，种植体间约呈 15°，46 龈距离约 4mm，47 龈距离约 3mm，17 为烤瓷冠修复。口腔卫生良好（图 8-5-17）。

（二）病例分析与方案设计

本病例的难点是在 3~4mm 的龈空间内完成牙色修复体，在传统的修复方式中，使用金基底进行螺丝固位一体化冠的修复至少需要 2.5mm，但所剩的空间无法满足饰瓷的需要。在数字化修复方式中，桥用 Ti-base（Variobase）所需的修复空间至少为 4.5mm，且要求单颗种植体与修复体就位方向的角度不大于 15°，同样不适用于本病例。因此，在修复方案设计中摒弃了传统的基台结构，利用品牌原厂的桥用 Base 数据库（桥架与种植体的接口数据）设计种植体水平的一体式纯钛桥架，使其直接与种植体平台相连，并进行原厂数控切削加工，最大限度保证修复体平台的精度，节约修复空间的同时保证远期效果。修复方案设计如下：

1. 印模方式　口内扫描获取数字化印模。
2. 固位方式　基于一体式桥架的复合固位。
3. 修复材料　基底材料为纯钛材料，人工牙列部分为氧化锆材料。

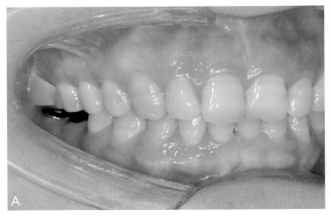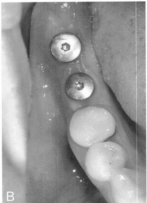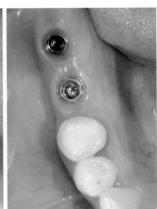

图 8-5-17　修复前口内像

A. 咬合像　B. 龈面观。

（三）修复程序

1. 口内扫描获取数字化印模　采用口内扫描仪获取上下颌牙列、黏膜、咬合关系及种植体三维位置的数字化信息，具体过程如下：

（1）获取上下颌牙列及黏膜的数字化信息：去除 46、47 种植体的愈合基台，扫描头按从𬌗面到颊侧再到舌侧的顺序连续扫描获取上下颌牙列及黏膜，包括种植体平台及龈袖口的数字化信息。

（2）获取咬合关系的数字化信息：上下颌牙咬合于 ICP，扫描头于颊侧扫描右侧下颌后牙、前牙及左侧下颌后牙三点的上下颌牙尖对应位置，软件按此位置自动匹配已获取的上下颌数字化模型，获取咬合关系。

（3）获取扫描体三维位置的数字化信息：在软件中剪除 46、47 种植体平台及龈袖口，使用手用螺丝刀将扫描体拧入种植体上方，扫描体斜面置于颊侧，补充扫描种植体龈袖口及扫描体形态，获取扫描体的三维位置信息（图 8-5-18A）。

（4）获取种植体三维位置的数字化信息及上下颌数字化模型：将口内扫描获得的数字化信息导出为 PLY 格式的文件，导入 CAD 软件中，调取数据库中的扫描体文件与导入的口内扫描文件中的扫描体进行配准，计算出种植体的三维位置信息，并获得上下颌完整的数字化模型（图 8-5-18B）。

2. 基于数字化模型 CAD/CAM 修复体

（1）CAD 纯钛桥架及人工牙列：基于已获取的数字化模型，在 CAD 软件中调取 Straumann 软组织水平种植体桥用基台数据库，完成纯钛桥架连接种植体平台部分及螺丝通道部分的设计。而后，根据邻牙及对颌牙设计修复体外形，预留螺丝孔穿出位置，相比对侧同名牙，颊舌径减径 1/3，减轻种植体的𬌗力负担，邻接模拟天然牙，设计为小平面接触，受有限的修复空间制约，连接体龈端设计为盖嵴式，保证修复体强度，根据模型 ICP 的咬合，设计人工牙列的静态咬合接触。在此基础上，模拟回切人工牙列所需空间（预留 0.02mm 粘接剂间隙），设计软件据此生成两部分数据，分别为纯钛桥架数据和人工牙列数据（图 8-5-19）。

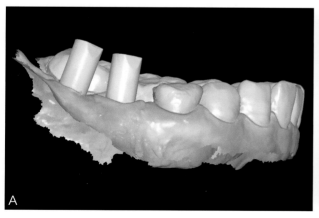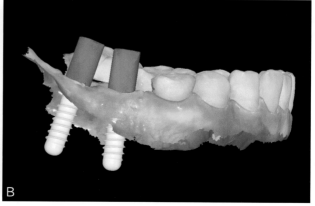

图 8-5-18　数字化模型
A. 扫描体三维位置信息　B. 数字化模型。

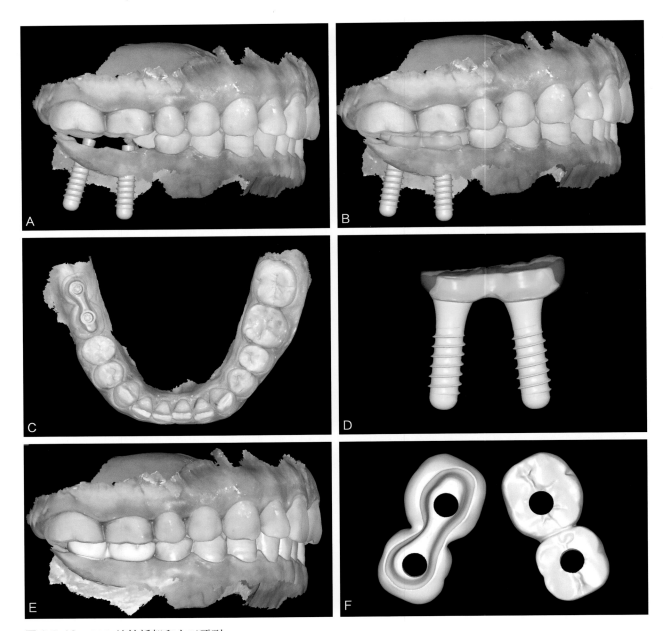

图 8-5-19　CAD 纯钛桥架和人工牙列

A. 调取桥用基台数据库　B. 设计永久修复体外形　C、D. 模拟回切形成纯钛桥架数据　E、F. 人工牙列。

（2）3D 打印模型：将数字化模型数据输入三维打印机并进行排版，使用模型树脂材料打印模型。打印完成模型进行清洗及光照处理并插入三维打印模型专用的替代体，用于后续人工牙列咬合的验证（图 8-5-20A）。

（3）CAM 纯钛桥架：将已设计好的纯钛桥架数据发送至 Straumann 原厂切削中心，数控切削纯钛盘制作桥架，切削完成后，在三维打印模型上检查预留的人工牙列空间，在口内试戴，确认桥架被动就位（图 8-5-20B~E）。

（4）CAM 人工牙列并粘接完成修复体：使用 CAM 编程软件调用氧化锆盘并导入人工牙列数据，选择解剖形态的加工模板进行计算，生成加工程序。在数控切削设备上安装氧化锆盘，设备控制软件中导入加工程序，刀具在计算机控制下切削氧化锆盘制作人工牙列。对切削完成的氧化锆人工牙列进行高温烧结，在桥架上试戴，咬合及形态修正，最终染色完成。使用氢氟酸处理人工牙列粘接面，并使用树脂粘接剂粘固于喷砂处理后的纯钛桥架上。在模型上进行咬合验证及调整，高度抛光完成永久修复体制作（图 8-5-21）。

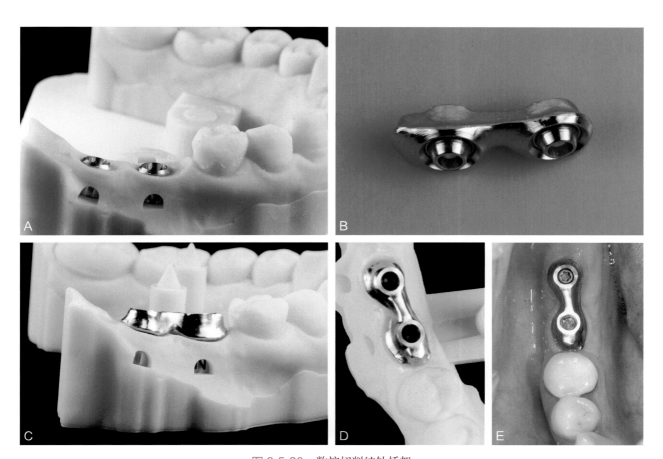

图 8-5-20　数控切削纯钛桥架

A. 三维打印模型　B. 数控切削纯钛桥架　C、D. 纯钛桥架模型验证　E. 纯钛桥架口内试戴。

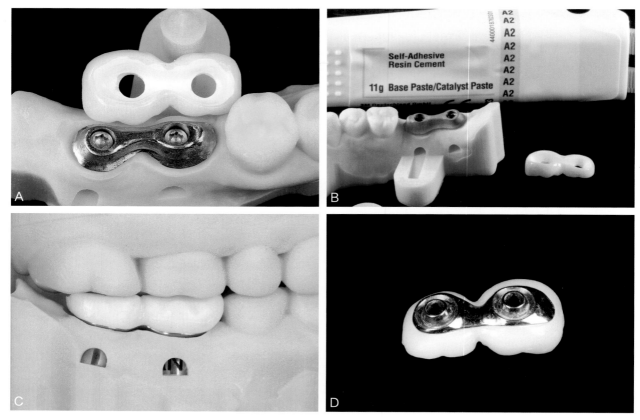

图 8-5-21　永久修复体
A. 数控切削人工牙列　B. 人工牙列与纯钛桥架粘接　C、D. 永久修复体。

3. 戴修复体　试戴 46、47 联冠,临床及 X 线检查确定被动就位,邻接关系良好,调整咬合至牙尖交错𬌗广泛均匀轻接触,前伸及侧方咬合无干扰,抛光后重新戴入,中央螺丝加力至 35N·cm,聚四氟乙烯及光固化纳米树脂封闭螺丝孔(图 8-5-22)。

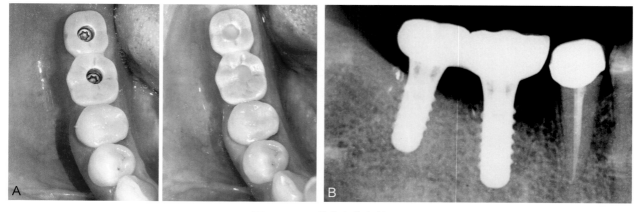

图 8-5-22　戴永久修复体
A. 𬌗面观　B. X 线检查。

本病例为 2 枚植体的后牙修复,修复空间极为有限,在有限的修复空间下还需要完成牙色修复体的制作,是本病例面临的最大挑战。为了节约修复空间,修复体直接连接于种植体平台的种植体水平修复是最佳选择。在材料选择上,氧化锆与种植体直接相连易磨损和崩裂,因而修复体与种植体平台连接的基底部分应选用纯钛材料,但人工牙列部分,氧化锆在保证材料强度时所需的厚度最小,适用于空间不足的情况。组成修复体的两部分需要粘接,联冠的设计一方面可以增加纯钛桥架与人工牙列的粘接面积;另一方面可以使 2 枚植体作为一个整体,共同分担后牙行使咀嚼功能时所受的殆力。

人工牙列设计时,表面预留螺丝通道,使其与纯钛桥架的粘接可以于口外进行,在有限的粘接面积下保证最大的粘接强度,最终实现的复合固位方式,便于临床维护修理时拆卸修复体。

四、基于螺丝固位基台的固定桥修复

基于螺丝固位基台的固定桥修复具体见本章第六节。

（耿　威　孙玉洁　林　潇）

第六节　种植体支持的无牙颌固定修复的数字化解决方案

无牙颌固定种植修复,其本质上是种植体支持的固定桥修复的一种,因此固定桥修复中所使用的固位方式及修复设计的起始数据,理论上也同样适用于种植体支持的无牙颌固定修复,特别是在种植体数目、三维位置和方向非常理想,同时修复空间接近天然牙殆龈高度时,可制作为种植体支持的分段固定桥,这种修复体设计与本章第五节所述无异。

但大多数情况下,无牙颌表现为牙槽骨大量吸收、殆龈距离明显增大、上下颌牙弓关系发生变化,为了减轻单颗种植体的负荷,减少侧向力对种植体的不良作用,修复体通常设计为一段式(夹板式连接),使所有种植体作为整体共同承担咬合力。由于种植体数目多、全口咬合力完全由种植体承担,为获得较好的共同就位道及修复体被动就位,缓冲作用于种植体的咬合力,同时使修复平台远离种植体平台,减少种植体周炎的发生,此类修复体多基于螺丝固位基台制作基台水平修复体,但当单殆龈距离小于 6mm 时,为了保证上部结构支架强度,可以考虑使用种植体水平修复。另外,由于全口修复体制作程序复杂、时间长、成本较高,因此为了便于拆卸修理维护,多采用螺丝固位或复合固位方式。

此外,在数字化口腔种植修复设计中,无牙颌固定种植修复体的数字化模型建立可通过三维正向建模或三维逆向建模两种方式实现。

三维逆向建模是较早使用且较为经典的方式,先由技工在殆架的工作模型上手工雕刻修复体蜡型,而后利用模型扫描仪对蜡型表面进行扫描,经后端软件解读处理数据,建立与实体蜡型表面几何形状一致的修复体数字化模型。此方法目前仍在广泛应用,特别是对于一些口颌系统情况复杂的患者,实体殆架上的参数测量与治疗性调整目前仍然不可替代。

随着虚拟殆架的发展与应用,三维正向建模越来越多地应用于修复体数字化模型建立,它是基于虚拟𬌗架模拟的下颌运动,由技工直接使用修复体设计软件,通过人机交互形式设计修复体外形,建立数字化模型。此方法节约了技工雕刻实体蜡型的时间与物料,易于复制与修改,是实现无牙颌全程数字化口腔种植治疗的关键环节之一,但三维正向建模在应用过程中,需要采集完善的全信息数据,包括患者面部信息、颌骨解剖结构信息、黏膜信息及下颌运动信息,这就要求临床与技工室有全部所需设备,另外,它还高度依赖于技工对数字化软硬件设备的灵活应用,因此目前还难以广泛推广应用。

本节将通过两个无牙颌病例详细展示两种修复体建模方法及过程。

一、数字化技术辅助的上颌无牙颌固定式种植修复(三维逆向建模)

这是一个基于 8 枚种植体的上颌无牙颌种植固定修复咬合重建病例,神经肌肉、颞下颌关节与牙是咬合重建的 3 个重要因素,患者下颌𬌗平面及𬌗曲线混乱,需要通过修复体进行调整。其咬合重建程序基本分为两个阶段:首先采用神经肌肉系统评估患者神经肌肉状态,并确定下颌位置及前牙美学效果,而后基于直接的髁突运动轨迹描记进行下颌及髁突运动分析,并将患者运动信息转移至全可调𬌗架,确定𬌗平面及牙尖形态,手工雕刻修复体蜡型,模型扫描获取蜡型表面数据,数控加工制作修复体。这是利用三维逆向建模方法制作全口种植固定修复体的病例。

(一)患者简介

患者男,70 岁,强烈要求种植固定修复,采集患者数字化颌骨信息、黏膜信息及预期修复体信息后,在种植辅助规划设计软件中设计种植体植入位点、数目及方向,制作黏膜支持式导板,3 个月前在导板引导下完成了上颌 8 枚种植体(Straumann SLActive,SP)植入,并采用 pick-up 技术完成即刻临时修复。

颌面部检查与美学评估:方圆面型,低位笑线,面部丰满度尚可,开口度、开口型正常,颞下颌关节未见明显异常。

口内检查:上颌 8 枚种植体位点为 17、15、13、11、22、24、25、26,种植体位置方向良好,即刻临时修复体完好,𬌗曲线不佳,右侧后牙为反颌;35、37 缺失,36 近中倾斜,完全占据 35 空间,46、47 种植修复;上下颌骨水平向位置关系呈Ⅲ类、垂直向有足够的修复空间。口腔卫生良好(图 8-6-1)。

(二)病例分析与方案设计

本病例为上颌无牙颌的种植固定修复病例,此类病例修复体数目较多,螺丝固位或复合固位的修复方式便于长期维护,是无牙颌种植固定修复的不二选择。随着上颌牙齿的全部拔除,患者上下颌的原有咬合关系丧失,需要通过种植修复体重建患者的咬合关系。对于本病例中的患者,其修复难点包括两方面:一个难点是患者上下颌牙弓为明显的Ⅲ类关系,为恢复面部的丰满度,修复体将位于种植体的唇侧,形成游离端,在行使功能时,种植体将受到较为明显的唇侧杠杆力,为了较好地保护种植体,帮助种植体抵抗不良应力,计划采用基台水平修复并制作一段式支架,基台的存在可以一定程度上保护种植体,不良应力首先作用于二级修复螺丝,临床反馈为螺丝松动,将所有种植体通过支架进行夹板式连接,不同方向不同位置的种植体作为一个整体共同受力,可以提高种植体的远期成功率。另一个难点是患者下颌天然牙𬌗曲线不佳,因此就失去了为上颌修复体提供参考的作用,这就需要对患者的颞下颌关节、神经肌肉进行综合评估分析,寻找患者最为舒适的下颌三维位置,并设计制作与患者解剖生理状态相适应的咬合关系。修复前方案设计如下(表 8-6-1):

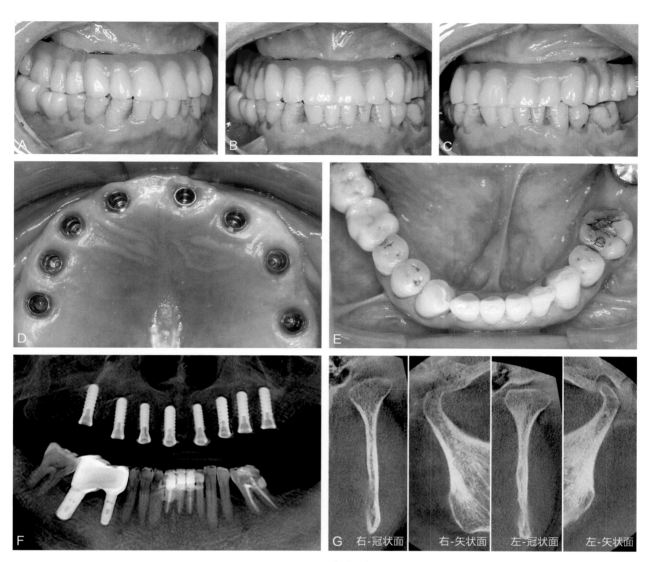

图 8-6-1 初诊检查情况

A~C. 即刻临时修复体口内像　D. 种植体平台及穿龈轮廓　E. 下颌𬌗面像　F. 曲面体层片显示种植体愈合良好　G. 即刻临时修复时颞下颌关节位置。

表 8-6-1　修复前设计

印模方式	修复方式	支架设计	支架材料	人工牙材料	牙龈材料	固位方式
模型扫描	种植体水平	一段式	纯钛支架	成品树脂牙	树脂基底	螺丝固位
口内扫描	基台水平	多段式	氧化锆支架	PMMA	龈色树脂	粘接固位
口外扫描			PMMA 支架	烤瓷	龈色瓷	复合固位
			PEEK 支架	氧化锆	外染色	
				氧化锆饰瓷		

注：表格中红色文字示本病例选择的方案。

1. 印模方式　获取传统夹板式开窗印模后,灌制石膏模型,进行模型扫描。

2. 修复方式　基台水平修复。

3. 支架设计　一段式支架。

4. 支架材料　纯钛支架。

5. 人工牙材料　16—26氧化锆内冠唇侧饰瓷的全瓷冠。

6. 牙龈材料　龈色树脂。

7. 固位方式　复合固位,在𬌗架上将带有螺丝通道的人工牙冠或牙桥粘接于支架上,再整体通过修复螺丝固位于种植体基台上。

(三) 修复程序

1. 模型扫描获取数字化模型　获取传统夹板式开窗印模后,灌制石膏模型,对石膏模型进行模型扫描,获取上下颌牙列、黏膜、种植体三维位置、临时修复体形态及咬合关系数字化信息,具体过程如下:

(1) 获取上、下颌石膏模型:去除即刻临时修复体后,安装闭窗印模帽及定位柱,聚醚硅橡胶取初印模,安装替代体制作人工牙龈后,灌制石膏初模型,技师在初模型上制作个性化转移杆及开窗式个别托盘。口内安装个性化转移杆,成形树脂连接,聚醚硅橡胶制取终印模,安装替代体制作人工牙龈后,灌制石膏工作模型(图8-6-2)。

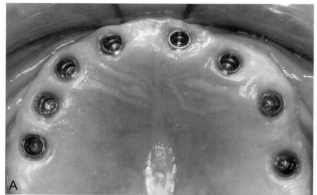
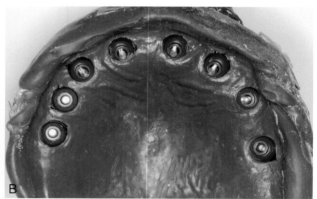
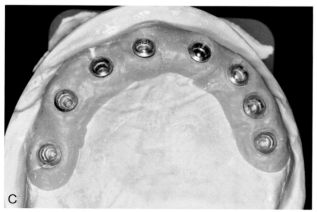

图8-6-2　获取种植体水平夹板式印模,灌制工作模型
A. 种植体平台及穿龈轮廓　B. 聚醚硅橡胶获取种植体水平夹板式印模　C. 带有人工牙龈的上颌工作模型。

（2）获取上、下颌数字化模型：在上颌石膏模型替代体上方安置模型扫描体，通过模型扫描获取种植体三维位置，去除扫描体，喷粉扫描种植体周人工牙龈的数字化信息，数据整合后调取软组织水平螺丝固位基台数据库，获得上颌数字化模型（图 8-6-3）。同样模型扫描下颌石膏模型，获取下颌数字化模型。

2. 数字化技术辅助获取精准下颌三维位置　基于临时修复体，应用 K7 神经肌肉分析系统评估患者肌肉状态和下颌运动轨迹获取患者神经肌肉位，确定与患者神经、肌肉协调的下颌三维位置（神经肌肉位）。基本过程如下：

（1）肌肉松弛：应用肌松仪为患者进行经皮电刺激神经疗法（transcutaneous electrical nerve stimulation，TENS），使肌肉放松，消除不良肌肉记忆。首先应用肌电仪监测下颌姿势位状态下双侧颞肌、咬肌、胸锁乳突肌及二腹肌的肌电信号，为肌电基础值，应用肌松仪进行电刺激疗法 45min 后，关闭肌松仪，再次监测下颌姿势位状态下 4 对肌肉的肌电信号，确定肌肉有效松弛，再次打开肌松仪（图 8-6-4）。

（2）确定神经肌肉位

1）安放磁石：测量患者上下颌中切牙龈缘间的垂直距离及上颌中切牙的宽度，输入软件，软件自动计算黄金高度；而后将磁石粘固于患者下颌前牙唇面，磁石中线与下颌中线对齐，磁石的蚀刻线置于患者左侧，磁石的垂直向位置以不影响患者下颌运动为宜。

2）安放阵列传感器（sensor array）：将阵列传感器固定于患者头部，尽量使其横梁与视平面平行，两侧传感器与患者面颊部距离一致，传感器下端平面与地面平行。

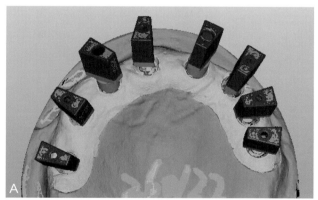
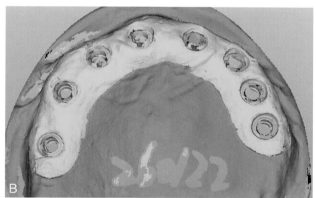
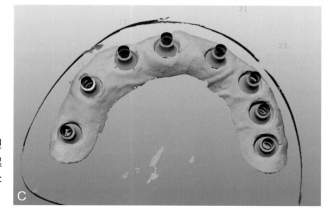

图 8-6-3　获取上颌数字化模型
A. 模型扫描获取扫描体三维信息及人工牙龈信息　B. 模型扫描获取种植体穿龈轮廓信息　C. 在 CAD 软件中调取螺丝固位基台数据库与种植体三维位置匹配，获取上颌数字化模型。

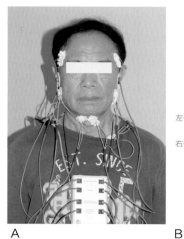
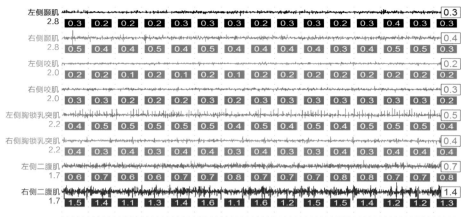

图 8-6-4　肌肉松弛

A. 肌电仪　B. 肌电信号确认肌肉有效松弛。

3）磁石与阵列传感器对齐：嘱患者咬合于牙尖交错位，调节传感器位置，使软件显示磁石位于绿色方框内，大开口运动时，磁石不脱离紫色方框。

4）确定神经肌肉路径：调节电刺激大小，使下颌放松时在垂直向与前后向的脉冲幅度不小于1/4mm，侧向尽量不要看到脉冲的波形，而后开始描记神经肌肉路径，患者在开始后依次做如下动作：下颌放松-咬合-咬合-下颌前伸至上下颌切牙切端相对，完成记录，软件显示神经肌肉路径（黑色虚线）。

5）𬌗记录硅橡胶记录神经肌肉位：软件显示的神经肌肉路径和黄金高度的交汇点，即为目标神经肌肉位，保持肌肉的电刺激，在患者牙𬌗面打入𬌗记录硅橡胶，嘱患者闭口，在接近目标神经肌肉位时引导患者咬合于最接近神经肌肉位的位置，可重复制取接近目标神经肌肉位的数个𬌗记录，并在软件上标记每次𬌗记录的位置，通过软件及患者感受评估最适合的一个，为最终确定的神经肌肉位（图 8-6-5）。

（3）评估分析现有临时修复体的息止𬌗间隙及其引导的下颌边缘运动（图 8-6-6）。

1）评估息止𬌗间隙：关闭肌松仪，嘱患者咬合于牙尖交错位，校准描记原点后患者下颌放松，开始描记，依次做如下动作：下颌放松-咬合-咬合-下颌放松，完成记录，软件显示现有修复体的息止𬌗间隙。

2）评估下颌边缘运动：关闭肌松仪，嘱患者咬合于牙尖交错位，校准描记原点后开始描记，匀速依次做如下动作：张口—闭口—左侧方—回中—右侧方—回中—前伸—后退运动，完成记录，软件显示现有修复体引导的下颌边缘运动。

3. 基于神经肌肉位 CAD/CAM 临时修复体

（1）基于神经肌肉位制作美学蜡型：在石膏工作模型上复位临时修复体，按神经肌肉位𬌗记录上半可调𬌗架，调整𬌗架参数后，去除临时修复体，安装螺丝固位基台及汽化帽，在𬌗架参数指导下手工雕刻美学蜡型。

（2）美学蜡型试戴：在口内安装螺丝固位基台，试戴完成的美学蜡型，被动就位良好，口内调𬌗，下颌位置舒适，面下 1/3 高度恢复良好，丰满度适宜，美学效果患者满意，基于美学蜡型，利用𬌗记录硅橡胶获取前伸𬌗及侧方𬌗记录。

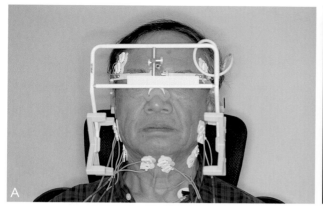

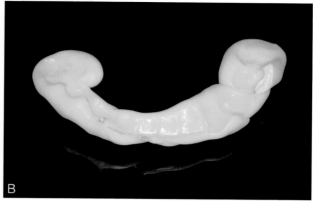

图 8-6-5　确定神经肌肉位

A. 阵列传感器　B. 神经肌肉位的咬合记录　C. 利用软件确定神经肌肉路径及神经肌肉位。

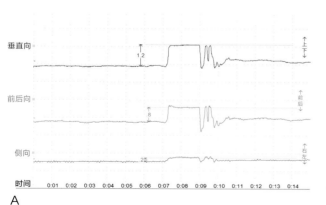

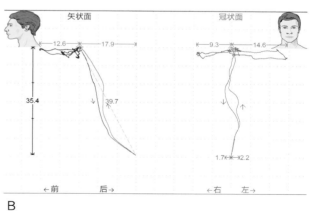

图 8-6-6　评估分析现有临时修复体的息止𬌗间隙及其引导的下颌边缘运动

A. 评估分析现有临时修复体的息止𬌗间隙　B. 评估分析现有临时修复体引导的下颌边缘运动。

（3）模型扫描美学蜡型获取修复体形态数据：按前伸𬌗及侧方𬌗记录调整半可调𬌗架参数，修改美学蜡型，模型扫描美学蜡型获取修复体形态数据。

（4）CAD/CAM 基于神经肌肉位的 PMMA 临时修复体：将获取的数字化模型信息及美学蜡型信息导入 CAD 软件中，确认修复体形态后，模拟回切，预留牙龈树脂饰面空间，根据种植体三维方向预留螺丝通道及修复体𬌗面开孔位置。将设计好的临时修复体数据导出至 CAM 编程软件，设计生成加工程序，在数控切削设备切削 PMMA 盘状材料得到 PMMA 临时修复体，复位至工作石膏模型及𬌗架上进行试戴、咬合关系调整、牙龈树脂饰面并高度抛光，完成螺丝固位的 PMMA 临时修复体。

（5）戴入临时修复体：安装螺丝固位基台，加力至 35N·cm，试戴基于神经肌肉位的临时修复体，调𬌗至正中咬合均匀广泛接触，前伸𬌗前牙均匀引导，后牙无接触，左右侧方𬌗为尖牙与第一前磨牙共同引导的组牙功能𬌗，非工作侧无咬合干扰，抛光后戴入口内，交叉拧紧修复螺丝，加力至 15N·cm，聚四氟乙烯及光固化纳米树脂封闭螺丝孔（图 8-6-7）。

4. 数字化技术辅助设计𬌗平面及牙齿形态 确定适宜的下颌三维位置后，还需精确设计与颞下颌关节协调的𬌗平面及动静态咬合关系，因此需采用 CADIAX 电子髁突运动轨迹描记系统记录患者髁突运动情况，将患者髁突运动转移至全可调𬌗架，设计与颞下颌关节解剖形态及髁突运动协调的𬌗平面及牙

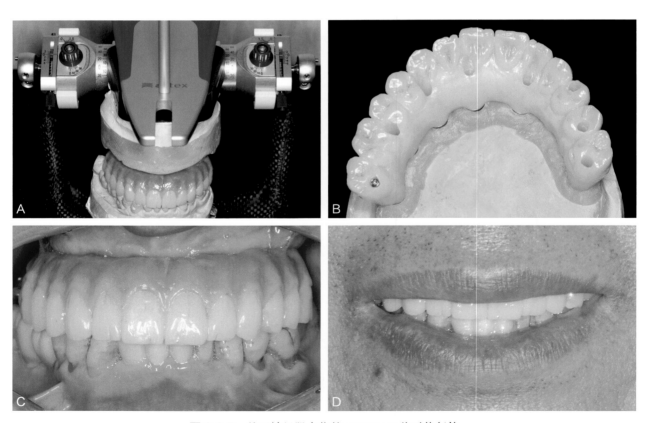

图 8-6-7 基于神经肌肉位的 CAD/CAM 临时修复体

A. 基于神经肌肉位的𬌗架参数　B. 基于神经肌肉位的临时修复体𬌗面观　C. 基于神经肌肉位的临时修复体正面咬合像
D. 患者配戴基于神经肌肉位临时修复体的微笑像。

形态。基本过程如下：

（1）制取 RP 位（reference position）咬合板及上、下颌𬌗叉。

1）患者准备：于两侧尖牙及第一前磨牙的位置轻咬棉卷，分离上下颌一段时间，使肌肉去程序化，消除肌肉不良记忆。

2）制取 RP 位咬合板：硬蜡板温水浴变软后折叠，获取上颌牙齿咬合印迹，制成 RP 位咬合板基板，口内验证与上颌牙接触稳定后，于基板另一面对应双侧下颌尖牙及第一磨牙近中颊尖的位置滴 1~2 滴铝蜡，患者小开口，口内就位带铝蜡的基板，患者闭口达 RP 位，冷却后口内验证 RP 位的可重复性，完成 RP 位咬合板的制取（图 8-6-8A）。

3）制取上、下颌𬌗叉：于上颌𬌗叉上粘贴红膏点，制取上颌牙齿印迹，冷却后口内验证上颌𬌗叉的稳定性；预弯下颌𬌗叉，使下颌𬌗叉与下颌牙齿唇颊面保持 1~2mm 均匀的空间，隔湿干燥后，临时冠树脂+生物胶水粘固下颌𬌗叉于下颌牙表面（图 8-6-8B）。

（2）安置上下颌面弓

1）安置上颌面弓：安置上颌面弓，调节面弓，使横梁与瞳孔连线平行，在上颌面弓两侧安装机械描记板与描记纸，标记平均铰链轴点，安置眶针。

2）安置下颌面弓：将机械描记针安装于下颌面弓两侧，在下颌𬌗叉上安置下颌面弓，横梁与瞳孔连线平行，两侧机械描记针按平均铰链轴点固定（图 8-6-9A）。

（3）确定髁突运动的真实铰链轴：嘱患者做小开口运动，调节下颌面弓的调节旋钮，最终使机械描记针仅有转动，无位移，而后安装电子描记板及电子描记针，嘱患者快速反复做小开口运动，软件根据运动计算真实铰链轴点（绿色圆圈），嘱患者保持下颌于 RP 位，调节下颌面弓调节旋钮，使描记针的位置到达真实铰链轴点，并在软件中记录此位置（图 8-6-9B）。

（4）髁突运动轨迹描记：将上颌面弓两侧 x、y 轴及眶下点高度输入软件，开始描记，所有运动的起点与终点均为 RP 位，根据需要记录患者各向非引导及引导运动的髁突运动轨迹，如开闭口、前伸后退、左右侧方回中运动及言语、吞咽、咀嚼等功能运动，软件根据运动轨迹自动生成全可调𬌗架数据（图 8-6-10）。

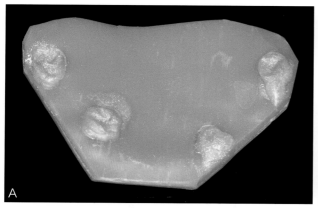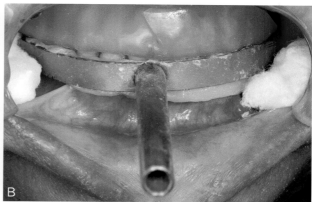

图 8-6-8　制取 RP 板及下颌𬌗叉
A. RP 板　B. 下颌𬌗叉。

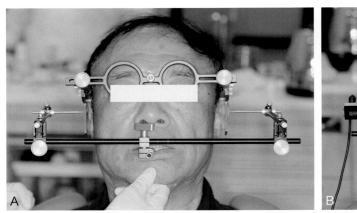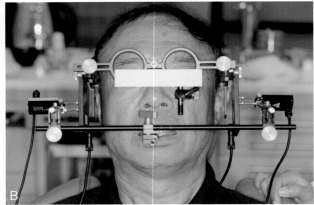

图 8-6-9　安置上、下颌面弓

A. 机械描记板及机械描记针　B. 电子描记板及电子描记针。

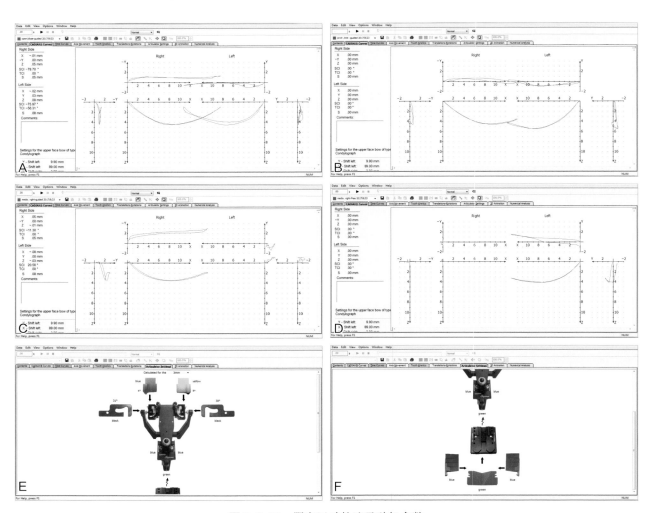

图 8-6-10　髁突运动轨迹及𬌗架参数

A. 开闭口运动髁突运动轨迹　B. 前伸运动髁突运动轨迹　C. 左侧方运动髁突运动轨迹　D. 右侧方运动髁突运动轨迹　E、F. 全可调𬌗架参数。

（5）全可调𬌗架转移：去除电子描记板及电子描记针，安装机械描记针，嘱患者保持下颌于 RP 位，在机械描记板上记录真实铰链轴的位置，利用万向关节确定上颌面弓与上颌𬌗叉的关系，取下上颌面弓及𬌗叉，按照机械描记板上真实铰链轴的位置安装铰链轴转移部件，利用眶点及铰链轴转移部件固定上颌面弓及𬌗叉在转移台上的位置，将上颌工作模型及临时修复体按上颌𬌗叉位置安置于转移台，选择合适高度的配重板，使用𬌗架石膏固定上颌位置，取下面弓及转移台，将固定好的上颌工作模型安装于全可调𬌗架，调整切导针至+10mm，利用 RP 板确定下颌位置，同样选择合适的配重板𬌗架石膏固定，去除 RP 板后，在上下颌模型的第一个咬合接触点位置读取切导针数值，计算 RP 板厚度，将切导针数值调节至与 RP 板厚度相当，重新利用 RP 板定位下颌位置，𬌗架石膏固定下颌模型与配重板，取下 RP 板，在上下颌模型的第一个咬合接触点位置切导针读数为"0"，则完成了上下颌模型的全可调𬌗架转移（图 8-6-11）。

（6）基于全可调𬌗架制作美学蜡型：按照软件所计算出的𬌗架参数设定全可调𬌗架，更换对应的引导块及切导盘，利用咬合平面测量单元测量出下颌现有𬌗平面角度，根据 SCI 角设定𬌗平面角、牙尖斜度及咬合分离角，磨除 35、36、46、47 咬合面，调整 33 牙尖高度斜度，同样利用咬合平面测量单元按设定的𬌗平面角，定位下颌中切牙近中切角与下颌第一磨牙远中颊尖的位置，建立下颌主动中央弓咬合点蜡锥及上颌被动中央窝咬合点蜡锥，安装相应的侧方运动及前伸运动引导插片，建立上、下颌侧方及前伸引导斜面，然后基于咬合点蜡锥及引导斜面完成牙齿外形雕刻，最后检查美学效果及各向咬合运动功能，去除干扰点（图 8-6-12A~F）。

（7）试戴美学蜡型：根据美学蜡型，在口内对 33 进行调𬌗，以调整下颌𬌗平面，患者不同意拔除前倾的 36，36 牙体预备后根据美学蜡型 mock-up 制作临时修复体，46、47 试戴根据美学蜡型 CAD/CAM 制作的临时修复体，上颌在螺丝固位基台上试戴基于全可调𬌗架完成的美学蜡型，被动就位良好，口内少量调𬌗，牙尖交错位所有牙均匀接触，前伸𬌗起始由尖牙引导，后由 4 颗切牙均匀引导，后牙无𬌗干扰，左右侧方𬌗由尖牙与第一前磨牙共同引导，非工作侧无𬌗干扰（图 8-6-12G、H）。

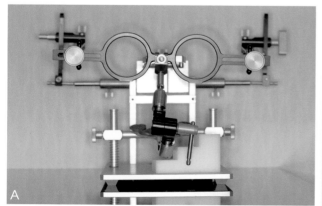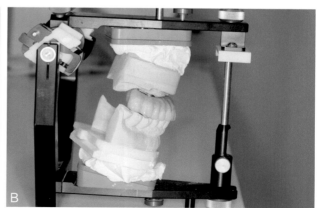

图 8-6-11　全可调𬌗架转移
A. 上颌面弓与转移台　B. 全可调𬌗架转移。

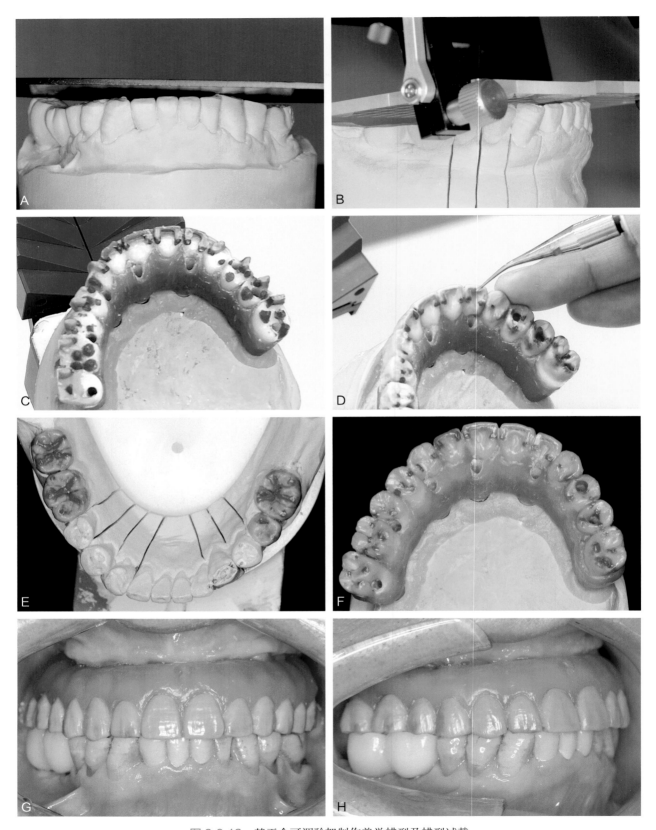

图 8-6-12　基于全可调𬌗架制作美学蜡型及蜡型试戴

A、B. 𬌗平面偏斜,双侧𬌗平面角不一致　C~F. 基于全可调𬌗架制作美学蜡型　G、H. 口内试戴美学蜡型正侧面咬合像。

5. 基于髁突运动的 CAD/CAM 临时修复体

（1）CAD/CAM 基于髁突运动的 PMMA 临时修复体：模型扫描基于全可调𬌗架制作的美学蜡型获取修复体形态数据，将获取的数字化模型信息及修复体形态信息导入 CAD 软件中，确认修复体形态后，模拟回切，预留牙龈树脂饰面空间，根据种植体三维方向预留螺丝通道及修复体𬌗面开孔位置。将设计好的临时修复体数据导出至 CAM 编程软件，设计生成加工程序，通过数控切削设备切削 PMMA 盘状材料得到 PMMA 临时修复体，复位至工作石膏模型及全可调𬌗架上进行试戴、咬合关系调整、牙龈树脂饰面并高度抛光，完成螺丝固位的 PMMA 临时修复体（图 8-6-13A、B）。

（2）戴入临时修复体：去除现有临时修复体，试戴基于髁突运动的上颌临时修复体，少量调𬌗，抛光后戴入口内，交叉拧紧修复螺丝，加力至 15N·cm，聚四氟乙烯及光固化纳米树脂封闭螺丝孔（图 8-6-13C、D）。

（3）评估咬合重建效果：患者戴用临时修复体 3 个月后，再次应用 K7 神经肌肉系统及髁突运动轨迹描记系统评估咬合重建效果，肌肉肌电信号平稳，肌张力适宜，无过大或过小，牙尖交错位时下颌位于神经肌肉路径上，髁突及下颌运动稳定、对称、协调，CBCT 显示下颌姿势位时颞下颌关节的位置与修复前基本保持一致（图 8-6-13E）。

6. CAD/CAM 永久修复体

（1）CAD/CAM 纯钛支架：调取基于全可调𬌗架制作的修复体数字化模型，模拟回切，预留人工牙列空间，形成带有螺丝通道的纯钛支架数据。将设计好的纯钛支架数据导出至 CAM 编程软件，设计生成加工程序，通过数控切削设备切削纯钛盘状材料，得到纯钛支架，复位至工作石膏模型及全可调𬌗架上进行试戴，确定被动就位及预留空间，完成纯钛支架（图 8-6-14）。

（2）CAD/CAM 人工牙列氧化锆内冠及手工唇面饰瓷：调取基于全可调𬌗架制作的修复体数字化模型，减去纯钛支架数据后，设计人工牙列外形，模拟回切，预留唇面饰瓷空间，根据种植体三维方向预留螺丝通道及人工牙列𬌗面开孔位置，形成带有螺丝通道的人工牙列氧化锆内冠数据。将设计好的数据导出至 CAM 编程软件，设计生成加工程序，通过数控切削设备切削氧化锆块状材料，得到氧化锆内冠，对切削完成的氧化锆内冠进行高温烧结，复位至全可调𬌗架上的工作石膏模型纯钛支架上，确定内冠边缘密合性及摩擦固位力，并进行咬合调整及形态修正，最后于内冠唇面饰瓷，高度抛光，上釉，完成人工牙列制作（图 8-6-15）。

（3）纯钛支架树脂人工牙龈饰面：在全可调𬌗架上使用树脂粘接剂将人工牙列粘固于纯钛支架上，确认咬合没有变化，于纯钛支架唇颊侧进行树脂人工牙龈饰面，最终完成复合固位的全口种植修复体（图 8-6-16）。

7. 戴永久修复体　36 戴用 35、36 全氧化锆联冠修复体，颊侧部分饰有龈瓷，46、47 戴用根据美学蜡型 CAD/CAM 的全氧化锆修复体，上颌在螺丝固位基台上试戴基于全可调𬌗架完成的一段式永久修复体，少量调𬌗，抛光后戴入口内，交叉拧紧修复螺丝，加力至 15N·cm，聚四氟乙烯及光固化纳米树脂封闭螺丝孔（图 8-6-17）。

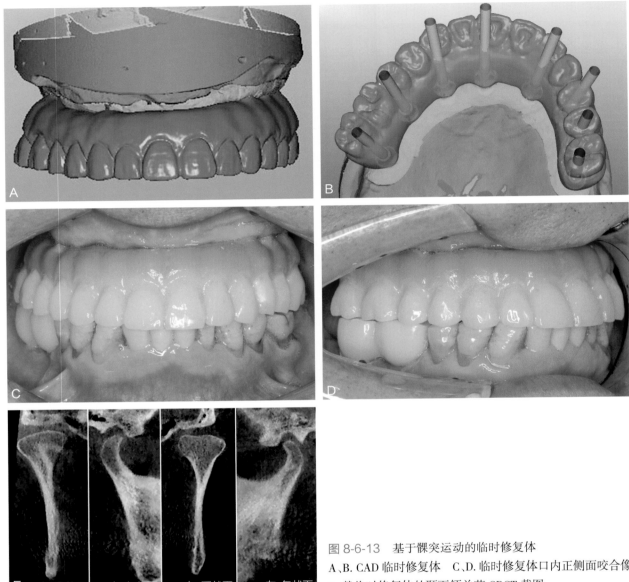

图 8-6-13 基于髁突运动的临时修复体
A、B. CAD 临时修复体　C、D. 临时修复体口内正侧面咬合像
E. 戴临时修复体的颞下颌关节 CBCT 截图。

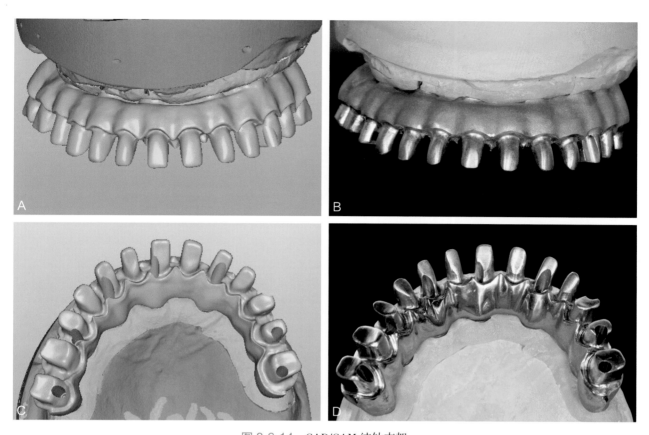

图 8-6-14　CAD/CAM 纯钛支架

A. CAD 纯钛支架（正面观）　B. 切削纯钛支架（正面观）　C. CAD 纯钛支架（舌面观）　D. 切削纯钛支架（舌面观）。

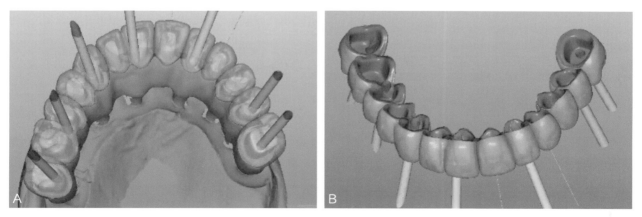

图 8-6-15　CAD/CAM 人工牙列氧化锆内冠

A. 临时修复体数据减去支架数据获取人工牙列数据　B. 预留人工牙列𬌗面螺丝开孔。

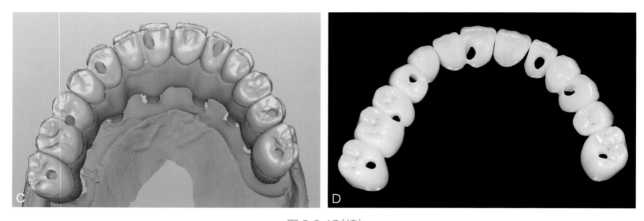

图 8-6-15(续)

C. 人工牙列数据唇侧回切预留饰瓷空间　D. 切削氧化锆并唇侧饰瓷完成人工牙列。

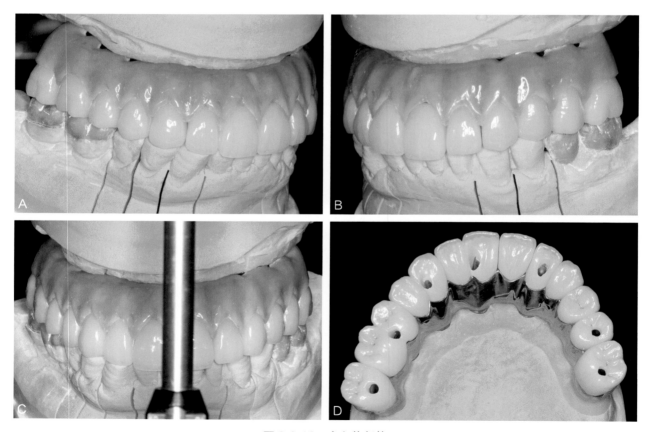

图 8-6-16　永久修复体

A~C. 全可调殆架上粘接人工牙列与纯钛支架后,唇颊侧饰以牙龈树脂　D. 人工牙列殆面螺丝开孔及支架舌侧高抛光金属表面。

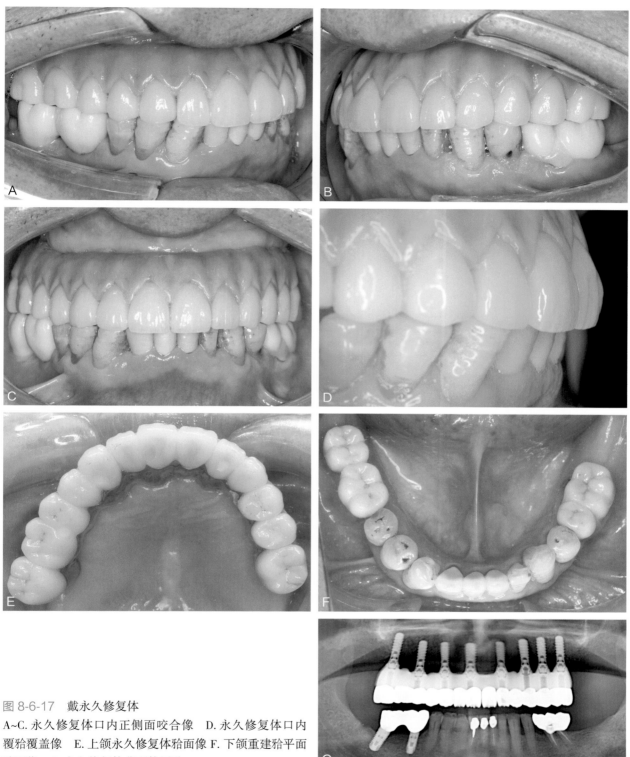

图 8-6-17 戴永久修复体

A~C. 永久修复体口内正侧面咬合像 D. 永久修复体口内覆殆覆盖像 E. 上颌永久修复体殆面像 F. 下颌重建殆平面殆面像 G. 永久修复体曲面体层片。

本病例为 8 枚种植体支持的无牙颌种植固定修复,是一种咬合重建治疗,咬合重建不仅需要重建牙齿的形态、排列,更需要重建口颌系统的功能,其中神经肌肉、颞下颌关节与牙齿是咬合重建的 3 个重要因素,三者协调统一才能建立长期稳定的咬合关系,否则患者可能出现颞下颌关节、肌肉的不适症状,或修复体的生物、机械并发症等问题。无牙颌种植固定修复中种植体与颌骨及修复体间均为刚性连接,不良𬌗力可对骨结合造成不可逆损害,因此,充分评估患者的神经、肌肉、颞下颌关节的功能及生理状态,通过精确设计、精准建立与神经肌肉和颞下颌关节协调的𬌗关系,才能使咬合长期稳定,起到维持口颌系统正常生理状态以及改善不良病理状态的作用。另外,精准的咬合重建不是一蹴而就的,牙列缺失患者随着咬合的丧失,通常伴有下颌位置及运动的不稳定,因此需要通过 1~3 副临时修复体,从稳定下颌位置到寻找最适宜的垂直高度再到建立良好的咬合接触点与运动引导,不断接近最终的治疗目标,同时也给予患者逐渐适应及恢复口颌系统功能的时间。

二、全程数字化上颌无牙颌固定式种植修复(三维正向建模)

目前,无牙颌固定式种植修复通常是采用传统的夹板开窗式印模技术来获取工作模型,再通过模型扫描获取数字化模型,过程繁琐,治疗周期长,且患者舒适度差。由于口内扫描技术获取数字化模型是基于数据拼接原理,很难获取无牙颌全部种植体精准的三维位置和组织信息。因此,对于无牙颌种植修复来说还不能真正意义地实现全程数字化。

本病例基于数字摄影测量技术采用种植体三维位置口外扫描,结合口内扫描、颜面部三维扫描,获得包含种植体三维位置、软硬组织、颌位关系及颜面部的全信息数字化模型。在此基础上,应用计算机辅助设计美学蜡型并进行数字化加工及临床试戴。基于试戴后的美学蜡型,采集下颌运动数据。应用 CAD/CAM 技术来完成无牙颌种植修复体上部结构的设计和加工。数字化技术贯穿无牙颌种植修复上部结构设计和制作的始终,实现了真正意义上的无牙颌全程数字化修复过程。

(一)患者简介

患者男,74 岁,3 个月前上颌植入 8 枚 Straumann BLT 种植体,要求修复。颌面部检查:方圆面型,高位笑线,开口度、开口型正常,颞下颌关节未见异常。口内检查:上颌 8 枚种植位点为 16、14、13、11、21、23、24、26 牙位;下颌 47 缺失,32—42 种植修复体,36 为种植修复体;上下颌骨水平向位置关系呈Ⅲ类、垂直向有足够的修复空间。口腔卫生良好(图 8-6-18)。

(二)病例分析与方案设计

本病例修复方案主要考量以下几个方面:

1. 修复平台　患者上颌牙列缺失多年,缺牙间隙的垂直向空间较大,可以采用基台水平的修复,上部结构与基台连接,基台有一定的缓冲作用,避免了上部结构制作工艺的误差对种植体产生的直接影响,但对修复空间要求高。

2. 印模方式　本病例基于数字摄影测量技术进行口外扫描,可在短时间内获取精准的无牙颌种植体的三维位置,同时结合口内扫描技术获取软组织信息。

图 8-6-18　修复前面像及口内像
A.正面像　B.左侧面像　C.上颌骀面观,已植入 8 枚种植体,分布均匀　D.下颌骀面观。

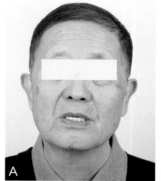
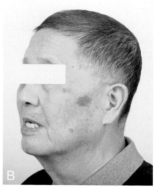
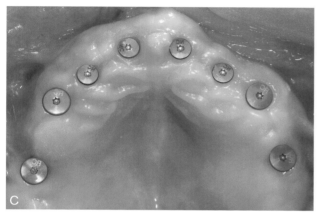
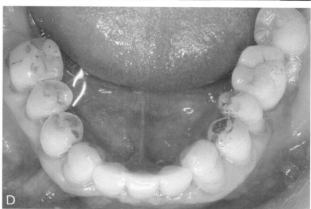

3. 固位方式　对于无牙颌种植修复患者,可拆卸式修复体更利于长期修理与维护。本病例采用复合固位方式,通过二级修复螺丝固定修复体支架,带螺丝通道的人工牙列粘接于支架上,实现了修复体的可拆卸功能。

4. 支架设计　本病例骀龈距离较大,需要人工牙龈改善美学效果,且部分种植体螺丝通道穿出位置不理想,因此更适合采用一段式支架设计。

5. 材料　大量文献证实纯钛支架生物相容性好,耐腐蚀,机械性能好,重量轻,数字化加工精确度高,长期应用效果已得到验证。

6. 人工牙材料　成品树脂牙不耐磨;纯钛支架烤瓷或烤塑易出现崩裂;氧化锆材料制作人工牙可进行咬合面的数字化设计及加工,机械性能好、耐磨耗、生物相容性高,美学区唇面饰瓷以保证美观效果。

7. 牙龈材料　龈色树脂易变色,不耐腐蚀;龈瓷不易着色及变色,更有利于美观及口腔卫生维护。

综合以上因素制订本病例的修复方案如表 8-6-2 所示。

表 8-6-2　修复前设计的考虑因素及分类

印模方式	修复方式	固位方式	支架设计	支架材料	人工牙材料	牙龈材料
模型扫描	种植体水平	螺丝固位	一段式	纯钛支架	成品树脂牙	树脂基底
口内扫描	基台水平	粘接固位	多段式	氧化锆支架	烤塑	烤塑
口外扫描		复合固位		PMMA 支架	烤瓷	烤瓷
				PEEK 支架	氧化锆	外染色
					氧化锆饰瓷	

注:表格中红色文字示本病例选择的方案。

(三) 修复程序

本病例的修复程序为数字化模型及颜面信息采集、CAD/CAM 美学蜡型、下颌运动数据采集、CAD/CAM 临时修复体,以及 CAD/CAM 永久修复体。

1. 数字化模型及颜面信息采集　根据种植体系统的型号、长轴方向及袖口高度选择相应的 SRA 基台,修复基台的平台直径统一为 4.6mm,拧入种植体上方并加力至 35N·cm(图 8-6-19)。

(1) 数字化模型信息采集

1) 种植体三维位置信息采集:采用 ICam4D 口外扫描系统获取精确的种植体三维位置信息。在基台上方安装专用口外扫描体 ICambodies,保证每个扫描体的两个平面能同时被捕捉到。扫描仪校准后,进行口外扫描。在距离患者口腔 15~30cm,由一侧开始沿牙弓平行于口外扫描体匀速移动,当软件显示扫描体均为绿色或黄色时,保存种植体的三维位置信息(图 8-6-20)。

2) 天然牙及软组织信息采集:在基台上方安装 ICam4D 口外扫描系统专用口内扫描体 ICamRefs,扫描上颌获取上颌数字化印模,包括上颌软组织信息及扫描体位置信息。扫描下颌牙列,获取下颌数字化印模(图 8-6-21)。

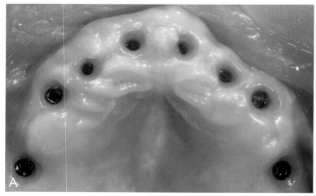
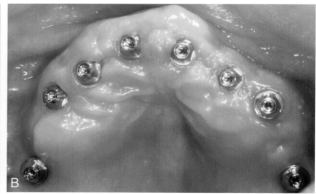

图 8-6-19　安装 SRA 基台
A. 种植体周健康的牙龈袖口　B. 种植体上方安装 SRA 基台。

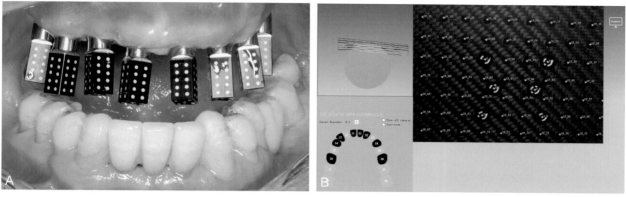

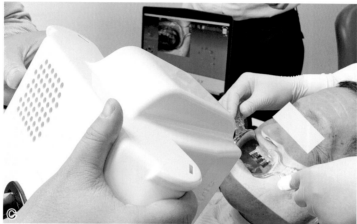

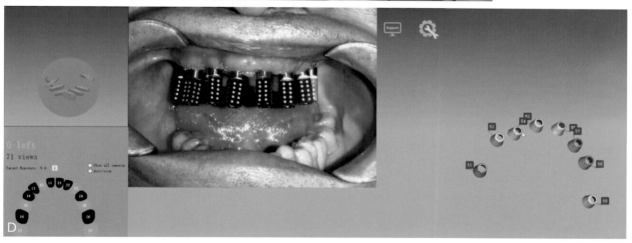

图 8-6-20 口外扫描法获取种植体位置信息

A. 安装口外专用扫描体 B. 口外扫描仪校准 C. 口外扫描 D. 获取扫描体位置信息。

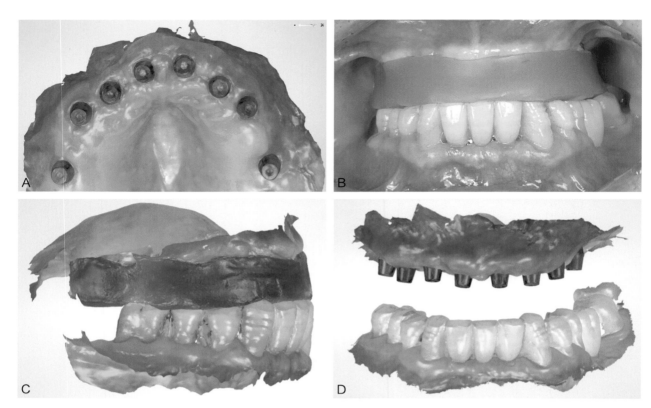

图 8-6-21　天然牙、软组织及颌位信息采集

A. 具有口内扫描体的上颌数字化印模　B. 口内蜡堤记录颌位关系　C. 蜡堤及颌位关系的数字化印模　D. 带有颌位关系的上下颌数字化印模。

3）颌位关系信息采集：使用蜡堤确定垂直距离及颌位关系，进行口内扫描获取蜡堤及颌位关系信息。

4）数据整合：在 ICam4D 口外扫描系统软件中，通过配准口内扫描体 ICamRefs 信息将软组织信息与种植体三维位置信息整合，从而获取数字化工作模型，将工作模型导入修复设计软件，调取 SRA 基台替代体数据，获取带有颌位关系的上下颌数字化模型（图 8-6-22）。

（2）颜面部信息采集：颜面部信息采集需要采集三组信息（图 8-6-23）。

1）采集带有𬌗叉扫描体的颜面部三维数据：将𬌗记录硅橡胶注射至𬌗叉扫描体表面，然后将上颌蜡堤与𬌗叉扫描体戴入患者口内，在咬合状态下，使用手持面部三维扫描仪采集患者面部及𬌗叉扫描体信息。

2）采集微笑状态下的颜面部三维数据：从患者口内取出𬌗叉扫描体，患者配戴上颌蜡堤，嘱患者微笑并进行数据采集，获得患者无遮挡的微笑状态下颜面部三维数据。

3）按𬌗记录硅橡胶将上颌模型及蜡堤复位至𬌗叉扫描体上方，进行模型扫描，获取上颌模型、上颌蜡堤和𬌗叉扫描体的数据。

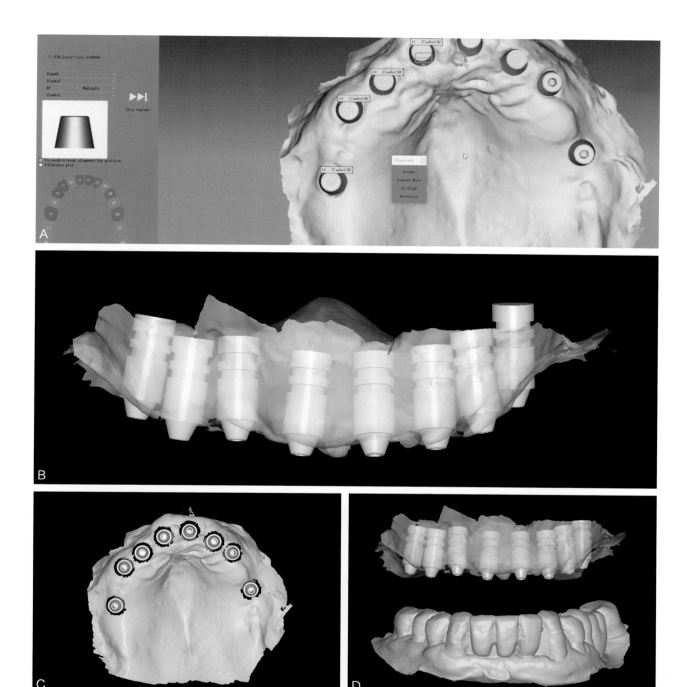

图 8-6-22 数据整合

A. 使用软件融合口内数字化印模和种植体位置信息，生成并保存具有种植体三维位置和软组织信息的上颌数字化模型
B、C. 上颌数字化模型 D. 带有颌位关系的上下颌数字化模型。

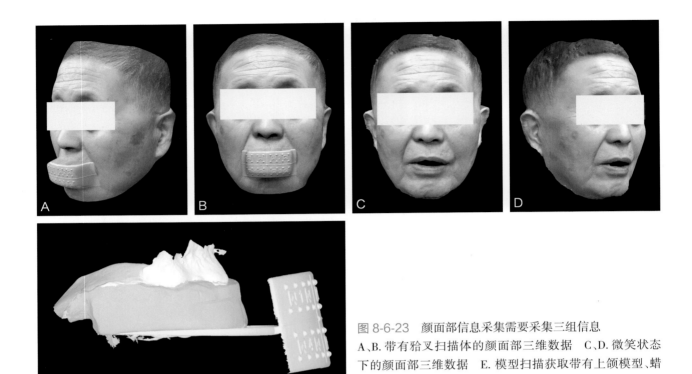

图 8-6-23　颜面部信息采集需要采集三组信息
A、B. 带有殆叉扫描体的颜面部三维数据　C、D. 微笑状态下的颜面部三维数据　E. 模型扫描获取带有上颌模型、蜡堤和殆叉扫描体的数据。

（3）多元数据整合：利用鼻根点、鼻尖点、双侧额纹点作为特征点将两次面部扫描数据进行配准。利用腭部黏膜特征点将带有颌位关系的数字化模型与模型扫描数据匹配。借助于殆叉扫描体将带有殆叉扫描体的颜面部三维数据与上颌模型及蜡堤数据进行匹配。最终通过三次数据配准获得带有微笑颜面部信息、上颌种植体三维位置信息、口内软组织、天然牙信息及颌位关系信息的全信息数字化模型（图 8-6-24）。

（4）数字化信息采集流程图如图 8-6-25 所示。

2. CAD/CAM 美学蜡型

（1）美学蜡型设计：参考患者既往有牙照片和颜面部扫描数据，确认患者的中线及中切牙的切缘位置，并进行虚拟排牙，确认最终的设计方案（图 8-6-26）。

（2）工作模型设计：在设计软件中导入数字化模型，并获得安装打印专用基台替代体固位形腔，封闭模型后分离牙龈部分，并在前牙和后牙区安插三个支撑杆，以保证打印模型的咬合定位，保存模型基座和牙龈数据（图 8-6-27）。

（3）三维打印美学蜡型及工作模型：将设计的美学蜡型数据、工作模型和牙龈数据分别输入三维打印软件，添加支撑并做分层处理，发送到三维打印机控制程序，使用液态树脂打印出上颌美学蜡型（修复体原型 A），模型基座使用强度高的模型树脂，牙龈使用具有弹性的专用料打印。打印后的美学蜡型及模型需去支撑、清洗及光固化处理，模型需安装打印替代体及牙龈部分，并将主模型和对颌模型按支持杆定位上殆架（图 8-6-28）。

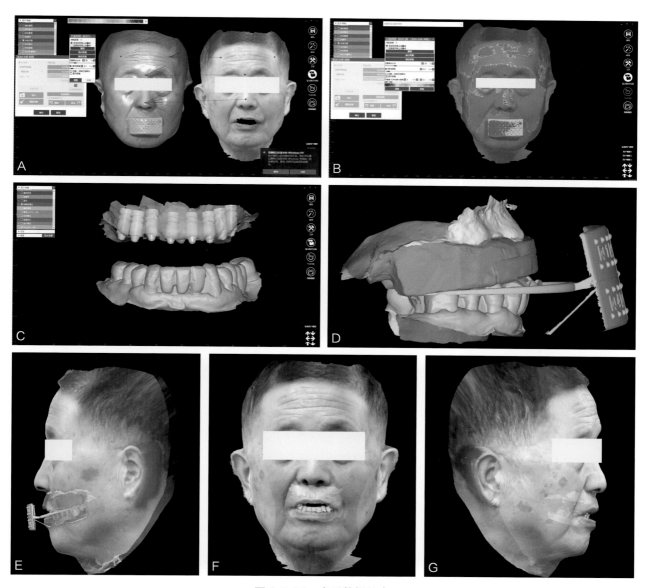

图 8-6-24 多元数据整合

A、B. 利用特征点将两次面部扫描数据进行配准　C. 带有颌位关系的数字化模型　D. 利用腭部黏膜特征点将带有颌位关系的数字化模型与模型扫描数据匹配　E. 借助于𬌗叉扫描体将颜面部三维数据与模型扫描数据进行匹配　F、G. 多元数据整合后的全信息数字化模型。

数字化信息采集流程

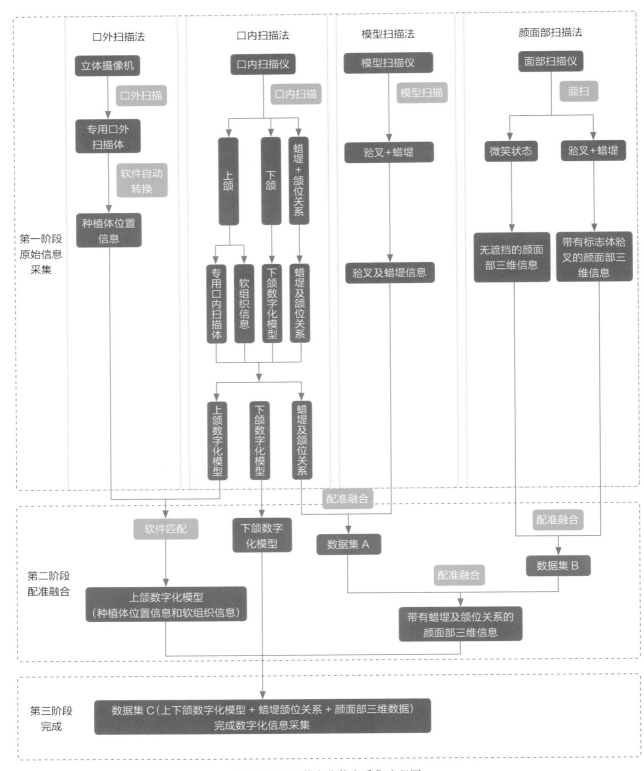

图 8-6-25 数字化信息采集流程图

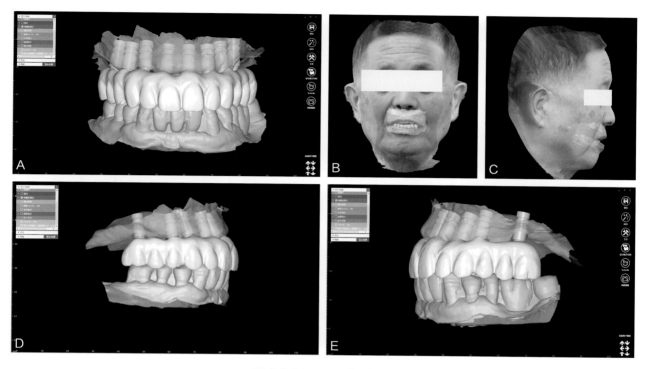

图 8-6-26 CAD 美学蜡型

A~C. 基于颜面部信息设计美学蜡型 D、E. 美学蜡型的咬合侧面观。

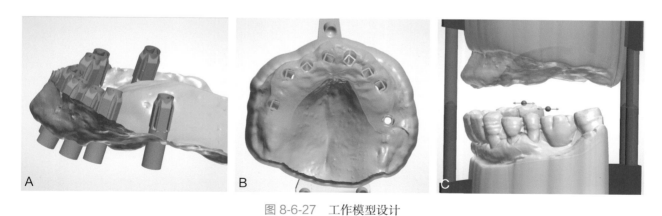

图 8-6-27 工作模型设计

A. CAD 软件生成基台替代体固位形 B. 分离模型上的牙龈部分 C. 添加支撑杆维持打印模型的颌位关系。

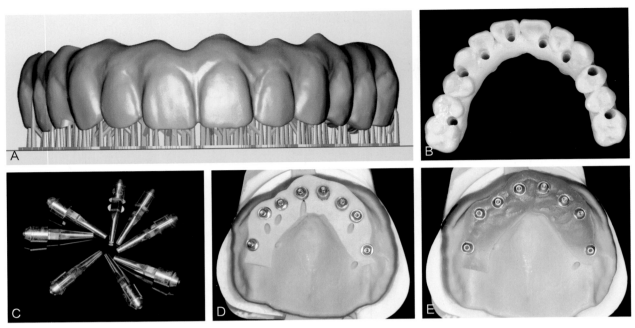

图 8-6-28　3D 打印美学蜡型及工作模型

A. 添加支撑杆的美学蜡型数据　B. 3D 打印完成美学蜡型　C. 3D 打印模型专用基台替代体　D. 安装打印替代体的模型基座　E. 安装人工牙龈的上颌工作模型。

（4）美学蜡型验证：首先将打印好的上颌美学蜡型就位于上颌工作模型，在𬌗架上调𬌗后，转移至患者口腔内验证被动就位，评估美学效果、咬合关系及边缘密合性，就位顺利、美学蜡型与基台边缘密合性良好，垂直距离适当，丰满度良好，覆𬌗覆盖关系正常，适当调𬌗至正中咬合均匀广泛接触，前伸及侧方运动无咬合干扰（图 8-6-29）。

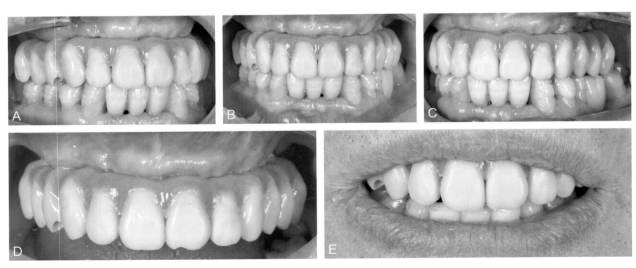

图 8-6-29　美学蜡型口内验证

A~D. 美学蜡型正侧面像　E. 美学蜡型微笑像。

3. 下颌运动数据采集　以试戴并调整后的上颌美学蜡型为基础，使用 Zebris 下颌运动轨迹描记仪进行下颌运动数据的采集。过程如下：

（1）上下颌𬌗叉的准备：在上颌𬌗叉切牙区、双侧第一磨牙区注射𬌗记录硅橡胶后，将上颌𬌗叉固定在口内美学蜡型的𬌗面，复位稳定，连接传感器，记录上颌位置。按牙弓弧度弯制下颌𬌗叉，口内试戴确认无咬合干扰后，利用 DMG 临时树脂材料及专用粘接剂将下颌𬌗叉固定于下牙唇面，再次确认下颌𬌗叉稳定且不影响咬合运动。

（2）面弓的固定：面弓以眶耳平面相对水平的位置放置在鼻梁上方，嘱患者将定位器放入双侧外耳道内，以最大程度隔绝外部声音且舒适为止，旋紧螺丝固定。

（3）髁突运动中心的确定：连接下颌传感器于下颌𬌗叉，嘱患者反复做小幅度开闭口运动，重复记录三次，并在软件中确认髁突运动中心的正确位置。

（4）运动数据采集：首先以 ICP 为起始位，嘱患者做左右侧方运动、前伸运动、最大开闭口运动的规范动作，重复记录三次。而后以下颌姿势位为起始位，采集同样动作的运动数据，重复记录 3 次（图 8-6-30）。

（5）实体𬌗架的运动数据转移

1）软件可输出全可调𬌗架报告，根据报告中的参数，使用游标卡尺分别调节三个定位杆在上颌𬌗叉中的高度，获得上颌𬌗叉在𬌗架中的高度位置，将𬌗架报告中转移台中的三个定位杆位置描记在转移台上，用来确认上颌𬌗叉在𬌗架中的水平向位置。将转移台吸附在𬌗架下颌的磁性板上，按转移台上的标

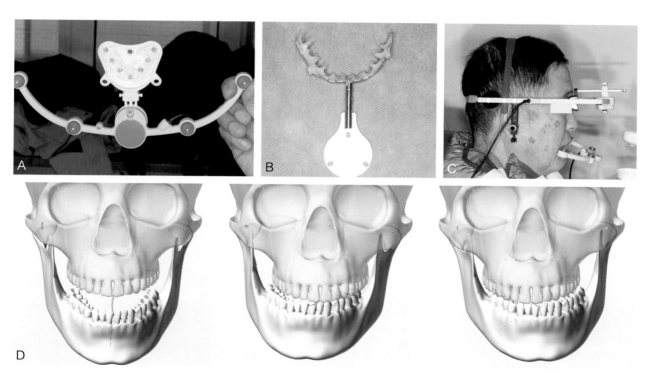

图 8-6-30　Zebris 下颌运动轨迹描记

A. 上颌𬌗叉及传感器　B. 带有临时树脂材料的下颌𬌗叉　C. 固定上颌面弓、下颌𬌗叉及传感器　D. 开闭口及左、右侧方运动的下颌轨迹。

志点确认上颌𬌗叉位置。将上颌模型放置在上颌𬌗叉的咬合记录上并检查稳定性,𬌗架石膏固定上颌模型。

2）应用咬合记录在 ICP 位置固定下颌模型。

3）根据𬌗架报告调整髁导斜度、切导斜度、Bennett 角、个性化切导盘参数（图 8-6-31）。

（6）虚拟𬌗架的运动数据转移

1）将验证后的美学蜡型复位于工作模型,使用模型扫描仪扫描上颌美学蜡型、上下颌咬合关系及上颌𬌗叉正反面,并与上颌带有种植体三维位置的数字化模型配准,统一上颌𬌗叉到上下颌模型的三维坐标系中。

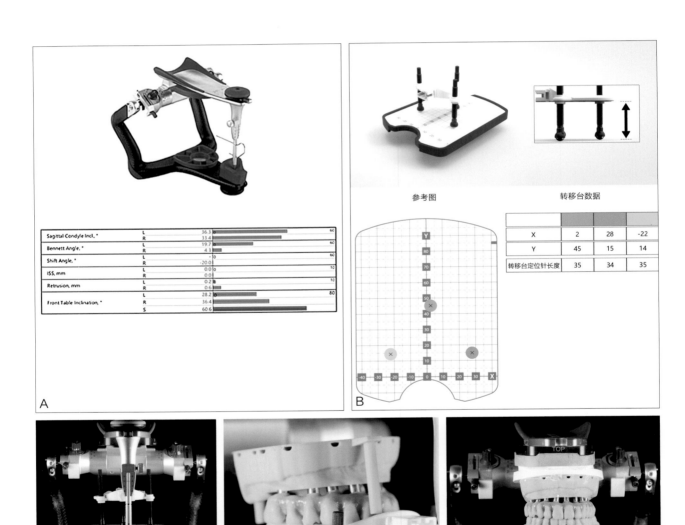

图 8-6-31　Zebris 全可调𬌗架报告及实体𬌗架运动数据转移

A. 全可调𬌗架参数　B. 转移台定位杆位置　C. 安置转移台及上颌𬌗叉　D. 美学蜡型及上颌模型复位于上颌𬌗叉　E. 基于 ICP 确定下颌位置。

2）在 EXOCAD 软件中，按提示导入上下颌模型、上颌𬌗叉扫描数据，并直接导入 Zebris 所采集的下颌运动数据。基于数据库中的上颌𬌗叉数据匹配扫描上颌𬌗叉数据，标定下颌运动数据的起点位置，并模拟患者下颌运动（图 8-6-32）。

4. CAD/CAM 临时修复体

（1）CAD 设计：基于临床验证反馈对数字化美学蜡型数据进行适当的美学效果调整，调整中线及切缘位置、前牙的宽度比例及切缘连线弧度。基于软件模拟的患者下颌运动对数字化美学蜡型进行咬合调整，重新设计咬合面形态并最终完成临时修复体的设计，唇颊侧模拟回切，预留牙龈饰面空间。

（2）CAM 制作：CAM 编程软件中导入临时修复体设计数据，选择 PMMA 材料进行加工策略编程，生成加工文件，发送至数控切削中心加工 PMMA 树脂盘，磨除临时修复体与 PMMA 树脂盘的连接部分，完成切削，将切削完成的临时修复体复位于全可调𬌗架上，验证及精细调𬌗，唇颊侧饰以龈色树脂，完成临时修复体制作（修复体原型 B，图 8-6-33）。

（3）口内戴入临时修复体：临时修复体就位于口内修复基台上方，交叉拧紧螺丝，被动就位良好，边缘密合，美学效果理想，适当调𬌗，正中咬合均匀广泛接触，前伸运动前牙均匀引导，左右侧方运动尖牙保护𬌗，各向运动无咬合干扰（图 8-6-34）。

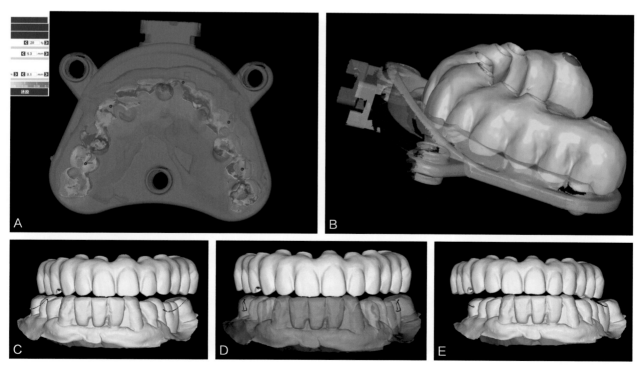

图 8-6-32　下颌运动数据转移至修复设计软件中

A. 扫描的上颌𬌗叉数据与美学蜡型𬌗面配准　B. 配准后美学蜡型就位于上颌𬌗叉　C~E. 导入 Zebris 所采集的下颌运动数据后软件模拟患者下颌前伸及左、右侧方运动。

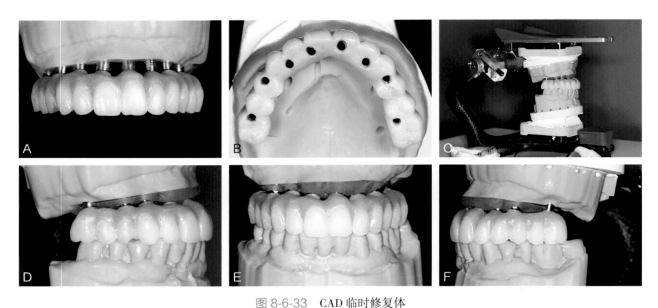

图 8-6-33 CAD 临时修复体

A.临时修复体正面观 B.临时修复体殆面观 C.临时修复体的全可调殆架验证 D~F.临时修复体正、侧面咬合像。

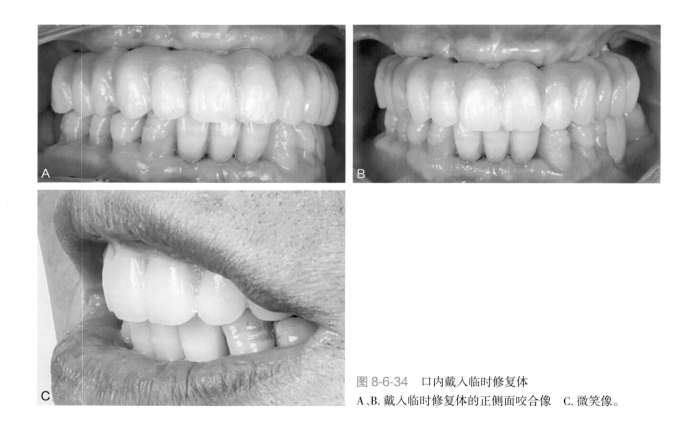

图 8-6-34 口内戴入临时修复体

A、B.戴入临时修复体的正侧面咬合像 C.微笑像。

5. CAD/CAM 永久修复体 戴用临时修复体 3 个月后(修复体原型 C),修复体未见明显崩裂或折断,咬合稳定,开始永久修复体的设计和制作。

(1) CAD/CAM 纯钛支架:拆卸患者口内的临时修复体,进行模型扫描,获取临时修复体表面轮廓信息,复制为永久修复体表面数据,通过配准将修复体数据融入模型数据的三维坐标系中,模拟回切人工牙列所需空间,设计一段式纯钛支架。设计完成后发送至原厂切削中心数控切削制作一段式纯钛支架。将加工完成的一段式纯钛支架复位至模型上检查修复空间,使用平行研磨仪的 2° 车针对支架固位部分进行研磨,非人工牙列覆盖区域进行高度抛光(图 8-6-35,图 8-6-36)。

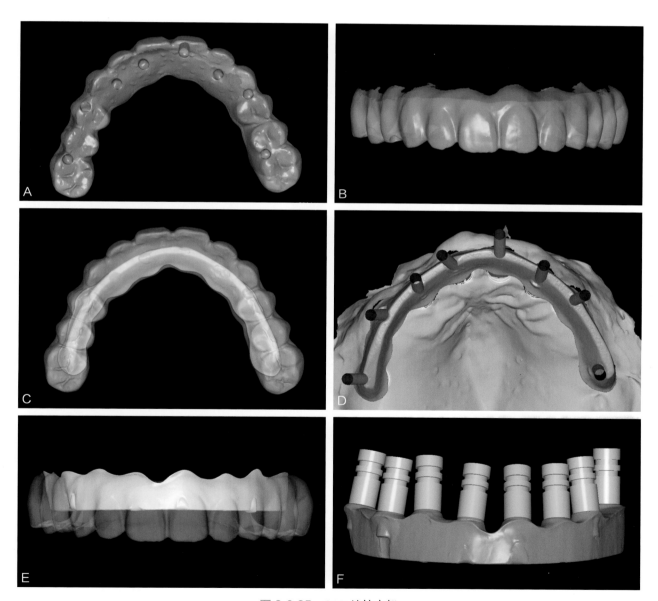

图 8-6-35 CAD 纯钛支架

A、B. 戴用 3 个月后的临时修复体的模型扫描数据 C~E. 模拟回切修复体设计纯钛支架 F. 设计的纯钛支架。

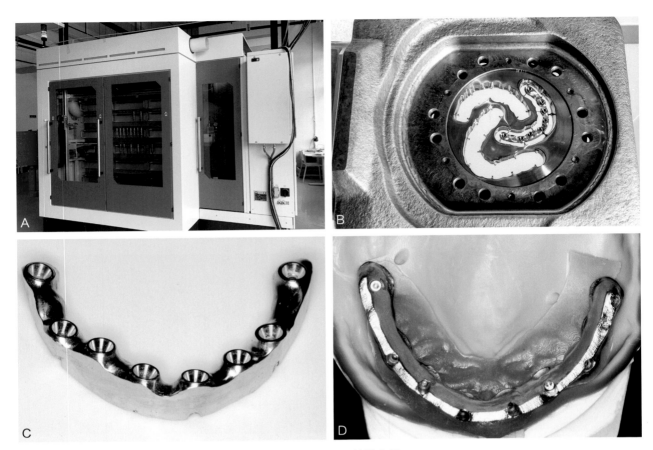

图 8-6-36　CAM 纯钛支架

A. 数控切削机　B. 数控切削一段式纯钛支架　C. 切削完成的纯钛支架　D. 纯钛支架模型验证。

（2）CAD/CAM 咬合验证人工牙列：处理后的支架安装在模型上，喷粉遮盖处理后模型扫描获取切削支架表面数据，与支架设计数据配准融合后，永久修复体表面数据减去切削支架表面数据生成用于咬合验证的人工牙列信息，输入三维打印软件，添加支撑并做分层处理，发送到三维打印机打印人工牙列，打印完成后复位至支架上方验证人工牙列就位情况及边缘密合性，并于全可调𬌗架上进行咬合调整（图 8-6-37）。

（3）纯钛支架及人工牙列口内验证：拆卸临时修复体，将纯钛螺丝固位的支架就位于修复基台上方，拧紧远中一颗螺丝，检测支架无撬动，交叉拧紧全部修复螺丝，支架被动就位顺利，与基台边缘密合性良好，曲面体层片显示支架完全被动就位。在支架上方戴入三维打印人工牙列，咬合同临时修复体一致（图 8-6-38）。

（4）CAD/CAM 氧化锆人工牙列：使用 CAD 软件根据饰面瓷厚度模拟回切永久修复体数据，保留原有的𬌗面、舌侧外形及唇侧非饰瓷区外形，完成上部结构氧化锆人工牙列设计。数控切削上部结构氧化锆人工牙列，切削完成后进行染色、烘干、烧结处理，结晶后的氧化锆桥架的前牙及颈部根据临床比色要求进行体瓷、切端瓷、效果瓷和牙龈瓷堆塑，并放置烤瓷炉内烧结，最终形态修整并染色完成（图 8-6-39）。

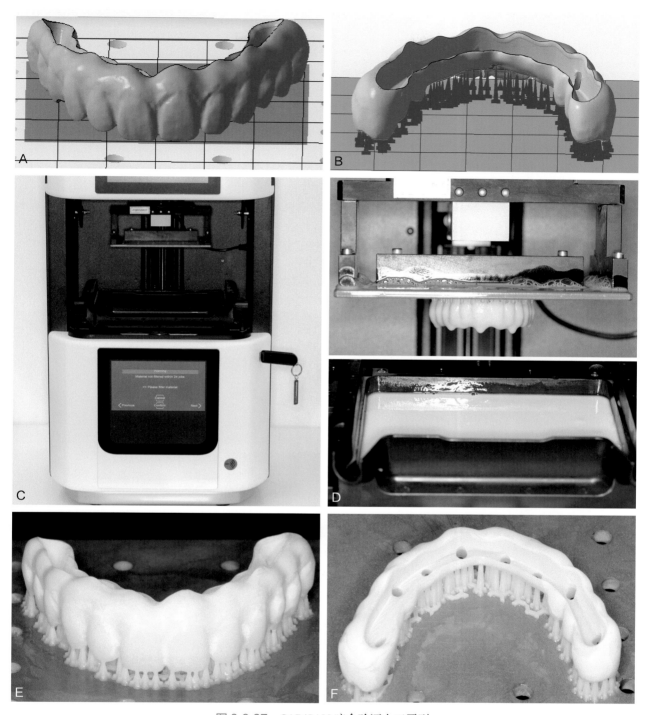

图 8-6-37　CAD/CAM 咬合验证人工牙列

A、B. 咬合验证人工牙列三维打印文件　C. 3D 打印机　D. 完成咬合验证人工牙列的三维打印　E、F. 带有打印支撑的人工牙列。

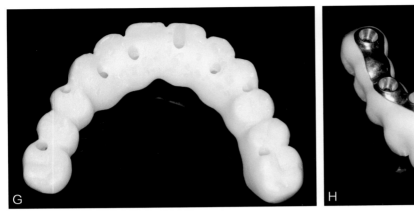

图 8-6-37（续）

G. 用于咬合验证的人工牙列　H. 用于咬合验证的人工牙列复位至纯钛支架。

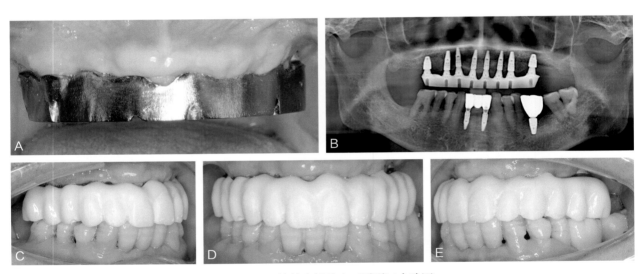

图 8-6-38　纯钛支架及人工牙列口内验证

A. 纯钛支架口内验证　B. 曲面体层片确认支架被动就位　C~E. 人工牙列口内验证正、侧面咬合像。

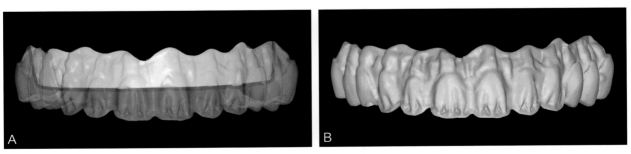

图 8-6-39　CAD/CAM 设计上部氧化锆人工牙列

A. 模拟回切修复体外形设计氧化锆人工牙列形态　B~D. 氧化锆人工牙列设计数据。

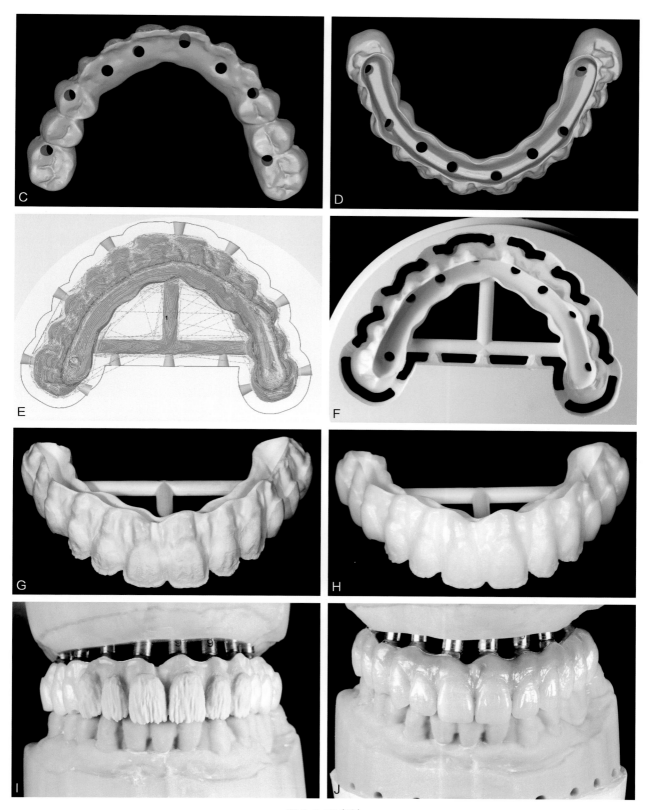

图 8-6-39（续）

E. 氧化锆人工牙列 CAM 编程　F. 切削完成的氧化锆人工牙列　G. 氧化锆人工牙列染色　H. 烧结后的氧化锆人工牙列
I. 前牙饰瓷　J. 烧结完成后的上部氧化锆人工牙列。

（5）口外粘接完成永久修复体：喷砂处理人工牙列粘接面，并使用树脂粘接剂将人工牙列粘固于纯钛支架上。在全可调𬌗架及模型上进行咬合验证及调整，高度抛光后完成永久修复体的制作（修复体原型 D，图 8-6-40）。

（6）口内戴入永久修复体：拆卸临时修复体，将螺丝固位的永久修复体就位于修复基台上方，交叉拧紧全部修复螺丝，美学及咬合效果检查，轻微调𬌗。15N·cm 旋紧修复螺丝，聚四氟乙烯及树脂封闭螺丝孔（图 8-6-41）。

（7）上颌无牙颌固定式种植修复全程数字化解决方案流程图如图 8-6-42 所示。

本病例应用数字摄影测量技术和口内扫描技术及颜面部扫描技术获取了一个包含上下颌及颜面部的全信息数字化模型，直接用计算机设计美学蜡型，即修复体原型 A，基于修复体原型 A 采集下颌运动数据，完成种植体支持的临时修复体（修复体原型 B），经过 3 个月的口内戴用及磨耗，得到了与患者颞下颌关节、肌肉相适应的修复体原型 C。通过模型扫描，以此为原型设计制作永久修复体的纯钛支架及人工牙列（修复体原型 D）。不同时期的修复体及制作方式和材料见图 8-6-43。应用 CAD/CAM 技术实现了全程数字化技术辅助的无牙颌固定式种植修复，获得了较好的功能与美学效果。

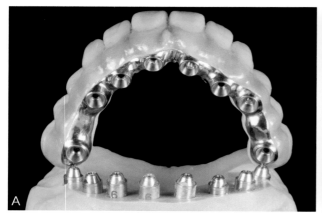
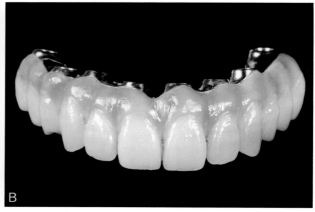

图 8-6-40　永久修复体
A. 模型上进行咬合验证　B. 口外粘接完成的永久修复体。

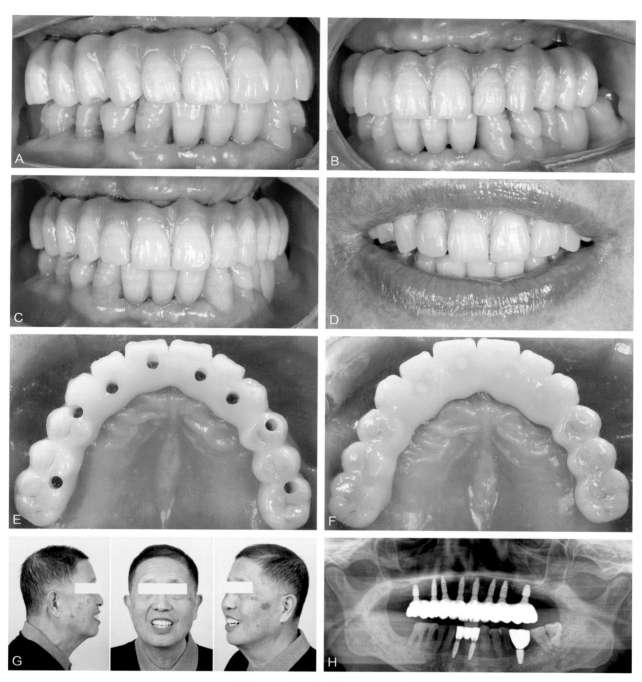

图 8-6-41 口内试戴永久修复体

A~C. 永久修复体口内正、侧面咬合像　D. 微笑像　E、F. 永久修复体殆面观　G. 戴入永久修复体后的正、侧面像　H. 戴入永久修复体后的曲面体层片。

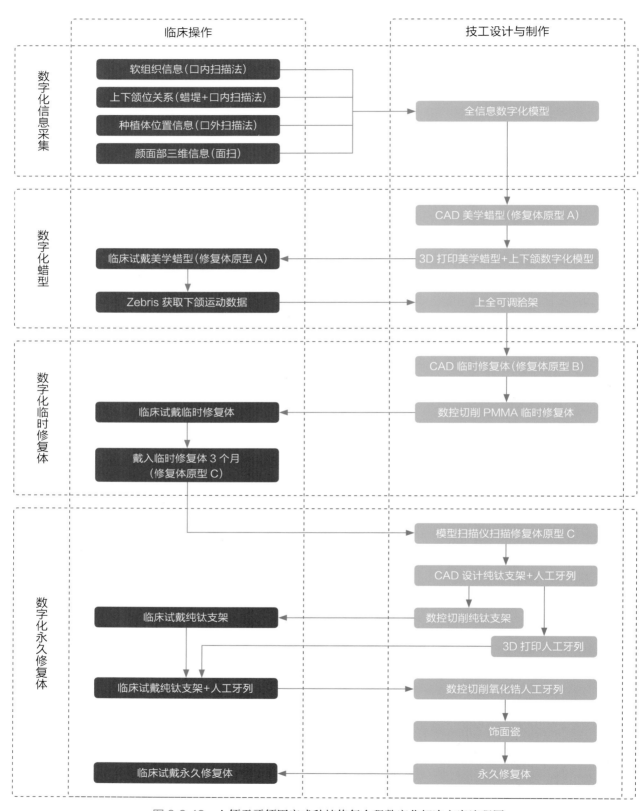

图 8-6-42　上颌无牙颌固定式种植修复全程数字化解决方案流程图

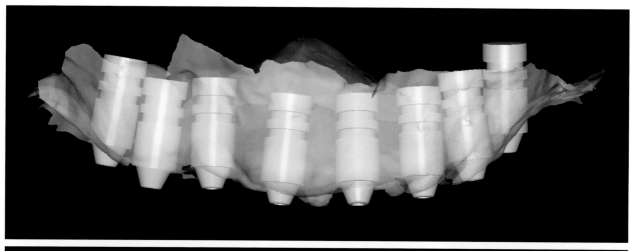

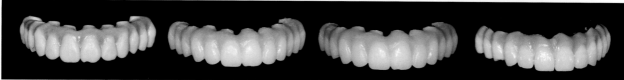

美学蜡型	临时修复体	戴用3个月的临时修复体	永久修复体
修复体原型 A	修复体原型 B	修复体原型 C	修复体原型 D
3D 打印	数控切削	/	数控切削
粉末状树脂	PMMA 材质	/	纯钛支架+氧化锆人工牙

图 8-6-43　不同时期的修复体及制作方式和材料

本章所有病例的数字化设计与制作均由技工孙井德团队、刘宁团队完成，在此表示感谢！

（耿　威　林　潇　岳新新）

参考文献

1. BOHNER L, GAMBA D D, HANISCH M, et al. Accuracy of digital technologies for the scanning of facial, skeletal, and intraoral tissues: a systematic review. J Prosthet Dent, 2019, 121(2): 246-251.

2. DUTTON E, LUDLOW M, MENNITO A, et al. The effect different substrates have on the trueness and precision of eight different intraoral scanners. J Esthet Restor Dent, 2020, 32(2): 204-218.

3. KIM M, J KIM, LEE Y, et al. The effect of scanning distance on the accuracy of intra-oral scanners used in dentistry. Clin Anat, 2019, 32(3): 430-438.

4. MIZUMOTO R M, BURAK Y. Intraoral scan bodies in implant dentistry: a systematic review. J Prosthet Dent, 2018, 120(3): 343-352.

5. MONACO C, SCHEDA L, BALDISSARA P, et al. Implant digital impression in the esthetic area. J Prosthodont, 2019, 28(5): 536-540.

6. PARK GH,SON K,LEE KB. Feasibility of using an intraoral scanner for a complete-arch digital scan. J Prosthet Dent,2019,121(5): 803-810.

7. RENNE W,LUDLOW M,FRYML J,et al. Evaluation of the accuracy of 7 digital scanners: an in vitro analysis based on 3-dimensional comparisons. J Prosthet Dent,2017,118(1): 36-42.

8. WULFMAN C,NAVEAU A,RIGNON-BRET C. Digital scanning for complete-arch implant-supported restorations: a systematic review. J Prosthet Dent,2020,124(2): 161-167.

第九章

数字化技术辅助的精准口腔咬合重建

第一节　口腔咬合重建的基本知识

一、口腔咬合重建的概念

国内对于咬合的报道可以追溯到 20 世纪 20 年代至 30 年代之间，华西协和大学牙学院的周少吾教授在对 occlusion 的解释时，巧妙地创造了"𬌗"字。1945 年，邹海帆教授编译了中国第一部《牙医学辞汇》，其中第 66 页就有与 occlusion 相关的翻译。1950 年，人民军医杂志刊登的《口腔卫生的一般介绍》提及"咬合"："牙冠之咬合面，具多数之沟、窝及牙尖。上下颌之牙，以一定的排列，并以尖窝之一定关系构成咬合，咬合之正常与否，关系牙及面部发育甚为重要"。20 世纪 50 年代，周继林和方先之先后提出颌骨大面积切除后的咬合恢复方法。1964 年，王惠芸在颞下颌关节紊乱症的病因和治疗中提到"咬合矫治"一词，她于 1982 年提出𬌗重建的概念：缺牙并有最广泛接触位不正常者，需改正颌位后再建立𬌗关系；后牙缺失或低𬌗者，需适当恢复𬌗的高度。𬌗重建最合适的颌位是正中关系位或稍前一点，牙尖勿过高，凹底略平，使下颌正中滑动自如。系国内首次提出𬌗重建的概念，此时将𬌗重建定义或局限在修复领域，也奠定了此后𬌗重建领域的研究、发展方向。20 世纪 80 年代提出的咬合重建概念集中在修复领域，主要关注颌位、垂直距离与𬌗关系三个方面。20 世纪 90 年代，发达国家多采用固定修复的方法（含种植义齿）进行咬合重建，需要全可调或半可调𬌗架，有赖于医师丰富的临床经验及技师精湛的铸造技术，因此患者需要支付高昂的费用。国内仅有极少数医院开展固定修复重建全口咬合，一些学者结合当时的条件也进行一系列的探索，相继报道了一些活动义齿𬌗垫进行咬合重建的技术。进入 21 世纪以来，随着国外𬌗学理论的成熟、𬌗架的不断发展，以及国内经济水平的发展、老龄化加重及种植修复技术的逐渐普及，许多学者继续探索咬合的规律，在颌位、垂直距离与𬌗关系三者基础上，将颌面部肌肉、颞下颌关节纳入口颌面部咀嚼器官咬合重建的研究范畴内，将牙的形态、功能、美观与颌面部美观整体考虑，在咬合重建修复方法中开始使用种植修复,并开始探讨种植修复体的咬合重建规律。

典型的咬合重建是当原有咬合关系不稳定,或已经丧失咬合支持,或已不能维持正常生理功能,或不能和颞下颌关节、咀嚼肌系统功能取得协调而出现关节及咀嚼肌系统异常症状时,以恢复均匀稳定的、符合生理功能要求的上下颌牙列的咬合支持为目的,而在临床上进行的复杂修复。

但是,进行咬合重建不仅仅要考虑恢复牙列完整以及和对颌牙之间稳定均匀的咬合接触关系,而且要维护或恢复包括头颈部和整个咀嚼系统在内的健康状态。咬合重建并不是临床上常规的修复方法,而是针对那些采用常规的保守治疗不能取得理想长期效果的病例而慎重选择的修复手段。

《口腔修复学》(第8版)一书中这样定义咬合重建(occlusal reconstruction):用修复方法对牙列的咬合状态进行改造和重新建立,包括全牙弓𬌗面的再造,颌位的改正,恢复合适的垂直距离,重新建立正常的𬌗关系,使之与颞下颌关节及咀嚼肌的功能协调一致,从而消除因𬌗异常而引起的口颌系统紊乱,使口颌系统恢复正常的生理功能。

广义的咬合重建强调在口颌面肌肉及颞下颌关节功能取得高度协调的前提下进行各种咬合的改善治疗,可以是单纯的牙体缺损的充填、修复,错𬌗畸形的矫正,也可以是包括牙列缺失或缺损的活动、固定或种植修复。原有咬合位能够维持正常颞下颌系统功能时,并不一定需要改变原有的咬合关系。但是不考虑颞下颌系统功能而进行单纯的牙体牙列修复则不能称之为是符合生理要求的咬合重建。

第9版《口腔修复学词典》中记载的咬合的定义始于1945年,咬合(occlusion)为上下颌牙关闭或正在关闭的动作或过程,上颌或下颌切牙或磨牙咬合面间的静态关系。

由此可见,咬合的概念分为静态的咬合关系和动态的咬合过程两方面,对于咬合重建也需要从两个方面入手,一方面要针对不同牙的解剖形态进行相应恢复,达到解剖学上的美观,满足人们对于美观的需要,这同样要涉及牙周组织重建,如牙龈塑形手术;另一方面要针对除牙以外的咀嚼系统其他器官的功能而进行适宜且协调的恢复重建,如牙周、咀嚼肌、颞下颌关节等,实现人们对于咀嚼、言语和神经调节等功能的需求。所以咬合重建是对人的自然属性和社会属性的全方位重建,咀嚼、吞咽、情绪调节等功能属于自然属性,维持人的正常生理功能,而美观,言语等功能属于社会属性,是人的社交必不可少的一部分。要实现以上这些要求,需要口腔领域的多学科联合治疗。从这个角度来看,咬合重建似乎是口腔医学领域所有治疗的核心,将咬合重建定义为口腔康复(oral rehabilitation)是合适的,是多学科重新融合的大趋势。

二、口腔咬合重建的分类

针对咬合重建过程是否改变𬌗平面、垂直距离、下颌位置,伴或不伴颞下颌关节咀嚼肌症状等复杂程度进行以下分类,并列出相应的疾病名称。

1. 𬌗平面基本齐整,符合生理要求　𬌗平面、𬌗曲线和下颌位置均无需调整,可直接采用固定义齿、活动义齿或种植义齿修复缺损牙列或牙体。

(1) 牙列拥挤(不缺少牙,单纯牙咬合关系不良)等可采用正畸方法。

(2) 牙颜色(四环素牙、氟牙症这类单纯修改颜色),以及形态不满意(畸形侧切牙等)可采用贴面、固定义齿修复方式等。

（3）部分牙引导不协调（在运动过程中个别牙没有起到作用或产生干扰）可采用调𬌗、贴面修复方式。

（4）少数牙缺失（原有咬合关系较佳，单纯缺失个别牙）可直接采用种植义齿、固定义齿、活动义齿等修复方式。

2. 𬌗平面不齐整，不符合生理要求　这种情况时，𬌗平面需要调整或再建，可伴有垂直距离的降低。包括𬌗平面不齐需要部分或整体调整、牙列重度磨耗需要抬高垂直距离和大范围牙列缺损等情况。

3. 符合正畸治疗范围的深覆𬌗等（深覆𬌗、深覆盖、反𬌗）可采用正畸方法压低、升高牙齿，改变牙长轴等。

4. 先天性牙列稀疏或过小牙等需要重建。

5. 牙列重度磨耗或后牙缺失，需要抬高垂直距离。

6. 𬌗平面不齐伴多数牙缺失，需要综合调整。

7. 下颌位置需要调整　在现有颌位上行使功能时，伴随颞下颌关节和咀嚼肌系统的不适症状包括关节或肌肉的疼痛、咀嚼无力、咬合不适等。

（1）判断上下颌骨骨型，若符合正颌外科的适应证，需要正颌手术后再进行咬合重建。

（2）当颞下颌关节有器质性病变时先进行关节治疗，再进行咬合重建。

（3）当怀疑此时的颌位关系可能不利于患者病理性状态的恢复时，可对颌位关系进行试探性调整，运用𬌗垫或暂时修复体调改和观察颌位改变对患者不适症状的治疗作用。当能够有效缓解症状并经过充分长期观察（通常 3 个月后）才能开始口腔咬合重建修复。

三、口腔咬合重建的目标

遵循𬌗学原则，通过正畸方法改善错𬌗畸形或口腔修复方法调整牙齿外形，达到功能状态下𬌗力分布合理，使𬌗力以适当的方式传递到支持组织，通过下颌再定位确定或改善下颌位置，确定合适的垂直距离，构建合理的𬌗平面、𬌗曲线，实现面部宏观美学与口内微观美学效果的统一。

1. 当处于闭口位时，髁突在关节结节的后斜面上，处于最前上位（MS）。所有后牙是同时且均匀接触，前牙的接触比后牙轻。

2. 所有牙承受的咬合力均沿牙长轴分布。

3. 当下颌侧向移动时，在工作侧有足够的牙引导接触，可以立即分离非工作侧的咬合。最理想的引导类型是尖牙引导。

4. 当下颌前伸运动时，前牙有充分的引导接触，可以即刻分离后牙的咬合接触。

5. 在直立头位（upright head position）和警戒进食位（alert feeding position），后牙接触较前牙接触重。

四、良好咬合的标准

1. 双颌完整牙弓的牙有安全的接触点和满足功能需要的咬合面接触。

2. 牙根的形状和排列足以抵抗咬合力。

3. 下颌姿势位稳定,上下唇密合良好。

4. 下颌姿势位时,上下颌牙之间的距离为 2~4mm。

5. 牙尖交错位时,上下颌牙弓间所有牙双侧同时咬合,没有咬合干扰。

6. 在后退位上,单颗或多颗相对的双侧后牙同时咬合。

7. 在可能的地方实现尖窝和尖嵴的三点咬合接触。

8. 当咬合力去除时,每颗牙都会回到原来的位置。

9. 关节在后退接触位和牙尖交错位之间自由移动,不会受任何干扰导致偏斜。

10. 稳定的覆𬌗和覆盖。

11. 无咬合的空口关节运动。

五、口腔咬合功能良好的标准

1. 双侧同时咀嚼。

2. 吞咽时,在牙尖交错位牙轻接触。

3. 咀嚼动作不受工作或平衡侧咬合干扰的影响。

4. 吞咽时,没有适应性的嘴唇和下颌运动。

5. 没有紧咬牙或磨牙(副功能)的运动。

6. 咀嚼或大张口时,无关节杂音。

7. 大张口时,无下颌偏移。

8. 说话或面部运动时,没有牙接触。

9. 外貌美观。

第二节　数字化口腔咬合重建要素

在日常咀嚼、言语、表情等功能背后,是一个由牙、关节、肌肉和神经组成的口颌系统,系统中的各部分协同工作行使功能,既相互合作又相互影响。这样的构成特点决定了当口颌系统中某些部分出现问题时,其他部分也会受到不同程度的影响从而发生改建,结果或是完全代偿从而适应变化,或无法完全代偿而出现临床病理症状(如疼痛、功能障碍等)。因此在进行咬合重建时,需要对口颌系统进行整体设计考虑,做到既恢复系统的功能,又保证系统内部各组成部分的健康与稳定,而不仅仅是局部牙列的口腔修复重建。

虽然口颌系统结构复杂,但是从生理解剖的角度来看,又有其结构与功能的合理性与意义。因此咬合重建的最终目标是实现口颌系统结构与功能的协调统一,在恢复结构健康的同时又保持功能的稳定。具体内容包括:无颞下颌关节或肌肉的症状、颜面对称协调美观、上下牙列中线居中对齐、前牙正确的功能运动引导、后牙良好的尖窝接触关系、无咬合干扰等，这些内容集中体现了健康、稳定、功能与美观的咬合重建理念。从这些内容出发，咬合重建的过程可分为以下 5 个关键要素，即稳定的下颌位置、合适的垂直距离、合理的𬌗平面、充分的动态引导与正确的静态接触。因为没有唯一的标准方法与模式适用于所有咬合重建患者，不同患者有不同的情况与个性化需求，这就要求医师全面理解口颌系统的解剖基础、生理机制与运作方式，再结合咬合重建要素对患者进行全面检查分析，选择最合适的诊疗方案。数字化技术是实现咬合重建的手段，而对咬合重建要素的正确考量才是获得满意的临床结果的关键。

一、下颌位置

（一）正中关系的定义

寻找到舒适、稳定的下颌位置是咬合重建治疗的第一步，后续对垂直距离、𬌗平面及动静态𬌗型的设计，都应以该位置作为基础，因此下颌位置是咬合重建最重要的因素。下颌位置与关节和肌肉的健康紧密相关，正确的下颌位置能使关节、肌肉系统在咬合过程中保持协调，避免咬合干扰。如果下颌位置不合适，则容易出现关节或肌群的紊乱，影响咬合功能，因此咬合重建应从建立符合口颌系统健康的下颌位置开始。

对于下颌位置的重要性，大多数学者能取得较为统一的认识，而对于常用建𬌗位置"正中颌位"的理解，在历史上却饱受争议。美国口腔修复学会发布的第 1 版《口腔修复学词典》（*Glossary of Prosthodontic Terms*，GPT）中，正中颌位的定义为："处于正中关系时的下颌位置"。而对于正中关系的定义，GPT 从第一版开始便几易其文：从最后位到上后位，再从最上位到前上位等，争论持续至今，未见统一。目前，最新发布的 GPT-9 中对正中关系的定义，可以总结为以下几个特征：

1. 临床上与牙的接触状态无关；
2. 髁突位于最前-最上位，正对关节结节后斜面；
3. 这个位置上、下颌只做单纯的转动；
4. 处于舒适的生理状态，下颌可从该位开始进行前伸、侧向和垂直向的运动；
5. 临床上，它是有用的、可重复的参考位。

正中关系的定义从最初的最后位到现在的前上位，虽然不是最终确立的定义，但是从内容上可以看出其核心在于：髁突应处于关节窝内合适的生理位置，并能从该位置出发做单纯转动或无干扰的功能运动。以此核心要求作为临床上寻找合适、稳定的建𬌗位置是咬合重建的主旨。

（二）稳定的建𬌗位置

为了确保咬合重建效果的长期稳定，必须评价颞下颌关节及颌位关系的状况。通过影像学检查可以对颞下颌关节进行评价，如关节形态结构没有明显异常，且下颌能自如、无症状地行使咬合功能，则表明下颌处于健康的生理性颌位，不需要寻找新的位置建𬌗。

如果存在颞下颌关节紊乱、肌肉酸痛或下颌运动功能异常等症状，则不能急于开始咬合重建，因为此时的下颌处于病理性颌位状态。造成病理性颌位的可能原因有很多，包括口内牙列疾患、过大咬合力造成关节与牙齿过度负荷或关节问题导致异常咬合等，因为牙列-关节-肌肉是协同工作的复合系统，任何一个环节出现问题,都会引起其他部位的问题。临床上应结合患者病史与实际情况,积极寻找诱因,争取通过控制诱因来改善关节与咀嚼肌系统的症状,同时可以使用𬌗垫进行试验性治疗,有助于放松神经-肌肉,减轻牙齿与关节的负担。只有当咬合症状解除或减轻后,才能开始咬合重建治疗,通过下颌再定位对病理性颌位进行调整,找到新的建𬌗位置。

针对最新版的定义,再结合临床实际,可以根据舒适性、生理性、可重复性和耐压性四个方面去寻找并获得合适的关系位。对于有配戴旧义齿且关节-肌肉系统正常的患者,可以使用旧义齿的咬合关系,在原有位置进行咬合重建。尤其对于老龄患者,建立新的颌位必须慎重考虑,这有两个方面的原因:一是患者已经配戴数十年的义齿而无关节-肌肉不适,说明该颌位稳定,安全性高;二是该颌位是患者关节-肌肉系统在经年累月的磨合,甚至是代偿后适应的颌位,如果用不够稳定的新颌位破坏这种状态,关节-肌肉会有回到原有状态的倾向,会加速后期修复体磨耗、崩裂,以及影响种植体的稳定、健康等一系列问题,甚至诱发关节-肌肉并发症导致咬合重建失败。

二、垂直距离

(一) 垂直距离的定义

垂直距离(vertical dimension,VD)是指自然咬合时鼻底到颏下点之间的垂直高度,又称为咬合垂直距离(occlusal vertical dimension,OVD)。垂直距离并不是终身不变的,而是受到多个因素的共同作用。有学者认为垂直距离的高度主要受牙列影响,当牙列出现磨耗、缺损甚至缺失时,垂直距离会因此发生改变甚至丧失,进而影响患者的口颌系统功能、咬合舒适性以及颜面美观。但有学者认为咀嚼肌群的固定收缩长度才是主导垂直距离的决定性因素,升颌肌群的周期性收缩保持了上下颌间空间的稳定,牙并非垂直距离的决定因素。因为牙槽突的动态性生长,牙-牙槽骨间存在动态代偿,当牙列出现磨耗时,牙槽骨可以通过自身伸长弥补磨耗,维持原有垂直距离的高度。

虽然影响垂直距离的确定机制还未清楚,但应当认识到,垂直距离是由基因决定,并在牙齿与颌骨生长发育过程中逐渐建立的,因此咬合重建过程中对垂直距离的任何改变与决定都必须十分慎重,以确保患者能适应治疗后的垂直距离。

上下颌牙列完整时,垂直距离保持稳定,咀嚼肌也处在周期性的正常收缩范围。当出现𬌗面磨耗或磨牙缺失时,原有的垂直距离就会发生改变,随之而来的是对美观、功能以及口颌系统生物力学平衡的一系列改变。通过修复体可以恢复垂直距离,但必须将其控制在合适的生理范围内,恢复过高的垂直距离会导致患者无法适应,容易造成额外的口颌系统功能紊乱。因此恢复生理性的垂直距离至关重要,对于咬合重建患者来说,正常的垂直距离具有以下几方面好处:

1. 颜面美观　具有正常的唇、颊丰满度,鼻底沟较浅,面容比例协调,正常的面下 1/3 高度及牙齿暴露量。

2. 功能正常　根据前牙确定的最小发音间隙,保证语音功能正常,同时避免过大的覆𬌗、覆盖,保证咀嚼舒适度和咀嚼效率。

3. 生物力学合理　上下颌牙槽嵴间高度决定了修复后的冠根比或冠种植体比,正确的垂直距离保障了修复体及其支持结构产生转矩、屈矩效应的安全性。

4. 神经肌肉协调　肌肉收缩水平正常，无过度活跃，避免了肌源性颞下颌关节紊乱的危险因素。

（二）垂直距离的确定

对于咬合重建患者，首先要判断其现有的垂直距离是否正常，如果是异常的，是需要抬高进行咬合重建还是需要降低。在患者牙列没有明显磨耗、后牙区磨牙没有过多缺失的情况下，一般考虑垂直距离的高度变化不大。可以通过临床确定垂直距离的方法评估现有高度是否正常。但目前仍没有一种单一可靠的方法可以确定垂直距离，因此临床上需要使用多种方法进行综合判定。如果没有后期口腔种植-修复上的困难和风险，建议维持现有垂直距离，这同样适用于有旧义齿的患者，因为过高的咬合会导致患者出现咀嚼肌过度活跃、磨牙症，甚至颞下颌关节紊乱等问题。

对于牙列出现明显磨耗，或者起支撑作用的后牙大部分缺失的患者，则很可能存在垂直距离的降低，应适当抬高咬合高度，以便进行后期咬合重建的修复。同时应避免以单纯增加垂直距离为目的的修复，这样容易导致无修复需求的牙列在咬合抬高后出现修复并发症。局部的咬合抬高也必须禁止，否则将造成整体咬合的不稳定与运动干扰。

对于需要进行垂直距离调整的患者，在进行任何不可逆的操作之前，都必须先采取可逆操作验证咬合改变的安全性与正确性，如使用𬌗垫、诊断性𬌗贴面等，以避免出现相关咬合症状及纠正带来的二次创伤。使用𬌗垫进行诊断性治疗的周期长短缺少确切的研究数据，但有学者认为 2 周到 2 个月的时间可以作为基础治疗时间。

三、𬌗平面

（一）𬌗平面的定义

𬌗平面（occlusal plane，OP）是一个假想的参考平面，也是影响口颌系统功能的重要因素之一。𬌗平面在专业中存在多种定义：经典𬌗平面的定义是指从上颌中切牙的近中邻接点到双侧第一磨牙的近中颊尖顶所构成的假想平面，该𬌗平面与鼻翼耳屏线平行，基本上平分颌间距离。解剖学𬌗平面的定义则是从下颌中切牙的近中邻接点到双侧最后一颗磨牙的远中颊尖顶所构成的假想平面。

此外，不同学科或学者对𬌗平面的定义也根据其需要及对𬌗平面的理解而不尽相同。正畸学使用的𬌗平面分为解剖𬌗平面与功能𬌗平面：解剖𬌗平面为第一恒磨牙的咬合中点与上、下颌中切牙切缘的连线中点的连线；功能𬌗平面由均分后牙𬌗接触点而得，常使用第一恒磨牙/第一乳磨牙/第一前磨牙的𬌗接触点。学者 Kenji Fushimi 等将𬌗平面分解成前、后𬌗平面来研究，以上颌中切牙切缘与上颌第二前磨牙牙尖顶连线为前𬌗平面；以上颌第二前磨牙牙尖顶与上颌第二恒磨牙咬合中点的连线为后𬌗平面，以眶耳平面为基准平面，测量前、后𬌗平面倾斜度和前后𬌗平面交角，从而揭示了后牙𬌗平面与面部生长发育方向的联系。学者 Dawson 认为"平面"这个术语在几何学上是指一个平坦的表面，因此将𬌗平面描述成一个平面其实并不完全准确，𬌗平面这个术语指的是一个理论上可以触及切牙切缘及后牙𬌗面牙尖的假想平面，其并非一个平的表面，而是指咬合面的平均曲率，包括前牙的曲线及后牙的曲线。学者 Slavicek 定义𬌗平面为下颌中切牙近中邻接点到第一磨牙远中尖构成的假想平面。

虽然关于𬌗平面的定义在字面上存在着细微差异,但是对于𬌗平面的实践意义却殊途同归,𬌗平面作为建立牙列咬合的基准平面,需要满足一定的标准与条件,才能保证牙列、下颌正常发挥运动功能而不造成咬合干扰。

(二) 𬌗平面的设计

确定𬌗平面前应当先检查现有𬌗平面是否符合生理要求,对于不符合要求的𬌗平面可进行适当调整或重新设计。𬌗平面的检查可以在口内使用𬌗平面规或在口外石膏模型上进行,主要包括以下几点:

1. 从冠状面看𬌗平面是否与双侧瞳孔连线平行;

2. 从矢状面看𬌗平面是否与鼻翼-耳屏线平行;

3. 从模型上看𬌗平面是否平分上下颌咬合空间。

对𬌗平面基本符合上述要求的患者,可以保留现有𬌗平面进行口腔修复设计。对于𬌗平面不满足功能及修复要求的患者,需要重新确定𬌗平面。𬌗平面与牙列的功能、美学密切相关,有学者将其涉及的牙与牙之间的联系描绘成各种不同的𬌗曲线,每条曲线又对应着不同的功能,因此在分析𬌗平面-𬌗曲线的时候,应注重从功能层面对其合理性进行考量,而不是简化成理想的条条框框去刻板地执行,这样才能真正提高咬合系统的稳定性与协调性。

(三) Spee 曲线

牙行使咀嚼功能时,功能尖发挥主要作用,下颌功能尖在矢状面上连成一条凹向上的曲线,即 Spee 曲线,在上颌,该曲线称为补偿曲线,两者都属于纵𬌗曲线,代表的意义也基本一致,均体现了上下颌牙尖连线的弯曲程度。合理的 Spee 曲线在后牙区段较为低平,这样当髁突从关节结节后斜面开始做前伸运动时,后牙就能迅速分离,使下颌在前伸后退功能运动中不受阻碍。如果 Spee 曲线过陡,则会引起下颌前伸运动障碍,易产生𬌗干扰,不利于天然牙、口腔种植-修复体的稳定,同时影响咀嚼功能。Spee 曲线过平,则会导致下颌运动时分离过大,咀嚼效率降低。

(四) Wilson 曲线

从冠状面看,连接双侧同名牙的功能尖与非功能尖,可以形成一条凸向下的曲线,称为 Wilson 曲线,即横𬌗曲线。Wilson 曲线的曲度是由双侧后牙颊舌向的位置关系而决定的,与咀嚼肌力量、功能及走行有关。上下颌牙列的 Wilson 曲线曲度彼此相互吻合,使上下颌后牙在牙尖交错位(intercuspal position,ICP)时得以保持紧密的接触关系,同时保证下颌在侧向运动时,上下颌后牙能够迅速分离。如果 Wilson 曲线曲度过大,则会造成两个问题,一是非工作侧的运动受到干扰,为了避开干扰,上下颌牙分离距离增大,肌肉耗能增加;二是导致后部垂直距离降低。当 Wilson 曲线曲度过小,在运动中则会对工作侧产生𬌗干扰,同时使后部垂直距离增加。因此个体需要合理的 Wilson 曲线,在进行功能运动时非工作侧和工作侧实现理想的咬合分离,口颌系统没有干扰,亦不需要耗费肌肉做额外功,提高了咀嚼效率。

四、动态引导与静态接触

(一) 牙形态的重要意义

牙形态的意义在于咀嚼食物、辅助发音、稳定咬合、引导运动等,因此要正确恢复牙列的功能形态以实现功能美学的咬合重建。有学者研究发现，在下颌运动最主要的保护机制——咬合分离中，切导斜度与牙尖斜度所产生的影响量是髁导斜度的 2~4 倍，这表明虽然髁导斜度的数值相对恒定，但对于咬合重建来说，正确恢复切导与牙尖的斜度才是更有重要意义的。

（二）牙形态的相关概念

1. 牙尖斜度　牙尖斜度即牙尖沿牙尖斜面与牙长轴形成的角度。为了提高咀嚼效率，可以适当加大牙尖斜度，但是过陡的牙尖在功能运动中不容易形成咬合分离，牙就容易产生干扰，因此在进行牙的尖窝设计时，必须考虑咀嚼效率与咬合干扰之间的平衡，即功能与稳定的平衡。临床上要根据患者当前的咀嚼效率决定是否需要通过牙尖再造提高咀嚼效率，或是做缓牙尖以减轻咬合干扰。

2. 切导斜度　切导斜度（incisal guide angle）是指在矢状面上，由𬌗平面与上下颌中切牙切缘连线的交角构成的角度（平均 47°）。切导斜度与下颌前伸引导有关，而前伸引导与髁导又有着密切的联系，因此切导与髁导是密不可分的一对组合，具有同样的重要性。切导斜度应在一定范围内大于髁导斜度（5°~10°），从而在下颌前伸运动时获得后牙的咬合分离，避免咬合干扰。

3. 髁导斜度　下颌运动过程中髁突中心沿关节结节后斜面运动的路径称为髁导，其与参考平面形成的交角角度为髁导斜度。矢状髁导斜度（sagittal condylar inclination，SCI）为髁突做前伸-后退运动时在矢状面上与水平面形成的交角角度，平均 40°，相对于鼻翼耳屏线平均 33°。在偏离正中颌位的运动中，后牙要形成咬合分离，避免对种植体造成水平侧向力，这时就要在𬌗架上重视髁导斜度的设定。

（三）动态引导

牙对下颌运动的引导包括前伸和侧方引导。前伸引导是由上颌前牙主导的下颌运动保护机制，当下颌进行前伸运动时，在前牙引导下后牙区形成咬合分离，避免后牙运动干扰及髁突的磨耗。侧方引导则是由工作侧牙齿主导的下颌运动保护，当下颌进行侧向运动时，工作侧引导非工作侧咬合分离，避免非工作侧牙齿产生干扰。通过电子面弓描记可以得到患者当前的前导角度值和侧导角度值，结合患者实际情况，包括其髁导斜度、咀嚼效率与𬌗型，判断使用引导的数值类型（牙齿引导数值或肌肉引导数值）以及是否需要将引导角度放平或加大等。

（四）静态接触

对于上下颌牙的咬合接触方式，传统口腔修复中，学者 Thomas 提出的点与点式"三点接触咬合"（又称为"ABC 式咬合接触"）是较广为接受的做法，即上颌颊尖的舌斜面与下颌颊尖的颊斜面形成接触点 A，上颌舌尖的颊斜面与下颌颊尖的舌斜面形成接触点 B，上颌舌尖的舌斜面与下颌舌尖的颊斜面形成接触点 C。但对于口腔种植修复的咬合设计来说，"三点接触咬合"模式不利于种植体的稳定，尤其是"ABC"中的 C 点接触，容易形成侧向力，不利于种植体与种植体周组织的健康。所以，对于口腔种植-修复的患者来说，还是采用两点"AB 式"的尖-窝接触更合适，这样的接触方式能确保植体轴向受力，避免水平向不良应力。

第三节 数字化口腔咬合重建软件及设备

在传统咬合重建领域,需要的不仅仅是丰富的理论知识和临床经验,同样需要的还有配套的辅助设备仪器。伴随着计算机辅助设计与计算机辅助制造(computer aided designing/computer aided manufacturing,CAD/CAM)和虚拟现实技术(augmented reality,AR)的推出及不断完善,在现今的数字化咬合重建领域,这些配套的辅助设备仪器或多或少也发生了改进和革新。本节将介绍在数字化咬合重建领域,常用的软件设备及其各自在咬合重建中的功能作用。

一、电子面弓

电子面弓又称为运动面弓。电子面弓与传统的机械面弓最大的区别在于:传统机械面弓只能转移特定参考平面的颌位关系,例如眶轴平面、鼻翼耳屏面,而电子面弓不仅可以转移特定参考平面的颌位关系,还可以记录个性化的下颌运动轨迹。同时,传统机械面弓并不能获取患者的个性化咬合参数,例如侧方髁导斜度、前导、迅即侧移,而电子面弓可以根据患者个性化的下颌运动轨迹,计算出患者个性化的咬合参数,并用于指导全可调𬌗架的设置及后续修复体的制作调𬌗。使得𬌗架对患者的个性化运动模拟更具真实性,减少修复体的口内调整,同时获得更高的术前咬合分析精度。因此,传统面弓并不能满足全可调𬌗架设置的需求,这就导致了使用的局限性。

(一)电子面弓分类

电子面弓可以根据工作原理分为电子指针标记式、超声波标记式、3D 扫描式和 CT 扫描式电子面弓(表 9-3-1)。

1. 电子指针标志式 例如 Gamma 电子面弓,其使用一块位于髁突区域的电子接收板和标记杠,通过两侧的电子接收板和标记杠,定位铰链轴,继而记录下颌运动模式,计算得出个性化咬合数据(图 9-3-1A)。

2. 超声波标记式 例如 KaVo 的 Argus 运动面弓,采用上颌𬌗叉标定上颌位置后,利用下颌𬌗叉固定在下颌牙列,通过上下颌相对位置记录患者的个性化运动轨迹并计算咬合参数(图 9-3-1B)。

表 9-3-1 常见的电子面弓分类和理论基础

	常用的电子面弓分类			
	电子指针标记式	超声波标记式	3D 扫描式	CT 扫描式
品牌名称	Gamma	KaVo 和 Zebris	泽康赞	西诺德 CBCT 和普莱梅卡(Planmeca)
理论基础	铰链轴理论	超声波空间定位	自然头位理论结合面部扫描(面部标志点动态识别)	口腔咬合追踪

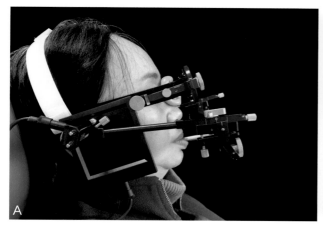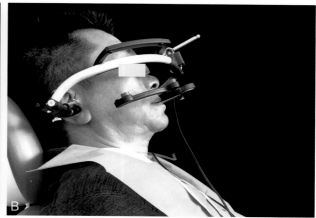

图 9-3-1　电子面弓
A. Gamma 电子面弓（电子描记针及电子接收板）　B. KaVo 电子面弓。

3. 3D 扫描式　以自然头位作为参考位，将整个头颅进行大范围的 3D 扫描，再将牙列与扫描板固定进行二次扫描，以此为基础，记录下颌运动用于咬合设计。代表性的电子面弓为泽康赞的面扫。

4. CT 扫描式　患者牙列佩戴扫描装置，在动态 CT 摄影下进行下颌运动，通过 CT 识别髁突等关键部位，进行下颌运动数据的计算获取。例如西诺德、普莱梅卡的 CT。

（二）电子面弓的转移精度

根据现有研究，电子面弓的水平、垂直误差均在 2mm 以内，角度误差在 2° 以内。

（三）电子面弓的使用对口腔修复的影响

高质量的临床研究结果显示，在全口义齿的修复过程中，使用电子面弓转移关系，和传统机械面弓相比，似乎没有带来更好的全口义齿咬合设计收益。但是受限于实验设计和样本量，仍然需要进一步的研究。然而，电子面弓带来了更便捷的工作流程，及可追溯的临床操作步骤记录。

（四）髁突运动轨迹描记

机械面弓仅仅转移关系，电子面弓不仅转移关系，还能记录下颌运动轨迹（髁突运动轨迹）。

髁突运动轨迹描记可以个性化地记录患者功能运动下髁突的运动，从而推算出个性化咬合参数，例如侧方髁导斜度、切导斜度和迅即侧移。这些参数将有助于在体外𬌗架上更精确的模拟患者的下颌运动。一方面有助于患者的诊断分析，可以以特殊的视角（正中关系位）观察患者的下颌运动；另一方面，对于髁突位置及运动轨迹的精确记录，也有助于咬合重建中建𬌗位置的选择以及髁突再定位治疗中对于髁突三维位置改变的精确控制。

二、数字化软件

口腔领域的数字化软件可以分为两大类：计划类软件（treatment planning software）和设计类软件（CAD software）。计划类软件主要用于预测口腔修复后的美学效果，模拟放置未来种植体的位置，预测正畸治疗后的效果，以及实现正颌手术效果的可视性。计划类软件包括图像整合和编辑软件，治疗效果模拟展示软件和个性化治疗计划软件。设计类软件主要用于对预期修复体的设计,并且能与 CAM 切削打印设备进行对接,用于精准制作符合患者个性化需求的修复体(表 9-3-2)。

　　CADIAX 是一款数字化咬合重建软件,配合 Gamma 𬌗架及 Variator 髁突再定位仪。根据前期电子面弓所收集的患者个性化咬合数据及头颅侧位片,该软件可计算出适合该患者的再定位垂直距离单位,并以正态分布分类,指导医师进行咬合重建,选择恰当的垂直距离,减少了尝试成本及次数,达到精准化的目的。这也是另一个数字化及医学大数据助力咬合重建的经典范例。

表 9-3-2　数字化咬合重建的常用软件及功能

软件名称	数字化咬合重建的常用软件				
	3 Shape	CADIAX	Jmt analysis	T-scan	EXOCAD
功能	面扫/修复体设计软件	Gamma 的下颌运动轨迹记录及分析软件	Zebris 的下颌运动轨迹记录及分析软件	咬合检查及分析软件	修复体设计软件

三、T-Scan

　　T-Scan 是一种咬合记录分析仪器。它可以将咬合接触的区域、面积按照下颌运动时间进行记录,方便医师进行咬合重建前的咬合分析和修复体的评估。

　　传统咬合测试材料,如咬合纸,能测出咬合结果印记,却无法精确测量和记录咬合接触的前后顺序或咬合力的相对大小,并且易受唾液影响,准确性欠佳。T-Scan 是目前唯一一种能够完成精确测量咬合力与咬合时序的设备。自 1987 年学者 Maness 首次报道该设备至今,经过 20 余年对软件及硬件的修改和完善,至 2006 年发明了 T-Scan Ⅲ咬合分析仪,它是目前最为先进的咬合分析系统,能够为医师快速提供最为准确的诊断信息,帮助医师设计出最适合的诊疗方案。在正畸治疗后和口腔修复治疗中,可以精确地记录和分析𬌗干扰的时间长短、咬合高点的位置以及𬌗力中心的位置,以指导医师正确调𬌗;在种植治疗完成后,通过咬合力分析可以获取种植体上部义齿的受力先后及受力大小等信息,避免种植体因长期早接触或受力过大而脱落导致种植失败,或者因为不接触而使对颌牙过度生长导致咬合紊乱、肌肉和颞下颌关节问题等;在口腔内科治疗中,可以帮助医师诊断因咬合力不平衡引起的楔状缺损、牙龈退缩和不明原因的疼痛,通过调𬌗达到治疗目的;T-Scan 咬合分析仪配合肌电仪可以帮助医师诊断颞下颌关节的位移以及弹响是否是咬合原因所引起;在颌面外科、正畸、口腔修复的联合治疗中也可以对最后咬合重建的治疗效果起到测量评估的重要作用。

(一)薄膜传感器的原理

　　T-Scan 的主要原理是内置的薄膜压力感受器。Tekscan 压力分布测量系统的独特之处在于其专利技术——柔性薄膜网格状触觉压力传感器。这种传感器厚度仅为 0.1mm,且柔性很好,因而为测量各种接触面之间的压力创造了更好的条件。与以往传统的测量方法相比,这是一种经济、高效、精确、快速、直观且方便的压力分布测量工具。标准的 Tekscan 压力传感器由两片很薄的聚酯薄膜组成,其中一片薄膜内表面铺设若干行的带状导体,另一片薄膜内表面铺设若干列的带状导体。导体本身的宽度以及导体之间的距离可以根据不同的测量需要而设计。导体外表涂有特殊的压敏半导体材料涂层。当两片薄膜合为一体时,这些横向导体和纵向导体的交叉点就形成了压力传感点阵列,呈网格状。当外力作用到传感点上时,半导体的阻值会随外力成比例变化,压力为零时,阻值最大,压力越大,阻值越小。

　　Tekscan 网格状传感器技术最初是应牙医的要求而开发的。当时,牙医们在寻求一种方法用来量化不同患者的咬合力。1988 年,Tekscan 开始开发 T-Scan 咬合分析系统,这一产品满足了口腔科市场的所有需求。Tekscan 公司为这独一无二的解决方案申请了专利。自此,经过不断的研究与开发,Tekscan 又把系统应用扩展到工业领域,更加复杂的 I-Scan 系统就是最早用于工业的压力测量系统。目前,Tekscan 公司已开发出适用于多个领域的压力分布测量系统且继续致力于更高更新技术的研究。

(二) T-Scan 的最新应用

　　T-scan 可以用于咬合面积测量,具有很高的精度。和 3D 扫描进行比较时,T-scan 可以获得更好的精度;而 3D 扫描的精度仍然不足,尤其是在全牙列等大范围扫描中。

　　T-scan 用于分析随时间变化的单个固定种植体支持的后牙修复体的咬合力分布和咬合接触的变化。研究发现,单个固定种植体支持的后牙修复体 6 个月的相对咬合力对比 2 周的显著提高,从第 6 个月开始,相对咬合力基本与天然牙无显著差异。

　　T-scan 用于对比传统和数字化制作的运动保护牙套的咬合接触关系,结论为数字化制作的咬合分布点更为均匀,传统方法制作的运动保护牙套仅在个别牙上有咬合接触(第二磨牙),保护效果较差。

　　T-scan 用于研究氧化锆材质的修复体的磨损特性。在负重不同时间后进行取模,利用 T-scan 评估不同时间节点时最大牙尖错位的咬合情况,并进行不同时间节点的对比。1 周和 6 个月对比,6 个月的时间节点发生了磨耗,且对颌牙牙釉质发生磨损。

　　利用 T-scan 评估传统和数字化制作的夜磨牙𬌗垫的咬合接触情况,结果表明,传统的夜磨牙𬌗垫只有在双侧第二磨牙的颊尖位置处有咬合接触,而数字化制作的夜磨牙𬌗垫在上颌和下颌牙之间具有稳定且双向平衡的接触。此外,咬合力在实验组中均匀分布。因此,完整的数字化夜磨牙𬌗垫工作流程改善了咬合设计,极大地优化了传统的夜磨牙𬌗垫制作工艺。这种新方法节省资源且环境友好,并且能够更方便、有效地为患者提供服务。

四、虚拟𬌗架

　　从 1756 年学者 Phillip Pfaff 首次应用𬌗架记录上下颌相对位置关系至今,𬌗架领域发展飞速。从简单机械𬌗架、半可调𬌗架再到全可调𬌗架,𬌗架所能模拟的下颌运动从简单标准化到复杂个性化。在现代口腔医学,尤其是口腔修复及口腔正畸领域,关于咬合的关注点,从静态咬合状态逐渐扩展到动态咬合关系,这也推动了𬌗架的发展及应用。

(一) 虚拟𬌗架的原理和发展史

　　虚拟𬌗架的设计是通过 CAD 系统和逆向工程原理实现的,由巴斯克大学和马丁·路德大学合作完成,具体如下:首先选择不同的机械𬌗架,然后通过 CAD 系统进行建模;使用逆向工程执行设计过程;构造虚拟殆架后,将对所有测量进行验证和检查;如果存在任何问题,则需要对其进行纠正和重新设计。

(二)虚拟殆架的进展

虚拟殆架的进展包括:3D 扫描输入设备;3D 虚拟殆架软件(带有碰撞检测,模拟调殆);采用立体喷墨技术的"快速原型系统"形式的打印设备。此外,除了分析下颌运动之外,还可以分析咀嚼运动过程,类似 T-scan。

(三)转移关系

虚拟殆架同传统殆架一样,拥有许多不同的转移颌位关系方法。常用的有均值法、扫描殆架模型法及面部扫描法。

1. 均值法 均值法是指以研究所得的人类咬合特征均值为依据,将模型转移至虚拟殆架上。主要依据的是 Bonwill 三角理论及 Balkwill 角理论。以 Cerec 虚拟殆架为例。Bonwill 三角理论上应为等边三角形,臂长(arm)平均值约为 93mm,髁间距(base)约为 85mm,Bonwill 三角与殆平面夹角即 Balkwill 角,约为 23°,以上述数据为依据,就可将数字化模型转移至虚拟殆架上。

2. 扫描殆架模型法 扫描殆架模型法是指应用专用的扫描殆架,在真实世界中上殆架,利用模型扫描仪,扫描模型及殆架,转换为标准三角语言(standard triangle language,STL)格式文件,并获得数学模型在虚拟殆架中的三维坐标位置,以实现修复体设计过程中的下颌非正中运动与实体殆架的一致性,以 KaVo 虚拟殆架为代表。

3. 面部扫描法 面部扫描法与上述两者的原理都不太一样,其抛弃了传统的人为测定 Bonwill 三角等,用机械模拟人体真实下颌运动,直接采用面部扫描记录下颌运动。以此为代表的是 Plane system,它将人体头部固定在一个与水平面平行的支架上,并在患者的牙列上连接扫描板,扫描仪位于头部前方,记录患者的真实运动,以此行使虚拟殆架的功能。

(四)全可调、半可调及均值殆架

基于现有的理论,常用的咬合参数主要是前伸髁导、Bennett 角、迅即侧移和前导。全可调殆架可以调节以上所有的参数;半可调殆架一般除了迅即侧移外的咬合参数都可调整;均值殆架一般则是将上述参数以均值设定,无法调整。

常用的均值分别是前伸髁导为 15°,Bennett 角为 5°,迅即侧移为 2 500μm(亚洲人群数据)。

虚拟殆架 CAD 软件可以分为四个级别:基础(basic)、进阶(advanced)、个性化(individual)和仿生(biomechanical evidence-based systems)。

基础(basic):扫描咬合记录/颊舌侧进行配准,不带运动数据(类似 Cerec,早期采用扫描咬合记录,改进后,通过扫描咬合状态下颊面进行配准)。

进阶(advanced):不采用参考地上殆架。

个性化(individual):采用参考地上殆架。

仿生(biomechanical evidence-based systems):高度符合人体生物力学,直接记录运动轨迹并在数字化软件中复现,用于修复体设计等领域。

2015 年,Zebris 推出了下颌运动分析系统,可以直接将患者的个性化咬合数据导入 CAD 虚拟殆架中,并整合为一个新的文件格式(XML),通过该软件达到了虚拟𬌗架的仿生级别。

(五) 虚拟𬌗架的优势及缺点

1. 优势

(1) 虚拟𬌗架可以减少医师技师之间进行𬌗架交接时可能产生的误差和麻烦,更有利于远程数字化合作。

(2) 虚拟𬌗架可以避免一些机械𬌗架制作过程中引起的误差。

2. 缺点

(1) 转移关系系统精度较为受限,仍需研究改进。

(2) 虚拟𬌗架尚未构建成一体化的数字化咬合重建流程,较为分散。

(六) 虚拟𬌗架的精度

虚拟𬌗架中所模拟的患者的下颌运动,在某种程度上可以反映患者真实的运动,这点取决于虚拟𬌗架是否为个性化的(即个性化咬合数据)。评估虚拟𬌗架可以从以下几个方面进行:捕捉范围,虚拟空间内的颌骨位置,转移关系的方法,以及虚拟下颌运动的数值。

在早期,扫描大范围的物体是不可能的,所以发展出了基于功能生成路径(functional generated pathway,FGP)的采用咬合配准的技术。这种技术可以用于设计单个修复体,但缺点在于其欠佳的精度限制了多个修复体的联合设计(Cerec 就是基于这种理念)。

现在,尽管获取个性化咬合数据相对容易,但是将这些数据和扫描数据在虚拟𬌗架软件内进行整合,仍然存在一些问题,这也为下游的 CAD 制作软件带来了适配问题。

2019 年,学者 Ury 在 *the Journal of Prosthetic Dentistry* 上发表的研究表明,虚拟𬌗架转移颌位关系的误差为 0.55mm,最大误差为 1.02mm。同年 Hush 在 *the Journal of Prosthetic Dentistry* 上的研究表明,虚拟𬌗架与传统机械𬌗架在动态咬合运动模拟方面相比,误差在 100μm 之内,具有较高的临床精确性和真实性。

(七) 虚拟𬌗架的具体应用

通过记录患者个性化数字运动轨迹,在数字化空间内模拟下颌运动,及预测正畸的效果和牙的虚拟排列放置。

在修复学领域,虚拟𬌗架主要结合 CAD 软件,进行咬合设计,例如 3Shape、EXOCAD 等软件。通过这些软件和虚拟𬌗架的结合使用,咬合设计可以通过软件自动化碰撞检测和下颌运动自动生成,这个原理类似于传统的体外蜡型雕刻(wax-up)。虚拟𬌗架作为数字化流程中重要的一个环节,起到承上启下的作用,承上意味着虚拟𬌗架负担了一部分数据整合的任务,启下意味着虚拟𬌗架和 CAD 软件结合,给出了后续的修复体咬合设计。

(八) 如何在虚拟空间内放置颌骨

虚拟空间内颌骨的位置至关重要,尤其是对口腔修复学的角度而言。也就是说,只要把中线、𬌗平面、切导转移到虚拟空间,就确定了颌骨在虚拟空间的位置。这些参考点必须在虚拟空间内进行配准。通常情况下,采用参考平面进行配准,即所谓的基于参考点或平面的虚拟上𬌗架。

总之,为了生成带有咬合设计的牙列形态、中线、𬌗平面、切导、下颌动态运动数据,转移平面必须整合在一起,整合后的表现形式就是虚拟𬤇架。

五、肌电检测

颅颌系统是一个复杂的功能复合体,包括神经、肌肉、关节和韧带等。在正常行使功能状态下,肌肉内的神经电传导较为节律,而在出现异常功能状态时,常会有特定区域肌肉的瞬时神经电增强或减弱,可伴有神经电节律失调等表现,然而肌电检测(electromyogram,EMG)是否真的有效,学界仍存在较大范围的争议。

大量的文献集中于将 EMG 用于磨牙症的诊断及评估过程中。2015 年 *JOR*(*Journal of Orthopaedic Research*)临床共识,磨牙症的临床诊断与采用 EMG 诊断存在较大差异,吻合率仅为 60% 左右,处于临床上不可接受程度。2017 年 *JOR* 上发表的一篇 *Meta* 分析指出,EMG 是现今最可靠的评估磨牙症的设备,尤其是三通道以及四通道 EMG。2018 年 *JOR* 更新,指出 EMG 可以用于评估磨牙症。2012 年美国口腔医学会颞下颌关节紊乱综合征的肌电诊断指南,通过 *Meta* 分析和系统综述,其结论是没有证据支持 EMG 用于颞下颌关节紊乱综合征的诊断是可靠的。

第四节　数字化精准口腔咬合重建的基本程序

一、数字化资料收集

咬合重建开始前必须尽量收集能够反映患者病情的数字化资料,包括影像资料和口颌系统数据。咬合重建过程中最关键的影像资料是患者的影像学检查,包括 CBCT、全口牙位曲面体层片(全景片)和头颅侧位片等。CBCT 既是数字化口腔种植手术的基础,也是数字化咬合分析与设计的重要资料。影像资料还包括患者的人像与口内资料,除了使用数码相机以照片或视频的形式进行记录,还可以通过面部扫描仪对颜面部信息进行三维成像,后期修复设计时可以使用三维人像进行美学修复的效果预览。口内资料的收集还包括模型记录。对于局部牙列缺损患者可以使用口内扫描仪进行光学模型记录,但对于多数牙缺失或无牙颌者,受口腔黏膜动度及唾液等因素影响,口内扫描仪的成像精度无法保障,建议先采用传统印模法制取精确的口内印模,灌注石膏模型后再使用扫描仪进行模型数字化处理,以供后期使用。

数字化资料的另一重要组成部分是口颌系统的数据,包括个性化的咬合参数(如髁导斜度、切导斜度)、下颌运动轨迹曲线、咀嚼肌肌电水平、口腔咀嚼效率等,这些数据反映了患者口颌系统的功能状况,是开启数字化咬合重建的关键。下颌运动轨迹曲线可以通过下颌运动轨迹描记仪获取,让患者按要求进行不同类型的下颌功能运动(如开闭口、前伸或侧方运动),从而记录相应的运动曲线图形。完成下颌运动轨迹描记后,软件会自动生成患者的咬合参数报告,其中包含多项临床常用的咬合修复参数。咀嚼肌的生理状态以及患者的咀嚼功能同样可以通过数字化设备进行检测,如肌电检测仪、咀嚼效率检测仪等。

收集这些数据能使后续对口颌系统的评价更加全面、客观。

1. 电子病历　数字化咬合重建患者的资料繁多，除了常规病史、病例资料外，还有大量通过数字化设备获取的功能性检查数据，因此有必要在临床上建立以数字化咬合重建为核心的电子病历。使用咬合重建电子病历可以高效、详尽地记录患者不同专科病史以及咬合重建进程，还可以通过对咬合状态优劣的评分、对病情轻重程度的颜色标记等方式，直观显示每位患者的详细情况及特殊问题，是有效储存、管理患者资料的方法，对下一步数据整合及后期病例分析、治疗方案设计均有较大帮助。

2. 数据整合　完成数字化资料的收集后，要根据临床需求对不同数据进行整合，以实现咬合分析、口腔种植-修复设计、美学设计等方面的目标。通过目前临床常用的数字化软件，就可以实现以下几方面的数据整合：

（1）口腔数字化模型及旧义齿模型可以标定、匹配到 CBCT 的三维影像上，重建患者治疗前口腔基本情况及修复体状况，后续结合软硬组织条件进行口腔种植-修复方案的设计与口腔种植外科导板的制作。

（2）口腔数字化模型与面部扫描数据结合，显示患者在正常及微笑状态下的面部、口腔美学特征及不足，指导后期美学修复。

（3）整合了口内信息的 CBCT 数据，通过对象捕捉分出下颌骨组织，再导入患者个性化的下颌运动轨迹数据，就能得到具有真实咬合运动的口颌系统三维影像，有助于对口腔及关节状态进行更直观、清晰的判断，辅助下颌再定位。

（4）在虚拟𬌗架上对口内扫描数据、下颌运动数据及咬合参数进行整合，赋予虚拟𬌗架个性化运动轨迹及修复数据，辅助进行口腔修复设计、虚拟排牙与虚拟调𬌗。

对口内扫描、面部扫描、电子面弓数据及 CBCT 数据的整合，可以重建出数字化的口颌系统状态，在该数字系统里对患者的咬合情况、修复空间、种植位点、美学指标进行充分考量与设计，以保障后期咬合重建工作的安全与高效。

二、数字化咬合设计

（一）下颌位置

寻找正中关系的经典方法有双手引导法、颏点引导法、卷舌后舔法和哥特式弓法等，但这些方法多需依靠操作者的经验及手感，不同操作者的制取结果不尽统一，甚至还会出现同一操作者多次制取的咬合关系存在较大差异的情况，不利于后期咬合重建的颌位溯源及调整。目前临床上的数字化设备尚不具备独立寻找颌位的能力，但可以将传统哥特式弓与电子面弓进行结合，用以寻求合适的颌位。哥特式弓能够让患者的下颌自主运动并描记出相应轨迹，可以得到可靠的运动起始与终止点，即下颌位置。但传统哥特式弓的可重复性较难保证，即颌位的再现性不够精准。通过使用电子面弓，可以将下颌的三维运动显示在计算机屏幕上，从冠状面、矢状面和水平面三个方向观察下颌位置，并通过多次运动描记，找到可以重复、自然舒适的下颌位置。通过电子面弓结合哥特式弓法找到的下颌位置，需要用"双手加压试验"及肌肉触诊进行多重二次验证，以确保在该位置上、下颌是可以承受咀嚼压力等应力而无关节-肌肉不适。有的数字化软件可以将 CBCT 三维影像与下颌运动数据、口腔模型数据结合，显示个性化的三维下颌动态影像。相较于静止且仅有单一颌位关系的 CBCT 影像，重建的三维复合影像能够直观看到静态关节位置与动态关节运动，有利于辅助鉴别患者当前下颌所处位置正常与否，同时可以对功能状态下的关节-牙列协调性进行评估。

(二) 垂直距离

临床常用的垂直距离确定方法有治疗前记录法、息止𬌗间隙法、面部解剖标志法和发音确认法等。治疗前记录法可以较为准确地维持患者原有垂直距离，对于有需要进行垂直距离调整的患者也可以作为基线水平进行参考，但该方法只能用于未出现垂直距离变化的患者。面部解剖标志法为测量面中 1/3 的高度（双侧眼外眦到同侧口角的垂直高度），使得垂直距离等于该高度，同时用肉眼评价患者的面部软组织形貌，包括鼻唇沟的深度、唇凸度、面颊丰满度等，确认在该垂直距离下的患者面容形态正常，该高度则为不造成肌肉紧张、适合患者外貌的垂直距离。

上述这些方法缺少数字化评价指标，因此通过先使用肌松仪放松咀嚼肌，再在肌电仪的监测下，保持肌肉电活动水平处于最小状态，用此时测得的高度减去息止𬌗间隙（平均值 2mm）即为理想的垂直距离。但单纯使用这种方法确定的垂直距离受人为操作因素及时间环境因素影响较大，测定结果的重复性较难保证，因此临床上还需通过头影测量辅助判断正确的垂直距离，即通过测定患者的下面高（lower facial high，LFH）以及不受垂直距离变化影响的线、角值，通过计算得出预测的垂直距离值。对于垂直距离的最终确定，在后期患者戴用诊断性过渡义齿时，还需通过发音法二次验证，并再次行肌电监测及肌肉触诊检查，判断该垂直距离是否合适。

(三) 𬌗平面

确定好颌位关系后，通过口内咬合记录材料将患者的模型转移至𬌗架，再用模型扫描仪把上下颌模型转化成数字模型，导入虚拟𬌗架软件里进行𬌗平面的设计，同期导入的文件还包括面部扫描数据，以根据患者颅面部解剖标志点进行𬌗平面定位：根据两侧瞳孔连线标定双侧𬌗平面的高低水平，即冠状向𬌗平面，再设置矢状向的𬌗平面与鼻翼耳屏线平行，定好矢状向𬌗平面，最后整体移动𬌗平面以平分上下颌之间的咬合空间，这样便在虚拟𬌗架上初步定位了新的𬌗平面。新设计的𬌗平面，应在后期试戴诊断性过渡义齿时，再次用𬌗平面规于患者口内行二次验证、调整，以口内实际效果为标准确定最终修复的𬌗平面。

(四) 牙尖形态

牙形态恢复作为咬合设计的最后一步，需要综合运用前期获取的咬合数据及颌位信息，在计算机软件里通过虚拟𬌗架及三维数字化微笑设计（three dimension-digital smile design，3D-DSD）来实现。

使用电子面弓获取的患者多项个性化咬合参数，包括髁导斜度、切导斜度、侧方髁导斜度、Bennett 角等，设置好虚拟𬌗架，再导入患者个性化的下颌运动轨迹，在虚拟𬌗架的模型上，按照前述动态引导与静态接触原则进行前牙引导面设计，后牙功能尖重塑，符合功能曲线的虚拟排牙、虚拟调𬌗等，完成较为理想的上下颌牙列功能形态。

修复体的美学形态设计主要通过面部软组织形貌的扫描数据结合数字化模型与照片资料进行。根据患者的面中线和微笑曲线类型来设定上颌中切牙和切缘的位置，同时征求患者的主观美学需求，如果患者希望显得年轻，意味着需要在微笑时有更多的前牙显露量，因此要适当延伸前牙切缘长度。确定完上颌中切牙后,即可根据美学比例进行侧切牙、尖牙和前磨牙的设计,从而完成上下颌牙列的形态设计。

(五) 诊断义齿

在虚拟𬌗架上完成咬合设计后,将预期修复体数据导入 CAM 软件中进行加工制作,得到带有完整咬合重建信息的诊断义齿。这副通过 CAD/CAM 制作的树脂义齿,包括下颌颌位、垂直高度、𬌗曲线以及功能美学修复形态的所有信息,可以通过试戴该义齿,对上述咬合要素进行切实客观的评价。患者试戴诊断义齿的时间一般为 4~12 周,对于试戴期间出现的咬合干扰或不协调,医师可以第一时间进行检查、调改,最终得到功能协调、外形美观的义齿形态。此时诊断义齿可以通过扫描转化为数字化模型数据,指导种植导板的设计,同时对义齿形态进行完全复刻,使用 CAD/CAM 技术制作种植术后即刻修复用的临时义齿。诊断义齿实现了咬合重建前后的信息传递,是前期数字化咬合设计的体现与临床验证,也是后期精准数字化口腔种植修复的基础与保障。

三、数字化口腔种植修复

数字化咬合重建的口腔种植-修复设计,事实上已经在诊断义齿完成口内试戴调整时同步完成了大部分内容,剩下未完成的设计仅包括种植体植入方案以及永久修复方案。

(一) 口腔种植阶段

将试戴调整过的诊断义齿制作成放射线模板,患者佩戴放射线模板拍摄 CBCT,另外单独拍摄一份放射线模板的 CBCT,将两份 CBCT 文件在数字化导板设计软件里进行结合,即可生成数字化颌骨-牙列模型。根据国际口腔种植学会(ITI)最新种植指南的内容,对患者 CBCT 上种植区颌骨骨量(骨高度和骨宽度)、骨质进行评估,初步拟定包含植体数目、位点和尺寸的种植方案。结合患者诊断义齿前牙区的动态引导路径及后牙区的咬合支持设计,最终确定植体数目、位点、尺寸和轴向,完成设计后的方案可以直接用 CAD/CAM 输出制作种植导板。

除了常规种植导板外,围绕精准种植展开,临床上还要根据不同患者的手术需求制作其他类型的导板,如咬合固位钉导板、骨修整导板、取骨导板等。这些导板的应用目的在于满足不同种植条件患者的需求,同时实现更精确的定位与种植操作。

(二) 口腔修复阶段

种植手术完成后使用种植体动度测量仪进行种植体稳定性测量,对于初期稳定性良好的患者,即当植入扭矩 >35N·cm,动度测量仪测得初期稳定性 >70 时,可以进行即刻修复(即刻修复的义齿来源于术前诊断义齿的复刻版)。无论是即刻修复或延期修复,在修复后都应用咬合力分析仪对口内修复体的咬合力大小及分布进行测量,这是判断咬合力是否健康的可靠办法。

根据患者具体情况(如是否植骨、初期稳定性高低等)决定术后行永久修复的时间,一般间隔 3~6 个月后可考虑永久修复。患者在术后恢复期内戴用的临时修复体,一方面可以不断稳定颌位,适应义齿;另一方面可以暴露义齿潜在的问题,如咬合不适、咬舌咬颊、过快磨损甚至折裂等,从而做相应的调整与后期修复预案。恢复期结束后,患者配戴临时义齿重新用电子面弓测量咬合数据,制取术后口内模型并扫描输入软件,进行永久修复体设计,包括桥基底和最终修复体形态,再用 CAD/CAM 切削制作,完成最终修复。

永久修复后于患者口内检查咬合接触、前伸及侧向引导是否正常,并拍摄全景片检查支架是否被动就位、颞下颌关节是否正常。对于前期检查发现下颌副功能活跃的患者,永久修复后可以用 CAD/CAM 制作夜磨牙殆垫,让患者夜间配戴,缓解磨牙症的症状,避免对种植体-修复体产生不良应力,引起并发症。

完成永久修复仅仅是迈向咬合重建成功的第一步,种植修复体的咬合健康与长期稳定需要长期观察与维护,包括良好的口腔卫生习惯与定期复查等,定期复诊有助于及时发现咬合相关并发症,并采取应对措施,规避失败的风险。

第五节　临床病例展示

病例简介:患者女,48 岁,左侧下颌后牙肿痛 2 个月余,要求拔除行种植修复。

现病史:2 个月前,左侧下颌后牙牙龈肿痛、长包,反复发作,呈渐进性加重。今日就诊,要求拔除左侧下颌后牙后行种植修复。

既往史:10 年前,上颌残根、残冠拔除后行种植修复。双侧上颌前磨牙区出现种植失败,重新种植后上颌行覆盖义齿修复。随后上颌左侧修复义齿崩瓷,影响咀嚼和美观。3 年前,右侧牙磨耗加重,右侧下颌多数牙逐渐崩裂、松动,患者开始习惯性偏左侧咀嚼,但无法咀嚼硬质食物。

全身状况:否认系统性疾病、传染性疾病和药物过敏史。有夜磨牙病史,经常感到焦虑,无吸烟史和喜食硬物史。

口外检查:颌面部基本对称,上下颌骨未见明显膨隆、缺损,双侧颞下颌关节区无明显红肿及压痛,关节负载实验阴性,肌肉触诊无压痛,开闭口型正常,无弹响,张口度 37mm,左侧方运动 12mm,右侧方运动 10mm。

口内检查:34、35、37 牙龈溢脓,33—45、47 残根,松动Ⅰ~Ⅲ度,21—26 修复体崩瓷、穿孔。

影像学检查:全景片结合 CBCT 可见 35—45 颊、舌侧骨板重度吸收,根尖见不同程度低密度影像,骨量、骨质一般。

诊断:34、35 根尖周脓肿,37 慢性根尖周炎,牙列缺损(图 9-5-1)。

功能性分析:

(1) 咀嚼效率低下,无法咀嚼硬质食物;

(2) 副功能活跃,牙齿磨耗严重,修复体破损,影响美观、发音;

(3) 右侧后牙支撑不足,右侧方运动幅度小于左侧方,左侧平衡殆。

治疗计划:

(1) 以恢复患者口颌系统功能为导向行全口咬合重建;

(2) 上颌重新制作修复体,下颌拔除余留牙后行种植固定式修复。

治疗过程:

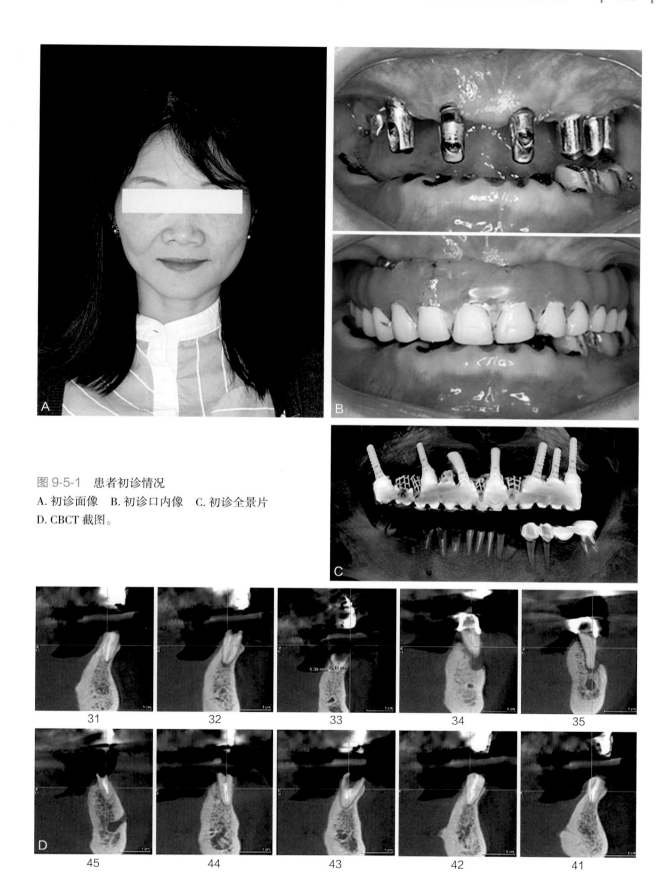

图 9-5-1 患者初诊情况
A. 初诊面像 B. 初诊口内像 C. 初诊全景片
D. CBCT 截图。

（1）数字化资料收集及种植修复前处理：结合以上病历信息，并通过面部扫描、模型扫描和面部微笑像，获取患者口内及旧义齿的数字化印模和美学数据（图9-5-2）。34、35牙龈区应急切开引流处理。

（2）数字化咬合设计：结合电子面弓与哥特式弓，在三维可视状态下寻找下颌正中关系位，同时获得个性化的下颌运动轨迹与咬合参数；使用K7肌电仪结合解剖标志点法及发音法，确定下颌垂直距离（图9-5-3）。

使用虚拟𬌗架软件，在新的位置关系上设计𬌗平面，结合三维美学设计、个性化咬合参数及下颌运动轨迹，在功能咬合的指导下进行虚拟排牙。完成设计后通过CAD/CAM切削过渡性诊断义齿，于患者口内试戴。检查诊断义齿𬌗平面在冠状面是否与双侧瞳孔连线平行，在矢状面是否与鼻翼耳屏线平行。诊断义齿试戴2周，期间复诊调𬌗，以调整修复体形态，直到功能运动无干扰、咬合位置稳定、关节-肌肉无异常、无明显副功能运动（图9-5-4）。

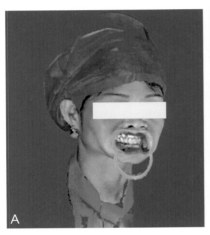
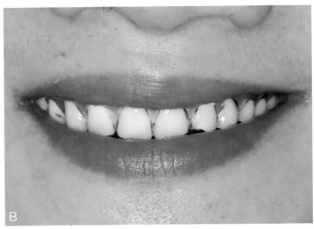

图9-5-2　数字化资料收集
A.面扫数据与模型数据结合　B.正面微笑像行美学分析。

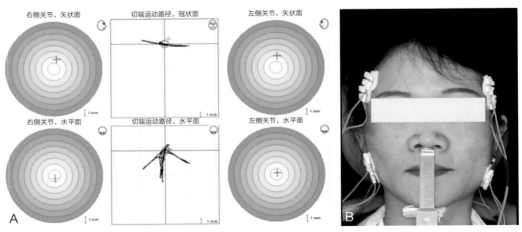

图9-5-3　数字化技术辅助确定下颌三维位置
A.电子面弓结合哥特式弓确定下颌位置　B.K7肌电仪结合面部形态法确定垂直距离。

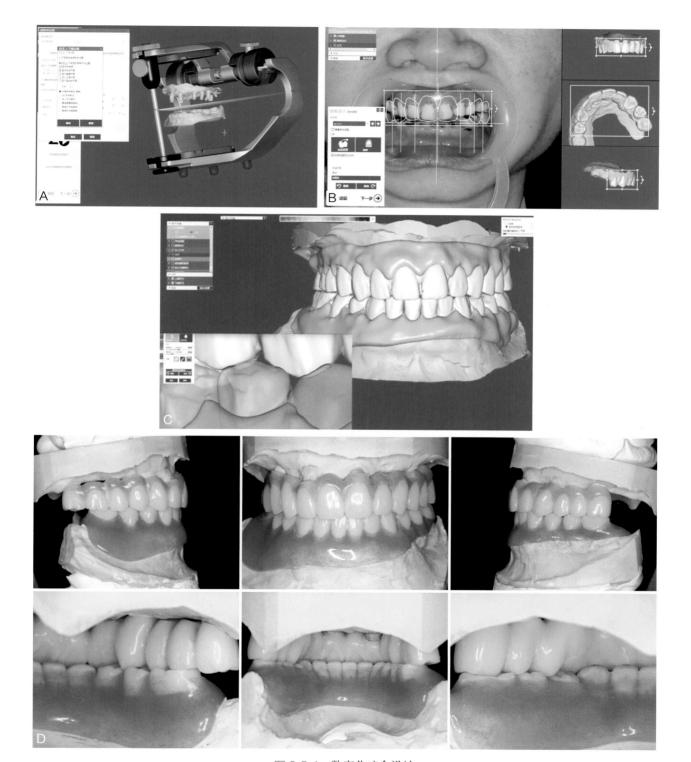

图 9-5-4　数字化咬合设计

A. 虚拟𬌗架上确定𬌗平面　B. 3D-DSD 美学设计　C. 虚拟排牙与调𬌗　D. CAD/CAM 切削的过渡性诊断义齿。

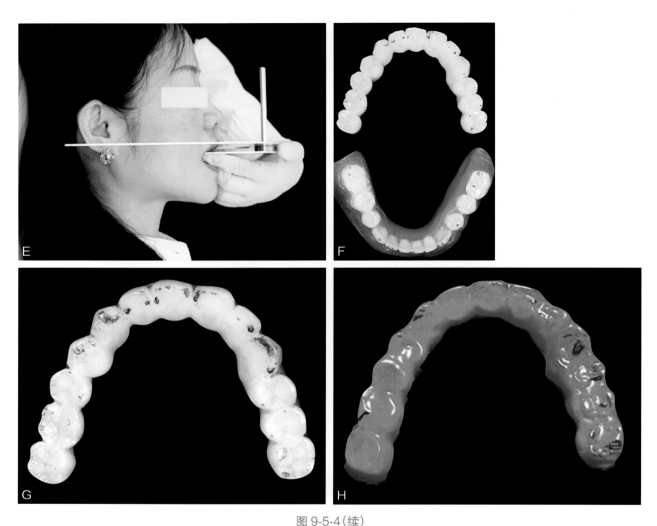

图 9-5-4（续）

E. 口内验证𬌗平面　F. 诊断义齿静态咬合正常　G.诊断义齿动态引导正常　H. 夜磨牙𬌗垫检查副功能正常。

（3）数字化口腔种植修复：结合 CBCT 及口内检查,遵循 ITI 种植指南进行种植方案设计,计划在 35、36、46 区各植入 1 枚植体(Straumann BLT 4.8mm×8mm),45 区植入 1 枚植体(Straumann BLT 4.1mm×10mm),33、43 区各植入 1 枚植体(Straumann BLT 4.1mm×12mm),31 区植入 1 枚植体(Straumann BLT 3.3mm×10mm)。将过渡性诊断义齿制作成放射导板,CAD/CAM 制作全程种植导板,同时以功能性诊断义齿为模板,切削制作种植术后即刻修复义齿(图 9-5-5)。

术中采用分段策略性拔牙的方法,拔除 35—47 残根,保留 37 修复体用于牙支持式种植导板,固位钉辅助导板固位。牙龈翻瓣,全程导板引导下依次植入植体。拔除 37,利用固位钉和夜磨牙𬌗垫固位,换用黏膜支持式导板,植入 35、36 区植体,上桥用螺丝固位基台,缝合(图 9-5-6)。

在稳定咬合关系下,即刻义齿通过流动树脂与桥基底粘接,于口外加强固定后戴入口内即刻修复,随后用咬合力计检查咬合力分布情况,并拍摄术后 CBCT 分析种植精度(图 9-5-7)。

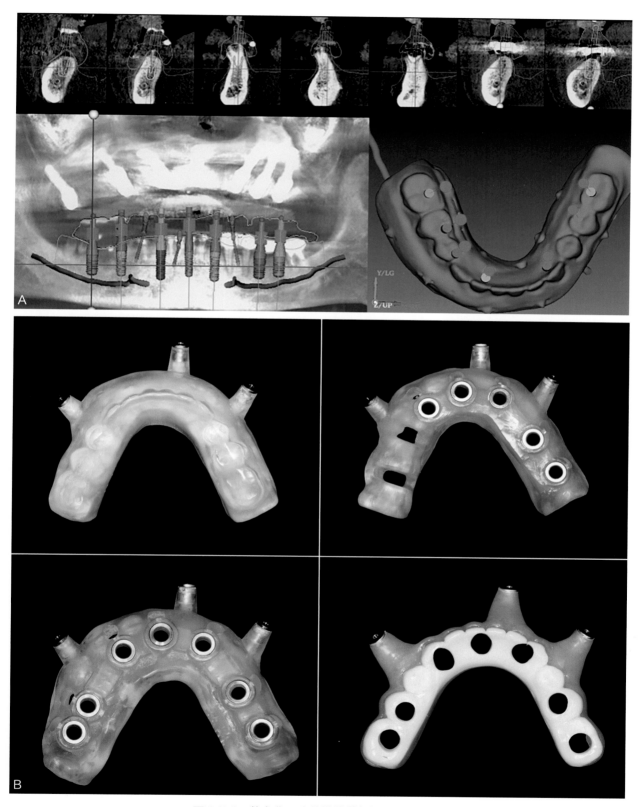

图 9-5-5　数字化口腔种植外科规划及导板制作

A. 功能修复引导的种植方案设计　B. 诊断义齿转化成种植导板与即刻修复义齿（左上为固位钉导板，右上、左下为种植导板，右下为即刻修复义齿）。

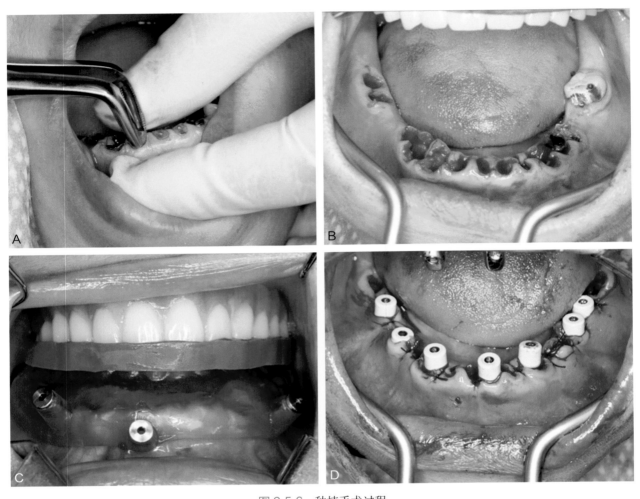

图 9-5-6　种植手术过程
A. 策略性拔牙　B. 保留 37 修复体辅助固位导板　C. 固位钉加强导板固位　D. 旋上基台与愈合帽完成手术。

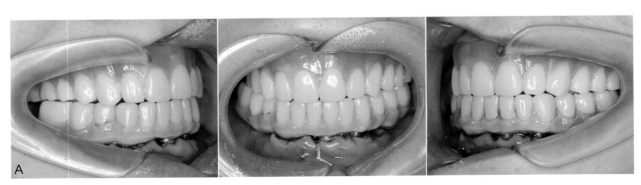

图 9-5-7　术后评估
A. 术后即刻修复。

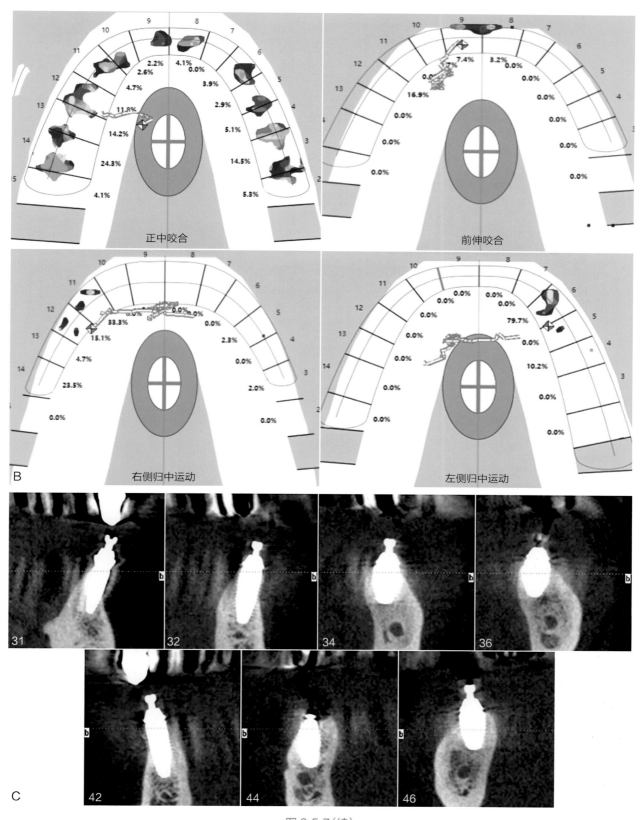

图 9-5-7(续)
B. 咬合力计检查结果　C. 术后 CBCT。

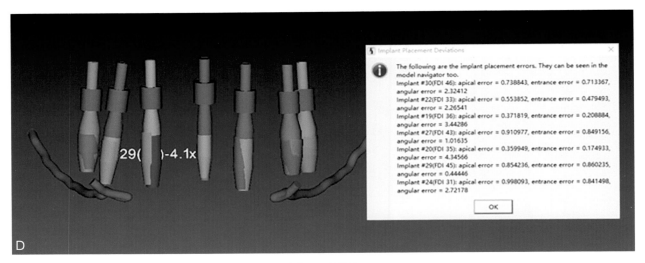

图 9-5-7（续）
D. 术后精度分析。

　　术后 1 个月、3 个月分别复诊，行口内检查、拆线、冲洗等处理。种植手术 6 个月后，检查患者各项咬合功能无异常，重新上电子面弓检测，输出电子报告。制作取模固位器，硅橡胶取模，石膏模型上全可调𬌗架，设置个性化咬合参数，参考戴用 6 个月后的即刻修复体形态和功能运动空间，制作下颌永久修复体的蜡型。口内试戴蜡型，调整牙尖交错位、前伸、侧方咬合，重新记录咬合关系，再次上𬌗架，复刻上颌即刻义齿形态制作上颌蜡型，扫描功能蜡型，CAD / CAM 切削钛支架，口内试戴支架被动就位，最终完成永久修复（图 9-5-8）。

　　修复前后数据对比显示咬合重建效果理想（图 9-5-9）。

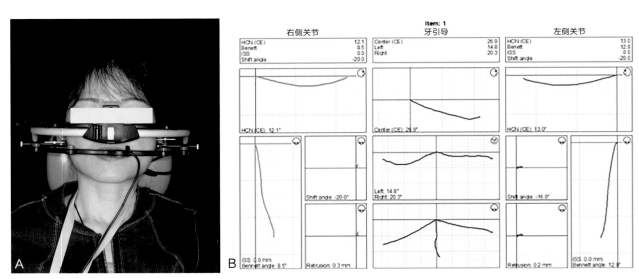

图 9-5-8　永久修复体设计与制作
A. 术后 6 个月电子面弓检测　B. 输出电子报告。

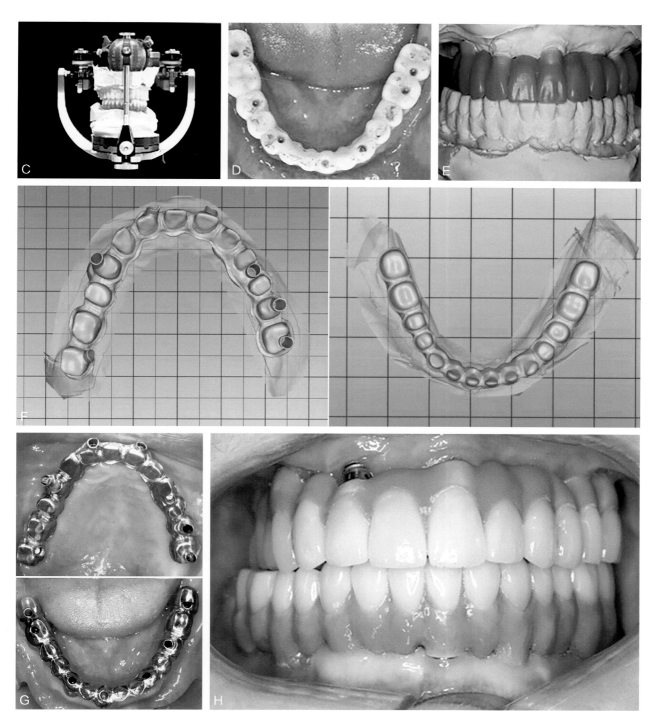

图 9-5-8（续）

C.制作下颌蜡型　D.口内试戴、调𬌗　E.复刻制作上颌蜡型　F.扫描调整好的蜡型,回切,制作上下颌钛支架　G.口内试戴支架　H.完成永久修复体。

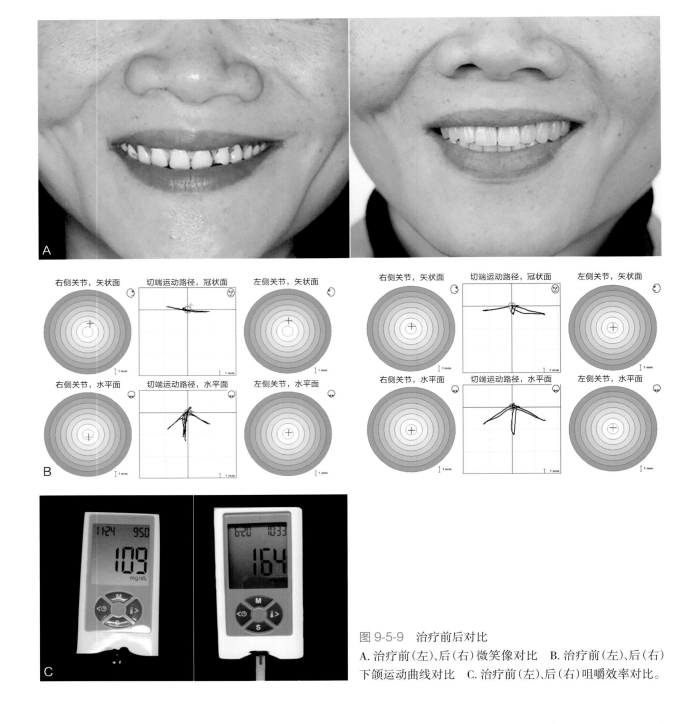

图 9-5-9 治疗前后对比
A. 治疗前(左)、后(右)微笑像对比 B. 治疗前(左)、后(右)下颌运动曲线对比 C. 治疗前(左)、后(右)咀嚼效率对比。

（陈 江 何凯讯）

参考文献

1. LUO Q, DING Q, ZHANG L, et al. Analyzing the occlusion variation of single posterior implant-supported fixed prostheses by using the T-scan system: a prospective 3-year follow-up study. J Prosthet Dent, 2020, 123(1): 79-84.

2. LAM WYH, HSUNG RTC, CHOI WWS, et al. A clinical technique for virtual articulator mounting with natural head position by using calibrated stereophotogrammetry. J Prosthet Dent, 2018, 119(6): 902-908.

3. AYUSO-MONTERO R, MARIANO-HERNANDEZ Y, KHOURY-RIBAS L, et al. Reliability and validity of T-scan and 3D intraoral scanning for measuring the occlusal contact area. Journal of prosthodontics: official journal of the American College of Prosthodontists, 2020, 29(1): 19-25.

4. MAESTRE-FERRIN L, ROMERO-MILLAN J, PENARROCHA-OLTRA D, et al. Virtual articulator for the analysis of dental occlusion: an update. Med Oral Patol Oral Cir Bucal, 2012, 17(1): 160-163.

5. HSU MR, DRISCOLL CF, ROMBERG E, et al. Accuracy of dynamic virtual articulation: trueness and precision. Journal of prosthodontics: official journal of the American College of Prosthodontists, 2019, 28(4): 436-443.

6. CASTROFLORIO T, BARGELLINI A, ROSSINI G, et al. Agreement between clinical and portable EMG/ECG diagnosis of sleep bruxism. J Oral Rehabil, 2015, 42(10): 759-764.

7. AL-SALEH MA, ARMIJO-OLIVO S, FLORES-MIR C, et al. Electromyography in diagnosing temporomandibular disorders. J Am Dent Assoc, 2012, 143(4): 351-362.

8. ÚRY E, FORNAI C, WEBER GW. Accuracy of transferring analog dental casts to a virtual articulator. J Prosthet Dent, 2020, 123(2): 305-313.

9. PETEr E D. Functional occlusion: from TMJ to smile design. ST Louise: Mosby Inc., 2006.

第十章

口腔种植治疗的计算机辅助制造

制造技术从制造原理上可以分为三种形式,第一种形式为等材制造技术(equal material manufacturing, EM),是指在制造过程中,材料仅发生了形状的变化,其质量基本上没有发生变化。如铸造、锻压、冲压、注塑等方法,主要是利用模具控形,将液体或固体材料变为所需加工的零件或产品。第二种形式为减材制造技术(subtractive manufacturing,SM),是在制造过程中,材料在不断地递减。一般是指利用刀具、电化学或激光等方法,去除毛坯中不需要的材料,剩下的部分即是所需加工的零件或产品。第三种形式为增材制造技术(additive manufacturing,AM),是在制造过程中,材料在不断地递增。它是利用液体、粉末等离散材料,通过某种方式逐层累积制造复杂结构零件或产品的方法。等材制造技术如铸造工艺已经有数千年的历史,减材制造发展了几百年,而增材制造仅仅有几十年的发展史。

本章节主要讨论减材和增材制造技术在口腔种植治疗中的应用。

第一节　减材制造技术

一、原理

减材制造技术在工业上是指用车、铣、磨和削等方式将已成形好的固体材料加工成所需形状的制造工艺。口腔用数控加工切削设备考虑到其加工对象为专用口腔科材料,针对口腔科材料特性和制作精度的要求,常采用铣和磨的加工方式。20 世纪 70 年代初,法国的 Duret 教授设想应用激光成像技术来制取牙列的光学印模,通过计算机辅助设计软件设计修复体,并通过数控切削的方式制作修复体,这是首次将计算机辅助设计与计算机辅助制造(computer aided design/computer aided manufacturing,CAD/CAM)技术应用到口腔修复学领域。CAD/CAM 是一种集成了计算机软件技术和数控加工技术的先进制造技术。德国、瑞典、法国、美国和日本等发达国家先后研发出了商品化口腔修复 CAD/CAM 系统。

二、数控机床加工分类

数控加工是指由控制系统发出指令,以数字和字母形式表示工件的形状和尺寸,使机床、刀具根据技术要求和加工工艺进行各种运动,按一定顺序逐步地改变毛坯形状、尺寸和相对位置的机械加工方法。目前被口腔医师及口腔技师最为熟知和最常用的、且处于主导地位的是计算机数控(computer numerical control,CNC)切削系统。其加工流程是将修复体三维 CAD 模型数据导入 CAM 软件,根据设计的修复体形态、坯料、切削设备及刀具,进行数控加工策略的计算,确定切削刀具的型号及大小,将运动路径和切削顺序组合在一起,生成数控机床加工代码,并由数控机床完成修复体的加工。

国际标准化组织(International Organization for Standardization,ISO)对数控机床的坐标和方向制定了统一的标准(ISO 841:2001)。我国等效采用了此标准,制定了 GB/T 19660—2005《工业自动化系统与集成机床数值控制坐标系和运动命名》。三个主要轴称为 X、Y 和 Z 轴,绕直线轴 X、Y 和 Z 轴回转的轴分别定义为 A、B 和 C 轴。X 轴在一般情况下是指水平方向、远离旋转主轴的轴线。Y 轴正方向由右手坐标系确定。Z 轴是平行于机床的主轴,并带动刀具旋转,用于铣削、磨削、镗削、钻削和攻丝的机床。空间直角坐标系的 X、Y、Z 三者的关系及其方向由右手定则判定(笛卡尔坐标系),拇指、示指、中指分别表示 X、Y、Z 轴及方向,A、B、C 的正方向分别用右手螺旋法则判定(图 10-1-1)。上述规则适用于工件固定不动,刀具移动的情况。如工件移动,刀具固定不动时,其移动的正方向和轴的正方向相反。机床坐标系原定点位置是由机床制造厂规定。

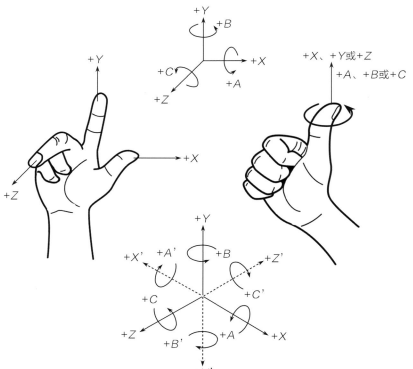

图 10-1-1 右手直角笛卡尔坐标系
(参考 GB/T 19660—2005)

自 20 世纪 50 年代,美国麻省理工学院研制出世界第一台试验性数控系统机床以来,数控机床发展至今已经有 70 多年的历史了。现有主流的口腔科加工中心数控设备,根据其切削主轴及工作台回转轴的运动特性,可分为四轴和五轴设备。切削主轴控制刀具,工作台夹持坯料。这里"轴数"的概念是指切削主轴的可运动方向数与工作台回转轴可旋转方向数的总数。通常情况下,切削主轴的运动包括 X、Y、Z 轴 3 个运动方向,工作台回转轴可旋转方向有 A 和 B 轴两个方向。四轴设备拥有主轴 XYZ 和 1 个旋转台方向 A(XYZ+A),五轴设备拥有 XYZ 和 2 个旋转台方向 A 和 B(XYZ+A+B)。轴数越多,旋转角度范围越大,灵活性越好,可加工模型的复杂程度也就越高。

(一)三轴数控联动机床

三轴数控联动机床可以同时控制 3 个轴,这种机床使用的数控程序特征是在一段程序里可以同时出现 X、Y、Z 三个数值,当刀具沿 X、Y、Z 面进行切削加工时,工件始终固定在工作台上,只能在指定平面(即顶面)进行加工。由于不存在可联动的带回转轴的工作台,早期应用三轴数控联动机床加工部件时,必须手动翻转坯料才能完成不同表面的形态加工,三轴数控设备只适合加工倒凹面积小、形态相对规整、结构不复杂的口腔科模型(如基底冠桥)。随着加工精度高、加工范围广的四轴和五轴数控联动机床的出现,三轴数控联动机床已经退出了口腔修复体加工的舞台。

(二)四轴数控联动机床

四轴数控联动机床可以同时控制 4 个轴,在一段数控程序里可以同时出现如 X、Y、Z、A 这样的指令。工作情况一般是:工件一边在绕 A 轴旋转,刀具一边可以沿着 X、Y、Z 三个坐标轴移动。这种机床结构特点是:在传统三轴数控联动机床的工作台上另外安装一个旋转工作台。可加工单冠、跨度较小的桥体。

(三)五轴数控联动机床

五轴数控联动机床可以同时控制 5 个轴。在一段数控程序里,除了可以同时出现 X、Y、Z 三个数值外,另外还可以出现 A、B 两个旋转指令。常见典型的结构是双转台式五轴数控联动机床。这种简易机床结构特点是:在传统三轴数控联动机床的工作台上,另外安装一个摇篮式双转旋转工作台(图 10-1-2)。这也是目前口腔科修复工艺五轴数控联动机床较为典型的设计。较先进的五轴数控设备可达到 0.5μm 的

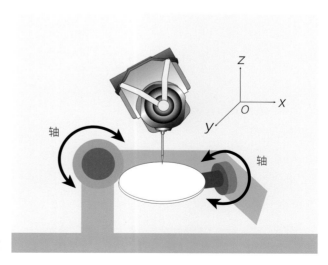

图 10-1-2　五轴数控联动机床示意图

加工精度,适合加工形态要求较高、形态复杂或是有一定倒凹解剖形态的单冠、种植基台和跨度较大的桥架等。因材料的物性不同,必须制订合理的工艺规程,以最佳切削量和最佳进给速度进行,既要确保切削顺利完成,又保证较高的加工效率。这就要求数控加工设备要软硬件紧密配合,统筹优化,同时对数控加工设备硬件的性能提出了很高的要求。

随着科学技术的发展,五轴以上的虚轴机床也已经出现了,这种机床一般是通过连杆运动实现了主轴的多自由度运动。消除(或减少)工件重新安装定位次数是目前的发展趋势,复合加工使不同的加工过程复合在一台机床上,从而达到减少更换机床和夹具次数,免去工序间的搬运和储存,提高工件加工精度,缩短加工周期和节约作业面积的目的。采用联动机床对三维曲面零件进行加工时,可调整刀具的最佳几何形状来进行切削,不仅加工表面粗糙度低,而且效率也大幅度提高。

三、数控机床加工流程

(一) CAD 数据准备

CAD 数据是减材制造的基础,口腔种植修复的 CAD 数据中通常包含基台接口数据、螺丝通道以及修复体形态信息。数据的精度依赖扫描及数据库的精度以及 STL 数据的质量。首先在 CAD 软件中创建电子订单,导入口内扫描或模型扫描的 STL 文件数据,并按照不同种植系统选择修复基台的型号以及修复设计类型(图 10-1-3)。

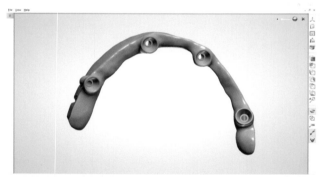
A

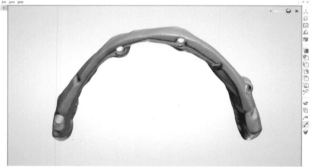
B

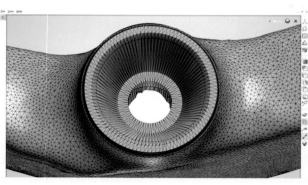
B

图 10-1-3　CAD 数据准备
A. 桥架数据整体观　B. 基台接口数据。

(二)计算机辅助编程

计算机辅助编程设计包括加工类型(车、铣等),刀具设置,材料毛坯设置,加工工序,切削位置及进给量,以及加工路径和验证等,这个过程是一个交互的对话式设计过程。后置处理是将计算机辅助设计的内容转化为数控机床的加工程序-NC 代码。数控切削编程参数的设置与具体步骤如下(图 10-1-4):

1. 加工材料的设置 包括毛坯材料的种类及边界、夹具、中心架位置等项目。

2. 调用相匹配种植系统的基台数据库。

3. 构图平面和视图平面 由于数控切削编程主要用到二维图形,一般默认选择俯视图。

4. 编辑加工策略以及刀具路径的选择、刀具的管理与设置 每一种刀具路径设定过程中都离不开刀具的选择与设定。在加工属性的第一个选项卡中均有一项是刀具设定的内容,各种加工刀具的选择基本相同。

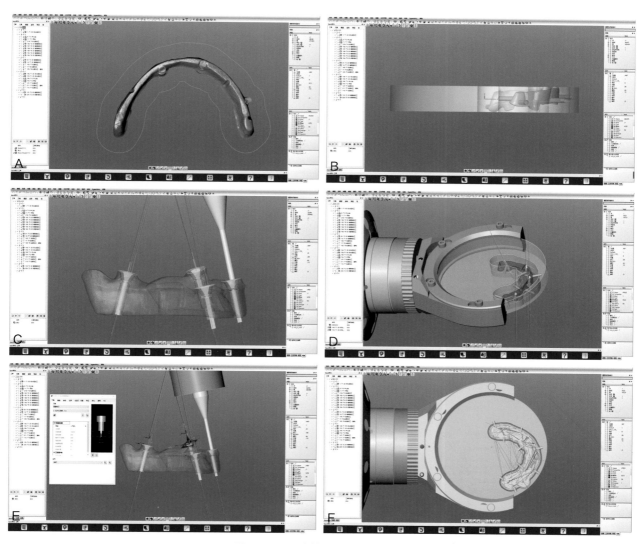

图 10-1-4 计算机辅助编程过程

A. 导入 STL 格式加工文件 B. 选择加工材料 C. 调用基台数据库 D. 选择坯料夹具 E. 编辑加工策略 F. 生成加工代码。

5. 参考点的设置 参考点的设置实际上相当于程序的起点和终点,可通过设置并自动生成 NC 代码。

6. 后置处理 选择加工程序存盘的路径,启动后处理程序并在存盘的路径处生成 NC 的加工程序。

(三) CNC 加工

将生成的 CNC 加工程序代码导入机床,夹持好所需坯料,从刀具库选择刀具并安装完成后,即可启动加工程序开始对修复体材料进行铣削加工(图 10-1-5)。

(四) 后处理

修复体坯料切削完成后从夹具上卸下,选用技工专用车针去除连接部分的支撑结构,按步骤(粗至细)对修复体进行研磨,并进行高度抛光。最后在石膏模型或 3D 打印模型上检查并验证其就位的准确性以及精度(图 10-1-6)。

减材制造-数控机床加工工作流程如图 10-1-7 所示。

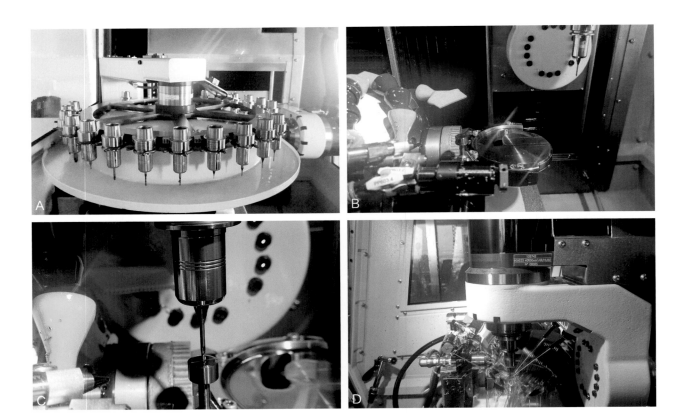

图 10-1-5 CNC 加工过程
A. 刀具库 B. 安装加工坯料(钛盘) C. 刀具长度检测 D. 启动加工程序。

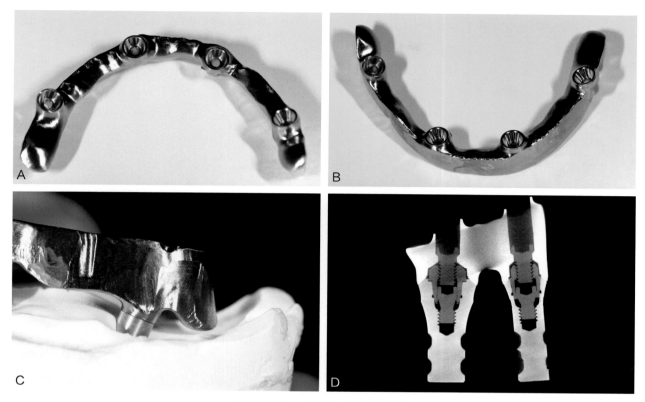

图 10-1-6 CNC 加工完成后处理
A~B. 切削完成的桥架 C~D. 精度检查。

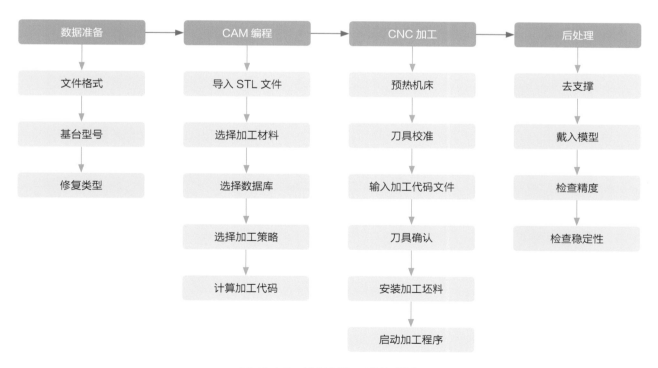

图 10-1-7 减材制造-工作流程图

四、常用减材制造设备分类

(一) 椅旁设备

椅旁 CAD/CAM 技术可使患者在一次就诊中就能完成修复体的设计、制作和戴入，不但节省时间，而且省去了印模制取等传统步骤，节约了材料，降低了修复体加工成本。临床上较成熟的椅旁 CAD/CAM 系统有瓷睿刻系统（Cerec），西诺德系统（Sirona）以及普兰梅卡系统（Planmeca）等（图 10-1-8）。与传统的只有 1 个主轴的四轴联动数控加工设备相比，椅旁设备拥有双主轴，其加工配置包括：左右两侧的双主轴和中间夹持坯料的工作台。椅旁减材制造设备适用于常规单颗牙修复体或小跨度固定桥的修复体制作，也支持种植体上部修复体的制作。应用范围涵盖整个诊疗椅旁和口腔科技工室。切削设备也因材料的性能分为干式切削和湿式切削（图 10-1-9）。干式切削是在切削过程中，在刀具与坯料之间不使用任何冷却润滑液体介质的加工工艺方法。由于没有切削液的冷却、润滑和排泄等作用，会造成切削时局部温度升高，刀具的摩擦状态和机理发生变化，从而使刀具的磨损加快。切削刀具多选用硬度高的金刚石刀具。而湿式切削是指在切削过程中，在刀具与坯料之间使用起冷却或润滑作用的切削液加工完成的工艺方法。切削的材料多为部分烧结或结晶状态，需进一步通过热处理来获得完全烧结或结晶，达到其最终的微观结构和机械性能，这种加工的方法最大的优势是不易磨耗刀具，因此多选用碳素钢刀具，但在热处理后会发生 25%~30% 的收缩，因此在 CAM 软件处理时需进行放大补偿的数据处理。Cerec 可干切也可湿切，铣削精度 25μm，可铣削最大尺寸 22mm×40mm×85mm。Planmeca 目前只能湿切，配有 10 刀位自动换刀装置。此装置除了可为每项切削任务选择对应的刀具外，还可自动替换掉磨损刀具。上述两款椅旁切削系统研磨一个牙冠耗时 8~10min。可铣削单颗牙全解剖形态修复体，包括：玻璃陶瓷、氧化锆、树脂陶瓷以及树脂（PMMA）。Cerec MCXL 还可切削软质钴铬合金，但需要高温烧结完成。

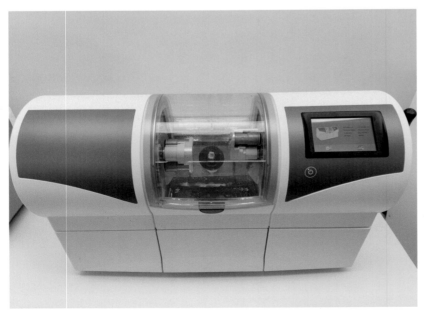

图 10-1-8　常用椅旁减材制造设备

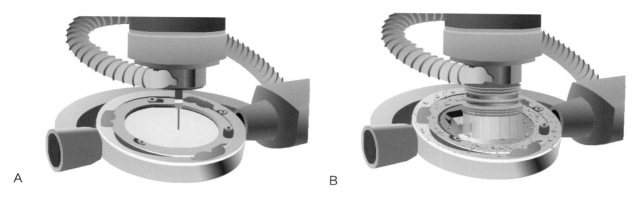

图 10-1-9 切削方式模式图
A. 干式切削 B. 湿式切削。

（二）口腔科技工室设备

口腔科技工室 CAD/CAM 系统类似于一台高自动化设计加工设备，口腔临床医师可将数字化印模或石膏模型交给口腔科技工室，技工室应用 CAD/CAM 设备制作修复体基底冠或支架，而对美学区修复体仍然需要口腔修复技师根据患者的个性化要求手工饰瓷修整完成。口腔科技工室 CNC 设备多以四轴或五轴联动机床为主。其 CNC 设备配有强大的高频主轴，切削速度快，切削效率高。可进行干湿两种切削加工，切削材料种类广泛，不仅可加工 PMMA、树脂陶瓷和玻璃陶瓷，也可加工纯钛。可加工的修复体种类多，涵盖全冠、基底冠以及跨度较大的桥体（图 10-1-10）。

（三）切削中心设备

切削中心是一种全新概念的技工室，各地区的技工中心有时只需提供模型扫描数据或修复体设计数据，通过互联网络集中传输到切削中心进行加工。修复体基底冠或支架通过邮寄方式返回各地区的技工中心并完成外部饰瓷的手工制作。切削中心的 CNC 设备在加工适应范围、自动化程度和加工效率上要超过一般的数控机床（图 10-1-11）。它是具有刀库和自动换刀机械手且配备各种类型和不同规格的刀具和检具的数控机床。在切削中心，一次装夹坯料后，便可自动连续完成铣削、钻削、攻丝等多种工艺。可加工表面由曲线、曲面组成的结构形状复杂的工件。数字化切削中心多采用大型数控加工设备，其具

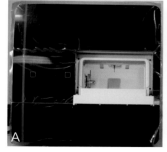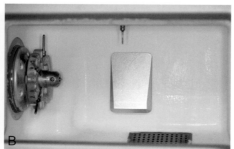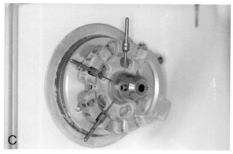

图 10-1-10 口腔科技工室设备
A. Ceramill Mikro CNC 切削设备（湿式） B. 工作仓 C. 刀具槽。

有显著的自动化特性以及 0.5μm 的高定位精度。刀库柜配置分离式快换刀具托盘,针对每一种工件加工,可以进行成套的刀具更换。不同的成套刀具可以存储在同一快换刀具托盘,容量可超过 200 刀具位,可自动换刀并通过视窗可观察到换刀过程。大型加工设备既可以进行 3 轴加工也可以进行 5 轴加工。大型加工机床可加工较大尺寸的工件,可实现 5 轴 5 联动加工。在批量加工时,机床可重复精度高,具有很高的同一性和可操作性,可用于加工种植基台、结构复杂、跨度较大的种植体上部桥架或其他结构(钛、钴铬、氧化锆等)(图 10-1-12)。

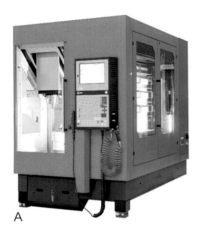
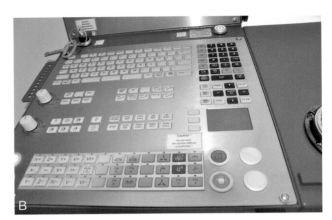

图 10-1-11 切削中心设备
A. Kern Micro 数控机床 B. 中控台。

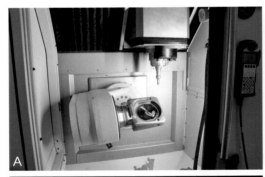
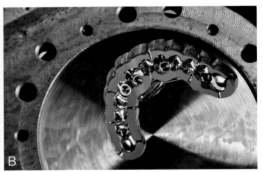
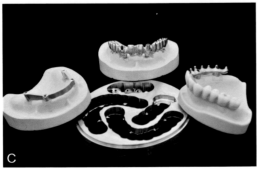

图 10-1-12 切削中心加工的修复体
A. 工作仓 B. 切割纯钛支架 C. 切割不同类型支架。

五、刀具

刀具是数控加工中用于切削加工的工具，又称切削刀具。广义的切削工具既包括刀具，也包括磨具。

(一)刀具材料应具备的性能

刀具切削时切削部分受到很大的切削力、摩擦力、冲击力，且产生很高的切削温度，要使刀具在这种条件下工作而短时间内不变钝或损坏，仍保持其切削能力，刀具材料必须具有较高的材料硬度、较高的耐磨性、较高的强度和韧性、良好的耐热性和导热性以及良好的加工工艺性和经济性。

(二)刀具材料的种类

在现代切削加工中，刀具材料以高速钢和硬质合金居多。近年来，随着数控加工技术的发展，超硬刀具逐渐普及，比如金刚石和立方氮化硼刀具，可以进行许多先进的切削加工，如高速切削、高稳定性加工、干式切削等。超硬刀具已经成为现代切削加工中不可缺少的重要手段之一。它们的硬度很高，具有优良的抗磨损性能，耐用度高，能保证更高的加工精度(图 10-1-13,图 10-1-14)。

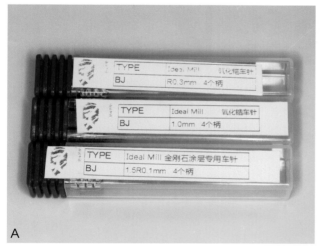
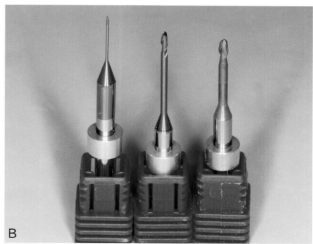
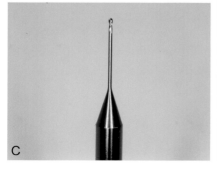
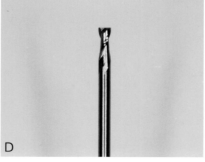
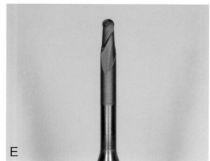

图 10-1-13　国产灵工氧化锆刀具
A.外包装　B.车针　C.车针局部放大观　D.车针局部放大观　E.车针局部放大观。

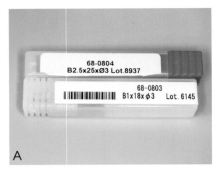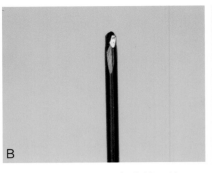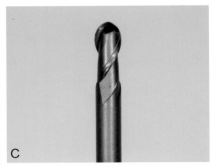

图 10-1-14 RK 氧化锆刀具
A. 外包装　B. 车针局部放大观　C. 车针局部放大观。

（三）刀具切削的组成部分

刀具几何角度是确定刀具切削部分几何形状的重要参数,它的变化直接影响加工的质量。刀具种类繁多,结构各异,但其切削部分的几何形状和参数都有共性,即各种多齿刀具和复杂刀具都可以看成是外圆车刀切削部分的演变和组合。口腔修复体加工时根据不同步骤、形状和直径常选择刃状、柱状及螺旋状的刀具执行切削任务。车刀包括刀柄和切削部分。刀柄是车刀在机床上定位和夹持的部分。车刀切削部分是由切削面、切削刃和刀尖组成。

（四）刀具的磨损和耐用度

刀具在切削过程中,总会发生磨损。刀具的磨损与刀具材料、材料性质以及切削条件都密切相关。通过掌握刀具磨损的原因及规律,能掌握如何选择刀具材料和切削条件,保证加工质量。刀具在使用过程中丧失切削能力的现象称为刀具失效。刀具失效的主要形式有刀具的破损和磨损两种。刀具的切削量、几何参数、刀具材料、工件材料是影响刀具耐用度的主要因素。

六、常用材料

随着 CAD/CAM 修复系统在口腔领域的广泛应用,适用于 CAD/CAM 的可切削材料也在不断地研发和改进。目前,应用于 CAD/CAM 的可切削材料主要有金属类、陶瓷类和复合树脂三大类(表 10-1-1)。金属类材料以其优良的抗弯曲强度和刚性,多用于种植基台和跨度大的种植桥架。陶瓷类材料中的玻璃陶瓷则以它的高强度和优良的通透性,用于椅旁单冠或跨度小的桥架等种植修复体的制作。而既具有高强度又兼备优良稳定性的氧化锆材料多用于种植个性化基台和跨度大的桥架制作。可切削复合树脂材料的力学性能整体虽逊色于金属和陶瓷类材料,但其出色的弹性模量以及断裂韧性,常常被用于种植临时修复体冠桥的制作。以下逐一对种植常用可切削材料进行概述。

（一）钛金属

纯钛以及钛合金是目前口腔种植上部修复最常用的切削加工材料。纯钛或钛合金的力学性能与口腔科Ⅱ型和Ⅳ型金合金类似,其较低的弹性模量(80~110GPa)、良好的耐腐蚀性、无磁性、良好的生物相容性、X 线半透射性以及较轻的比重等优点,使其被广泛应用于口腔种植修复。与传统的铸造工艺相比,

表 10-1-1　口腔科常用可切削材料

可切削材料	材料形状	切削模式	刀具
钛	圆盘	湿式	金刚石/碳素钢
完全烧结型氧化锆	块状或圆盘	湿式	金刚石
半烧结型氧化锆	块状或圆盘	干式	碳素钢
玻璃陶瓷	块状或圆盘	湿式	金刚石/碳素钢
复合树脂	块状或圆盘	干式/湿式	金刚石

注：参考 ITI Treatment Guide Digital（Workflows in Implant Dentistry, Volume11）。

CNC 加工的纯钛或钛合金修复体具有更好的微观结构、更小的内部应力以及更好的临床长期稳定性。采用 CAD/CAM 系统设计、切削的支架三维方向的边缘间隙均小于铸造支架，切削出的钛支架具有更好的边缘密合性，可减小因加工工艺造成的支架微动和细菌微渗漏的发生。目前市售的钛基可切削坯料形状多以圆盘为主，加工方式为湿式加工，刀具多选用金刚石或碳素钢。钛或钛合金可用于加工种植体上部精密附件、桥架和基台等。图 10-1-15 所示为临床加工完成的纯钛支架。

（二）氧化锆陶瓷

氧化锆陶瓷属于生物惰性陶瓷，具有生物相容性好、高硬度等特点。其中以氧化钇（Y_2O_3）的四方氧化锆多晶陶瓷（Y-TZP）性能最佳。Y-TZP 由亚稳四方相多晶组成。四方相氧化锆陶瓷由单一细小的四方相氧化锆晶粒组成，力学性能较高并且稳定，其中以氧化钇作为稳定剂的四方相氧化锆陶瓷的应用最为广泛。口腔科常用四方相氧化锆陶瓷晶体尺寸为 0.2~0.5μm，弯曲强度为 800~1 000MPa，断裂韧性为 6~8MPa·m$^{1/2}$。由于这种结构的存在使其既具有很好的强度，又具有优良的稳定性、耐腐蚀性、耐磨损性和生物相容性。近年来，在口腔种植体修复材料方面得到较广泛的应用。氧化锆陶瓷按照烧结结晶型可分为半烧结型氧化锆陶瓷（semi-sintered zirconia dental ceramics）和完全烧结型氧化锆陶瓷（sintered zirconia dental ceramics）。半烧结型氧化锆陶瓷是利用氧化锆陶瓷在半烧结状态下，没有完全硬化而又具有一定强度可保证加工性能的前提下，经 CNC 加工后得到初步修复体，然后进行再次烧结达到完全结晶的致密状态。半烧结型氧化锆陶瓷可以通过干切削或湿切削完成，但需进一步通过热处理来获得完全烧

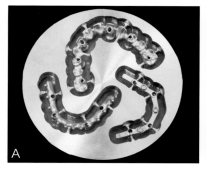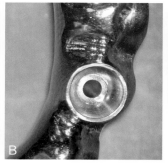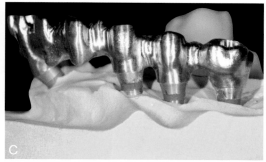

图 10-1-15　钛金属支架
A. 圆盘上切割完成　B. 与基台对接口　C. 模型观。

结或结晶,达到其最终的微观结构和机械性能。这种加工的方法最大的优势是不易磨耗刀具,因此多选用碳素钢刀具,但在热处理后会发生收缩,因此在 CAM 软件编程数据时需进行放大补偿。完全烧结型氧化锆陶瓷硬度高、耐磨,对设备要求较高,需要特殊设备才能完成加工,与半烧结型氧化锆陶瓷相比,加工过程易积累大量热能,通常采用湿切削加工。切削刀具多选用硬度高的金刚石刀具,对刀具磨损较大,加工效率较低,但加工精度高,其优势在于加工完成的修复体尺寸与 CAD 设计时相同,通常仅需要进行抛光或上釉即可用于临床。两者的切削坯料形状多为块状和圆盘状。图 10-1-16 所示为临床加工完成的氧化锆支架。在口腔种植修复领域,半烧结型氧化锆材料可用于分体式个性化基台、冠、桥体的制作,完全烧结型氧化锆材料可用于一体式个性化基台、冠和上部结构支架部分的制作。

(三) 复合树脂

复合树脂材料主要由聚甲基丙烯酸甲酯(polymethylmethacrylate,PMMA)构成,是制作临时修复体最常用的材料。传统的自凝或热凝 PMMA 树脂材料因弯曲强度(60~90MPa)、断裂韧性(0~2.16MPa·m$^{1/2}$)较低的力学性能,临床上常易出现折裂、不易操作、精度低、维持时间短等问题。而经过橡胶接枝改性增韧的成品可切削 PMMA 圆盘大大提高了其力学性能,其断裂韧性可达 3.0~4.0MPa·m$^{1/2}$。另外一种可切削加工的 PMMA 材料是由有机树脂与无机填料组成,是一种非均相混合而成的复合树脂,是一种

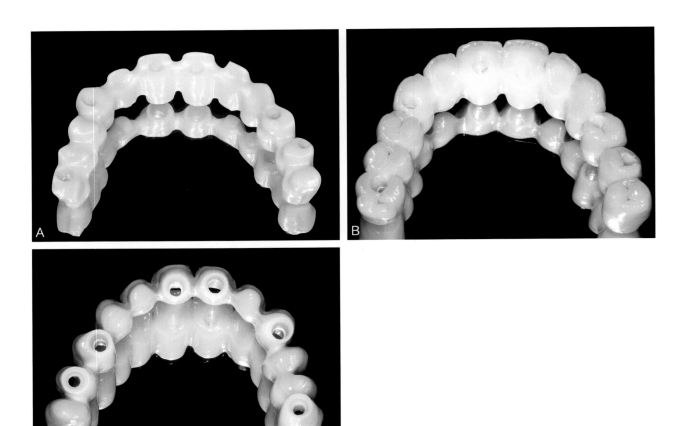

图 10-1-16　氧化锆支架
A. 切削完成的氧化锆支架　B. 饰面瓷烧结完成(腭侧)
C. 饰面瓷烧结完成(基底)。

颗粒增强型聚合物基复合材料,将含有 70%~90% 的纳米级氧化锆或氧化硅陶瓷颗粒嵌入在树脂基质中制作而成。随着无机填料的混入,大大提高了树脂原有的抗弯强度。切削加工制作的 PMMA 临时冠的抗折性能较直接法制作的 PMMA 临时冠抗折强度更好,并具有易切削、抛光、耐磨及 X 线阻射的作用。高强度可切削复合树脂,其三点抗弯强度可达 450MPa,弯曲弹性模量 2 000MPa,可制作 6~14 单位以内的临时冠桥。另外因其较低的化学溶解性和吸水率也可较长时间(12 个月)的作为临时冠桥使用(图 10-1-17)。在种植修复中,多作为前牙美学区临时塑形修复体以及即刻修复时的单颗牙、多颗牙以及无牙颌临时修复体使用。切削材料形状多为块状和圆盘。干式或湿式切割方式均可切割,刀具多选择碳素钢刀具。

(四) 玻璃陶瓷

玻璃陶瓷主要有长石质陶瓷(feldspathic ceramics)、白榴石增强玻璃陶瓷(leucite-reinforced ceramic)和二基酸锂基加强型玻璃陶瓷(lithium-disilicate ceramic)。玻璃陶瓷材料含有足够的玻璃成分,具有良好的透明度和良好的弯曲强度。适用于贴面、嵌体或高嵌体、部分冠或全冠、三单位固定桥和种植体上部结构等修复。椅旁 CAD/CAM 种植修复体多采用此材料。切削材料形状多为块状。切割方式多为湿式切割。刀具多选择金刚石刀具。

(五) 聚醚醚酮

聚醚醚酮(polyether ether ketone,PEEK)是线性芳香族高分子化合物,构成单位为氧-对亚苯基-氧-羰-对亚苯基,是半结晶性、热塑性的有机高分子化合物。PEEK 的化学成分和结构特点赋予了其良好的机械性能、稳定的化学性能和理想的生物相容性。PEEK 的弹性模量接近牙本质、牙骨质,作为修复体可以传导并均匀分散力量,避免导致冠根折裂。与金属相比,PEEK 密度低,质轻,可减少应力屏蔽的发生,保护骨组织。PEEK 耐酸性强,不溶于除浓硫酸之外的任何物质,即使长时间处于多种介质中,吸水率和溶解性均低,耐腐蚀性强。

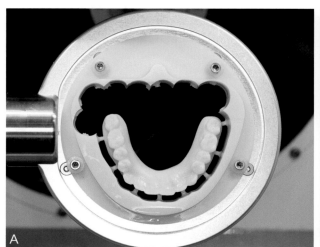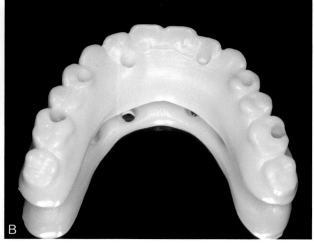

图 10-1-17　切削 PMMA 支架
A. 切削完成后　B. 去支撑后。

因此,PEEK 在口腔种植领域中被认为是具有替代传统金属种植体潜力的候选材料之一。PEEK 作为种植体、种植扫描杆、临时基台、种植支架等结构的相关研究与应用逐渐增多。但 PEEK 熔点极高(达 343℃),难以加工。目前主要通过数控切削和快速成形(3D 打印)的方法加工制作 PEEK,因此造价高昂。同时由于其过于稳定的化学性能(耐酸、耐高温和生物惰性),难以实现灵活可控的表面处理,导致 PEEK 在与树脂、瓷类进行粘接,或与骨组织发生骨结合等方面的效果与金属钛或氧化锆相比,不够理想。PEEK 坯料形状多为圆盘形,刀具多选择碳素钢刀具。

七、加工误差

工件加工后的实际几何参数(形状、尺寸和位置等)与理想几何参数的偏离程度称为加工误差。加工误差越小、加工精度越高。工件的加工精度包括形状精度、位置精度和尺寸精度三方面。这三者之间,通常是形状公差应限制在位置公差之内,而位置公差一般也应在尺寸公差之内。当尺寸精度要求高时,相应的位置精度和形状精度也会提高要求。但当形状精度要求高时,相应的位置精度和尺寸精度有时不一定要求高,这要根据工件的功能要求来决定。影响加工精度的因素包括:

(一) 工艺系统的几何误差对加工精度的影响

1. 机床的几何误差 引起机床误差的原因是机床的制造误差、安装误差和磨损。但对工件加工精度影响较大的主要有以下方面:

(1) 机床导轨的导向误差:导轨是机床中确定主要部件相对位置的基准,也是运动的基准,它的误差直接影响被加工工件的精度。

(2) 机床主轴的回转误差:机床主轴是用来装夹工件或刀具并传递主要切削运动的重要零件。它的回转精度是机床精度的一项很重要的指标,如主轴前段的径向圆跳动和轴向窜动,不同类型和精度的机床对跳动量有不同的要求。回转误差主要影响零件加工表面的几何形状精度、位置精度和表面粗糙度。

(3) 机床主轴回转轴线的位置误差:车床主轴或工件的回转轴线与床身导轨之间的位置误差,会影响到加工工件表面的形状误差。

(4) 传动误差:在机械加工中,被加工表面的形状主要依靠刀具和工件间的成形运动来获得。成形运动是通过机床的传动机构实现的,由于传动机构中各传动零件的制造误差、安装误差和工作中的磨损,使成形运动产生误差,这种误差称为传动误差。会直接影响数控加工工件表面的形状和尺寸精度。

2. 加工原理误差 是指采用了近似的成形运动或近似的刀刃轮廓进行加工而产生的误差。

3. 调整误差 在机械加工的每一道工序或在数控加工的每次换刀具时,总要对工艺系统进行各种调整工作。由于调整不可能绝对准确,因而会产生调整误差。

(1) 试切法:加工时先在工件上试切,根据测得的尺寸与要求尺寸的差值,用进给机构调整刀具与工件的相对位置。调整至符合规定的尺寸要求时,再正式切削出整个待加工表面。

(2) 调整法:是指在成批、大量生产中,广泛采用试切法预先调整好刀具、夹具与工件的相对位置,并在一批零件的加工过程中保持这种相对位置不变,来获得所要求零件精度的加工方法。

4. 夹具的制造误差与磨损 进行多工序模具加工和采用夹具进行大批量生产时,夹具的误差将直接影响工件加工表面的位置精度和尺寸精度。误差主要来源于夹具的制造误差,夹具装配后与元件工作面间的相对位置误差,以及夹具在使用过程中工作表面的磨损带来的误差。

5. 刀具的制造误差与磨损　刀具的制造误差对加工精度的影响,因刀具的种类、材料等的不同而异。

（1）采用定尺寸刀具加工时,刀具的尺寸精度直接影响工件的尺寸精度;

（2）刀具的形状(成形刀具、刃状刀具)精度会直接影响工件的形状精度(图 10-1-18);

（3）刀具的磨损,特别是刀具切削刀在加工表面的法线方向(误差敏感方向)上的磨损,会直接反映出刀具磨损对加工精度的影响。

（二）工艺系统受力变形引起的加工误差

切削加工时,在切削力、夹紧力以及重力等的作用下,由机床、刀具和工件组成的工艺系统将产生相应的变形,使刀具和工件在静态下调整好的相互位置以及切削成形运动所需要的几何关系发生变化,从而造成加工误差。工艺系统的受力变形通常是弹性变形,即刚性问题。一般来说,工艺系统抵抗弹性变形的能力越强,说明工艺系统刚性越强,加工精度越高。工艺系统的刚性是由机床、刀具及工件的刚性决定的。

（三）工艺系统的热变形对加工精度的影响

在机械加工过程中,由于系统各组成部分的比热容、线膨胀系数和受热及散热条件不完全相同。在各种热的影响下,各部分受热膨胀的情况也不完全一样,结果使得工艺系统的静态(常温状态)几何精度发生变化,导致刀具与工件的原始相对位置或运动状态的改变,造成工件的加工误差。

1. 机床热变形对加工精度的影响　机床在工作过程中受到内外热源的影响,由于各部件的热量分布不均匀,以及机床结构的复杂性,使机床各部件之间的相互位置发生变化,破坏了机床原有的几何精度,从而造成加工误差。

2. 刀具的热变形对加工精度的影响　刀具的热变形主要是切削热引起的,往往是会造成工件的几何形状误差。

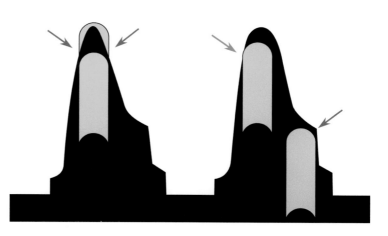

图 10-1-18　刀具的形状、大小超过所切削坯料尺寸(红色箭头)会影响修复体精度示意图

（四）其他误差对加工精度的影响

1. 模具工件内应力和加工工艺对加工精度的影响

（1）工件热处理残留的内应力：工件热处理残留的内应力对模具加工精度的影响相当大，常会在模具加工过程中造成工件变形，甚至开裂。

（2）切削加工引起的内应力：由于刀具的挤压和摩擦作用，使工件已加工表面的表层金属产生塑性变形，使内层金属产生弹性变形。

2. 控制系统对加工精度的影响

（1）控制精度：不同的数控机床其控制系统的精度也不同，只有使用高精度控制系统的机床才能加工出高精度的工件。如高精密数控连续轨迹坐标磨床，其使用的控制系统显示精度值小于 0.000 1mm，加工出来的曲面的轮廓误差（原理误差）可以小于 0.001mm。

（2）控制参数的稳定性：加工精密模具时，控制系统必须具有高稳定性控制参数和高精度放电间隙，才能加工出高精度、低表面粗糙度的模具零件。

（曲　哲　赵佳明）

第二节　增材制造技术

增材制造技术（additive manufacturing，AM）是以三维模型数据为基础，通过材料堆积的方式制造零件或实物的工艺。3D 打印是指利用打印头、喷嘴或其他打印技术，通过材料堆积的方式制造零件或实物的方式。它是融合了计算机辅助设计，材料加工与成形技术，以数字模型文件为基础，通过软件与数控系统将专用的金属材料、非金属材料以及医用生物材料，按照挤压、烧结、熔融、光固化、喷射等方式逐层堆积，制造出实体物品的制造技术。中华人民共和国国家标准明确指出 3D 打印通常被作为增材制造的同义词（GB/T 35351—2017）。自 20 世纪 80 年代末以来，增材制造技术逐步发展，期间也被称为材料累加制造（material increase manufacturing）、快速成形（rapid prototyping）、分层制造（layered manufacturing）、实体自由制造（solid freeform fabrication）和 3D 打印（3D printing）等，名称各异的叫法分别从不同侧面表达了该制造技术的特点。增材制造技术将多个学科融合起来，通过材料科学技术、信息技术、机电控制技术等多种技术的密切配合，实现特定宏观空间结构模型的构建，并能够对微观结构精准把控，该技术极大地推动了制造业的发展。

本节将围绕增材制造技术（3D 打印技术）的原理、工作流程、常用材料及方法进行讨论。

一、原理及工作流程

3D 打印技术（three-dimensional printing technology）的原理是通过计算机软件将三维实体数据变为若干个二维平面数据，并将这些二维平面数据传到特定的成形设备（3D 打印机）上。打印机会通过对各种类型材料（如塑料、金属、树脂、陶瓷、粉末、液体或活细胞）采用不同的方法逐层、连续地将薄型层面堆叠起来，"打印"出三维物体。与减材制造技术相比，3D 打印技术具有能够充分利用原料、不依赖于昂贵的铸件或模具，成本相对较低，甚至能够制作出传统制作工艺无法完成的复杂模型等优点。

20 世纪 80 年代，3D 打印技术开始出现，最初应用于美国军事科研领域。1984 年，Hull 等首次利用计算机建模并打印出三维实物，标志着 3D 打印技术的诞生。1990 年，该技术首次应用于医学领域，相关研究人员利用该技术使用 CT 获取的颅骨解剖数据成功复制出颅骨解剖模型，用于辅助诊断和模拟手术。1992 美国麻省理工学院的 Cima 和 Saches 等首次提出"3D 打印技术"这一概念，之后随着学者们的不断探索和相关技术的发展，3D 打印技术开始应用于口腔医学领域，包括医疗模型和手术导板的制备，个性化植入体的定制，生物组织工程材料的研究等，目前已逐渐渗透到口腔颌面外科学、口腔种植学、口腔修复学、口腔内科学、口腔正畸学等口腔医学领域的各个分支。所用材料也从最初的塑料，发展到金属、树脂、陶瓷等材料，生产成本也有所降低。

3D 打印技术的工作流程是通过计算机辅助设计（computer aided design，CAD）构建虚拟的三维对象，再将其以 STL 文件格式传输至打印设备。STL 文件格式是增材制造模型的标准格式，它利用简单的多边形和三角形逼近模型表面，曲度大的表面需要通过大量的三角形逼近，所以弯曲部件的 STL 文件相应的比较大。计算机软件分析模型的 STL 文件数据并将其分层为截面切片，这些截面将通过打印设备把液体或粉末材料固化并层层叠加为实物。3D 打印时，在三维空间上，打印头沿 X-Y 平面移动，打印机跟随打印头沿引导方向延伸。打印头沿 Z 轴移动，逐层叠加、堆积，从而生成三维实体模型，实现了虚拟数据向实物的快速转换。目前 3D 打印技术种类繁多，不同的技术生产步骤各有特点，但总体来说，可概括为以下几个步骤（图 10-2-1）：

1. 步骤一　模型的计算机辅助设计（3D 建模），即设计实物的数字化模型信息。建模通常是整个工艺链中最耗时的一步，通常由两种方式实现：第一种是利用计算机辅助设计软件正向建模，直接设计实物的三维模型数据；第二种是通过三坐标测量仪或激光扫描仪等设备捕捉实体模型的扫描数据，再在计算机辅助设计软件中通过逆向建模进行数据的重建。

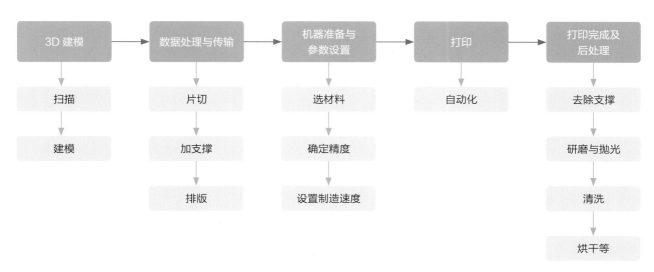

图 10-2-1　增材制造工作流程图

2. 步骤二　数据处理及传输:利用计算机辅助设计软件将设计的三维模型数据转化为 STL 文件格式,片切,加支撑,排版,将处理好的 STL 数据输入 3D 打印设备中,并检查是否有数据错误。

3. 步骤三　机器准备及参数设置,包括材料种类、层厚、精度、能量源和制造速度等各项参数设置。

4. 步骤四　开始打印,打印机接收到指令后进行打印工作。这一过程在大多数 3D 打印系统中已实现了完全自动化。根据打印零部件的大小和数量不同,耗时不同。

5. 步骤五　打印完成及后处理。制造完毕后需要将产品从机器上取出,在取出的过程中需要注意机器是否停止运转及实物的温度。打印后的处理包括去除多余支撑物料或残留的多余材料、抛光或机加工处理、清洁与烘干等。处理完毕后实物产品投入使用。

二、3D 打印的数据处理

3D 打印技术流程中,模型数据经过一系列数据处理产生打印用代码,然后通过代码控制打印机运行,最终形成实体件。数据处理环节包括三维模型构建后的数据预处理,基于数据模型的分层和片切处理,支撑结构设计与添加,填充路径规划。模型的数据处理过程会直接影响到 3D 打印成品的精度和整个打印过程的效率,因此,数据处理中主要算法的研究和优化,对提升 3D 打印精度和效率有重要意义。

(一) 数据预处理

3D 打印设备识别的是实体边缘轮廓信息,边缘轮廓信息只能通过片切三维实体数据获得,与口内扫描或模型扫描数据(面数据,开放式)不同,三维实体数据是一种"边缘封闭"的数据,因此获取三维实体数据是 3D 打印的基础。

三维实体模型信息必须转换成标准文件格式数据,才能被 3D 打印机识别。目前可用的标准文件格式包括 STL、OBJ、PLY 和 AMF(additive manufacturing file,增材制造文件格式)。相较于其他格式,STL 文件的优势在于数据格式简单,容易输出,切片算法易于实现,是目前 3D 打印中最广泛使用的存储格式。但是 STL 格式无法保存模型的颜色、纹理、材质等信息。

在 CAD 模型转换成 STL 模型的过程中,因为 STL 文件尺寸大、对几何模型描述的误差大、拓扑信息丢失较多等常会出现如孔洞、裂缝、逆向法矢量、数据冗余等错误及缺陷,从而影响后续的切片和数据处理工作。目前,主要通过基于 STL 软件算法的优化改进,对转换结果进行错误检查并修复。优化的核心是拓扑关系重建,去除冗余数据量,以节省内存,提高算法效率。

(二) 数据分层片切

分层片切处理是将 STL 模型离散成一系列二维平面信息,通过这些二维数据间接表示原始模型(图 10-2-2)。决定分层结果的因素有片切方向和分层厚度。片切方向是分层平面的法向,分层厚度是相邻两个切片之间的 Z 向距离,分层厚度与片切方向的不同组合决定了 3D 打印的最终效果。

1. 片切方向计算　片切方向与成形质量、支撑结构和成形效率相关,因此建立成形质量、支撑结构和成形效率与片切方向的单目标或多目标的函数关系,进而利用优化模型求解,从而实现 3D 打印片切方向的智能选择。

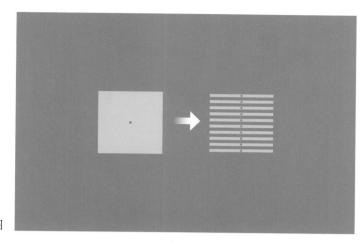

图 10-2-2　片切示意图

2. 分层厚度计算　分层厚度需要在模型精度和打印时间之间取得平衡。分层厚度小,可有效提高打印精度,但打印时间长;分层厚度大,打印时间短,但台阶效应大,模型精度低。基于此,3D 打印分层厚度算法不断改进,从等厚度分层开始逐渐发展为自适应厚度分层,再到定向分层算法,尽可能减小分层耗时及内存占用量,提高分层轮廓信息的可靠性。根据分层方向和厚度,对获得的二维层面数据的轮廓进行优化可进一步提高成形精度。

为了提高分层后的离散精度,国内外也有研究直接基于 CAD 数据的片切算法,直接对参数化的三维实体模型进行分层片切,可避免 STL 模型三角化带来的表面误差,并提高成品质量。但是软硬件系统的不兼容是未来需要考虑的问题。

（三）支撑结构设计与添加

基于 3D 打印的逐层制造特性,需要对三维实体模型设计辅助定位和支撑结构,这样在模型加工过程中出现悬空区域时,能起到支撑和定位基准作用。支撑结构的设计需要在确保打印成功的前提下保证支撑容易去除,且尽量减少剥除损伤,同时充分考虑材料的自支撑能力。

支撑结构添加方式包括人工手动生成和软件自动生成。手动生成是指在三维建模时,使用建模软件对待支撑区域手动绘制支撑结构。设计者可以自主选择支撑区域和支撑类型。但缺点包括:①需对工艺要求和待添加支撑特征熟悉;②添加的支撑难以全面覆盖;③难以修改已经生成支撑的结构;④无法完成复杂人工添加支撑。自动生成方式不依靠人工设计,而是通过算法自动添加支撑。这种方式对算法的要求比较高,但生成支撑比较全面。

支撑算法类型包括:①整体支撑,这种算法主要用于 3D 打印初期使用,不考虑模型复杂程度,生成过程简单,缺点是支撑材料浪费和加工时间增多;②局部支撑,在整体支撑基础上改良,去除不必要的支撑;③其他改良支撑。

支撑结构的分类包括:块状支撑、锥形支撑、轮廓支撑、网格支撑及树状支撑等,其中较为常用的是锥形支撑（图 10-2-3）。

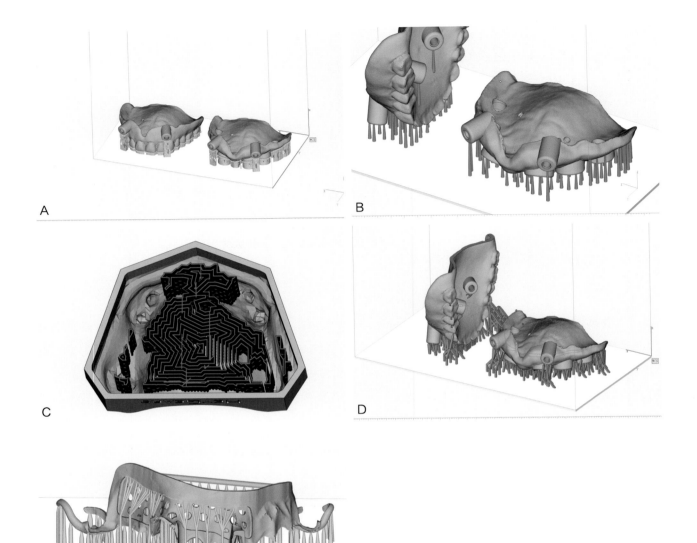

图 10-2-3 支撑结构的分类设计
A.块状支撑　B.锥形支撑　C.轮廓支撑　D.网格支撑
E.树状支撑。

(四) 排版

排版是根据 3D 打印设备构建平台的大小,对打印对象进行组合排列(图 10-2-4)。在保证打印成功率的前提下排列更多的打印对象,最大化利用平台空间,提高打印效率。邻近的模型之间不能靠得太近。根据不同应用,有不同的距离要求,以不影响成功打印为准。

(五) 扫描填充路径规划

扫描填充路径规划是指在二维切面轮廓内规划喷头或能量光源的行走路径,使切片平面沿着喷头或能量光源行走的路径进行成形。其作用在于:①可减少成形件的翘曲变形;②可提高成形件的表面精度和形状精度;③可减少空行程距离,减少喷头或能量光源的开启次数。通过对扫描填充路径算法的优化,能够减少材料浪费、提高打印速率。

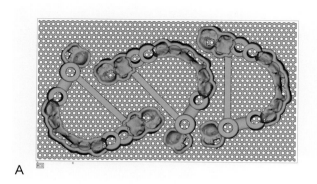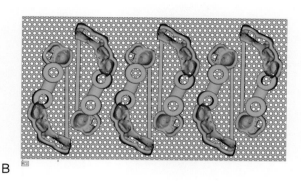

图 10-2-4 排版示意图
A. 全口种植导板排版示意图 B. 局部种植导板排版示意图。

三维实体模型经过片切后得到的二维分层数据,实际上是利用拓扑关系将当前层所有的交线段首尾连接起来,形成了一个多边形轮廓,最终得到了三维模型在当前层的切面轮廓信息。这样的层片截面轮廓数据,根据用户设置,包括线宽、填充百分比、支撑类型等数据生成扫描填充路径。目前常见的扫描填充路径包括:①轮廓偏置扫描填充路径;②往复直线扫描填充路径;③分区扫描填充路径;④其他扫描填充路径等。

最后,把规划好的路径转化成代码文件并传入打印机中,才能控制打印机打印出实体模型。

三、常用 3D 打印技术

数字化口腔种植治疗中,3D 打印技术可用于打印模型、人工牙龈、诊断蜡型、临时修复体(冠、桥)、种植外科导板、个性化托盘、钛网、赝复体及个性化种植体等。根据打印的材料不同可将 3D 打印技术分为三大类:打印金属材料、打印塑料以及打印液体光敏树脂的增材制造技术。打印金属材料的增材制造技术有:选择性激光熔融(selective laser melting,SLM)、激光熔化沉积(laser melting deposition,LMD)、电子束熔炼(electron beam melting,EBM)、选择性激光烧结(selective laser sintering,SLS)、电子束选区熔化(electron beam selective melting,EBSM)、高速激光烧结(high speed sintering,HSS)、直接金属激光烧结(direct metal laser sintering,DMLS)及激光工程化净成形(laser engineering net shaping,LENS)等。打印树脂的增材制造技术有:熔融沉积成形(fused deposition modeling,FDM)、选择性激光烧结(selective laser sintering,SLS)及光敏树脂液相固化成形(stereo lithography apparatus,SLA)等。打印液体光敏树脂的增材制造技术有:立体光固化成形(stereo lithography apparatus,SLA)、激光成形(digital light processing,DLP)及聚合物喷射 PolyJet 等(图 10-2-5)。

下面主要介绍与口腔种植治疗相关的立体光固化成形技术、激光成形技术、聚合物喷射 PolyJet 技术和选择性激光熔融技术。

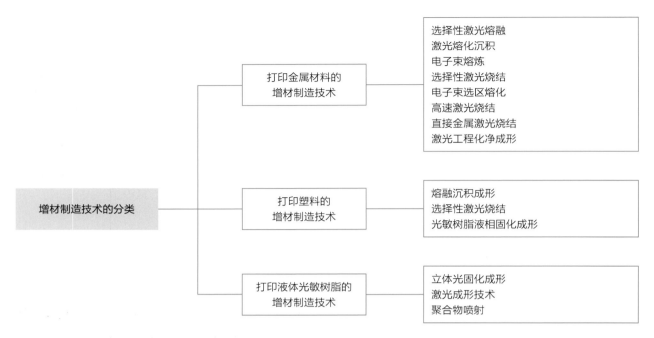

图 10-2-5　增材制造技术的分类

（一）立体光固化成形技术

立体光固化成形(SLA)技术最早出现在 20 世纪 80 年代,目前仍然是广泛应用的快速成形技术之一。以光敏树脂为原料,通过计算机控制激光,按零件三维实体数据的各分层截面信息在液态的光敏树脂表面进行逐点扫描,被扫描区域的树脂薄层产生光聚合反应而固化,形成零件的一个薄层。一层固化完成后,工作台下移一个层厚的距离,然后在原先固化好的树脂表面再敷上一层新的液态树脂,直至得到三维实体模型(图 10-2-6)。SLA 一般层厚在 0.10~0.15mm,精度已能达到 0.05mm。该方法成形速度快,自动化程度高,可成形任意复杂形状,精度高,主要应用于复杂、高精度的精细工件快速成形。

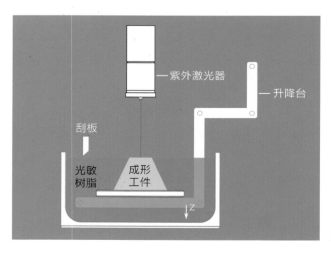

图 10-2-6　SLA 技术原理图

（二）激光成形技术

激光成形（DLP）技术使用高分辨率的数字光处理器（DLP）投影仪来固化液态光聚合物，逐层进行光固化（图 10-2-7，图 10-2-8）。由于每层固化时通过幻灯片似的片状固化，因此速度比同类型的 SLA 速度更快。该技术成形精度高，在材料属性、细节和表面光洁度方面可匹敌注塑成形的耐用塑料部件。

（三）聚合物喷射 PolyJet 技术

聚合物喷射 PolyJet 3D 打印机与普通喷墨打印机原理类似，但 PolyJet 3D 打印机并非在纸张上喷射墨滴，而是将液体光聚合物层喷射到构建托盘上，然后用紫外线将其立即固化。薄层累积成形，直到形成精确的实体模型（图 10-2-9，图 10-2-10）。采用 PolyJet 技术，层厚可达 0.016mm，适合制造光滑表面、薄壁和复杂的几何形状。支持从橡胶到坚硬材料、从透明到不透明材料等多种材料。可以在同一零件中同时打印多种材料。用彩色液体光聚合物进行组合，即可打印出全彩色实物。通过该技术可打印种植外科导板、包含软硬组织的不同颜色及硬度的颌骨模型，现已在种植手术及教学培训中广泛应用。

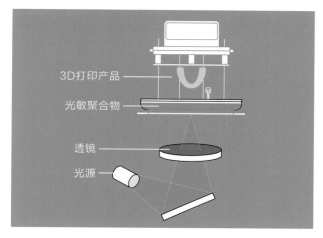

图 10-2-7　DLP 技术原理图

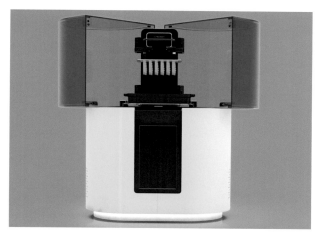

图 10-2-8　应用 DLP 技术的 3D 打印机

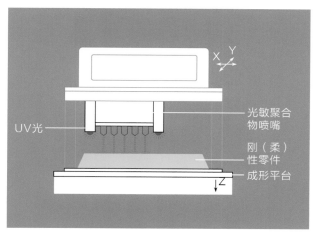

图 10-2-9　PolyJet 技术原理图

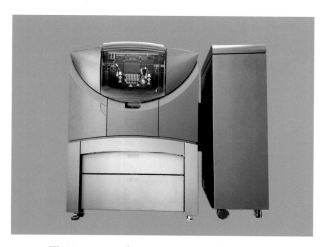

图 10-2-10　采用 PolyJet 技术的 3D 打印机

（四）选择性激光熔融

选择性激光熔融（SLM）是指利用金属粉末，在激光束的热作用下，快速融化、快速凝固的一种技术。其原理是根据成形件的三维 CAD 模型数据分层二维切片信息，扫描系统（振镜）控制激光束作用于待成形区域内的粉末，有选择性地将金属粉末进行熔融。一层扫描完毕后，构建平台下降一个层厚距离，铺粉系统在已形成层之上重新铺粉达一个层厚，再继续熔融，重复上述两个成形过程，直至所有三维 CAD 模型的切片层全部扫描完毕，这样逐层累积直接成形金属零件（图 10-2-11，图 10-2-12）。通常 SLM 的整个加工过程是在惰性气体保护的加工室中进行，避免在高温下金属发生氧化。

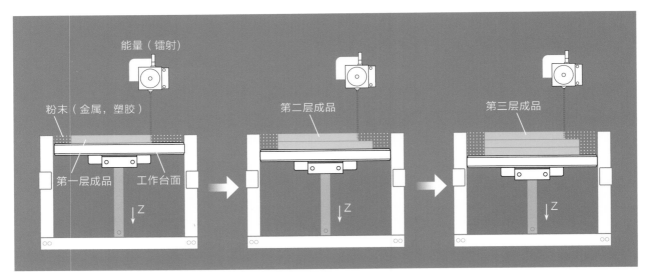

图 10-2-11　SLM 原理图

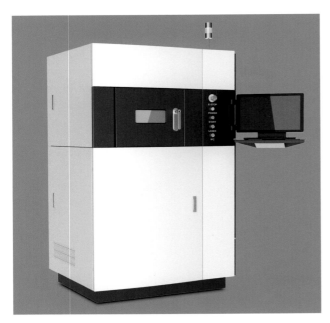

图 10-2-12　应用 SLM 的金属 3D 打印机

SLM 的优点包括：直接制造金属功能件，无须中间工序；可直接制造出复杂几何形状的功能件；良好的光束质量，可获得细微聚焦光斑，从而可以直接制造出较高尺寸精度和较好表面粗糙度的功能件；粉末材料可为单一材料也可为多组原材料，原材料无须特别配制，金属粉末完全熔化所直接制造的金属功能件具有冶金结合性能，致密度较高，具有较好的力学性能。选择性激光熔融技术特别适合于单件或小批量的功能件制造。然而该技术也存在一些缺陷，如设备昂贵，制造速度偏低，工艺参数很复杂，需要加支撑结构。

在口腔种植领域，有学者应用 SLM 制作口腔科种植体，其密度及机械强度均达到要求。2008 年意大利 Traini 等应用 SLM 成形了梯度化 Ti-6Al-4V 合金多孔口腔科种植体，其具有良好的理化性能。应用 SLM 和电子束熔化（EBM）技术在种植体表面制作小梁样结构，与涂层组相比较，无涂层组骨结合能力更强。有研究表明，SLM 法制备的钛种植体可以促进种植体周早期骨整合，较喷砂大颗粒酸蚀表面处理的种植体更有利于提高早期骨矿化速率。

（五）选择性激光烧结

选择性激光烧结（SLS）是使用高功率激光器（如二氧化碳激光）作为能源来烧结粉末（如金属、陶瓷、热塑性或玻璃粉末等）材料。根据规划好的路径在计算机的控制下用激光器对粉末材料进行选择性的分层烧结，一层结束后进行下一层烧结操作实现层层堆积，直至加工完全成形。

SLS 的优点包括：①生产速度快，可达 25.4mm/h；②没有用过的粉末可循环利用，未烧结的粉末保持原状可作为支撑结构；③成形件致密度高，机械性能优异，可媲美精密铸造。SLS 技术的缺点：①表面粗糙度为 0.1~0.2mm，需要后续处理；②加工室需要氮气保护，会产生有毒气体。

四、增材制造后处理

3D 打印机直接打印出的模型，由于成形原理、成形设备精度、成形材料等因素，模型表面和内部有残留的支撑材料，模型的外形也会发生相应的偏移或者毛刺，强度不足，同时表面光洁度也达不到实际的要求。故必须要进行相应的后处理，去除残留材料，提高表面质量以及成形件的强度等。因此，后处理是 3D 打印技术必不可少的一个环节。

（一）树脂材料后处理

光敏树脂通过 SLA、DLP、PolyJet 等增材制造技术打印出树脂模型，这些模型均需要进行后处理操作，主要包括清洗、支撑去除、研磨、抛光、烘干，必要时可增加后固化步骤。

1. 清洗　使用乙醇（酒精）、异丙醇、碳酸丙烯酯等有机溶剂溶解产品表面残留未固化的液态树脂。溶剂可以溶解液态树脂，而不能溶解已固化的树脂。可采用溶液直接清洗或溶液浸泡超声清洗方式（图 10-2-13），一般清洗时间为 1~5min。根据树脂材料在溶剂中的溶解性不同，清洗时间有略微差异，以将成品表面黏感去除为准。

2. 支撑去除　光敏树脂的增材制造过程为液体材料逐层叠加，由于模型的形态结构各异，要打印出最终模型必然需要支撑材料加以支持。支撑去除是指去除打印过程中起支撑模型作用的材料，而非模型本身，通常使用机械剪切或磨除的方法去除支撑材料（图 10-2-14）。有些支撑材料可以通过高压水枪冲洗或相应溶液（如小苏打溶液、液状石蜡等）浸泡的方法去除。

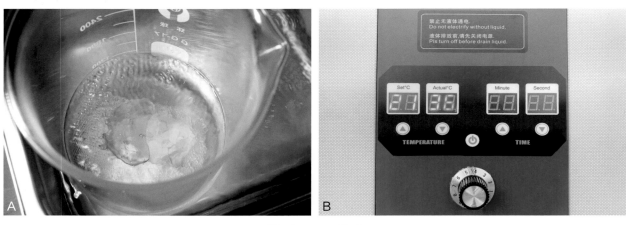

图 10-2-13　清洗
A. 溶液直接清洗　B. 浸泡超声清洗。

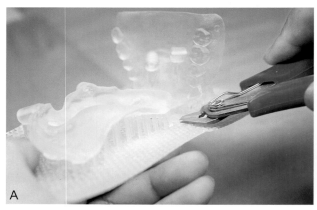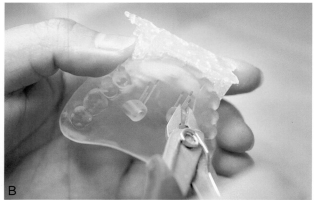

图 10-2-14　支撑去除
A. 去除支撑材料　B. 去除连接杆。

3. 后固化　一些光敏树脂材料在打印过程中并没有达到完全的固化,所以需要后固化来增加材料的固化率和自身的机械性能。经过后固化程序的成品,表面硬、无黏感、强度更高、耐磨耐刮性更强。在一定时间范围内,后固化时间越长,材料的固化率越高,机械强度性能越好,硬度越高。

4. 研磨　是指用磨头将尖锐边角打磨圆钝(图 10-2-15),用不同粗糙度的砂纸由粗至细打磨树脂模型表面,尤其是台阶效应明显和与支撑材料相接的部位,从而获得较好的表面,提高整体的光洁度。

5. 抛光　使用高频振动抛光机,或者使用离心抛光机对树脂模型进行抛光(图 10-2-16),振动抛光的主要原理是通过抛光介质与 3 D 打印模型之间的摩擦和碰撞实现模型的抛光。

6. 烘干　烘干的主要目的是去除清洗溶剂、去除水分、热固化、消除固化过程中的内应力,以及高温消毒前的预热。根据材料和应用的不同,烘干预设的温度及烘干时间也有所不同。

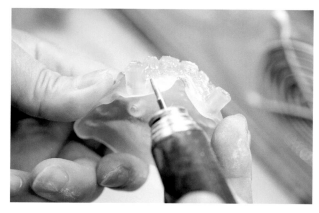

图 10-2-15　磨除锐利边角

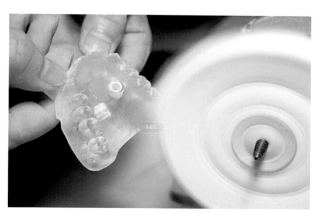

图 10-2-16　抛光

（二）金属材料后处理

金属零件 3D 打印技术成为整个 3D 打印体系中最为前沿和最有潜力的技术。虽然目前科研工作者在金属 3D 打印技术的原理和工艺方面展开了大量研究,但是在零件的成形过程中依然存在许多问题。金属 3D 打印成形过程中,高能束短暂而快速地加热和冷却,并伴随复杂的物理、化学、冶金等过程,容易产生球化、孔隙、裂纹等缺陷,使得金属 3D 打印制件出现相对密度低、孔隙率高、强度硬度低、表面粗糙度大等问题,成为该技术生产与应用面临的严峻挑战。能否从根本上使 3D 打印金属制件的综合性能得到改进提升,很大程度上取决于后处理工艺。制件的致密化和均匀化问题,需要配套的热处理工艺(热等静压、淬火、退火、回火、正火);表面性能的改善需要增加相应的打磨、抛光及喷砂等改性后处理工艺。

1. 热等静压　热等静压技术结合 3D 打印技术有利于获得致密性良好的金属模型。被加工件在高温高压的共同作用下,各向均衡受压,故加工产品的致密度高、均匀性好、性能优异。热等静压工艺使材料发生蠕变及塑性变形,从而以较小的变形改善部件内部的空隙及缺陷。

2. 烧结　金属材料打印坯一般都需要进行烧结处理,针对不同的材料可采用不同的烧结方式,如气氛烧结、微波烧结等。烧结参数是整个烧结工艺的重中之重,它会影响制件密度、内部组织结构、强度和收缩变形。

3. 真空淬火和回火　按采用的冷却介质不同,真空淬火处理可分为油淬、气淬、水淬等。真空淬火后的工件表面光亮,使承受摩擦和接触应力产品的使用寿命提高几倍甚至更高。真空回火的目的是将已通过淬火后的增材制造金属部件优势(不氧化、不脱碳、表面光亮、无腐蚀污染等)保持下来,并消除淬火应力,稳定组织。

4. 真空退火和正火　真空退火除了要达到改变增材制造金属部件晶体结构、细化组织、消除应力等改性目的以外,还要发挥真空加热可防止氧化脱碳、除气脱脂、使氧化物蒸发的效果,从而进一步提高表面光亮度和力学性能。正火既可以作为增材制造金属部件的最终热处理,也可以作为预备处理。正火代替退火可提高零件的力学性能。一些受力不大的工件,正火可代替调制处理作为最终热处理,简化热处理工艺;也可作为用感应加热方法进行表面淬火前的预备热处理。

5. 熔渗 打印坯烧结后可以进行熔渗处理,即将熔点较低的金属填充到坯体内部孔隙中,以提高制件的致密度,熔渗的金属还能与陶瓷等基体材料发生反应形成新相,以提高材料的性能。

6. 去粉 打印坯如果强度较高,则可以直接从粉堆中取出,然后用刷子将周围大部分粉末扫去,剩余较少粉末或内部孔道内无粘接剂的粉末可通过加压空气吹散、机械振动、超声波振动等方法去除,也有采用浸入到特制溶剂中除去的特殊方法。如果打印坯强度很低,则可以用压缩空气将干粉小心吹散,然后对打印坯喷固化剂进行保形。对有些通过粘接得到的打印坯可以随粉堆一起先采用低温加热,固化得到较高的强度后,再采用前述方法进行去粉。

7. 打磨抛光 可采用抛光机或者手工打磨的方式来获得最终所需要的表面质量,也可采用化学抛光、表面喷砂等方法。

五、材料

3D 打印材料分为有机高分子材料和无机材料两大类,前者包括工程塑料、光敏树脂和医用高分子材料,后者包括金属、陶瓷和石膏(图 10-2-17)。下面主要介绍与口腔种植相关的树脂材料和金属材料。

(一) 树脂材料

增材制造技术应用的树脂材料主要是光敏树脂。光敏树脂是指在光照条件下聚合单体或预聚物发生进一步聚合或固化的材料,主要由单体、预聚物和光引发剂组成,通常应用于立体光固化成形(SLA)技术中。在紫外线或激光照射下,逐层引发光敏树脂的聚合或固化,利用层与层之间材料的粘接性能堆积出三维物件。

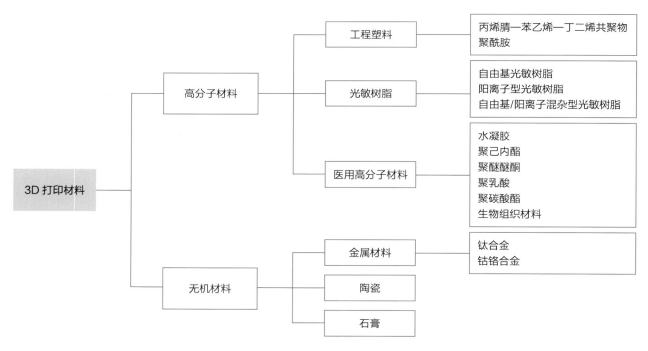

图 10-2-17 3D 打印材料的分类

光敏树脂在种植学的应用：由于每位患者的牙槽骨情况不同，对种植的精确性和功能要求也不同，3D 打印技术制作的个性化种植外科导板应运而生。通过 CT 扫描，利用软件进行三维模型重建，重建的模型可清晰显示解剖学特点，并进行信息整合，可根据患者的颌骨条件和修复体位置，设计出最适合患者的种植位点，应用 3D 打印机制作数字化口腔种植外科导板。以光敏树脂为原材料生成的 3D 打印数字化口腔种植外科导板具有良好的精度，现已在临床广泛应用。

光敏树脂根据引发剂引发原理，可分为三类：自由基光固化树脂、阳离子光固化树脂和混杂型光固化树脂。

1. 自由基光敏树脂　自由基体系以光引发剂的光激发，进而产生自由基，引发活性单体与预聚物交联聚合为基础的体系。用于自由基光固化的低聚物主要是各类丙烯酸树脂，其中最常见的是环氧丙烯酸树脂、聚氨酯丙烯酸树脂，均含不饱和双键，如丙烯酰氧基、甲基丙烯酰氧基、乙烯基、烯丙基等。自由基光敏树脂的优点有成本低、固化速度快、韧性好、黏度低等。但其缺点为固化时表面具有氧阻聚收缩率大、打印产品翘曲变形严重、反应固化速率较低、精度低需二次固化等。通过 3D 打印技术制备的种植手术导板、模型、牙龈、临时牙等均采用自由基光敏树脂。

2. 阳离子型光敏树脂　阳离子体系的预聚体主要是以环氧化合物和乙烯基醚为主，在阳离子光引发剂的作用下，发生开环聚合反应，而引发剂激发所产生的强质子酸可催化加速聚合，使树脂发生固化。阳离子型光敏树脂的优势在于固化体积收缩率小，反应程度高，成形后无须二次固化，不受氧的阻聚作用。故利用阳离子型光敏树脂制造的产品尺寸稳定，力学性能优异，精度高。但该型树脂固化反应速率低，黏度高。其中乙烯基醚类临界曝光量高，固化速度慢；环氧类的固化物脆性大。

3. 自由基-阳离子混杂型光敏树脂　混杂型体系（丙酸脂-环氧树脂混杂体系）混合了上述两种固化原理，由阳离子引发剂和自由基引发剂共同发挥作用。混杂型光敏树脂主要由丙烯酸酯、乙烯基醚类和环氧树脂等预聚体组成，被称为自由基-阳离子混杂光固化树脂体系。丙烯酸酯光固化诱导期短、韧性好、交联密度低，但固化收缩率大、附着力较差；而阳离子光固化诱导期较长、活性中间体寿命长、开环聚合体积收缩率小、附着力好。这两种材料的特性使得自由基-阳离子杂化光固化体系在光引发、体积变化互补及性能调节方面相互协调，具有成本低、收缩率小，固化效果好的特性。

（二）金属材料

1. 金属粉末理化特点　金属材料在口腔种植医学领域应用广泛，目前用于 3D 打印技术的钴铬合金、钛合金材料已经非常成熟，其他金属材料如钽等，也逐渐引起了国内外学者的关注。

（1）钴铬合金：3D 打印技术制备的钴铬合金成品较传统的铸造工艺具有更优的生物安全性、机械性能和耐腐蚀性能。吕晓卫等研究发现激光快速成形钴铬合金与烤瓷铸造钴铬合金成分基本相同，除了延展率低于后者以外，其屈服强度、维式显微硬度、抗拉强度及弹性模量均高于铸造钴铬合金。Xin 等通过实验证明了 3D 打印技术加工的口腔金属材料比铸造金属材料具有更加优越的生物安全性及生物相容性。忻贤贞等通过模拟特殊口腔环境，采用电化学交流阻抗谱的方法对不同工艺制作的钴铬合金电化学腐蚀性能进行检测，结果表明，SLM 技术比传统铸造工艺制作的钴铬合金修复体在进食后的酸性口腔环境中具有更好的耐腐蚀性能。

（2）钛合金：大多数用于种植体的钛合金为钛六铝四钒（Ti-6Al-4V）。Liu 通过动物实验证明，选择性激光熔化制备的钛骨种植体较传统的 SLA 种植体可促进早期骨愈合并提高矿物质沉积率。Ti-Zr 合金的弹性模量较纯 Ti 明显降低,在 53.5~59.3GPa,与人体骨组织较匹配。Zr 的加入使金属钛的力学性能、摩擦磨损性能与抗腐蚀性能较纯钛都有较大的提升,并表现出优良的生物相容性,具有良好的生物医学应用潜力。Jan 等通过动物实验表明,Ti-Zr 合金比钛种植体具有更高的稳定性和更优的骨组织反应,以及相似的骨传导特性。

(3) 钽等其他金属材料:目前广泛使用的致密型种植体的弹性模量明显高于人体骨组织,植入后可产生应力屏蔽和应力集中,引发种植体周骨组织的吸收,甚至导致种植体松动。为了促进骨整合,降低弹性模量,消除应力屏蔽,骨内植入物通常采用多孔型表层,使其具备良好的骨传导性,从而诱使骨长入以达到生物固定,保证植入物的长期稳定。钽具有比钛更接近于颌骨的弹性模量,与钛相近的骨结合性能。因此,多孔钽的弹性模量更小,较多孔钛,其能够更好地避免产生"应力屏蔽",为骨组织提供有效的机械刺激。

2. 3D 打印加工方法 金属材料 3D 打印的方法包括:选择性激光熔融(SLM)、激光熔化沉积(LMD)、电子束熔炼(EBM)、激光熔覆沉积(LCD)、选择性激光烧结(SLS)、电子束选区熔化(EBSM)、高速激光烧结(HSS)、直接金属激光烧结(DMLS)、激光工程化净成形(LENS)、激光快速成形(laser rapid formation,LRF)等。目前在口腔医疗领域应用较多的主要是 SLM、EBSM 和 LENS 等技术。

(1) SLM 技术:该工艺可使用材料宽泛,尺寸精度高,表面更光滑,具有较高的致密度和力学性能,是口腔修复体领域中使用最多的打印成形方式。该工艺采用铺粉方式打印,所用粉末的流动性越好、松装密度越高,打印成品的致密度越好;粉末的粒度越细,则打印的精度越高,表面越光滑。

(2) EBSM 技术:EBSM 技术与 SLM 技术相似,主要区别是 EBSM 以电子束为热源,对金属粉末进行熔化,且所需环境为真空环境,因此该技术制备的产品杂质含量较低,致密度较高,性能优良,但打印的精度不如 SLM。由于电子束能量较高,因此所使用粉末较粗,一般使用粒度 50~90μm、球形度较好的粉末。王宏等通过电子束选区熔化制作的钛合金支架,具有完全贯通的三维孔隙结构,可加载种子细胞和成骨材料,作为骨组织工程支架修复骨缺损,具有良好的生物相容性。

(3) LENS 技术:是以金属粉末为原料,通过高能激光束对金属原料逐层熔化堆积,最终得到高致密度、高性能的大型金属零部件的制造技术。该技术由于采用激光照射送粉器喷出的金属粉末,因此适合大尺寸零部件的生产,但是由于利用气流进行送粉,因此粉末粒度不宜过细,否则容易出现飞扬,且易堵塞喷嘴。故一般采用流动性好、粒度较粗的粉末。

3. 口腔种植中的应用

(1) 钛合金:口腔种植中 3D 打印的个性化种植体要求具有良好的骨结合能力、负重能力、抗疲劳能力和材料强度。钛及钛合金材料具有密度小、精度高、强度大的优点,并且该材料有较好的生物相容性,被口腔医学领域视为比较理想的 3D 打印金属材料,尤其是在口腔种植等领域广泛使用。由于纯钛的强度不如钛合金大,而且弹性模量比骨组织的高,很容易导致钛种植体和骨组织两者产生不相匹配的机械应力。通过 SLS 或 LRF 技术,改变部分参数制出不同孔隙率和表面形貌的钛合金种植体,使其更为接近植入部位骨的弹性模量,具有良好的机械性能及生物相容性,为扩大其临床应用范围提供了良好的基础。

此外,通过 3D 打印技术还可以根据患者的骨缺损情况定制个性化钛网,通过精准设计骨扩增的轮廓外形和体积,与牙槽骨解剖形态更为贴合,有利于实现可预期的骨增量效果。

（2）钴铬合金：3D 打印的钴铬合金也是口腔医学领域常用的修复材料。李美康等应用直接金属激光烧结技术制作钴铬合金基底冠,与传统铸造技术及 CAD/CAM 技术相比,直接金属激光烧结技术制作的钴铬合金基底冠具有更好的边缘适应性。王兵等研究表明,对于钴铬合金而言,选择性激光烧结工艺的加工质量优于铸造工艺。

（三）氧化锆材料

1. 氧化锆粉末的理化特性　氧化锆陶瓷材料具有极强的化学稳定性和抗氧化能力、高抗弯强度、优异的耐磨性、良好的生物相容性、良好的吸光度、透光性和遮色能力等特点,这使其作为修复体植入人体后不仅能耐受体液的作用不发生变质或变相,而且不会损伤和破坏组织。与钛相比,尽管钛金属拥有更强的机械性能,但氧化锆更有利于抑制细菌黏附,两者具有相似的骨整合能力和软组织黏附能力。因此,氧化锆材料在口腔种植领域应用广泛,主要应用于牙冠、种植基台、种植体制备中。

2. 加工方法　3D 打印技术对于氧化锆试件的制作具有如下潜能和优势：①激光的高能量密度可以实现陶瓷粉末的液相烧结,可以提高陶瓷修复体的美学效果;②非接触式的加工过程可以降低高强度结构陶瓷的加工难度;③快速熔凝的加工过程可以使陶瓷晶粒细化,从而改善其微观结构,提高其力学性能。目前可用于陶瓷零件的 3 D 打印技术主要有：立体光固化成形（stereo lithography apparatus,SLA）、选择性激光烧结（selective laser sintering,SLS）和喷墨打印成形（inkjet-printing）等。

（1）立体光固化成形：将全瓷冠 STL 文件输入 3D 打印系统,采用立体光固化技术制作全瓷冠。具体步骤为：首先,工作台铺满混有液态光敏树脂的氧化锆浆料,同时给予紫外激光照射,当浆料的受光部分产生固化反应后,工作台即会沿 Z 轴下降 0.1mm 厚的高度,并再次被新鲜氧化锆浆料铺满,重复上述过程,直至修复体初步制作完成;然后再将该修复体置于烧结炉中进行热脱脂、烧结等处理。朱华杰等应用 SLA 技术对氧化锆粉末进行成形,应用热等静压进行后处理制作而成的氧化锆产品,初步达到了口腔科材料的基本要求。

（2）喷墨打印成形：有研究将固体形式的氧化锆粉末储存于喷头以备喷射,喷射时氧化锆以泥浆形式喷射成形,再通过高温烧结增加瓷块的致密度。利用此技术制备的氧化锆全瓷修复体和天然牙有着类似的吸光度及透光性等特性,加之底冠具有较好的强韧性,成为口腔临床较为理想的修复体。3D 打印制作出的氧化锆强度和抗压强度都能满足临床修复的要求,精确度高,并且相对于传统 CAD/CAM 切削工艺,节省了制作材料,显示出了巨大的潜力。

3. 氧化锆在口腔种植的应用　在口腔种植学领域,氧化锆粉末通过 3D 打印技术,如聚合物喷射 PolyJet 技术、选择性激光烧结（SLS）技术或选择性激光熔融（SLM）技术等,可制备成牙冠、种植体、基台等,但目前大多数仍处于研发阶段,其可靠性仍需要长期的临床观察。

在氧化锆全冠方面,3D 打印技术与 CAD/CAM 切削加工法相比,在节省材料的同时能制作出与其相仿密合性的高质量修复体,有临床应用的可能,并将成为制作氧化锆全瓷修复体的潜在候选技术。运用三维打印技术和功能引导路径技术制作聚乳酸诊断性全冠,可获得修复体咬合面的个性化功能接触形态,比常规方法显著减少了修复体调改量并降低咬合高点,有助于提高患者的舒适度,可为精确的咬合关系记录提供新方法。

在氧化锆种植体方面,通过 DLP 技术可制备氧化锆种植体,该种植体获得了良好的尺寸精度,以及与烧结技术制造的氧化锆制品有相近的机械性能,但仍需要优化 3D 打印过程参数以改善打印对象的微观结构。

在氧化锆种植基台方面,由于氧化锆具有与钛高度相似的软组织黏附能力、骨整合特性和良好的生物相容性,较传统的钛基台而言更能为修复体提供良好的美学效果,因此,氧化锆基台有望成为传统钛基台的替代品。

六、3D 打印技术在口腔种植领域的应用

(一) 利用 3D 打印技术制作数字化种植外科导板

通过 CT 扫描,利用软件进行三维模型重建和信息整合,根据患者的颌骨条件和修复体位置,设计出最适合患者的种植位点,应用 3D 打印机制作数字化口腔种植外科导板(图 10-2-18)。以光敏树脂为原材料生成的 3D 打印数字化口腔种植导板具有良好的精度,现已在临床广泛应用。

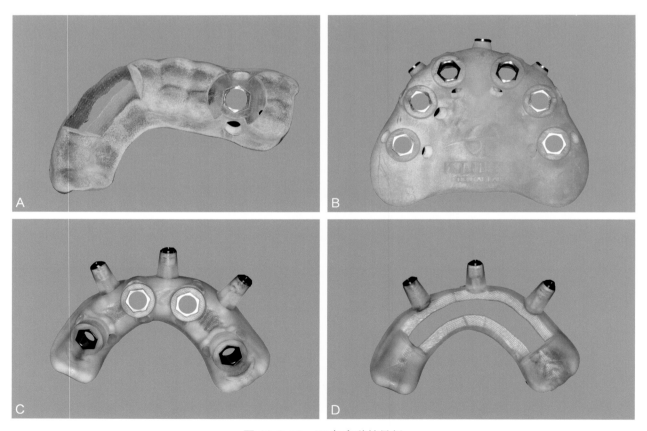

图 10-2-18　3D 打印种植导板
A. 单颗牙种植导板　B. 上半口无牙颌种植导板　C. 下半口无牙颌种植导板　D. 截骨导板。

（二）包含软硬组织的牙列颌骨模型

将口内扫描或模型扫描获取的数字模型和 CBCT 扫描数据通过 CAD 软件整合与设计后,可以应用3D 打印获得包括牙列、黏膜和颌骨在内的实体工作模型(图 10-2-19)。口腔医师可行术前美学分析和诊断评估,也可以帮助口腔修复技师在模型上完成烤瓷以及义齿的最终调改等操作。另外,3D 打印的不同颜色及硬度、包含软硬组织的颌骨模型(图 10-2-20),现已广泛应用于种植手术及教学培训中。

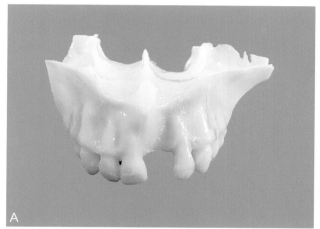
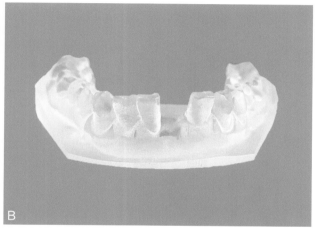

图 10-2-19　仅包含硬组织的牙列颌骨模型
A. 上颌牙列模型　B. 下颌牙列模型。

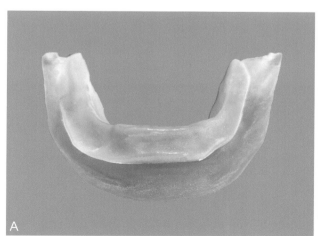
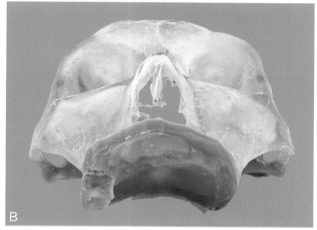

图 10-2-20　包含软硬组织的颌骨模型
A. 下颌骨模型　B. 上颌骨及头颅模型。

（三）诊断蜡型及临时修复体

在口腔修复过程中，3D打印技术将美学分析和设计的数字化结果转化为实体，即诊断蜡型，实现一对一地传递并指导最终修复体的设计和制作，同时作为美学修复预告和精准实施的重要手段，为美学修复制订了可预览的修复蓝图，让口腔医师和技师能检测患者重建的口腔功能和美学的相关信息，同时减少模型制取和美学诊断蜡型手工制作等步骤，有效减少了翻制模型及手工制作蜡型时造成的误差，有效提高诊疗效率和患者舒适度（图10-2-21A、B）。临时修复体（图10-2-21C、D）作为重要的诊断和沟通工具，是连接医师、患者及技师的良好载体，在引导牙龈成形、改善牙龈缘形态方面扮演着至关重要的角色。3D打印技术制作临时修复体避免了传统人工法的工序复杂、美观性不确定、患者就诊次数多、就诊时间长等一系列缺点，可以完成医患双方满意度最大化的修复体制作。3D打印技术在口腔修复过程中提高制作效率的同时，在制作的精度上明显优于人工制作技术。

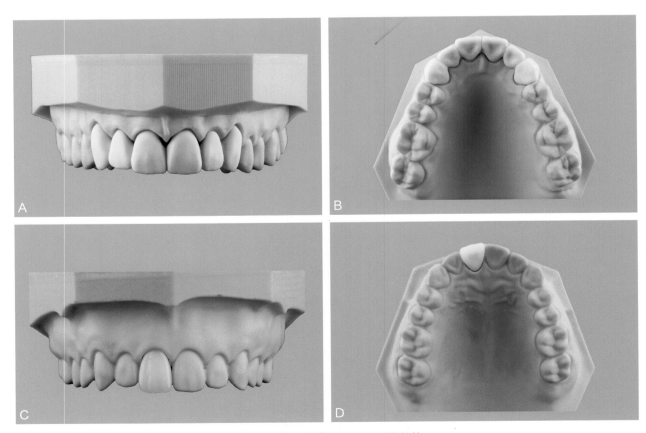

图 10-2-21　诊断蜡型和临时修复体

A.诊断蜡型唇面观　B.诊断蜡型咬合面观　C.临时修复体唇面观　D.临时修复体咬合面观。

(四) 钛种植体

利用 SLM 技术制作种植体(图 10-2-22),其密度及机械强度均可达到要求。SLM 技术和 EBM 技术可在种植体表面制作小梁样结构,有研究表明,SLM 法制备的钛种植体可以促进种植体周早期骨整合,较喷砂大颗粒酸蚀表面处理的种植体,更有利于提高早期骨矿化速率。应用 SLS 技术制作的多孔钛种植体具有良好的机械性能和生物相容性,与壳聚糖/羟磷灰石复合涂层结合后具有骨诱导性,利于形成稳定的骨结合。3D 打印个性化种植体,对钛种植体表面进行修饰,可促进成骨细胞的生长分化,种植体具有更优良的特性。由于 3D 打印技术生成的微米表面更容易被特定的细胞识别出来,因此,具有微纳复合结构的种植体促进了细胞的增殖和延展,同时更利于细胞向成骨方向分化。

(五) 氧化锆及金属冠桥

3D 打印氧化锆陶瓷义齿具有良好的表面质量和可控的结构精度,对材料利用率可达 90% 以上,减少了材料浪费和环境污染。3D 打印氧化锆特殊内部结构可实现硬度等力学性能的仿生性。目前,氧化锆材料 3D 打印过程中仍存在一些问题,如内部应力大、烧结后容易产生裂纹以及体积收缩大等,这些可能会影响其机械性能和临床适合性,故陶瓷材料的 3D 打印工艺仍需进一步研究。

使用金属 3D 打印技术打印金属牙冠、种植桥架、可摘局部义齿支架、金属内冠等(图 10-2-23),可以省去蜡型、包埋、铸造工艺流程,工作量大幅减少。大幅度降低由于人员流动、新手培训、手工误差等不完全可控因素带来的不稳定性而导致的隐形成本,并且避免了人工操作产生的各种误差,充分满足口腔科个性化及产品精度的需求。通过 SLM 技术制作的 3D 打印技术制品,由于采用了较高的激光能量密度和更细小的光斑直径,成形件的力学性能、尺寸精度等均较好,只需简单后处理即可投入使用,并且成形所用原材料无需特别配制。因此,该工艺制作的修复体在微观结构及理化性能等方面存在独特的优势。

对于种植桥架的制作还需要借助减材制作工艺实现桥架与基台或种植体接口的精密加工。增材制造和减材制造的联合应用是口腔种植基底桥架加工方法的未来发展趋势。

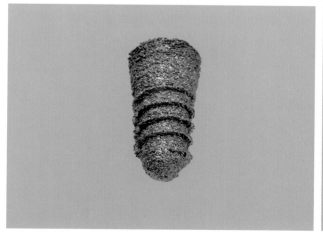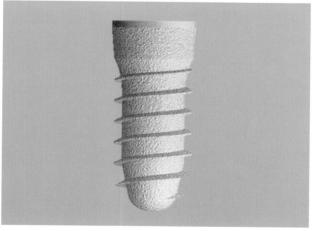

图 10-2-22　3D 打印钛种植体

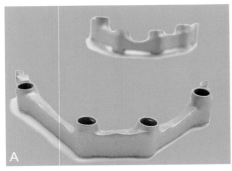
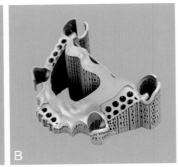
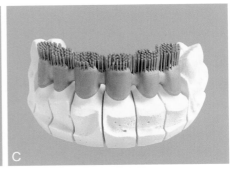

图 10-2-23　3D 打印技术金属制品
A. 种植支架　B. 可摘局部义齿支架　C. 金属内冠。

(六) 软骨组织及骨代替物

1. 水凝胶　生物可降解水凝胶是一种具有生物相容性且可 3D 打印的高分子材料,水凝胶本身是一种含水量高的水溶性高分子材料,其生物相容性和力学性能非常适合于代替软骨组织。3D 打印技术可以实现对材料外部形态和内部结构的精确监控,有利于细胞分布的调控,以及材料与生物体的匹配。采用激光快速成形工艺,使用 PLA 和聚乙二醇混合料,可打印水凝胶支架,用于制作具有较高的力学性能和良好的孔隙连接性的骨细胞培养支架,骨组织细胞在该材料上能够快速生长,被用于骨骼修复手术。

2. 聚醚醚酮(PEEK)　PEEK 是一种半结晶热塑性聚合物,常用于 3D 打印材料或制造业的辅助材料。PEEK 具有十分优异的力学性能,与天然骨相似,是一种可用在骨科和口腔科中的理想的骨移植材料,已被用于外科手术重建、制造解剖模型或患者特异性植入物。通常用选择性激光烧结或熔融层积成形技术进行加工。3D 打印 PEEK 材料可改善细胞黏附、代谢活性和增殖。故 PEEK 可能成为一种潜在的口腔科和颅颌面种植的生物材料。

(七) 个性化钛网

个性化钛网(图 10-2-24)兼具传统钛网和个性化的优势,术前重建患者骨缺损模型,利用 CAD 软件个性化设计不同孔隙大小、厚度和形状等参数的钛网,相较于传统钛网结构更为轻薄,可减少压应力,孔隙有利于更好地血管化,术前设计的钛钉位置有利于避开邻近的重要解剖结构,提高了手术的安全性。另外,通过精准设计骨扩增的轮廓外形和体积,与牙槽骨解剖形态更为贴合,有利于实现可预期的骨增量

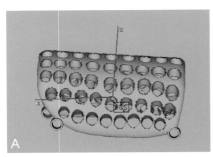
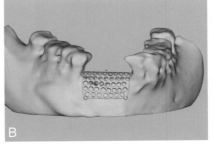
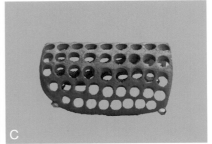

图 10-2-24　3D 打印个性化钛网
A. 设计图　B. 钛网就位于缺损牙槽嵴上　C. 打印成品。

效果。3D 打印个性化钛网相较于传统钛网而言,可以应用于各类型的骨缺损,尤其适用于解剖结构复杂的骨缺损。但目前研究病例及观察时间有限,其远期治疗效果还需进一步验证。

七、增材制造误差来源

增材制造全过程包括前期数据处理、自由成形和后处理三个阶段,每个阶段都可能存在影响成形件精度的因素。成形件的精度是指加工后的成形件与原三维 CAD 模型之间的误差,主要有尺寸误差、形状误差和表面误差。成形件的精度与 3D 打印机本身精度有关,还与增材制造全过程中前期数据处理、成形加工过程和后处理三个阶段有关(图 10-2-25)。

(一)前期数据处理产生的误差

1. CT 图像采集和图像处理过程产生的误差 CT 图像采集和重建参数以及成像噪声、光束硬化、患者运动和金属伪影可能在 CT 图像的灰度值中引入不均匀性而影响 CT 成像,进而引起图像误差。

2. 图像的处理 医学增材制造过程总是需要图像处理,将 CT 图像转化为三维表面模型数据,即将 CT 数据(DICOM)文件转化为 STL 文件,而 STL 格式文件的实质就是用许多细小的空间三角形面来逼近还原 CAD 实体模型,当用建模软件输出 STL 格式文件时都需要确定精度,也就是模拟原模型的最大允许误差。当表面为平面时不会产生误差,如果表面为曲面时,误差将不可避免的存在。

3. 制造原理性误差 精度的确定与三维实体表面的法向方向、曲率半径、分层厚度有关,增材制造的本质是"分层-叠加"制造,该制造过程中产生的阶梯误差是制造原理性误差,即所谓的"阶梯效应",从根本上讲是不可避免的,但可以选择不同的算法尽量减少原理性误差。现阶段比较常用的算法是"自适应分层算法",即根据三维模型表面的曲率和法向方向来自动调整分层厚度,该算法是直接对三维模型进行分层,避免了将三维模型转换为中间格式文件带来的精度损失,从而提高了成形的精度。

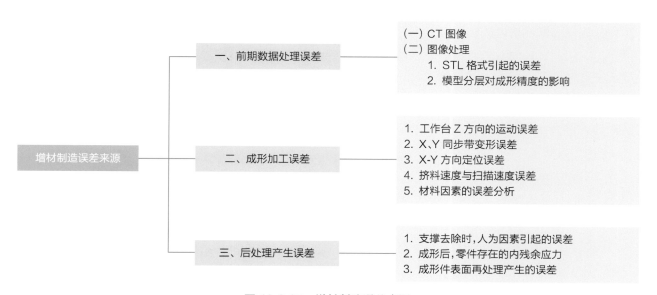

图 10-2-25 增材制造误差来源

（二）成形加工误差

造成成形加工误差的因素包括设备本身的精度、材料的性能、打印过程中的工艺参数设定、制作翘曲等。设备自身的制造和装配精度以及工作过程中的振动都会影响其打印精度。比如工作台 Z 方向上的运动误差、XY 平面误差及 XY 方向定位误差等。此外，打印机框架结构及所用材料的刚度对其稳定性也有着很大的影响。同时，不同的材料，其熔点、流动性、收缩率等各不相同，这些都将影响成形件的精度。

1. 工作台 Z 方向上的运动误差　3D 打印主要是在丝杠的控制下，通过上下移动完成最终的成形加工。所以工作台的运动误差将直接影响成形件的层厚精度，从而导致成形件的 Z 向尺寸误差。同时，工作台的运动直线度误差也会造成成形件的位置、形状误差和明显的粗糙度。

2. X、Y 方向同步带变形误差　X、Y 扫描系统由步进电机控制并驱动同步齿形带，然后带动打印头进行每层的扫描运动，其是一个二维的运动过程。在定位或者使用时间较长后，同步齿形带可能会产生一定的变形，会严重影响扫描系统的定位精度，为解决这个问题常采用位置补偿。

3. X-Y 方向定位误差　成形机运动控制系统采用的是步进电机开环控制系统，电机自身和其各个结构都会对系统动态性能造成一定的影响。X、Y 扫描系统在往复的扫描过程中存在着一定的惯性，使扫描镜头的扫描尺寸其实大于成形件的设计尺寸，造成尺寸误差。同时，由于扫描系统在扫描过程中是一个加减速的过程，边缘扫描速度会小于中间扫描速度，这样就会导致成形件边缘的固化程度高于中间部分，固化不均匀。扫描机构在成形过程中总是在进行连续的往复填充运动。驱动扫描机构的电机自身存在着一个固有频率，扫描不同线长的时候会出现各种频率，所以当整个机构发生谐振时，会给扫描机构带来很大的振动，严重影响成形的精度。

4. 挤料速度与扫描速度误差　在保证有足够加热功率和相同扫描速度的前提下，若挤料速度过高，在工件的表面及侧面就会出现材料溢出现象，导致表面粗糙，支撑结构与工件不易分离；若挤料速度过低，在扫描轨迹上就会出现材料缺失现象。因此，适当降低挤料速度，能提高工件的表面品质，使其轮廓线更清晰，支撑结构与工件易于分离。综上所述，通过优化工艺参数可以有效地提高成形件的精度和质量。

5. 材料因素的误差　在 3D 打印过程中，打印材料如高分子材料（ABS、PLA 等）的热膨胀特性会产生收缩变化，材料的热收缩特性对于制件的影响体现在制件的尺寸精度和形状精度。材料的收缩特性表现在 X、Y、Z 各方向时，会产生制件在三个方向上的尺寸误差，同时在打印材料状态改变的过程还会引起制件的翘曲变形。翘曲变形主要是由于在分层成形过程中，材料堆积不同步而引起各层间体积收缩不同，进而造成内应力不等而产生的。堆积层数和成形室温度是影响材料翘曲变形的最主要因素，因此在工艺过程中要重点考虑这两个因素的影响。

（三）后处理产生的误差

后处理产生的误差是指整个零件成形完成后对零件进行的辅助处理工艺，包括零件的取出、清洗、去除支撑、磨光表面、喷涂以及后固化等在处理过程产生的误差，包括支撑去除时人为因素的影响、成形后零件内部的残余应力大小以及为满足用户的需求对成形件进行进一步的打磨、修补、抛光和喷砂等处理而产生的误差。

综上所述，减小分层厚度可以通过自适应的分层方法很好地提高成形件的表面精度，降低因分层数量较多而引起的效率降低问题,或者通过优化成形加工方向的办法来提高成形件表面质量。其中优化成形加工方向在工艺上有一定的难度,对于成形加工方向的优化,不仅要考虑精度的因素,也要着重考虑成形效率和支撑设计等方面因素。

（高永波 林臻彦）

参考文献

1. ALGHAZZAWI,TARIQ F. Advancements in CAD/CAM technology:options for practical implementation. Journal of Prosthodontic Research,2016,60(2):72-84.
2. 吕培军,李彦生,王勇,等. 国产口腔修复 CAD-CAM 系统的研究与开发. 中华口腔医学杂志,2004,37(5):367-370.
3. DURET F,BLOUIN J L,DURET B. CAD-CAM in dentistry. Journal of the American Dental Association,1988,117(6):715-720.
4. BILGIN M S,BAYTAROGLU E,ERDEM A,et al. A review of computer-aided design/computer-aided manufacture techniques for removable denture fabrication. European Journal of Dentistry,2016,10(2):286-291.
5. 李燕玲,王劲茗. 计算机辅助设计与制作钛支架在无牙颌患者种植固定修复中的应用现状. 国际口腔医学杂志,2017,44(3):344-349.
6. ISIL,KARAOKUTAN,GULSUM,et al. In vitro study of fracture strength of provisional crown materials. The Journal of Advanced Prosthodontics,2015,7(1):27-31.
7. 刘小舟,吕培军,王勇. 口腔可切削材料的研究进展. 北京大学学报(医学版),2008,40(6):654-657.
8. 刘诗铭,刘峰. 椅旁 CAD/CAM 修复材料分类和新进展. 口腔医学,2017,37(8):673-677.
9. 陈曦,于海洋. 聚醚醚酮在口腔种植与修复领域的研究进展. 国际口腔医学杂志,2018,45(6):43-51.
10. FRANCESCO M,CARLO M BIDZINA M,et al. Combining intraoral and face scans for the design and fabrication of computer-assisted design/computer-assisted manufacturing(CAD/CAM)polyether-ether-ketone(PEEK)implant-supported bars for maxillary overdentures. Hindawi Scanning Volume,2019:4274715.
11. HU K,WEI Y,LI LH,et al. Application of 3D printing technology in the field of biomedical materials. Advanced Materials Industry,2014(8):33-39.
12. 缪卫东. 3D 打印技术在口腔医学领域中的应用及展望. 新材料产业,2017(11):33-38.
13. GOODACRE BJ,SWAMIDASS RS,LOZADA J,et al. A 3D-printed guide for lateral approach sinus grafting: a dental technique. J Prosthet Dent,2018,119(6):897-899.
14. 邹瞿超,金锦江,黄天海,等. 3D 打印技术在医疗领域的研究进展. 中国医疗器械杂志,2019,43(4):279-281,293.
15. QU F,DU X,LIU WC. 3D-printed custom trays with a Gothic arch for centric relation recording and definitive impression making for complete dentures: a dental technique. J Prosthet Dent,2019,121(1):32-36.
16. 孙玉春,李榕,周永胜,等. 三维打印在口腔修复领域的应用. 中华口腔医学杂志,2017,52(6):381-385.
17. 张倩倩,陈昕,赵雨薇,等. 3D 打印在口腔美学修复中的应用. 华西口腔医学杂志,2018,36(6):656-661.
18. 季平,杨生. 个性化钛网在口腔种植骨增量中的应用. 口腔医学研究,2019,35(11):1011-1015.
19. 杨舒雄. 增材制造方式下的制件误差分析与实验研究. 西安:西安理工大学,2019.
20. VERHAMME L. M,MEIJER G J,BOUMANS T,et al. A clinically relevant accuracy study of computer-planned implant placement in the edentulous maxilla using mucosa-supported surgical templates. Clin Implant Dent RelatRes,2015,17(2):343-352.

第十一章

全程数字化辅助口腔种植治疗

随着现代计算机技术和口腔制造业的不断发展与进步,数字化技术已逐渐应用于口腔种植治疗的各个环节,包括数据采集、修复体设计、种植外科及上部结构的设计制作等过程。同时,数字化技术实现了"以结果为导向"的治疗目标,并将"以终为始,修复先行"原则的治疗理念贯穿于口腔种植治疗的每个步骤中。这种将数字化技术和理念贯穿于整个口腔种植治疗的模式,称为全程数字化辅助口腔种植治疗。数字化的新纪元已经到来,全程数字化辅助口腔种植治疗的精准种植策略,已然成为口腔种植治疗的发展趋势。

一、全程数字化理念的引入

全程数字化流程的开始阶段为数字化术前信息采集、评估、诊断,数字化预期修复体设计。数字化预期修复体设计是"以结果为导向",通过虚拟𬌗架,虚拟面弓,虚拟排牙,基于良好的美学效果、功能和便于维护这三方面进行的综合设计。完成设计后,通过静态导板、动态导航或者种植机器人的数字化外科,数字化印模,数字化临时修复体制作,数字化最终修复体制作等过程,最终实现理想的口腔种植修复。因此,全程数字化技术真正意义上辅助实现了"以终为始,修复先行"原则。

(一)"以结果为导向"的治疗目标

预期修复体应从修复体的美观、功能和维护三方面进行考量和设计,实现"以结果为导向"的治疗目标。

1. 美观　预期修复体应具有良好的美学效果。2004 年,Belser 等提出成功的种植修复体应该模拟天然牙的外形。2005 年,Furhauser 提出粉色美学评分(pink esthetic score,PES)。以近中龈乳头、远中龈乳头、牙龈边缘水平、牙槽突形态、牙龈外形、牙龈颜色、牙龈质地 7 项指标评分,每项指标分值为 2/1/0 分,2 分为最优,0 分为最差,总分最高为 14 分。除近远中龈乳头以完整、不完整、缺失来评价外,其余指标均通过与 11- 牙的比较来评分(表 11-0-1)。

表 11-0-1 粉色美学评分标准

变量(指标)	评分方法	0分	1分	2分
近中龈乳头	形状与对照牙相比	缺失	不完整	完整
远中龈乳头	形状与对照牙相比	缺失	不完整	完整
牙龈边缘水平	水平与对照牙相比	严重差异 >2mm	轻微差异 1~2mm	无差异 <1mm
牙槽突形态	牙槽突缺损	明显	轻微	无
牙龈外形	自然,与对照牙位相似	不自然	相对不自然	自然
牙龈颜色	颜色与对照牙相比	明显不同	中等差异	无差异
牙龈质地	质地与对照牙相比	明显不同	中等差异	无差异

2009 年,Belser 等在此基础上将 PES 改良为 5 项指标:近中龈乳头、远中龈乳头、牙龈颈缘曲线、牙龈边缘水平、牙龈根方丰满度或牙龈颜色及质地,每项指标分值仍为 2/1/0 分,最高总分为 10 分。同时提出着眼于种植体上部修复体本身的白色美学评分(white esthetic score,WES)。WES 的 5 项指标分别为:牙冠形态、颜色、大小、表面质地、透明度或个性化表现,均通过与对侧同名天然牙直接比较评分,每项指标分值同样为 2/1/0 分,最高总分为 10 分。

2. 功能 针对预期修复体功能的考虑,集中体现在修复体的咬合设计上。Misch 等于 1994 年首次提出了种植体保护𬌗(implant-protected occlusion)的概念。种植体保护𬌗的主要原则有:①建立稳定的正中位,两侧达到一致的尖窝交错关系;②咬合接触、𬌗力平衡均匀分布;③下颌后退位与正中位之间协调一致没有咬合干扰;④形成较大的正中自由域,无论何种运动时,均无咬合干扰。因此在种植咬合设计时,上部结构设计应尽量避免使种植体受到非长轴方向的侧向力,尽量避免悬臂设计,若不可避免地要设计悬臂,悬臂应尽可能短以及咬合接触面尽可能小。

3. 维护 种植修复体行使日常功能以及取得长期成功离不开良好的维护。为了有利于清洁维护,预期修复体应具有适当的邻接设计,桥体应根据患者自身情况选择适当的组织面设计,全口固定修复组织面需要预留出清洁空间等要点。另外,常规的口腔卫生宣教和患者修复完成后的定期复诊也必不可少。

(二)"以终为始,修复先行"原则的治疗理念

"以终为始,修复先行"原则是口腔种植修复治疗成功的关键,也是口腔种植治疗将口腔修复学、牙周病学、口腔外科学、口腔影像学和口腔技工学这些多学科串联起来的重要桥梁。通过术前数字化数据的采集和诊断,用数字化手段设计出预期修复体;通过数字化外科、数字化印模、虚拟𬌗架、数字化临时修复和最终修复等技术,实现最终修复体的设计与制作。

1. 美学区种植 对于美学区种植,全程数字化辅助口腔种植治疗是最优的选择。通过数字化术前信息获取、评估与诊断,数字化微笑设计(digital smile design,DSD)获得目标明确的预期修复体形态,从最终修复效果出发进行种植体精准位置与轴向的虚拟设计;采用数字化导板与动态导航技术保证种植体外科植入位置的精准性,再经数字化印模制取、数字化临时修复体设计、虚拟𬌗架、计算机辅助设计与计算机辅助制造(computer aided design/computer aided manufacturing,CAD/CAM)、个性化切削等技术,减少治疗中每一步的误差,使得在术前进行的 DSD 指导的美学设计得以逐步实现。后续治疗精确地转移前序

治疗的设计信息,步步为营,最终获得美学可预期、功能可期待的方法。

2. 无牙颌种植 对于无牙颌种植,全程数字化辅助口腔种植治疗依然是"以终为始,修复先行"治疗理念实现的最佳手段。全程数字化辅助无牙颌种植治疗过程较为复杂,运用数字化信息采集、虚拟𬌗架、虚拟面弓、虚拟排牙的方式制作诊断蜡型,在患者口内试戴确认无误后,再次进行数字化信息采集。根据以上信息,应用数字化外科导板、动态导航技术、种植机器人引导种植体植入和临时修复,然后利用数字化印模技术、CAD/CAM 技术、虚拟𬌗架等技术制作最终修复体。全数字化流程能让术前的预期修复体设计得以逐步实现,以获得最终可预期且长期稳定的修复效果。

二、全程数字化的基本流程与步骤

(一)信息的数据整合与修复体形态设计

在进行理想的种植设计之前,需要对患者的软硬组织进行信息收集和三维重建,以构建虚拟患者。"虚拟患者"这一概念在近年来被国内外的专家学者所提出,这也使得种植设计以修复为导向,且大大减少了患者的就诊次数,节省了医师的椅旁操作时间。目前针对前牙部分缺失且面部丰满度改变不大的患者,可对患者采用 DSD 来完成精准修复体形态及位置的设计;针对牙列缺损影响到面部丰满度或是更为复杂的牙列缺失患者,则利用面部扫描技术对患者进行虚拟排牙设计。

1. 数字化微笑设计(DSD)引导下的精准修复体形态设计 在口腔种植的术前设计阶段,将预期修复体根据患者的面型与牙形态进行设计,种植体位置按照预期修复体位置进行规划,确保其精准位置与轴向。根据患者微笑状态下的面部信息,在数字化软件内进行前牙区美学设计。依据患者的正面微笑像,将患者的瞳孔连线,面中线和患者微笑时上下唇的微笑曲线等面部重要标记点进行标记,随后在口内排牙时参考以上信息(图 11-0-1)。在中国成年人中,上颌前牙临床牙冠宽度及长度比介于 0.82~0.85,在男性整体相对偏窄长,女性整体相对偏宽短,上颌中切牙、上颌侧切牙与上颌尖牙的正面观宽度比为 1.618∶1∶0.618,为上颌前牙在进行排牙时的长宽比例提供了理论参考。数字化软件设计完成的排牙便于与患者进行术前沟通。

2. 数字化面部扫描辅助下的修复体设计 为了实现在口腔种植术前设计阶段以面部美学为导向的修复体设计,需要通过面部扫描技术来对患者面部信息进行采集。面部扫描技术通过对不同角度患者面部照片的采集,三维重建成为一个具有患者完整面部软组织信息的数据,以 STL、OBJ 等三维图形文件格式进行保存。同时为了给后期修复体设计时提供更多信息,需要记录患者在不同面部状态如微笑、大笑、大张口等时的面部扫描数据,以获得具有不同状态下面部信息的"虚拟患者"(图 11-0-2A、B)。

在采集得到患者的颌骨硬组织信息、口腔内光学印模及面部扫描数据后进行整合,获得具有颌骨信息、口内软硬组织信息、面部美学信息的"虚拟患者"。随后可根据在数字化软件上完成的三维 DSD 打印出美学蜡型或虚拟排牙,于患者口内进行试戴,并在口内评估预期修复体,如诊断排牙的龈缘位置和处于静息及微笑状态下的暴露量、唇侧丰满度及面部整体突度,需要时可进行适当调改(图 11-0-2C)。

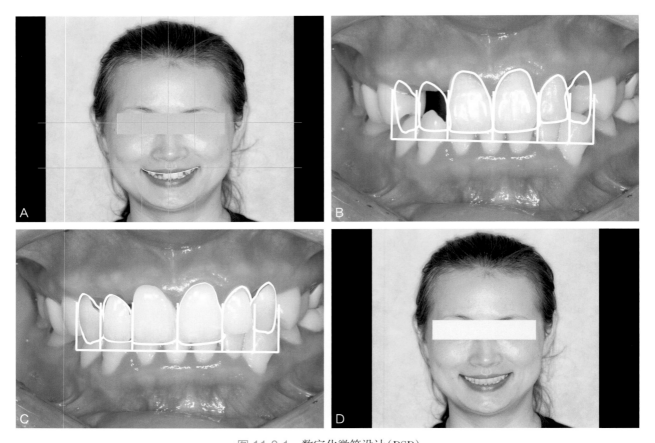

图 11-0-1　数字化微笑设计（DSD）

A. 标记患者面部标志线　B. 将面部标志线转移至口内　C. 完成虚拟排牙　D. 转移至面部照片进行评估。

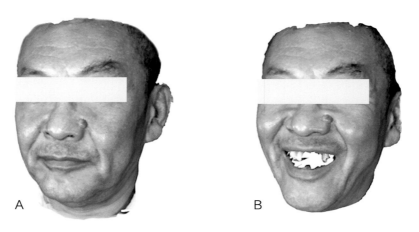

图 11-0-2　根据虚拟患者进行设计

A. 静息状态面部扫描　B. 大笑状态面部扫描。

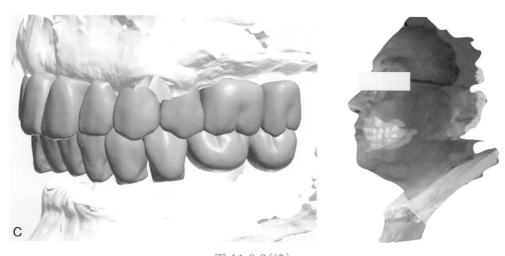

图 11-0-2(续)

C. 在构建好的虚拟患者上完成排牙设计。

3. 预期修复体信息与 CBCT 及口内扫描数据的整合　在完成预期修复体设计之后,将预期修复体信息与患者术前 DICOM 数据及口内信息整合,进行种植体理想三维位置设计并制作数字化导板(图 11-0-3)。根据数字化设计需要的不同,可选择适当的拍摄体层厚度,体层厚度越小,得到的三维重建颌骨数据就更为精准、细致。口腔数字化印模技术作为患者口内软硬组织信息的采集方法已经较为成熟,并且可分为直接法和间接法两种类型。直接法是指通过光学扫描头对口内进行图像采集,完成口内软硬组织信息的重建。间接法是指将在患者口内取得的印模灌制石膏模型,将石膏模型放入到扫描仓内进行三维扫描,从而间接获得患者口内软硬组织信息的方法。在对患者进行口腔数字化印模采集后,可以将患者口腔内的软硬组织信息转化为 STL 等三维图像文件格式进行导出。

（二）种植体三维位置的设计

通过上述流程完成预期修复体的设计,实现以修复为导向的种植理念,获得种植体的理想三维位置。根据该修复体来对美学区种植体进行精确的定点、定深、定轴向,实现修复引导种植的理念,最大程度优化种植体的位置和上部结构位置,以获得修复体最理想的美学效果和种植体长期稳定。

1. 种植体的位置与深度　种植体的三维位置包括种植体近远中向、唇舌向、冠根向及种植体间的位置。正确的种植体三维位置有利于种植体周软硬组织的长期稳定,以及便于口腔卫生维护。美学区理想的种植位置应满足以下方面:种植体肩台应位于理想龈缘根方 3~4mm;唇舌向上,种植体肩台应位于理想外形高点腭侧 1.5~2mm;近远中向上,种植体肩台应距离邻牙牙周附着至少 1.5mm;相邻种植体之间距离应大于 3mm。在进行设计时,若种植体距离邻牙牙根间距小于 1.5mm,将不利于种植体与邻近天然牙之间的龈乳头高度的维持;若相邻种植体之间的间距小于 3mm,则不利于 2 枚种植体之间的邻面牙槽骨高度的维持,邻面牙槽骨高度的丧失也意味着龈乳头的退缩。

在唇舌向上,种植体唇侧骨板厚度应至少为 2mm,避免未来可能的牙龈退缩与唇侧骨板吸收。当唇侧存在一定的骨缺损时,则需要考虑骨增量进行骨量的恢复,而不能通过将种植体过分植入舌/腭侧来达到唇侧骨板至少 2mm 厚度的目的,过分偏向舌/腭侧将会导致无法形成良好的最终修复体穿龈轮廓。

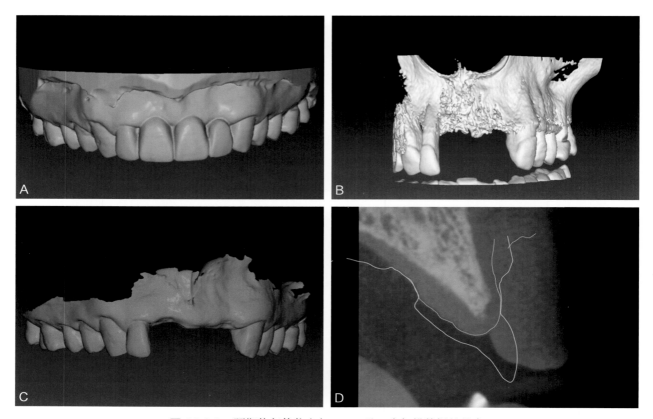

图 11-0-3　预期修复体信息与 CBCT 及口内扫描数据的整合
A. 预期修复体信息　　B.CBCT 重建信息　　C. 口内扫描信息　　D. 整合后的矢状面信息。

2. 种植体轴向的控制　种植体的轴向包括唇舌向及近远中向。在唇舌向上,种植体过于偏向唇侧或舌侧将会导致未来难以形成良好的穿龈轮廓。而在近远中向上的偏斜,将会影响未来在取模及修复阶段取模柱和修复体的戴用困难,由于无法获得良好的就位道因此不利于后期的修复。在三维软件中进行种植体设计时,可通过虚拟放置的基台辅助判断预期修复体的位置,从而进行种植体轴向的调整(图 11-0-4)。

(三) 数字化骨组织管理术前设计

1. 数字化骨增量设计

(1) 数字化骨增量的设计原则

1) 以修复为导向的骨增量原则:随着以修复为导向的种植治疗理念的不断深入,不仅种植体三维位置的放置需要根据预期修复体来确定,骨增量也应以修复为导向进行。首先,根据预期修复体位置先行确定植体的理想三维位置,然后根据植体位置确定植体周围需要行骨增量的范围大小。

2) 循证依据的骨增量原则:根据目前循证依据,在前牙区应至少保证种植体唇颊侧 2mm,腭侧 1mm 的骨板厚度,以实现前牙区良好的美学修复效果。后牙区至少保证种植体颊舌侧至少 1mm 的骨板厚

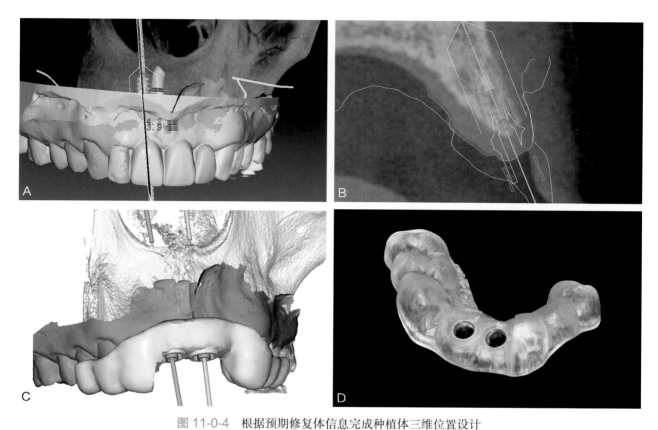

图 11-0-4　根据预期修复体信息完成种植体三维位置设计

A. 将预期修复体信息与 CBCT 及口内扫描数据整合放置种植体　B. 在三维影像中进行种植体位置设计　C. 根据种植体位置生成导板　D. 打印数字化导板。

度,以维持后牙种植修复良好的长期稳定性。而对于不同的骨增量程序,在术后及长期负重的过程中均有不同程度的吸收,可能出现不同的并发症。对于 GBR 技术,文献表明术后 6~8 个月,水平向吸收为 0.3~0.6mm,垂直向吸收为 0.8~1.0mm。因此,在术前骨增量规划阶段需考虑术后可能的吸收,从而在术中有计划地进行过增量,以保证种植体周骨的长期稳定性。在术前虚拟骨增量时,以种植体作为参照,在水平向上行约 0.5mm 的过增量,垂直向上行约 1mm 的过增量,以补偿术后可能的吸收。

3)精确增量原则:传统的骨增量技术虽然已基本满足临床需求,但其往往可预期性较差,更为重要的是其无法实现对种植体周的骨量进行精准控制,在骨增量术前设计以及手术实施过程中可控性较差,增量效果在大多数情况下与术者的经验有关。同时,传统骨增量流程在手术实施时并无相应的指导,可能出现增量过多或者增量过少的情况,导致前牙美学修复效果特别是在轮廓美学方面得不到良好的恢复。传统骨增量技术虽同样行过增量,但缺乏增量范围的精确指导,术者为达到足够的增量效果,往往在骨缺损区域填入过量的骨替代材料,而过多的骨替代材料的必要性仍值得深入探讨。目前有部分文献表明,位于牙槽骨骨弓轮廓以外的骨增量倾向于吸收至骨弓轮廓内,这更加表明了行精确骨增量的必要性,精准控制的骨增量流程可辅助实现更为可预期的骨增量效果。

（2）数字化骨增量的实施准备

1）数字化虚拟骨增量模型 3D 打印：通过 DSD 设计及诊断蜡型确定预期修复体三维位置，获取患者 DICOM 数据，整合 DICOM 与美学蜡型的模型扫描文件，在颌骨中虚拟放置种植体，调整种植体于牙槽骨理想三维位置。根据上述原则进行种植体周骨缺损区虚拟骨增量至所需骨量（图 11-0-5）。随后利用数字化软件生成虚拟骨增量后颌骨 STL 文件，进行骨增量后颌骨模型 3D 打印，制作出经过虚拟骨增量后的实体颌骨模型，用于术前模拟患者口内增量的范围，提前预告骨增量的效果。

2）钛网的术前准备（成品钛网预成形）：在打印出的实体骨增量模型上进行钛网的预弯，根据骨缺损大小确定骨增量范围，裁剪钛网至适合大小（钛网边缘距离邻牙 1.5mm，唇腭侧伸展范围视情况而定），贴合颌骨模型进行钛网预弯成形。需要注意的是，在钛网弯制的过程中，应特别注意完整去除钛网的锐利边缘，以减少术后钛网暴露的风险（图 11-0-6）。

对于 3D 打印钛网方式，确定虚拟骨增量范围后，虚拟设计钛网的外形轮廓，进行 3D 打印，此种方式制作的钛网在外形轮廓方面更为贴近增量的外形轮廓，精度更高，但目前其临床使用效果需要更多的循证依据支持。经过术前对骨增量范围的虚拟精准增量，钛网在打印颌骨模型上的预弯过程或 3D 打印钛网的方式，骨增量信息转移至钛网上，随后将预成形钛网用于骨增量术中，指导骨增量范围，以确定需要在骨缺损区域放置的骨替代材料的量，改变传统的经验性的骨增量方式，从而实现术中增量范围与术前虚拟增量范围一致，实现"以修复为导向"的精确骨增量（图 11-0-7）。

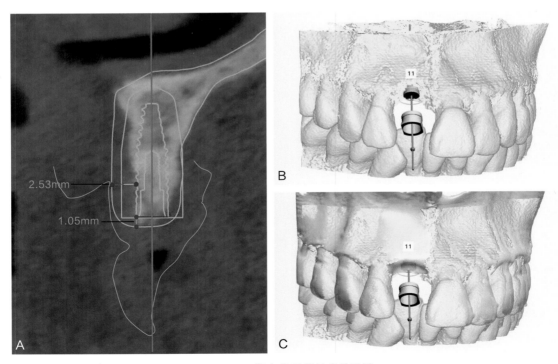

图 11-0-5　数字化骨增量术前设计

A. 根据预期修复体设计种植体轴向及深度　B. 虚拟增量前　C. 虚拟增量后。

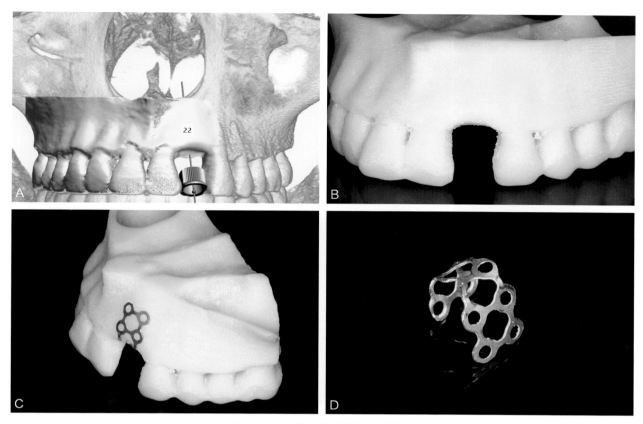

图 11-0-6　数字化骨增量术前准备

A. 数字化软件上完成虚拟骨增量设计　B. 虚拟增量后颌骨模型 3D 打印　C. 3D 打印模型上根据骨增量范围预弯钛网
D. 用于引导 GBR 手术包含骨增量信息的预弯钛网。

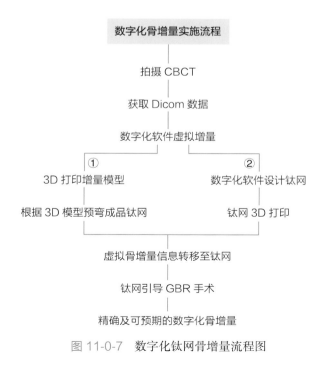

图 11-0-7　数字化钛网骨增量流程图

2. 数字化骨减量设计（无牙颌截骨设计）

（1）数字化骨减量的设计原则：全口牙列的丧失导致牙槽骨不同程度的吸收，因受患者的唇侧丰满度、切端位置等美学因素的限制，预期修复体的位置固定，因此不同程度吸收的牙槽骨状况下的种植体与修复体有着不同的三维位置关系。以上颌为例，在患者骨量正常的情况下，预期修复体与种植体的位置关系正常，而随着牙槽骨的不断向上向内吸收，预期修复体与种植体间存在一定角度。

按牙槽骨的不同吸收程度，前牙牙槽骨与修复体的关系可分为以下四类（图 11-0-8）：

Class 1：理想修复体位于实际牙槽骨前下方位置，需要龈瓷修复，恢复唇侧丰满度。

Class 2：理想修复体位于实际牙槽骨前下方位置，唇侧丰满度无明显影响。

Class 3：理想牙槽嵴高度与实际牙槽骨高度重合，不需要龈瓷修复。

Class 4：现有牙槽嵴过度丰满，需要行牙槽嵴修整。

在修复设计的过程中需要考虑众多因素，无牙颌患者或者潜在牙列缺失患者需要行骨减量，其主要包括牙槽嵴顶呈刃状或不规则，或者颌间距离过小无足够修复空间。针对需要行骨减量的患者，术前设计过程中应注意以下方面：

1）颌间距离：颌间距离至少 14mm 以保证上下颌修复空间，若空间不足则需行骨减量流程；

2）美学暴露量：在保证合适的颌间距离与修复空间的前提下，参考患者笑线及牙龈暴露量进行调整，保证患者在大笑时减少修复体与牙龈交界处的暴露，以获得更好的美学修复效果。

（2）数字化截骨的实施准备

1）术前评估：根据患者面部丰满度及笑线位置等，确定前牙切缘位置及颈部位置（即理想龈缘位置），从而确定预期修复体与牙槽嵴的位置关系（需龈瓷恢复/正常排牙/牙槽嵴丰满需截骨进行排牙）。根据患者的面部轮廓、垂直距离、美学暴露量及所需修复空间标记出截骨位置，确定截骨方案。

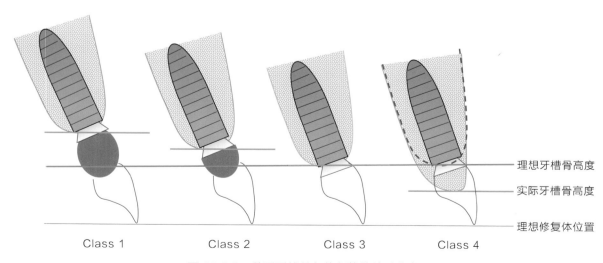

图 11-0-8 前牙牙槽骨与修复体的关系分类

2）数字化截骨导板：根据预期修复体位置进行种植体三维位置的设计，确定截骨方案，以保证足够的修复空间，避开重要解剖结构，利用数字化软件制作数字化截骨导板指导术中行骨减量程序。一般来讲，对于牙列缺失或潜在牙列缺失的患者，在手术过程中需要利用固位针导板、截骨导板以及种植导板，在导板的充分引导下进行截骨以及种植体的植入。

（四）数字化口腔种植外科步骤

在数字化口腔种植外科的前期准备中，种植医师整合患者的修复信息与外科解剖信息，于修复引导下设计种植体三维位置并完成骨增量或骨减量设计。术前在相应的软件完成的虚拟设计，可通过 3D 打印或者 CAD/CAM 切削转化为实物，以辅助实现手术的完成（图 11-0-9）。

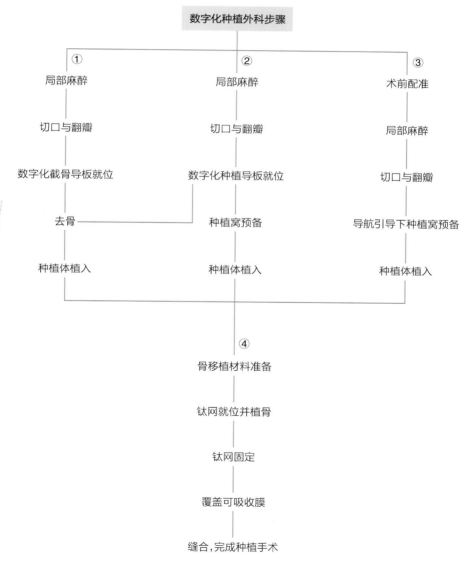

图 11-0-9　数字化口腔种植外科步骤流程图
①数字化截骨导板　②数字化外科导板　③数字化动态导航　④数字化钛网。

1. 数字化截骨的外科步骤　服务于种植修复治疗的截骨术多见于牙列缺失或潜在牙列缺失患者,主要用于为患者提供足够的修复空间,或用于改善修复后的美学效果。而数字化截骨导板可辅助医师精确确定骨减量范围,并使骨减量设计与种植设计相互契合,以获得最终精确的种植体植入(图 11-0-10)。

(1) 麻醉:术前 1h 给予患者抗生素预防性给药。术区消毒、铺巾、局部麻醉。对于口内尚有患牙的患者,用于术中辅助导板就位及固定的患牙可暂时保留,拔除无任何功能的其余患牙。

(2) 切口与翻瓣:常用的切口方式包括:①牙槽嵴顶水平切口;②龈沟内切口;③松弛切口。需要进行截骨的患者通常都需要充分暴露牙槽嵴顶以及支持截骨导板的牙槽骨部位,以便于手术,因此常将 3 种切口方式综合使用。

(3) 截骨导板就位:对于骨支持式截骨导板,就位后应检查导板与下方骨面是否贴合;若患者口内尚有较稳固的天然牙,可设计制作牙支持式或牙与骨混合支持式截骨导板,就位后检查导板与下方天然牙及骨面是否贴合。固位针有利于提高导板的固位与稳定,减少在截骨过程中导板移位造成的误差,因此建议在导板就位后使用 3 枚固位针辅助固定截骨导板。根据患者情况,还可设计专门的固位针导板,用于在截骨导板使用前确定固位针位置。

(4) 完成截骨:术中根据截骨导板确定截骨范围,进而实现精准截骨,为后续的种植体植入创造条件。根据截骨的范围可采用磨除或整块截除的方法。取下的骨块可收集用于骨增量或填入拔牙窝。完成数字化截骨后,即可进行后续的种植手术。

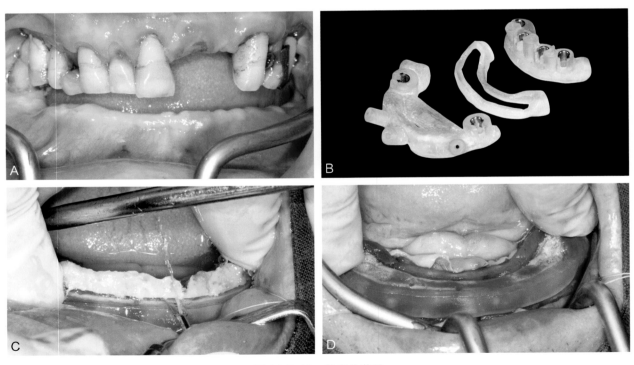

图 11-0-10　数字化截骨

A. 口内修复空间不足,下颌牙槽嵴呈刀刃状　B. 数字化截骨导板　C. 数字化截骨导板引导下截骨　D. 按理想位置完成截骨。

2. 数字化导板辅助下种植外科手术　数字化导板因其成本低、便携性好、适应证广、精确性高等优点,现已在数字化口腔种植治疗中得到广泛应用。

(1) 麻醉:术区消毒、铺巾、局部麻醉。

(2) 切口与翻瓣:根据术区位置和手术内容,按需要暴露的视野范围进行切口方式的选择。一般来说需要骨减量或骨增量的患者暴露的视野范围更大,切开和翻瓣范围则更大。使用骨支持式导板的患者,则需要充分暴露支持导板的牙槽骨(图 11-0-11A)。

(3) 数字化导板就位:检查导板就位。对于稳定性不足的导板可通过增加固位针以提高导板的固位与稳定,减少术中微动导致的误差,如骨支持式导板、黏膜支持式导板、牙与黏膜混合支持式导板、缺牙区位于游离端的情况(图 11-0-11B)。

(4) 种植窝预备:不同系统的导板配有相应系统的种植工具盒。数字化导板引导下进行定点、定深、定向,依次使用不同直径的钻针,逐级扩大种植窝(图 11-0-11C)。

(5) 种植体植入:用携带器将种植体取出,慢速下旋入种植窝。半程导板仅进行种植体轴向引导,无法引导植入深度(图 11-0-11D~F);全程导板则从种植窝预备到完成种植体植入,均在导板引导下完成。术后 CBCT 可见种植体位置与术前设计一致(图 11-0-12)。

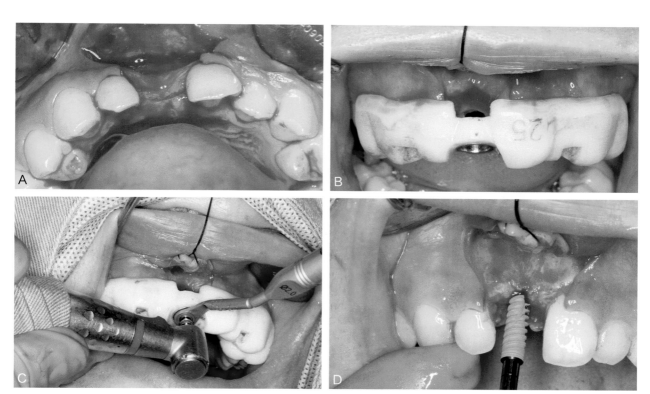

图 11-0-11　数字化半程导板外科步骤

A. 翻瓣　B. 数字化导板试戴　C. 导板引导下进行种植窝预备　D. 植入种植体。

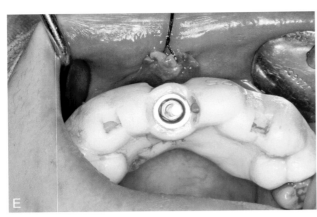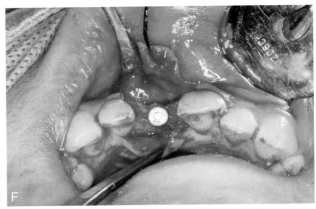

图 11-0-11（续）
E. 检查轴向　　F. 种植体植入后口内观。

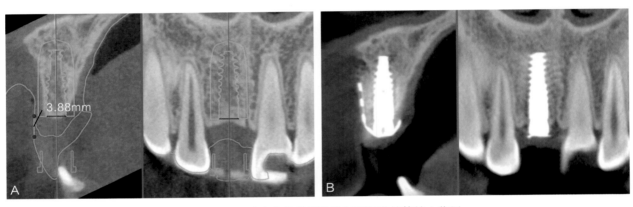

图 11-0-12　对比术前虚拟设计与实际种植体植入位置
A. 数字化口腔种植软件上进行术前设计　　B. 术后 CBCT 种植体实际位置。

3. 数字化实时导航辅助下口腔种植外科手术　近年来，数字化实时导航在国内的应用和研究逐渐受到关注。实时导航因其可视性、实时性、易更改性的特点，在术中使用更加灵活。

（1）术前准备：目前市面上可见的导航系统种类繁多。术前患者需要在患区佩戴 U 形管并拍摄CBCT，将获得的 DICOM 文件导入系统配套软件中进行术前设计，以获得虚拟的手术计划，这里着重介绍手术步骤，关于数字化导航患者手术前准备不再赘述。术区消毒、铺巾后，将提前消毒的 U 形管戴入患者口内术区。并将系统配套的参考板通过连接杆固定于患者口内（通常选择同颌对侧较稳固的牙齿）。接下来，按照软件程序依次完成术前配准，方能在术中实时观察钻针与牙槽骨的相对位置（图 11-0-13A、B）。

（2）麻醉，切口与翻瓣：同前。

（3）种植窝预备：术中在实时导航下，进行种植窝预备。进行动态导航手术时，医师不再专注于患者的术区，而是通过屏幕上所显示的钻针在牙槽骨内的位置来判断和调整钻针，最终在术前虚拟设计路径的指导下完成种植窝预备。不同的导航系统，其硬件设备和软件界面有所不同，但使用方法大致相似。

当钻针按照虚拟设计路径进行预备或偏离虚拟设计路径时,屏幕上都会有相应的提醒,以便于医师及时作出判断(图 11-0-13C)。

(4)植入种植体:按照术前虚拟设计的种植体位置,缓慢旋入相应型号的种植体。若术中发现患者实际情况与 CBCT 有偏差,数字化导航技术允许医师在术中及时更改手术计划,并按照新设计方案进行种植手术(图 11-0-13D)。

4. 数字化骨增量的外科步骤 数字化骨增量根据理想的种植体位置来设计骨增量范围,大大提升了骨增量操作的精确性和可预期性,避免了增量不足和不必要的过增量。数字化骨增量可应用于种植体同期植入或分期植入的病例,在此就不再赘述骨增量之前的常规操作。

(1)数字化钛网:数字化钛网目前有 3D 打印钛网和数字化预弯钛网等形式。其制作方法不同,但是设计理念相似,均是术前确定理想种植体位置后,在软件上设计所需的骨增量范围,并以此虚拟骨增量范围来确定钛网所支持的具体空间范围。两种数字化钛网均于术前灭菌备用,无需术中弯制,其外科步骤相同,在此一并介绍。

1)骨移植材料准备:与块状骨相比,骨粉因其较好的操作性、可塑形性,在钛网 GBR 术中具有良好的可操作性。可使用异种骨替代材料与自体骨屑按一定比例混合使用。

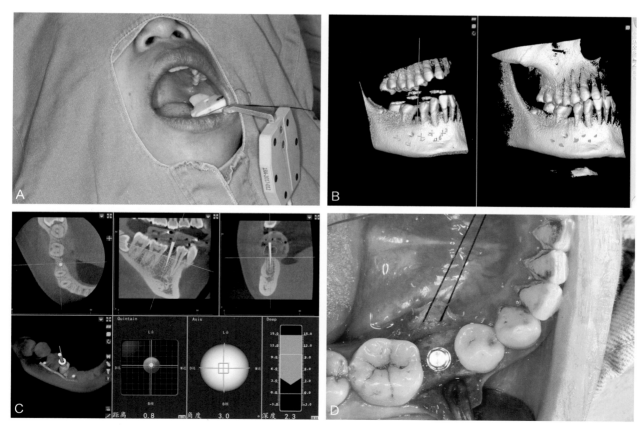

图 11-0-13 数字化导航外科步骤

A. 固定参考板 B. 术前配准 C. 数字化导航引导种植手术 D. 植入种植体,检查轴向。

2）钛网就位：试戴数字化钛网以确保钛网能顺利就位，与术前设计一致。将骨移植材料紧密填塞到钛网内以及骨增量术区，保证钛网下方填塞紧密。

3）钛网固定：利用钛钉将钛网良好地固定于下方牙槽骨，其多用于多颗牙缺失，骨增量范围较大的患者。而对于单颗牙缺失，骨增量范围较小的患者，也可采用可吸收缝线进行固定，以避免取出钛网时翻瓣过大。

4）覆盖可吸收膜：钛网表面覆盖可吸收胶原膜，也可使用浓缩生长因子（concentrate growth factors，CGF）或富血小板纤维蛋白（platelet rich fibrin，PRF）压制成膜，覆盖于钛网表面，以促进唇侧黏膜的愈合，获得更好的成骨效果。

5）无张力关闭创口：术区充分减张后，严密缝合创口，以减小钛网暴露的风险（图 11-0-14）。

（2）数字化骨块：目前，用于制作数字化骨块的材料以羟基磷灰石（hydroxyapatite，HA）和同种异体骨较为常见。利用 CAD 技术，在患者初始牙槽骨的基础上，精确设计需要骨增量的范围，并通过 CAM 技术将骨块切削为虚拟设计的三维几何结构，最终获得手术中可以直接用于骨增量的个性化骨块。

1）受植床预备：充分暴露植骨区域后，可在与数字化骨块相接触的受植床骨面预备多个滋养孔，促进骨小梁出血，以利于植入骨块的血供形成。

2）试戴数字化骨块：将数字化骨块试戴于受植区，骨块与下方牙槽骨贴合即可。将骨块湿润后安置

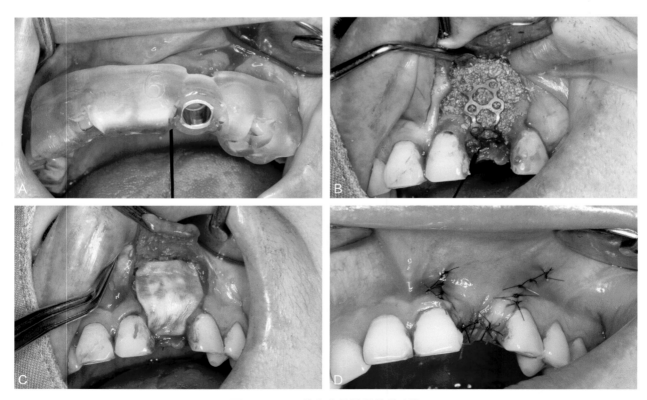

图 11-0-14　数字化骨增量外科步骤

A. 数字化导板引导下植入种植体　B. 包含牙槽嵴增量数字化信息的预弯钛网在术中用于引导 GBR 范围　C. 覆盖胶原膜　D. 无张力关闭创口。

于受植区。

3）固定骨块：使用骨膜钉将骨块稳定固定于下方牙槽骨上，紧密贴合，促进植骨块的血供形成。

4）覆盖可吸收膜：骨块表面覆盖可吸收胶原膜，也可使用 CGF 或 PRF 压制成膜，覆盖于骨块表面。

5）缝合：唇侧瓣充分减张，严密缝合创口。

（五）数字化临时修复

对于美学区种植治疗和全口种植治疗来说，美学与功能的考量在诊疗过程中已经成为一个重要的内容。Glossary 教授指出，临时修复体是一种旨在增强美观并在有限时间内提供稳定或功能的修复体，它应在一段时间后被最终修复体所代替。临时修复体在种植治疗中有着重要的意义，尤其是数字化临时修复。

1. 数字化临时修复的目的

（1）缩短缺牙期，满足治疗期间美观需求：对于美学区牙列缺损或者牙列缺失的患者来说，在较长的治疗周期内，牙齿的缺失会极大地影响患者的正常社交活动，降低患者自信。因此临时修复体的使用可以让患者大大缩短缺牙时期，满足其在较长的诊疗期间中的美观需求，有利于患者的正常社交生活。

（2）恢复咀嚼与发音功能：对于牙列缺失的患者来说，牙齿的缺失会极大地影响咀嚼功能，导致患者营养摄入不均衡，严重者甚至引起营养不良、贫血等身体状况的病理改变。而对于美学区种植治疗的患者来说，牙齿的缺失会影响患者的发音功能。因此，临时修复体会在一定程度上恢复患者的咀嚼与发音功能，满足患者基本的生理需求。

（3）诊断修复，评估相关信息：临时修复体可以作为一种诊断性修复体，有利于临床医师在手术植入前和愈合阶段评估最终修复体的形态与位置，评估种植体周软组织，以及患者的口腔卫生状况。

（4）塑形软组织，提高美学效果：临时修复体可以利用穿龈形态，给软组织施加适当的压力，改善与穿龈相关的牙龈轮廓，促进天然牙与种植体之间或者种植体之间的龈乳头形成，从而塑形软组织，使其与周围组织协调一致，提高粉色美学效果。

（5）设计调整咬合情况，确定最终咬合关系：医师可以通过虚拟𬌗架，设计调整临时修复体的咬合状况，待患者适应改建后，将临时修复体的咬合状况转移至最终修复体上，从而确定最终咬合关系，并避免最终修复阶段的大量调𬌗。

（6）利于医患或医技之间的沟通，便于进行功能与美学调整：临时修复体允许患者可视化并评估最终修复效果，有利于医师与患者之间的沟通交流，从而帮助患者接受最终效果或者参与指导最终修复效果的修改调整。除此之外，临床医师还能通过临时修复体的颜色、形态以及周围的软组织轮廓等信息与技师进行沟通交流，从而及时进行适当的功能与美学调整。

2. 数字化临时修复的要素　数字化临时修复主要包括以下三个要素：修复体外形预告、穿龈形态制作以及数字化咬合的设计与调整（图 11-0-15）。

（1）修复体外形预告：数字化临时修复往往可以将最终修复效果可视化，从而提前预告最终修复体外形信息。临床医师在相关软件上通过 DSD 设计预期修复体的牙冠形态、颜色、大小、比例等美学信息，并将其美学设计数据与口内扫描数据传递给技师，进行数据整合设计，获得虚拟的数字化修复效果。随后通过 CAD 设备如 3D 打印机将其虚拟的修复效果数据打印成临时修复体，戴于患者口内进行数字化

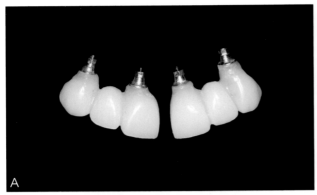

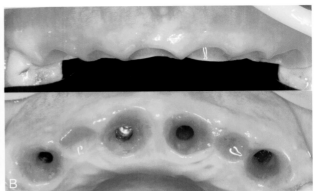

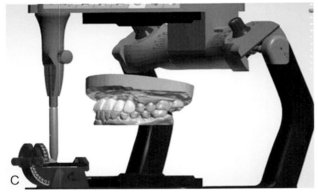

图 11-0-15　数字化临时修复体功能
A. 诊断修复　B. 牙龈塑形　C. 数字化咬合设计与调整。

临时修复。由于是将预期修复体的美学设计数据直接打印生成的临时修复体,因此可以直接在口内评估、预告最终修复体的外形信息,有利于临床医师与患者及时进行适当的美学与功能的调整。在戴用数字化临时修复体一段时间后进行最终修复,通过数字化印模技术将临时修复体的外形信息传递给最终修复体,从而起到预告最终修复体外形信息的作用。

（2）穿龈形态制作：数字化临时修复体的穿龈形态制作主要是针对美学区的临时修复。粉色美学对于美学区种植修复来说至关重要,因此绝大多数上颌前牙的龈缘形态都需要通过临时修复体来塑形,从而获得一个较好的粉色美学效果。关于临时修复体的穿龈部分,医师若不能精准控制龈缘的形态与位置,则只能通过多次调改达到龈缘塑形效果,这既增加了就诊次数与椅旁时间,又增大了塑形风险,如龈缘退缩、临时修复体抛光不良、消毒困难等。虽然目前对于临时修复体的穿龈形态并没有统一定论,但已经有学者对其进行了相关研究。

Vafiadis 等人发现可以通过计算机复制拔除牙齿的颈部冠根形态,并利用 CAM 设备制作个性化临时修复体用于即刻修复,其可以维持良好的龈缘形态。而对于不可利用拔除牙齿的情况,Joda 等人提出了新的思路,即通过翻转复制对侧同名牙的颈部形态,制作 CAD/CAM 个性化愈合基台用于二期术后牙龈塑形,不用多次调改便可获得良好的牙龈塑形效果。ITI 临床治疗指南第十卷指出临时牙的穿龈部分应缩窄,其中唇侧微凹,近远中和腭侧微凸,从而达到保留更多软组织的目的。因此针对数字化临时修复体的穿龈形态可以考虑以下标准：①龈缘根方 1mm 处可复制拟拔除牙齿的颈部形态或者翻转复制对侧同名牙的颈部形态；②余下穿龈部分缩窄,其中唇侧微凹,近远中和腭侧微凸（图 11-0-16,图 11-0-17）。

数字化临时修复体穿龈形态设计流程图

口内光学印模　模型扫描　　　　　　　　　　拍摄 CBCT

导出 STL 数据　　　　　　　　　　　　　导出 DICOM 数据

数据整合

抠取该位点天然牙或对侧同名牙的三维形态（翻转复制）
获得 CAD 三维牙形态

满足生物学宽度条件下（理想龈缘根方 3~4mm）设计种植体
位置与轴向

种植体顶部位置处预留临时基台穿龈高度后截取 CAD 牙，保留冠方部分

理想龈缘根方 1mm 部分不变，余下穿龈部分缩窄，其中唇侧微凹，近远中和腭侧微凸

数字化制作临时修复体

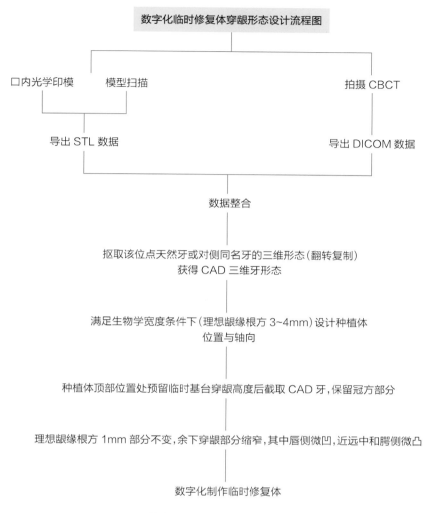

图 11-0-16　数字化临时修复体穿龈形态设计流程图

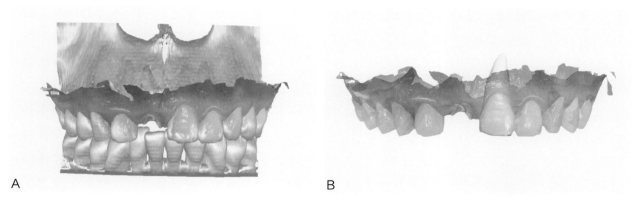

A　　　　　　　　　　　　　　　　　　B

图 11-0-17　数字化临时牙设计（镜像 CAD/CAM 临时牙）
A. 整合口扫 STL 数据与 DICOM 数据　B. 抠取对侧同名牙的三维形态。

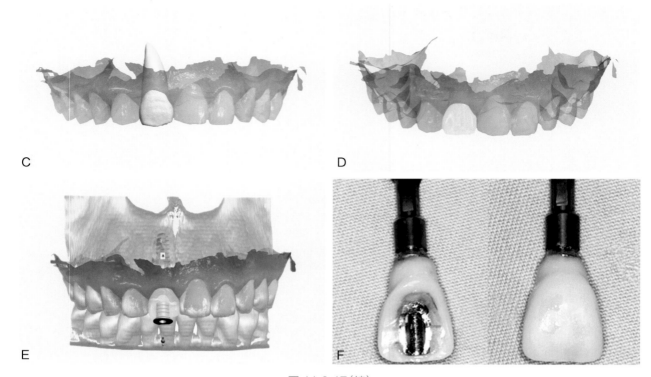

图 11-0-17(续)

C. 翻转复制到 11 位点　D. 根据种植体的位置截取临时牙　E. 调整种植体的轴向　F. 数字化镜像 CAD/CAM 临时牙。

（3）数字化咬合的设计与调整：咬合是口腔种植修复中一个至关重要的内容，咬合重建错误或者咬合关系不协调都会导致种植体或修复体在功能运动中存在早接触或者受到非轴向力，从而导致出现一系列的力学、美学、生物学并发症，比如崩瓷、螺丝松动折断、牙龈退缩、龈缘曲线不协调、种植体周炎，甚至出现种植体松动脱落等。虽然在咬合重建中尚无定论哪种𬌗型是最优化设计，但是对于种植修复来说，设计与调整修复体的咬合是关键。

种植修复的咬合设计主要分为两类：一类为牙列缺损的种植修复咬合设计；另一类为牙列缺失的种植修复咬合设计。牙列缺损的种植修复咬合设计因为天然牙的存在，需要对整体咬合状况进行全面评估，以确定是否需要重建咬合关系、颌位、横𬌗曲线、纵𬌗曲线以及前伸侧方引导。总的原则是种植体所承受的咬合力应该略轻于天然牙，并且不应该在功能运动中存在咬合干扰或者承受非轴向力。牙列缺失的种植修复咬合设计应该是在一个稳定、舒适、高度可重复的下颌位置上，重新建立的一个具有适当垂直距离、稳定的尖窝位置关系、合适的𬌗平面以及合理的横𬌗曲线、纵𬌗曲线的咬合关系。牙列缺失的患者既没有天然牙共同承担咬合力，也没有牙周膜来感受咬合力的大小，为了减轻种植体的受力，临床医师需要在恢复患者咀嚼功能的同时均衡𬌗力分布，控制受力方向，提高种植治疗的成功率。总的来说，重建后的下颌位置应该位于正中关系位，此时盘突复合体位于关节窝最前上方，止于关节窝正中间，可以通过拍摄关节 MRI 来辅助确定。在种植修复时，建议在牙尖交错位时采用尖窝的接触关系，而非三点接触，从而起到减少种植体受到的非轴向力。除此之外，可以根据情况选择尖牙保护𬌗或者组牙功能𬌗，陈江等人提出在牙列缺失咬合重建时建议遵循两个原则：一是对年龄较大者可以采用组牙功能𬌗；二是前伸侧方引导路径应该避开种植体的位置，从而防止其受力过大、产生松动脱落等风险（详见第九章）。

通过下颌运动轨迹描记仪记录患者的静态咬合或者下颌运动数据，并将其上传到相应设计软件上生成数字化虚拟𬌗架，并将其与 CBCT 中重建的颌骨模型进行叠加，从而在解剖条件合适的情况下根据上述原则设计调整临时修复体的咬合。

（六）数字化最终修复体的制作

1. 最终修复体的穿龈轮廓　随着人们对于美学的需求越来越高，临床医师不再仅仅关注于缺失牙功能的恢复，同时也开始追求良好的美学效果。在美学区全程数字化口腔种植治疗流程中，利用数字化印模制取技术，扫描数字化临时修复体的穿龈形态，制作最终修复体的穿龈轮廓成了一种趋势，将逐渐成为美学区种植修复的重要选择。

最终修复体的穿龈形态设计主要是利用数字化印模技术，通过直接扫描法或者间接扫描法获得牙龈软组织信息、牙齿硬组织信息、种植体位置信息以及数字化临时修复体的表面信息和穿龈形态信息（图 11-0-18）。直接法适合种植体周软组织深度较浅，软组织穿龈轮廓在短时间内不易塌陷的患者。一共需进行 3 次扫描：①将临时冠戴入口内，直接在口内扫描临时冠及其周围软组织形态，获得种植体周龈缘位置与形态；②取下临时冠，快速扫描种植体周软组织形态，获得修复体的穿龈轮廓；③将扫描杆连接到口内种植体上，进行全牙列扫描，获得种植体的三维位置。间接法适用于种植体周软组织深度较深，取下临时冠后穿龈轮廓快速塌陷的患者。与直接法不同的是间接法修复体穿龈轮廓的数据获取需取下临

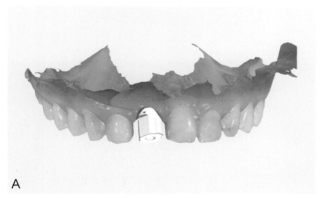

A

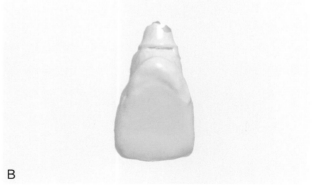

B

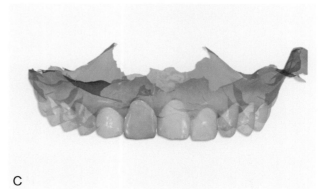

C

图 11-0-18　单颗前牙数字化取模
A. 口内扫描获得种植体位置　B. 口外扫描获得临时牙穿龈形态　C. 口内、口外数据整合。

时冠,将临时冠与种植体替代体连接后在口外进行扫描。间接法的第①步和第③步与直接法一致,也可在牙颌模型上扫描获得种植体周龈缘位置和种植体三维位置。扫描完成后,需在专业的设计软件上将上述数据进行整合,生成虚拟蜡型,设计最终修复体,随后由数控精密机床制作生成 CAD/CAM 最终修复体基底,从而实现其对临时修复体穿龈形态的复制与转移(图 11-0-19)。

2. 最终修复体的咬合与形态设计　数字化临时修复体戴用一段时间后,咬合发生改建,需要重新检查患者咬合情况。若咬合舒适,修复体受力均衡,种植体受到均匀的轴向力,关节无明显不适,拍摄关节 MRI 发现盘突复合体位于关节窝正中间,此时可进行数字化印模制取。扫描患者口内软组织信息、牙齿硬组织信息、种植体位置以及数字化临时修复体的形态、咬合状况、穿龈部分,在相关设计软件上进行整合,并采用下颌运动轨迹描记仪记录患者戴有临时修复体的静态咬合和下颌运动数据,并将其上传到相应设计软件上生成数字化虚拟𬇜架,设计最终修复体。最终修复体的三维形态、咬合状况可复制临时修复体,并根据设计数字化临时修复体咬合设计的原则调整最终修复体的咬合。

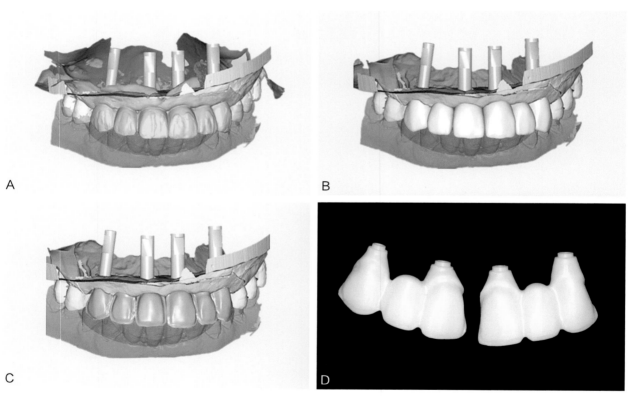

图 11-0-19　CAD/CAM 个性化基台的制作
A. 口内扫描临时修复体　B. 复制临时修复体设计数据　C. 唇面回切　D.CAD/CAM 个性化基台。

（蔡潇潇）

参考文献

1. MISCH C E,BIDEZ M W. Implant-protected occlusion：a biomechanical rationale. Compendium,1994,15
   (11):1330-1344.
2. ELNAYEF B,PORTA C,SUÁREZ-LÓPEZ DEL AMO F,et al. The Fate of Lateral Ridge Augmentation：A
   Systematic Review and Meta-Analysis. Int J Oral Maxillofac Implants,2018,33(3):622-635.
3. BIDRA AS,AGAR JR. A classification system of patients for esthetic fixed implant-supported prostheses
   in the edentulous maxilla. Compend Contin Educ Dent,2010,31(5):366-379.
4. GABRIELE T,RAQUEL S V,GIORGIO N. Double Guided Surgery in All-on-4 Concept：When Ostectomy
   Is Needed. International Journal of Dentistry,2018,2018:1-7.
5. VAFIADIS D,GOLDSTEIN G,GARBER D,et al. Immediate implant placement of a single central incisor
   using a CAD/CAM crown root form technique provisional to final restoration. J Esthet Restor Dent,2017,
   29(1):13-21.
6. JODA T,FERRARI M,BRAEGGER U. A digital approach for one-step formation of the supra-implant
   emergence profile with an individualized CAD/CAM healing abutment. J Prosthodont Res,2016,60(3):
   220-223.
7. CHAPUIS V,MARTIN W. ITI Treatment Guide Volume 10. Berlin：Quintessence Publishing,2017.
8. 陈江. 口腔种植的风险防范. 北京：人民军医出版社,2015.
9. 易新竹,王美青,刘静,等. 殆学. 3 版. 北京：人民卫生出版社,2012.
10. 陈江,孔繁军. 咬合重建的点线面设计与种植风险防范. 中华口腔医学杂志,2018,53(12):805.
11. MONACO C,SCHEDA L,BALDISSARA P,et al. Implant gigital impression in the esthetic area. J
    Prosthodont,2019,28(5):536-540.

第十二章

病 例 实 战

病例1　个性化愈合基台辅助上颌中切牙即刻种植修复

岳新新　耿　威　首都医科大学附属北京口腔医院

【患者基本情况】

患者男,20岁。右侧上颌前牙外伤后变色2年,曾行根管治疗,治疗后咬物不适,近期加重,现要求种植修复。患者自述体健,无系统疾病史,无传染病史,无药物过敏史。

【检查评估】

(一)口内检查

11牙体缺损,牙冠变色,舌侧及切端可见树脂充填物,舌侧可探及纵裂纹,深达骨下,Ⅱ度松动。骨弓轮廓丰满,龈缘线低于左侧同名牙1mm,腭侧PD为5mm;口腔卫生一般,龈缘轻度红肿,余留牙健康(图12-1-1A、B)。

(二)口外检查

左右面部对称,双侧颞下颌关节未见明显异常(图12-1-1C)。

(三)影像学检查

CBCT显示:11根管内恰填影像,根尖区未见明显低密度影(图12-1-1D)。

【诊断】

11牙体缺损,牙根纵裂。

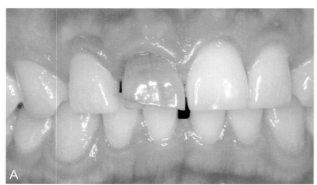
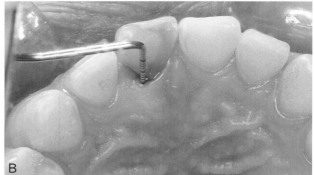
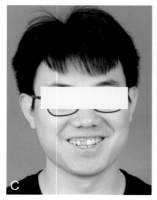
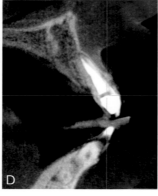

图 12-1-1 治疗前口内外检查及 CBCT 检查
A. 口内正面像 B. 口内𬌗面像 C. 正面像 D. 11CBCT 矢状面截图。

【治疗方案】

(一)种植外科方案

1. 11 微创拔牙。

2. 11 数字化种植外科导板下即刻种植同期 GBR。

(二)种植修复方案

1. 术前设计及制作 11 个性化愈合基台。

2. 6 个月后行 11 种植体支持的螺丝固位临时修复。

3. 9 个月后行 11 基于 Ti-base 的氧化锆一体化基台冠永久修复。

【治疗过程】

(一)治疗前的准备

1. 全口行牙周基础治疗。口腔卫生宣教,教会患者用巴氏刷牙法刷牙及每日用牙线等。

2. 数字化种植外科导板的设计与制作

(1)口内扫描获取数字化模型:采用口内扫描仪(Carestream 3600)获取上下颌牙列、黏膜及咬合关系的数字化信息(图 12-1-2)。

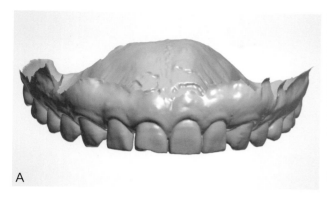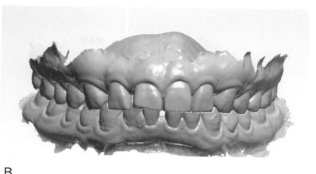

图 12-1-2　口内数字化信息获取
A.上颌数字化印模　B.上下颌数字化印模及咬合关系。

（2）拍摄 CBCT，获得含有颌骨及牙硬组织信息的 DICOM 数据。

（3）在 Dental Wings 口腔种植辅助规划设计软件中设计外科导板：在 Dental Wings 导板设计软件中将 CBCT 数据、牙与黏膜等口内扫描数据导入并进行整合，在全信息数字化模型下模拟种植体位置的放置。在 11 位点，以现有的 11 为导向，在理想的三维位置处设计 Straumann BLT 3.3mm×12mm 种植体。穿出位点为 11 理想修复体的舌隆突处。设计牙支持式种植外科全程导板，并导出数据保存为 STL 文件（图 12-1-3）。

（4）3D 打印种植导板及上下颌模型

1）3D 打印种植导板：使用透明聚丙烯酸树脂材料，通过 3D 打印机完成数字化导板的制作（图 12-1-4A）。

2）3D 打印上下颌模型：使用强度高的模型树脂打印带有种植体信息的主模型、对颌模型，使用具有弹性的专用材料打印人工牙龈（图 12-1-4B）。

3. 个性化愈合基台的设计与制作　在修复软件中，选择穿龈高度 1mm、高 3.5mm 的 Ti-base，设计与颈部穿龈形态相吻合的数字化个性化愈合基台，生成加工文件（STL 格式）（图 12-1-5A）。将生成的个性化愈合基台加工文件，发送到数控切削机的控制程序，安装 PMMA 树脂盘，启动程序并完成个性化愈合基台的加工（图 12-1-5B）。

（二）种植外科过程

1. 微创拔除 11　微创拔牙常规消毒铺巾后，进行局部浸润麻醉，微创分离 11 牙龈，微创拔牙钳拔除 11 患牙，清理牙槽窝，探及唇侧骨板完整（图 12-1-6）。

2. 导板引导下的 11 即刻种植　戴入牙支持式全程种植外科导板，生理盐水冲洗下，按计划逐级备洞，于 11 缺牙区植入 Straumann BLT 3.3mm×12mm 骨水平种植体，种植体初期稳定性大于 35N·cm，跳跃间隙内植入 Bio-Oss 骨粉，安装封闭螺丝（图 12-1-7）。

3. 口内戴入个性化愈合基台　取下 11 种植体上方的封闭螺丝，戴入制作完成的个性化基台，可见基台就位及方向良好，与牙龈贴合密切但不压迫（图 12-1-8）。X 线片显示：11 个性化愈合基台就位良好。中央螺丝加力至 15N·cm，聚四氟乙烯（PTFE）+氧化锌（ZOE）封闭螺丝穿孔。

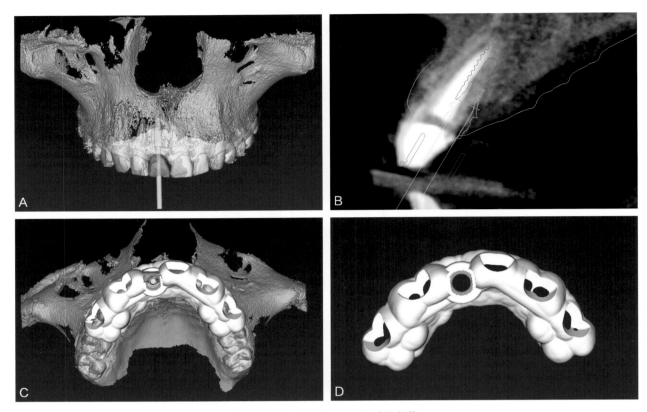

图 12-1-3 种植导板的设计与制作

A. 全信息数字化模型下设计 11 理想的种植体位置　B. 11 预期种植体在 CBCT 内的矢状面截图　C. 在全信息数字化模型及 11 理想的种植体位置下设计 11 种植导板　D. 设计完成的 11 种植导板。

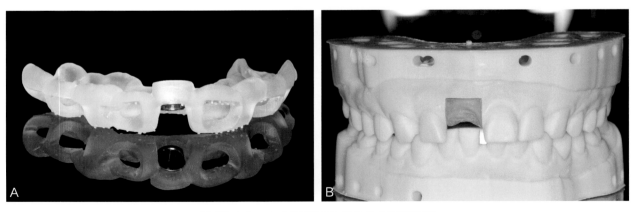

图 12-1-4　3D 打印数字化导板及上下颌模型

A. 数字化导板　B. 上下颌模型。

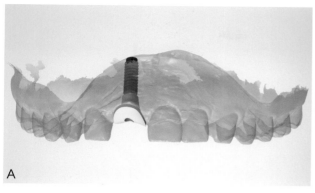
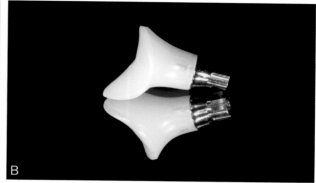

图 12-1-5 个性化愈合基台的设计与制作
A. 根据理想 11 种植体的位置设计 11 个性化愈合基台　B. 3D 打印完成的 11 个性化愈合基台。

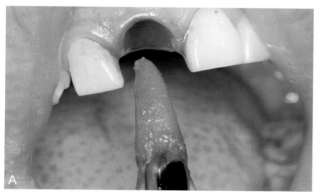
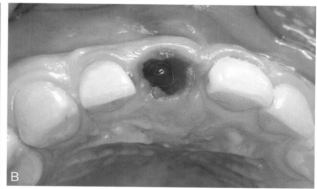

图 12-1-6 微创拔除 11
A. 拔除的 11　B. 11 拔牙窝。

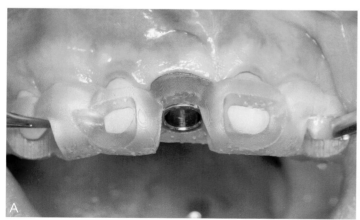
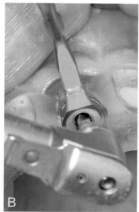
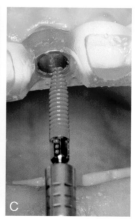

图 12-1-7 11 种植手术
A. 就位种植导板　B. 逐级扩孔　C. 植入 11 BLT 种植体。

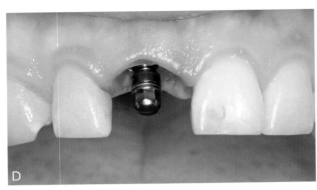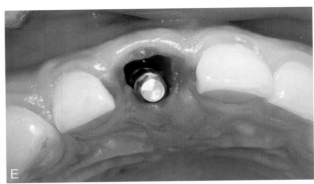

图 12-1-7（续）
D. 11 种植体就位唇面观　E. 种植体𬌗面观。

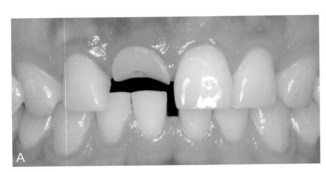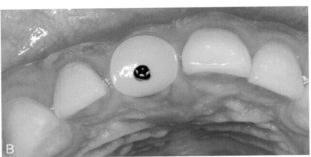

图 12-1-8　口内戴入 11 个性化愈合基台
A. 正面观　B. 𬌗面观。

（三）修复过程

1. 临时修复体的设计、制作与戴入

（1）术后 6 个月患者复查，可见 11 牙龈缘位置稳定，X 线片显示：11 种植体骨结合良好。

（2）数据采集：取下个性化愈合基台，采用口内扫描仪（Carestream 3600）获取上下颌牙列、黏膜及咬合关系的数字化信息，同时扫描个性化愈合基台获得 11 种植体牙龈袖口信息，并安放种植体扫描杆，扣除 11 位点，补扫并获得 11 种植体三维位置信息（图 12-1-9A、B）。

（3）计算机辅助设计与计算机辅助制造临时修复体：在修复软件中，导入戴有扫描杆的口内扫描数据，选择穿龈 3mm、高 5.5mm 的 Ti-base，设计与颈部穿龈形态相吻合、与邻牙形态相协调的临时修复体，生成 STL 加工文件（图 12-1-9C）。于数控切削机下安装 PMMA 树脂盘，加工完成后，与 Ti-base 粘接，完成临时修复体的制作（图 12-1-9D）。

（4）口内戴入临时修复体：将螺丝固位的临时修复体就位于种植体上方，检查邻接及咬合，轻微调𬌗至无咬合干扰，美学效果良好，患者满意。中央螺丝加力至 15N·cm，PTFE+ZOE 封闭螺丝穿孔（图 12-1-9E、F）。

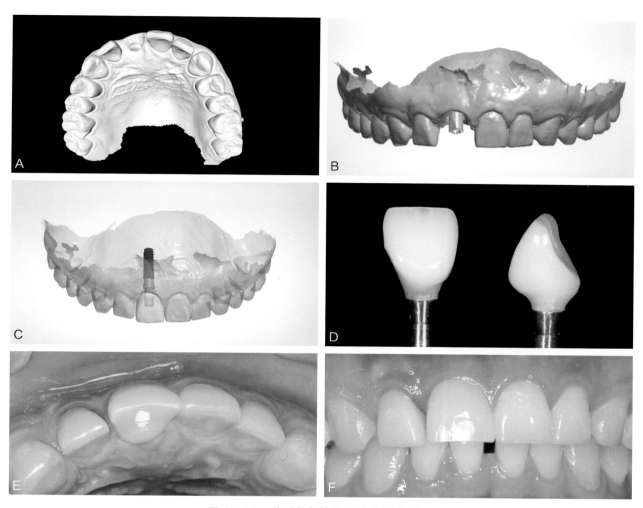

图 12-1-9　临时修复体的设计、制作与戴入

A. 口内扫描上颌牙列及 11 牙龈袖口　B. 安装 11 种植体上方扫描杆进行口内扫描　C. 11 临时修复体设计正面观　D. 数控切削完成的 11 临时修复体　E. 口内戴入 11 临时修复体殆面观　F. 口内戴入 11 临时修复体正面咬合像。

2. 永久修复体的设计、制作与戴入

（1）临时修复体戴入 3 个月后，检查患者口内修复体情况，11 未见明显崩瓷或其他并发症，咬合稳定，11 牙龈缘位置稳定（图 12-1-10A）。X 线片显示：11 种植体骨结合良好。开始永久修复体的设计和制作。

（2）数据采集：采用口内扫描仪（Carestream 3600）获取上下颌牙列、黏膜及咬合关系的数字化信息，同时获得 11 种植体临时修复体信息。单独扫描 11 临时修复体，获取 11 种植体新的穿龈轮廓信息（图 12-1-10B）。

（3）计算机辅助设计与计算机辅助制造永久修复体：选择穿龈 3mm、高 5.5mm 的 Ti-base，设计基于 Ti-base 的氧化锆基底唇侧饰瓷永久修复体，唇侧留出回切饰瓷空间，生成 STL 加工文件（图 12-1-10C~E）。通过数控切削技术制作氧化锆基底，唇侧饰瓷，喷砂处理氧化锆粘接面，并使用 3M U200 树脂黏合剂将氧化锆牙冠粘接于 Ti-base 上。最终完成永久修复体的制作。

　　（4）口内戴入永久修复体：将基于 Ti-base 的螺丝固位氧化锆全瓷冠就位于种植体上方，检查邻接及咬合，轻微调殆至无咬合干扰。应用扭矩扳手 35Ncm 旋紧修复螺丝，PTFE 充填螺丝孔，并留出 2mm 空间，3M 树脂封闭螺丝孔，并拍摄 X 线片（图 12-1-10F~H）。

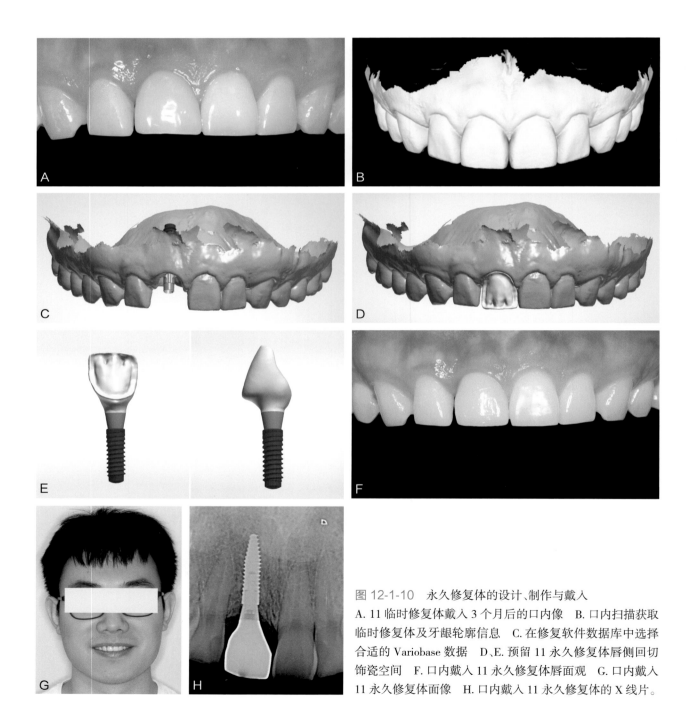

图 12-1-10　永久修复体的设计、制作与戴入
A. 11 临时修复体戴入 3 个月后的口内像　B. 口内扫描获取临时修复体及牙龈轮廓信息　C. 在修复软件数据库中选择合适的 Variobase 数据　D、E. 预留 11 永久修复体唇侧回切饰瓷空间　F. 口内戴入 11 永久修复体唇面观　G. 口内戴入 11 永久修复体面像　H. 口内戴入 11 永久修复体的 X 线片。

【小结】

本病例为美学区单颗前牙种植修复病例,11 唇侧骨板完整,垂直骨高度适中,满足即刻种植适应证,故本病例采用 11 微创拔牙+数字化导板下即刻种植的外科方案。同时,本病例参考原有的牙龈袖口形态,设计并制作了具有良好的穿龈形态并与牙龈边缘紧密贴合的 11 数字化个性化愈合基台,为 GBR 成骨作用提供了充足的组织再生空间,有利于维持牙龈的高度和丰满度,实现了即刻种植后骨组织和软组织的稳定与维持。

本病例从数字化诊断评估、数字化术前设计、数字化口腔种植外科,再到个性化愈合基台的设计与制作,以及临时修复和最终的永久修复,都充分利用了数字化手段来实现软硬组织的稳定,取得了较好的美学和功能效果。

病例 2　数字化预成临时修复体 Tempshell 在种植即刻修复中的应用

孙　亮　曲　哲　赵佳明　大连市口腔医院

【患者基本情况】

患者男,29 岁。4 个月前拔除左侧上颌前牙残根以及埋伏牙,要求种植修复。既往体健,无药物、材料等过敏史,无口腔不良习惯,无全身系统疾病。

【检查评估】

(一) 口内检查

21 缺失,缺牙区可见明显凹陷,口腔卫生一般,余未见异常(图 12-2-1A、B)。

(二) 口外检查

颌面部基本对称,开口度、开口型正常,颞下颌关节无压痛,无弹响。

(三) 影像学检查

CBCT 显示:缺牙区垂直向骨高度比邻牙牙槽嵴顶低 5~6mm,骨质分类为Ⅲ类,可见埋伏牙拔除区域低密度影像(图 12-2-1C、D)。

【诊断】

上颌牙列缺损。

【治疗方案】

患者为年轻男性,上颌前牙残根以及埋伏牙拔除后缺牙区骨量不足,拟第一次手术为患者进行骨增量,5~6 个月后拍摄 CBCT 检查,视骨增量情况,制作数字化外科导板的同时预先制作临时修复体。拟导

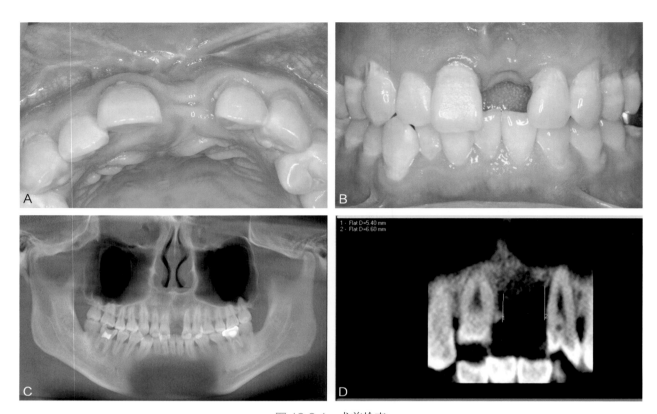

图 12-2-1 术前检查

A. 术前口内殆面像　B. 术前口内正面像　C. 术前 CBCT 重建全景片　D. CBCT 示垂直向骨缺损。

板引导下植入种植体,术中视植体的初始稳定性拟即刻修复,利用临时修复体进行软组织诱导成形,待软硬组织稳定后,进行永久修复,定期复查。基于以上分析,本病例的治疗方案如下:

（一）种植外科方案

1. 骨增量手术（Onlay 植骨）。

2. 骨增量术后 5 个月,数字化外科导板引导下的种植外科手术。

（二）种植修复方案

1. 基于预成 Tempshell 的种植体支持的即刻修复。

2. 基于 ASC 基台的螺丝固位氧化锆全瓷冠修复。

【治疗过程】

（一）治疗前的准备

术前根据 CBCT 数据 3D 打印颌骨模型,预先模拟设计供区及供骨量（图 12-2-2）。

（二）进行骨增量手术（Onlay 植骨手术）

第一次骨增量手术:术前验血等常规检查,使用 0.12% 的复方氯己定含漱液含漱 3 次,每次 15mL,含漱 1min。采用 STA 进行局部浸润麻醉。切开翻瓣后,于邻牙前庭区取柱状骨,修整受骨床,钛钉固定柱状骨于受区,于供区以及缺损区植入 Bio-Oss 骨粉,用 Bio-Gide 胶原膜和海奥膜覆盖骨表面,关闭创口（图 12-2-3）。

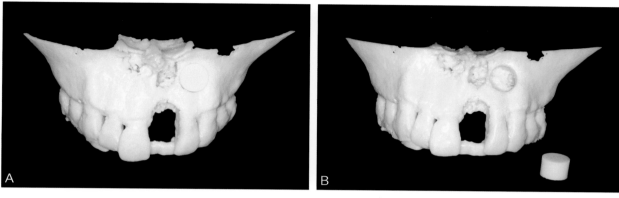

图 12-2-2 术前打印 3D 模型模拟取骨
A. 3D 打印颌骨模型 B. 术前模拟取骨。

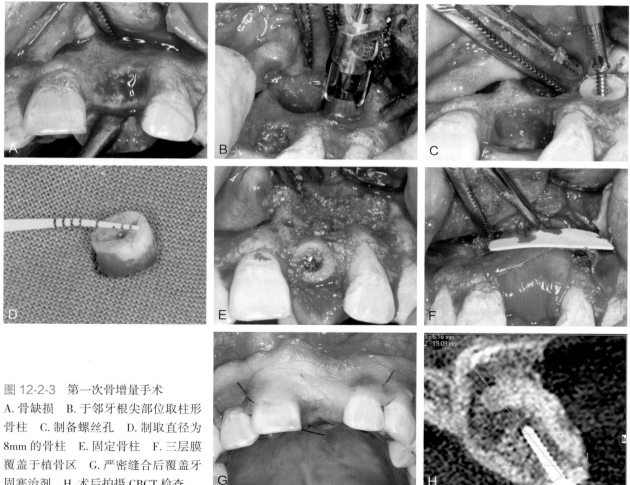

图 12-2-3 第一次骨增量手术
A. 骨缺损 B. 于邻牙根尖部位取柱形骨柱 C. 制备螺丝孔 D. 制取直径为 8mm 的骨柱 E. 固定骨柱 F. 三层膜覆盖于植骨区 G. 严密缝合后覆盖牙周塞治剂 H. 术后拍摄 CBCT 检查。

(三) 数字化外科导板引导下的种植外科手术

1. 数字化外科导板及预成 Tempshell 临时修复体的设计与制作　种植术后 5 个月复查,再次拍摄 CBCT,并进行口内扫描,利用种植辅助设计软件设计制作数字化外科导板,同时利用技工端设计软件设计制作带翼的临时修复体 Tempshell、导板以及预成临时修复体,完成后,择期进行手术(图 12-2-4)。

2. 数字化外科导板引导下的种植外科手术　术前准备同骨增量手术,采用 STA 进行局麻。使用专用导板工具盒,固定导板,切开小翻瓣,取出一期外置骨放置的固位钉,压板逐级备洞后植入 1 枚 Nobel (Active 3.5mm × 13mm) 骨水平种植体,测其 ISQ 值为 80,安放愈合基台并严密缝合创口(图 12-2-5)。

(四) 即刻修复

种植手术后,椅旁试戴调改临时响扣基台,安放橡皮障,口内用树脂材料将临时响扣基台与预成临时修复体 Tempshell 粘接在一起,口外回填临时响扣基台与预成临时修复体 Tempshell 之间的空隙,用保护模拟器以及顶部钻打通螺丝通道,去除两翼板并高度抛光,最终完成临时修复体的精修并戴入患者口内。嘱患者勿用临时修复体咬硬物,注意口腔卫生,用牙线或冲牙器等将种植体周清洁干净,每月进行复查(图 12-2-6)。

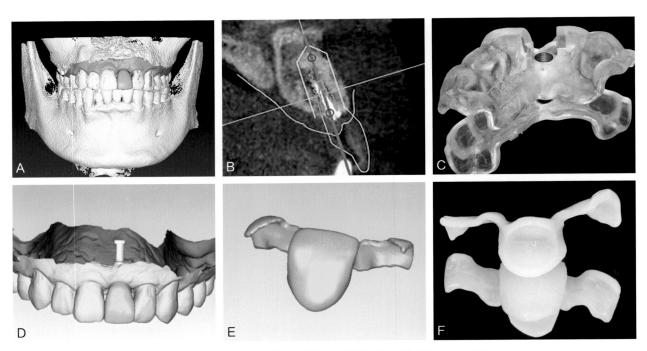

图 12-2-4　设计数字化外科导板以及预成临时修复体 Tempshell

A. 导入口扫数据并生成诊断蜡型　B. 设计种植体　C. 制作完成的导板　D. 设计修复体　E. 设计完成带翼临时修复体　F. 制作完成的带翼临时修复体。

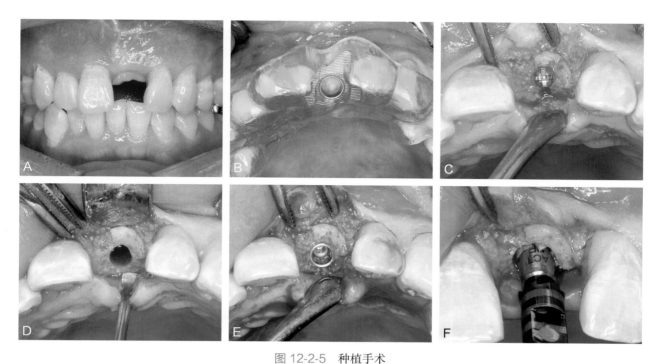

图 12-2-5 种植手术

A.植骨术后5个月口内像 B.术前试戴种植手术导板 C.微创翻瓣 D.压板逐级备洞 E.导板引导下植入种植体
F.环钻去除种植体周骨阻挡。

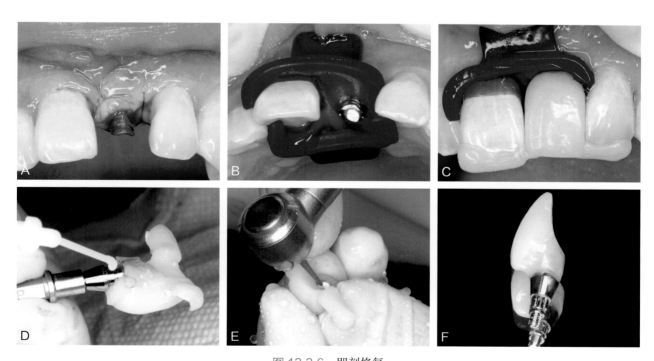

图 12-2-6 即刻修复

A.口外调改临时响扣基台 B.安放橡皮障 C.复位 D.回填 E.打通螺丝通道 F.制作完成的临时修复体。

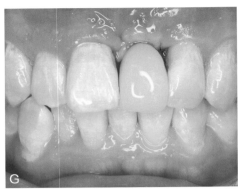
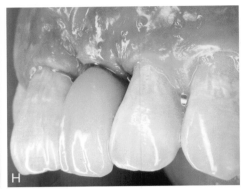
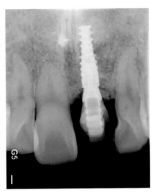

图 12-2-6（续）
G. 临时修复体口内正面观　H. 临时修复体口内侧面观　I. 根尖片。

（五）永久修复

种植手术 6 个月后，种植体骨结合良好，周围软组织稳定，行种植体支持的螺丝固位氧化锆全瓷美学修复。

制取数字化印模：临时修复体取下后，用 3shape 口扫仪迅速扫描袖口形态，并锁定；安放扫描杆并进行扫描，获取种植体三维位置，然后完成对颌以及咬合等扫描。确认口内扫描数据无误后，传送至修复工艺中心，运用 CAD/CAM 计算机辅助技术进行设计，制作基于 ASC 基台的氧化锆螺丝固位一体冠修复体，利用口扫数据打印 3D 模型，在打印的模型上完成饰瓷（图 12-2-7）。

（六）复诊复查

永久修复后 2 个月，患者复查，口腔卫生较好，观察永久修复体周围软组织健康，色粉质韧，近远中龈乳头比初期永久修复时在切端方向的充盈度有所改善（图 12-2-8）。

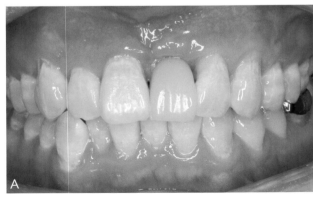
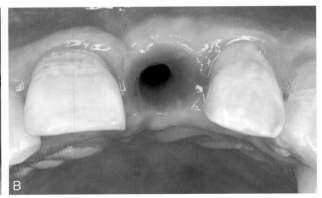

图 12-2-7　永久修复
A. 数字化印模当天口内正面观　B. 取下临时修复体的袖口形态。

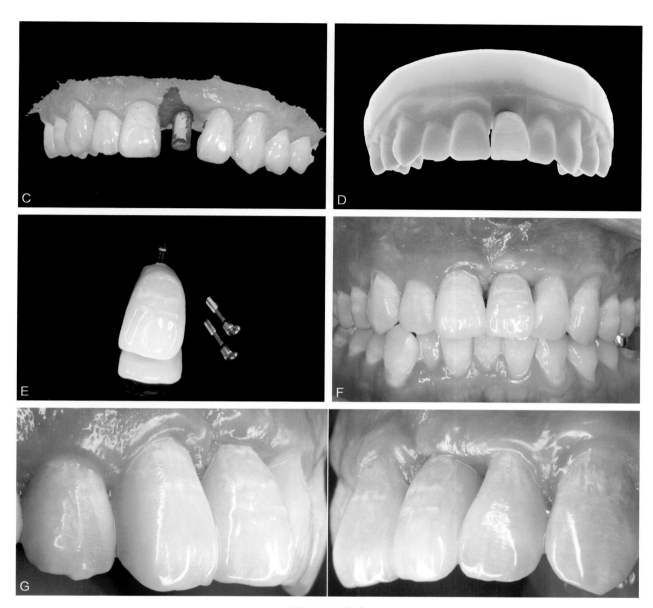

图 12-2-7(续)

C. 制取数字化印模　D. 3D 打印模型并制作修复体　E. 永久修复体　F. 永久修复体口内正面观　G. 永久修复体口内侧面观。

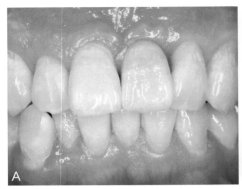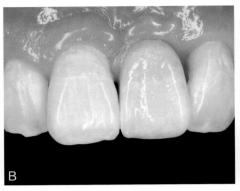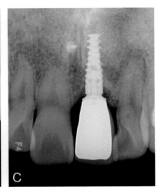

图 12-2-8　永久修复后 2 个月复查
A. 正面咬合像　B. 口内局部观　C. 根尖片。

【小结】

（一）骨增量技术

本病例患者为年轻男性，存在一定量的垂直向以及嵴顶区水平向骨缺损，为保证其获得最佳的种植体三维位置，术前利用 CBCT 数据进行颌骨模型 3D 打印，在颌骨模型上设计取骨部位，使骨增量手术可视化，实现了可预期的骨增量手术。

（二）预成临时修复体技术

种植手术前以修复为导向设计制作数字化外科导板并预成临时修复体 Tempshell，实现永久修复效果的可预期，半成品的预成临时修复体 Tempshell，快速实现临时修复体就位。本病例报告的预成临时修复体 Tempshell 为一次性非完全制作完成的修复体，类似于半成品，只有临时修复体冠部形态，术后借助于两翼辅助口内就位。

（三）数字化技术的应用

本病例基于数字化技术设计并完成了骨增量手术，在数字化外科导板的引导下完成了种植外科手术，并利用预成临时修复体进行即刻修复，在最终修复过程中利用数字化技术设计与制作螺丝固位氧化锆全瓷修复体，从而实现全程数字化的治疗程序。

病例 3　数字化外科导板联合导板锁在美学区种植即刻修复中的应用

阚平平　赵佳明　曲　哲　刘光源　张天宇　大连市口腔医院

【患者基本情况】

患者男，25 岁。右侧上颌前牙先天缺失，要求种植修复。既往体健，无全身系统性疾病，无药物、材料等过敏史。

【检查评估】

（一）口内检查

12 缺失，缺牙间隙较小，11、21、22、23 之间存在散在间隙，中线偏右（图 12-3-1）。

（二）口外检查

口腔颌面部对称，张口度正常，中位唇线，中位笑线。

（三）影像学检查

曲面体层片显示：缺失牙近远中间隙宽度约 3mm（图 12-3-2）。

【诊断】

1. 上颌牙列缺损。

2. 安氏Ⅲ类。

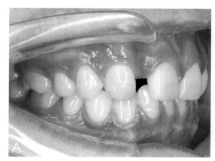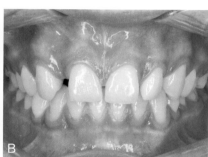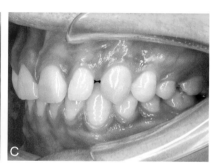

图 12-3-1 正畸前口内像

A. 右侧咬合像　B. 正面像　C. 左侧咬合像。

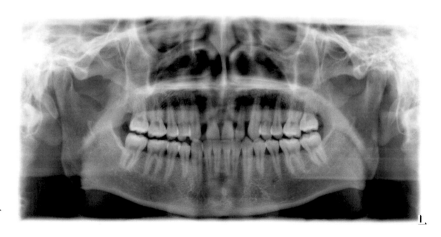

图 12-3-2 正畸前曲面体层片

【治疗方案】

患者为年轻男性,上颌前牙先天缺失,术前检查近远中修复间隙不足,由于患者前牙区存在散在间隙,拟利用散在间隙扩展修复间隙,待正畸修复间隙扩展完成后拟制作数字化外科导板,利用数字化外科导板联合导板锁预先制作临时修复体。拟在导板引导下植入种植体,术中视植体的初始稳定性拟即刻修复,利用临时修复体进行软组织诱导成形,待软硬组织稳定后,进行永久修复,定期复查。基于以上分析,本病例的治疗方案如下:

(一)正畸方案

利用散在间隙扩展修复间隙。

(二)种植外科方案

数字化外科导板引导下的种植外科手术。

(三)种植修复方案

1. 基于导板联合导板锁预成的种植体支持的即刻修复。

2. 基于 ASC 基台的螺丝固位氧化锆全瓷冠修复。

【治疗过程】

(一)正畸治疗

种植术前进行正畸治疗,利用散在间隙,扩展 12 近远中间隙至 7mm 左右(图 12-3-3)。

在正畸治疗结束后,拟种植手术前对患者进行详细的口腔专科检查以及影像学检查。可见 12 缺失,CBCT 示缺牙区可用骨高度以及骨宽度充足,骨密度正常,骨质分类为 Ⅲ 类,唇侧骨板完整且有一定厚度(图 12-3-4)。

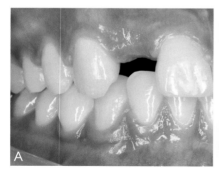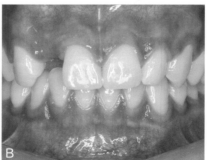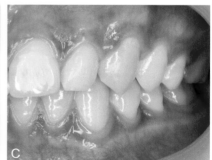

图 12-3-3 正畸后口内像
A. 右侧咬合像　B. 正面像　C. 左侧咬合像。

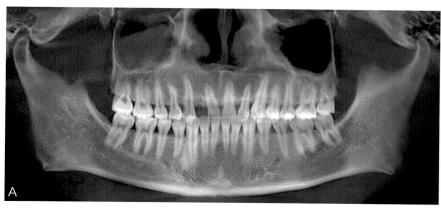
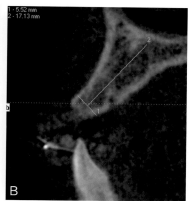

图 12-3-4 术前 CBCT 截图
A. 术前曲面体层片 B. 可用骨量显示。

（二）术前设计制作数字化外科导板并联合导板锁预成临时修复体

制取印模，灌注石膏模型后，进行模型扫描。将 CBCT 数据以及模型扫描数据按顺序导入 Nobel Clinician 软件中，经 Smart Fusion（智能融合）功能匹配拟合，同时显现出修复体、颌骨、咬合关系以及黏膜信息。依据修复体的位置，利用可用骨量设计最佳的种植体三维位置（图 12-3-5）。最终临床医师在获得数字化外科导板后，联合导板锁翻制石膏模型，预先转移种植体三维位置（图 12-3-6），然后在翻制完成的石膏模型上预先制作临时修复体（图 12-3-7），择期手术。

（三）数字化外科导板引导种植手术

局部浸润麻醉后，戴入导板，环切牙龈。使用 Nobel CC 种植体及其配套器械（Nobel BioCare 公司），外科导板引导下逐级备洞，植入 1 枚骨水平种植体（Nobel CC，3.5mm×16mm，NP），测量 ISQ 值 72（图 12-3-8）。

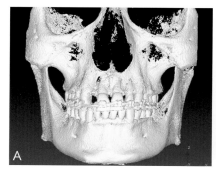
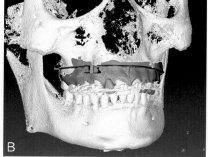
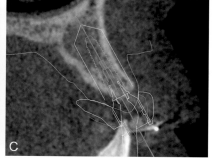

图 12-3-5 设计数字化外科导板
A. 导入 CBCT B. 数据匹配 C. 设计种植体。

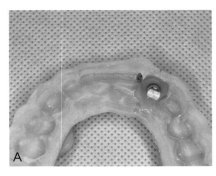
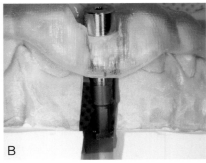
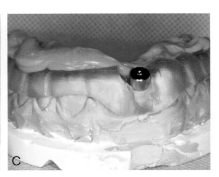

图 12-3-6 利用数字化种植外科导板转移种植体三维位置

A. 导板联合导板锁连接替代体   B. 复位至石膏模型预先转移种植体三维位置   C. 利用石膏固定替代体。

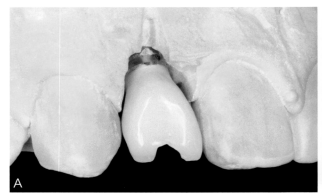
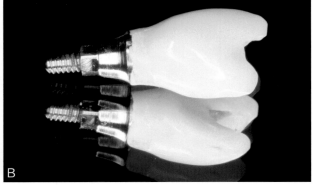

图 12-3-7 术前预成临时修复体

A. 临时修复体模型观   B. 临时修复体。

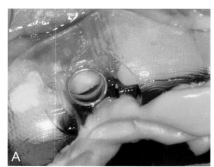
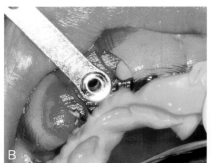
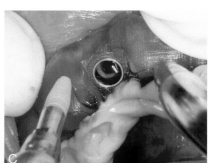

图 12-3-8 种植手术

A. 固定导板   B. 压板备洞   C. 植入种植体。

（四）软组织诱导成形

种植手术后，经过临床调改预成的纵向螺丝固位的临时修复体，即刻顺利戴入（图 12-3-9），对牙龈软组织进行诱导成形，螺丝固位的临时修复体便于拆卸，调改形态。嘱患者勿用临时修复体咬硬物，注意口腔卫生，每月进行复查（图 12-3-10），视软组织恢复情况调改临时冠的穿龈形态，让出软组织生长空间，直至诱导牙龈形成类似于天然牙的穿龈袖口形态。

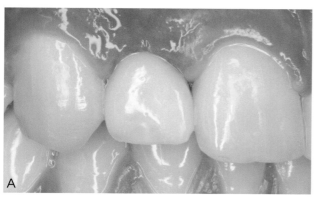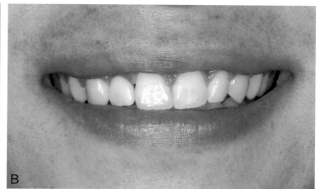

图 12-3-9　即刻修复
A. 临时修复体口内局部观　B. 即刻修复当天微笑像。

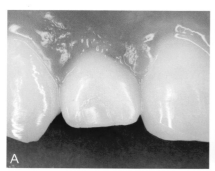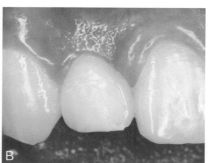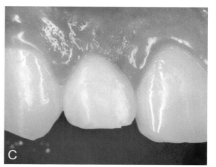

图 12-3-10　塑形复查
A. 塑形 1 个月　B. 塑形 3 个月　C. 塑形 4 个月。

（五）牙龈形态稳定后，复制穿龈轮廓，行全瓷美学修复

1. 戴入临时修复体4个月后，制取个性化转移杆，制取开窗印模　用流动树脂（3M）以及开窗转移杆制作个性化转移杆，精确地复制穿龈袖口形态。用DMG Light+Heavy加聚型硅橡胶（DMG）制取开窗式印模（图12-3-11），比色，检查印模制取情况，确认准确无误后，连接替代体，涂布分离剂，注入人工牙龈材料（Coltene），灌注超硬石膏。修复工艺中心运用CAD/CAM计算机辅助技术进行设计，制作个性化的ASC基台氧化锆一体冠修复体（Wieland）（图12-3-12）。

2. 戴入永久修复体　试戴ASC基台氧化锆一体冠，修复体与周围软硬组织相协调，确认邻接以及修复体颜色形态良好且患者满意，咬合调整后，牙尖交错位咬合及前伸咬合无殆干扰，然后高度抛光，超声振荡修复体，消毒后气枪吹干。口内戴入永久修复体后，扭矩扳手加力至30N·cm，聚四氟乙烯封闭螺丝通道，树脂封孔。拍摄根尖片确认就位（图12-3-13）。

（六）复诊复查

永久修复后4个月，患者复查，口腔卫生较好，观察永久修复体周围软组织点彩明显，永久修复体与周围软组织和谐美观，拍摄根尖片未见明显骨吸收（图12-3-14）。利用工程逆向软件3D视图不同界面下的冠状面（图12-3-15A、D）、矢状面（图12-3-15B、E）、横断面（图12-3-15C、F），显示术前设计与实际植入的三维偏差：近远向偏差为±0.4mm，垂直向偏差为±1.0mm，颊舌向偏差为±0.3mm。

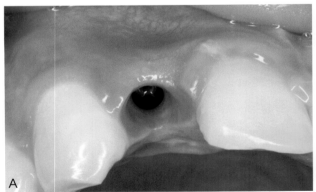
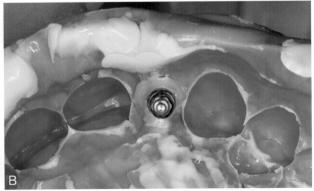

图12-3-11　制取永久印模

A. 牙龈袖口形态　B. 个性化转移杆制取印模。

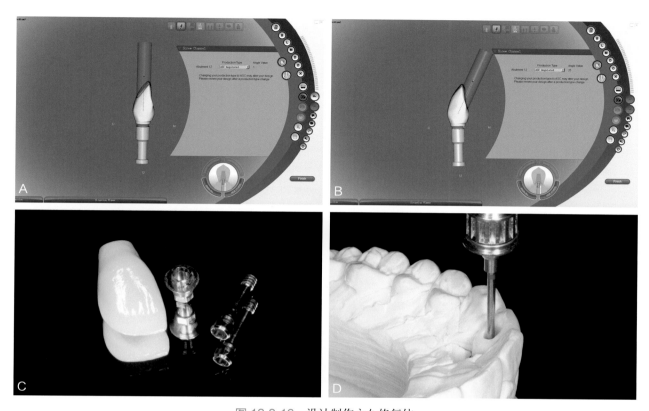

图 12-3-12 设计制作永久修复体

A.转角前位于切端的穿出点 B.经25°转角后转到腭侧的穿出点 C.ASC基台氧化锆冠的3个组成部分 D.腭侧穿出点。

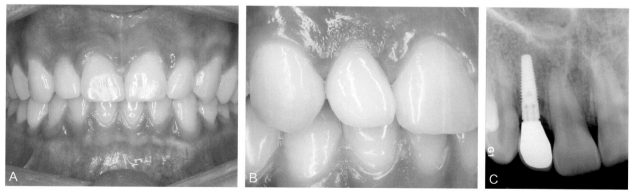

图 12-3-13 戴入永久修复体

A.永久修复体戴入口内 B 口内局部观 C.永久修复体根尖片。

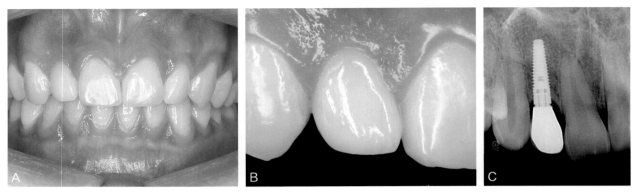

图 12-3-14 戴入永久修复体 4 个月复查
A. 永久修复体口内观 B. 口内局部观 C. 永久修复根尖片。

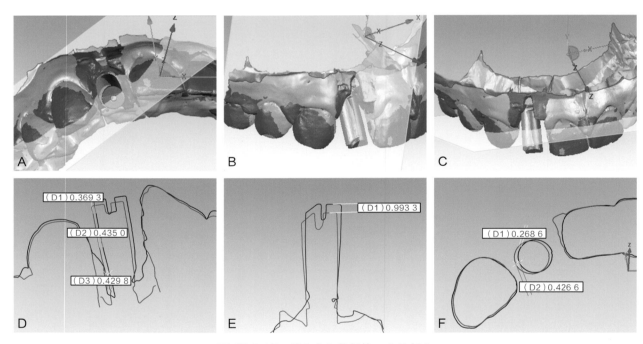

图 12-3-15 戴入永久修复体 4 个月复查
A. 冠状面截图 B. 矢状面截图 C. 横断面截图 D. 冠状面近远中向测量误差 E. 矢状面垂直向测量误差 F. 横断面颊舌向测量误差。

【小结】

(一) 数字化技术的使用

数字化口腔种植治疗技术主要包括术前数字化诊断与设计、数字化口腔种植外科、数字化口腔种植修复三部分。

本病例在种植外科手术之前,设计制作数字化外科导板,通过导板锁联合外科导板翻制石膏模型,设计并完成了种植体支持的预成临时修复体。预成临时修复体的顺利戴入有赖于数字化外科导板精准引导下的种植外科。数字化技术贯穿整个种植外科与临时修复过程,将"以修复为导向的种植设计"理念精确地转换为实物,起到精确定位和引导的作用。

(二)动态加压技术(软组织诱导成形)

纵向螺丝固位的临时修复体诱导软组织重新建立与邻牙牙龈相协调的牙龈形态。螺丝固位便于拆卸,为后期复诊时修复体的调磨改形提供了便利。

经过诱导后,龈乳头形成更接近天然牙的三角形,产生临时冠仿佛从龈沟内萌出的视觉效果。待牙龈软组织形态稳定后,最终制作个性化转移杆,将种植体周软组织的外形轮廓精确地转移到工作模型上,为永久修复体的制作完成提供最精确的印模信息,有利于植体周围牙龈软组织的健康与长期稳定。

(三)ASC 角度螺丝通道基台的使用

ASC 基台与氧化锆牙冠之间靠摩擦力固位,不需要粘接剂。在种植体植入角度不理想时,尤其在前牙区,可通过使用 ASC 角度螺丝通道基台将螺丝孔穿出点从切端转移到舌侧,实现螺丝固位并保证了美学效果,同时避免了粘接剂滞留引起的风险,简化了粘接固位时所需的临床处理技术和步骤,减少了椅旁的就诊时间,提高了临床工作效率。

然而,基于 ASC 基台的上部结构设计与制作必须应用种植体系统原厂数据,才能保证加工精度和修复效果的长期稳定。

病例 4 美学区连续多颗牙缺失的全程数字化精准口腔种植修复

高文莫 耿 威 首都医科大学附属北京口腔医院

【患者基本情况】

患者女,26 岁。10 年前因外伤致上颌牙列 11—23 缺失,后于外院行 13—26 固定桥修复。因自觉前牙修复体欠美观,于 2019 年 1 月就诊,要求种植固定修复,改善前牙外观,既往体健。

【检查评估】

(一)口内检查

上颌 13—26 烤瓷固定桥修复(基牙为 13、12、24、25、26),11—23 缺失,上颌修复体与下颌呈浅覆𬌗浅覆盖关系。正面观可见患者𬌗平面偏斜,呈"左高右低"状,32—34 伸长。𬌗面观可见修复体桥体舌面形态不良,修复体边缘密合性欠佳,龈缘红肿,BOP(+)(图 12-4-1)。

拆除 13—25 固定桥后(保留 26 基牙牙冠),正面观及𬌗面观可见 11—23 桥体处牙槽嵴在唇侧水平向及垂直向骨量重度吸收,组织缺损类型为软硬组织复合缺损,垂直向、水平向复合缺损。基牙 13、12、24、25、26 周围可见牙龈红肿,牙石(+)(图 12-4-2)。

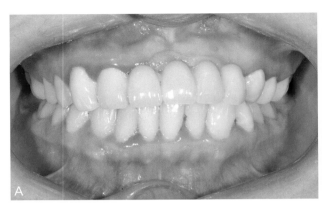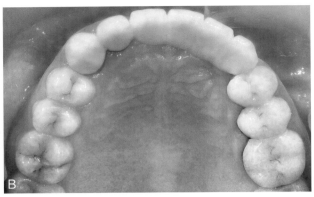

图 12-4-1 初诊口内像（戴牙）

A. 口内正面像（戴牙） B. 上颌𬌗面像（戴牙）。

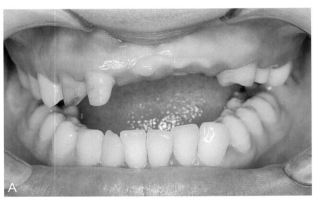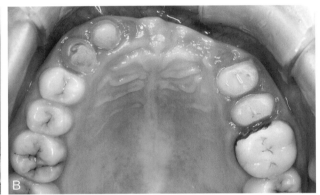

图 12-4-2 拆除旧修复体后口内像

A. 拆除旧修复体后口内像，可见缺牙区垂直向软硬组织缺损及 32—34 伸长 B. 拆除旧修复体后上颌𬌗面像，可见缺牙区水平向软硬组织缺损。

（二）口外检查

患者颜面部轻度不对称，微笑时左侧嘴角轻度歪斜。开口初右侧颞下颌关节轻度弹响，颞下颌关节区无压痛，咀嚼肌无压痛，余未见明显异常。面下 1/3 距离适中。开口度 4cm，开口型"↓"（图 12-4-3）。

（三）影像学检查

CBCT 显示：牙槽骨部分垂直向及水平向萎缩，缺牙区牙槽嵴唇舌向宽度为 5~8mm，垂直向可用骨骨量充足，骨质：Ⅱ至Ⅲ类骨（图 12-4-4）。

【诊断】

1. 上颌牙列缺损。

2. 13、12、24、25 牙体缺损。

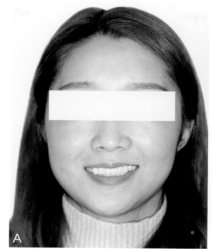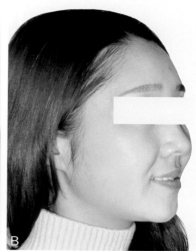

图 12-4-3 初诊面像
A. 正面像 B. 右侧 45° 像。

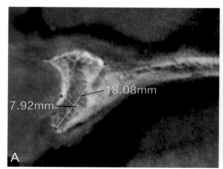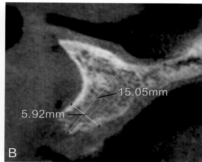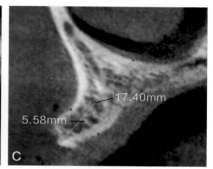

图 12-4-4 术前 CBCT 测量
A. 右侧上颌中切牙位点测量 B. 左侧上颌中切牙位点测量 C. 左侧上颌侧切牙位点测量 D. 左侧上颌尖牙位点测量。

【治疗方案】

(一) 种植外科方案

数字化全程导板引导下的精准种植外科，于 11、23 位点植入 2 枚 Straumann SLActive BLT 种植体。

(二) 种植修复方案

1. 11~23 种植体支持复合固位氧化锆全瓷固定桥。

2. 13、12、24、25 氧化锆基底全瓷冠。

【治疗过程】

(一) 治疗前的准备

1. 制取上颌牙列硅橡胶印模,拆除口内旧修复体,mock-up法制作树脂临时修复体。

2. 口内扫描记录保存患者上下颌牙列(含临时修复体)及咬合关系信息。

3. 适当进行32—34调𬌗,以改善下颌𬌗曲线。

4. 进行牙周基础治疗。

(二) 多元数据信息采集

1. 拍摄CBCT,获取患者硬组织信息,以DICOM格式输出。

2. 拆除旧修复体后应用口内扫描仪进行口内扫描,获取剩余牙列、咬合关系及黏膜信息,以STL格式输出(图12-4-5)。

3. 应用面部扫描仪获取患者颜面部信息,以OBJ格式输出(图12-4-6)。

4. 应用Zebris髁突运动轨迹描记仪,记录患者下颌运动信息,根据患者下颌运动信息计算患者髁突运动信息,以XML格式输出(图12-4-7)。

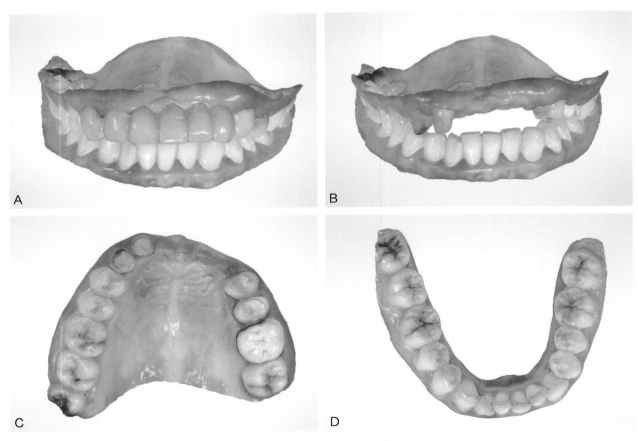

图12-4-5 口内扫描数据信息

A. 口内扫描数据正面观(戴牙) B. 口内扫描数据正面观(不戴牙) C. 口内扫描上颌牙列数据 D. 口内扫描下颌牙列数据。

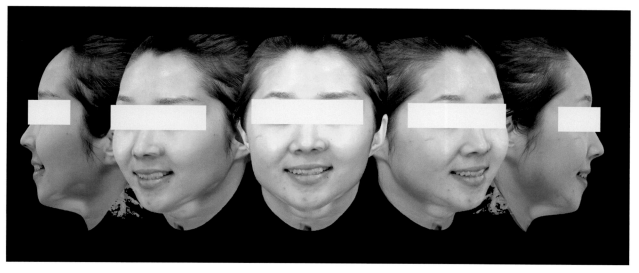

图 12-4-6 患者面部扫描数据信息

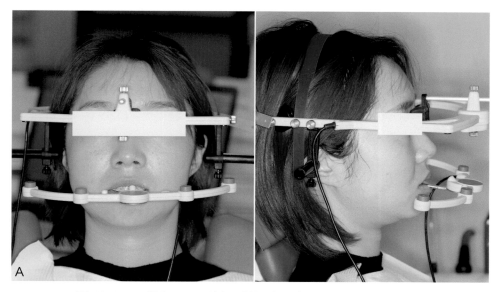

图 12-4-7 采用 Zebris 下颌运动轨迹描记仪获取患者下颌运动数据

A. 患者戴用 Zebris 下颌运动轨迹描记仪（正、侧面）。

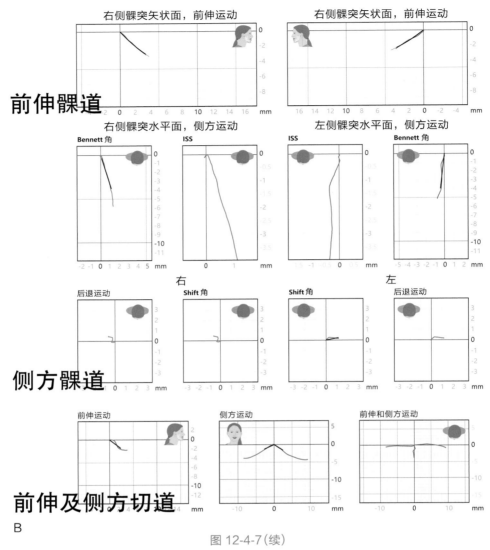

B

图 12-4-7(续)

B. Zebris 髁突运动轨迹(前伸运动、左侧方运动、右侧方运动)。

（三）多元数据信息整合

将 CBCT 数据（DICOM 转换为 STL）、口内扫描数据（STL）和口外面部扫描数据（OBJ）运用 3Shape Dental System 软件整合，获取带有剩余牙列及黏膜、咬合关系、颜面部信息的全信息数字化模型（图 12-4-8），设计理想修复体外形。

（四）功能美学修复体设计

根据患者的面部标志线及参考平面，基于原有旧修复体形态，设计患者理想功能美学修复体。在全数字化信息模型上排牙，结合面部扫描数据和口内扫描数据检验修复体的美学效果，并分析垂直向及水平向的软硬组织缺损量。面部扫描信息可以提供患者的三维面部信息，这有助于检查修复体设计对患者各个角度面型的影响（图 12-4-9）。

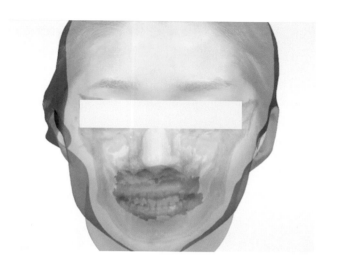

图 12-4-8　多元数据信息融合
患者 CBCT+口内扫描数据+面部扫描数据整合（3D 视图），
形成全数字化信息模型，即"虚拟患者"，可见 CBCT、口内扫
描数据和面部扫描数据重合度良好。在该全数字化信息模
型上进行前牙修复体的功能及美学设计。

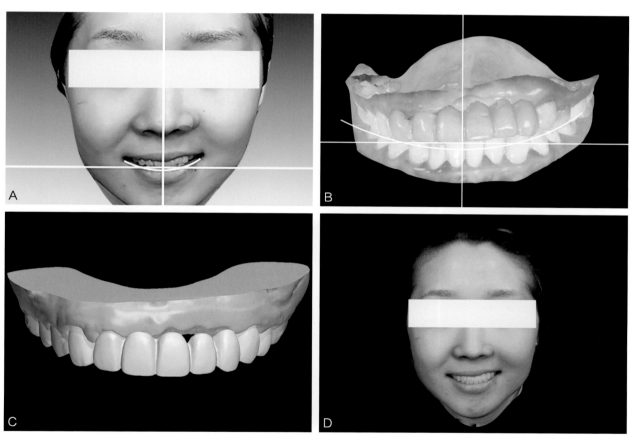

图 12-4-9　功能美学修复体设计
A. 患者旧修复体面扫数据与口扫数据整合照片：结合患者面部数据及水平参考面对患者进行微笑分析及设计，可见患者微
笑时为低位笑线，切缘线与下唇自然凹陷的关系为非接触型，微笑宽度为 5—5，切牙中线与面中线不一致，𬌗平面与口角连
线和水平参考面不一致　B. 患者戴有旧修复体口扫数据：结合口扫数据可见患者𬌗平面与口角连线和水平参考面不一致，23
轴倾度过小，切牙中线与水平参考面不一致，龈缘线与水平参考面不一致　C. 患者软硬组织缺损分析：完成修复体设计，对软
组织信息进行分析，可见患者存在水平向及垂直向的复合软硬组织缺损　D. 患者理想修复体与面扫数据和口扫数据整合
照片：对患者进行修复体设计后，结合口扫数据和面扫数据进行排牙，可见修复体切牙中线与矢状参考面及下颌切牙中线
一致，切缘线与下唇自然凹陷的关系仍为非接触型，𬌗平面与水平参考面基本一致，可见其美学效果获得了较大改善。

（五）应用数控切削技术制作理想修复体并进行口内试戴

将修复体设计数据以 STL 格式文件输出，应用数控切削技术制作树脂理想预成修复体（图 12-4-10A）。口内试戴，验证美学效果并评估软硬组织缺损。可见患者前牙区 21~23 间的垂直向及水平向软硬组织缺损（图 12-4-10B）。口外观可见与旧修复体相比切缘线与下唇自然凹陷的关系仍为非接触型。

𬌗平面与口角连线及水平参考面一致，23 轴倾度改善，上颌切牙中线与矢状参考面及下颌切牙中线一致。口内试戴修复体效果与全数字化信息模型上的效果一致（图 12-4-10C）。

（六）数字化外科导板的设计与制作

将修复体信息、颌骨解剖学结构信息、黏膜信息输入 3Shape implant studio 种植规划软件进行整合，以理想修复体的位置、形态为导向，设计种植体的植入位置和方向，分别在 11 及 23 位点植入 Straumann SLActive BLT 种植体，种植体型号为 3.3mm×14mm（图 12-4-11A、B）。设计牙支持式全程数字化外科导板，生成 STL 文件（图 12-4-11C），应用 3D 打印技术制作导板（图 12-4-11D）。

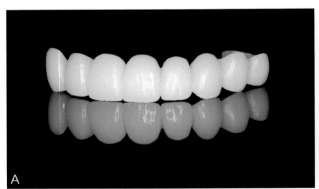
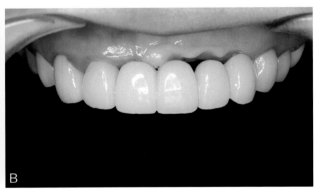
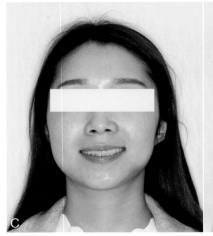
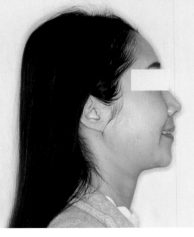

图 12-4-10　数控切削加工临时牙及口内临时牙试戴
A. CAD/CAM 树脂天然牙支持临时修复体
B. 口内试戴树脂天然牙支持临时修复体，可见患者的复合软硬组织缺损　C. 患者试戴天然牙支持临时修复体正面像和右侧面像。

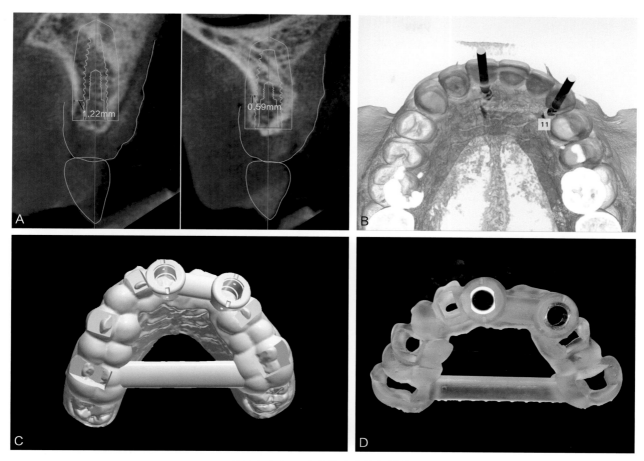

图 12-4-11 全程数字化导板设计

A. 11 及 23 种植体拟植入位点及颊侧剩余骨厚度(11) B.检查螺丝通道与修复体的位置关系 C.生成数字化导板STL文件
D. 3D 打印数字化导板。

（七）全程数字化外科导板引导下的种植外科

在全程数字化外科辅助导板引导下,于 11 及 23 位点分别植入 1 枚 ITI BLT 3.3mm×14mm 种植体,
11 及 23 位点种植体初期稳定性良好。于 11—23 颊侧根方基骨取自体骨骨屑,混合 Bio-Oss 骨粉,植入
11—23 颊侧及牙槽嵴顶骨缺损处,根据 3D 打印骨增量模型预弯 CYTO PLAST 不可吸收膜,覆盖骨增量
受区。于颊侧及腭侧分别旋入 3 枚膜钉,颊侧软组织减张,褥式+间断缝合(图 12-4-12),即刻戴入术前
制作的天然牙支持临时修复体。术后 2 周拆线(图 12-4-13)。

（八）术后 2 周进行美学评估

术后 2 周进行美学评估,与术前相比,可见组织缺损得到改善,但水平向软组织量仍稍显不足
(图 12-4-14)。修复体切牙中线与矢状参考面及下颌切牙中线一致,切缘线与下唇自然凹陷的关系仍为
非接触型,𬌗平面与水平参考面基本一致,23 牙轴向明显改善,修复体舌侧形态较术前明显改善。

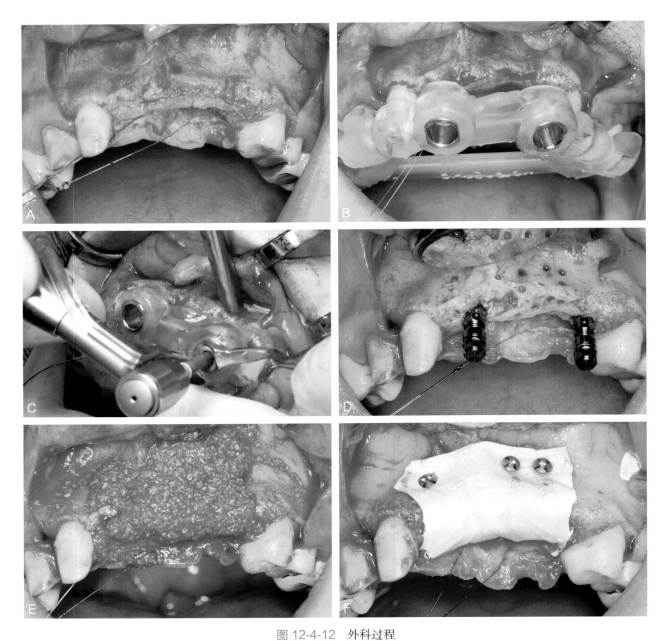

图 12-4-12 外科过程

A. 唇侧梯形翻瓣　B. 数字化外科全程导板就位　C. 导板引导下逐级备洞　D. 植入种植体　E. 自体骨屑+Bio-Oss 骨粉混合植入受区　F. CYTO PLAST 不可吸收膜覆盖植骨受区,膜钉固定。

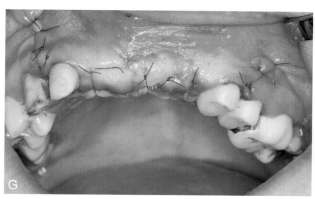
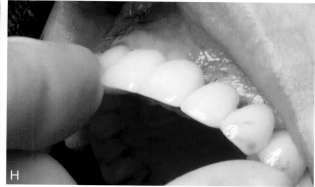

图 12-4-12（续）
G. 减张缝合　H. 缝合完成后口内试戴预成修复体。

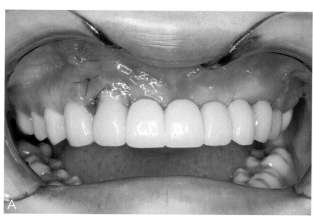
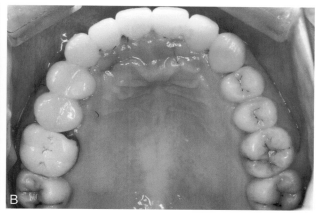

图 12-4-13　术后 2 周拆线即刻
A. 口内正面像　B. 口内𬌗面像。

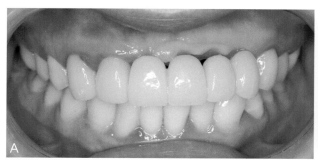
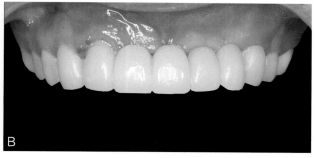

图 12-4-14　术后 2 周美学评估
A. 术前戴入理想预成树脂修复体，可见软硬组织水平向及垂直向缺损　B. 种植体植入及硬组织增量后，戴入理想预成树脂修复体，与 A 相比，组织缺损情况获得较大改善，但水平向软组织量仍稍显不足。

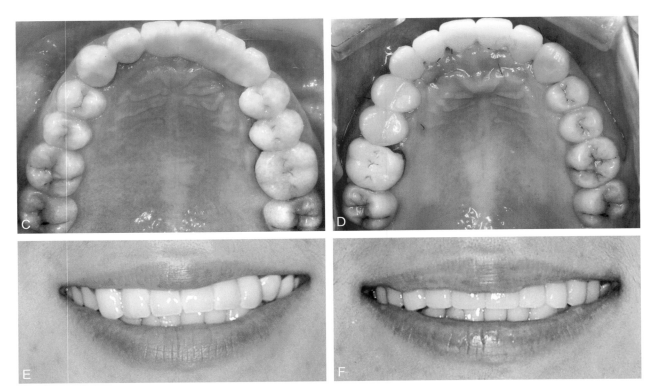

图 12-4-14（续）

C.术前戴用旧修复体殆面像,可见修复体舌侧形态不良,凸度过大　D.术后戴用理想预成树脂修复体殆面像,与图C相比,修复体舌侧形态明显改善　E.术前笑线特写,可见切缘线与口角连线和水平参考面不一致　F.术后笑线特写,与图E相比,切缘线及前牙轴向明显改变。

（九）戴入预成修复体 3 个月后进行功能评估

戴入临时修复体 3 个月后,再次使用 Zebris 下颌运动轨迹描记仪进行咬合功能评估,与戴用旧修复体时相比,可见前伸及侧方运动时双侧髁突运动的对称性及前导明显改善,由此可见本病例的前牙修复体兼备美学与功能(图 12-4-15)。

（十）前牙唇侧软组织增量手术

11、23 位点种植+同期 GBR 术后 6 个月复诊,见唇侧软组织轻度萎缩(图 12-4-16),软组织外形丰满度轻度不足,计划进行软组织增量。前牙区牙槽嵴顶切口,梯形翻瓣,去除 CYTO PLAST 不可吸收膜,见膜下成骨效果良好。于患者双侧后牙区腭侧,双切口取黏膜下去上皮结缔组织。将去上皮结缔组织移植于前牙翻瓣区唇侧,进行软组织过度增量,缝合固定,褥式缝合+悬吊缝合关闭创口。将预成修复体组织面磨改后预留出 5mm 左右空间,复位磨改后的预成修复体(图 12-4-17)。术后 2 个月复诊可见水平向的组织增量较软组织增量术前明显改善(图 12-4-18)。

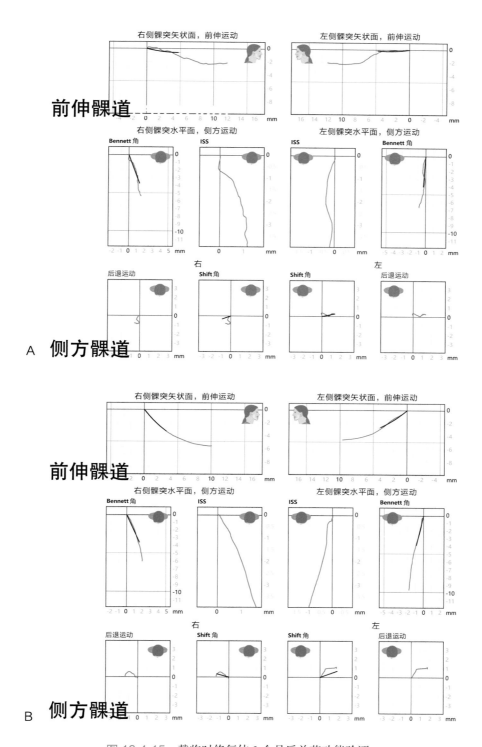

图 12-4-15 戴临时修复体 3 个月后关节功能验证

A. 患者戴旧修复体时 Zebris 下颌运动数据(髁突运动数据):图中所示为患者戴用术前旧修复体做前伸及左右侧方运动时的髁突运动轨迹和下颌切点运动轨迹,可见髁突运动轨迹不佳。前伸运动起始段前导引导效果不佳,前伸及左右侧方运动时,曲线不流畅且对称性不佳   B. 患者戴临时修复体 3 个月后 Zebris 下颌运动数据(髁突运动数据):图中所示为患者戴用理想预成修复体做前伸及左右侧方运动时的髁突运动轨迹和下颌切点运动轨迹,可见患者髁突在前伸运动始末前导引导效果良好,前伸及左右侧方运动时曲线较戴用旧修复体时明显平滑,运动稳定性提高,对称性改善。髁突运动轨迹较戴用旧修复体时大幅改善。

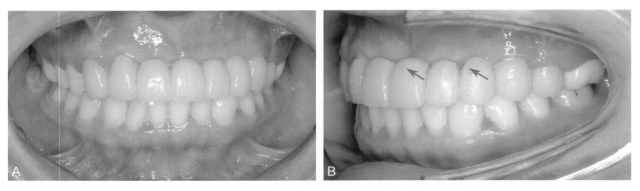

图 12-4-16　11、23 位点种植+同期 GBR 术后 6 个月复诊

A. 口内正面像　B. 口内侧面像。

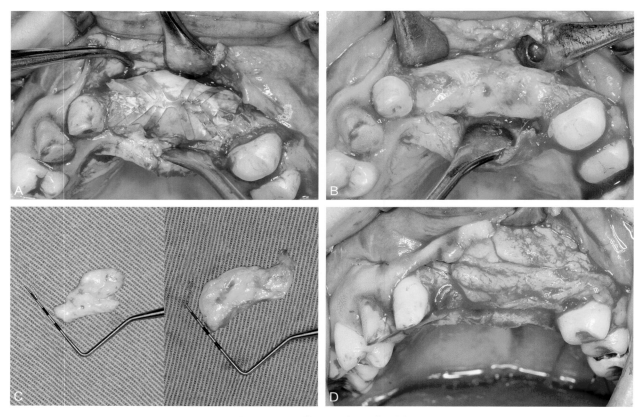

图 12-4-17　软组织增量二期手术

A. 唇侧及腭侧梯形翻瓣　B. 去除不可吸收膜　C. 双侧后牙区腭侧取结缔组织　D. 将游离结缔组织移植至前牙区唇侧受区,缝合固定。

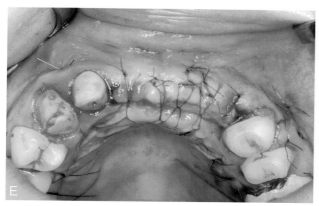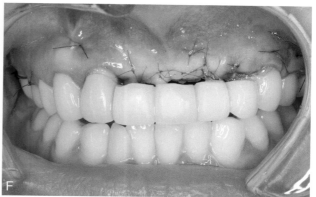

图 12-4-17(续)

E. 唇侧减张缝合　F. 术后戴入磨改后的预成修复体,可见软组织增量效果良好。

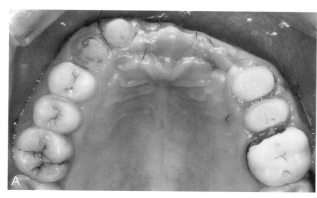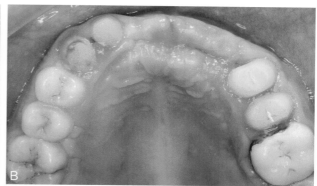

图 12-4-18　软组织增量术前、术后对比

A. 软组织增量术前𬌗面观　B. 软组织增量术后 2 个月𬌗面观。

(十一) 暴露种植体及制作种植体支持的临时修复体

　　软组织增量 6 周后,可见前牙区软硬组织基本稳定,唇侧软组织丰满度良好。应用口内扫描仪获取修复体信息后,拆除修复体,在外科导板引导下进行二期手术暴露种植体(图 12-4-19),在种植体上方安装扫描杆,制取种植体及天然牙数字化印模(图 12-4-20),设计制作 11、23 种植体支持临时修复体树脂桥及 13、12、24、25 树脂单冠,完成后戴入患者口内,利用种植体支持的临时修复体进行美学区软组织成形(图 12-4-21)。

(十二) 数字化技术辅助永久修复体的设计与制作

　　患者戴用种植体支持临时修复体 1 个月后,形成新的穿龈轮廓及龈缘形态(图 12-4-22)。重新用口内扫描仪制取数字化印模(图 12-4-23),获取种植体三维位置及穿龈轮廓信息。计算机辅助设计并制作基于 Ti-base 的个性化基台及 11—23 固定桥(图 12-4-24),同时制作完成 13、12、24、25 氧化锆基底烤瓷冠。口内试戴后,树脂粘接剂粘接,完成永久修复(图 12-4-25,图 12-4-26)。与初诊时戴用旧修复体相比,美学效果得到明显改善(图 12-4-27)。

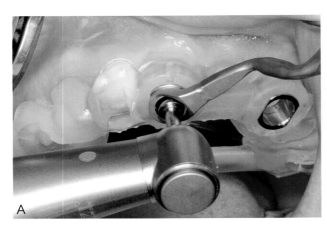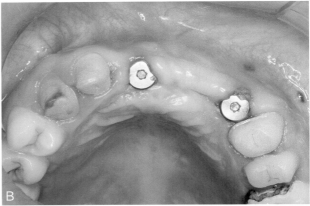

图 12-4-19 外科导板引导下行二期手术

A. 外科导板引导定位种植体行二期手术 B. 二期手术完成。

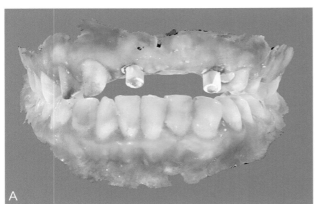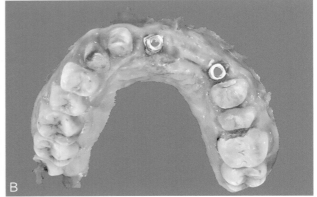

图 12-4-20 安装扫描杆后制取口内扫描数字化印模

A. 正面观 B. 上颌𬌗面观。

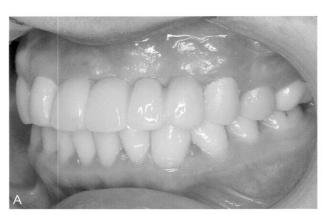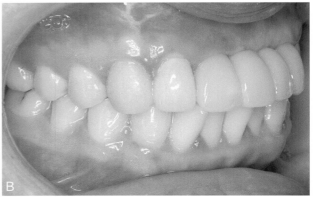

图 12-4-21 11—23 种植体支持树脂临时修复体及 13、12、24、25 树脂单冠

A. 种植体支持树脂临时修复体口内左侧 45°像 B. 种植体支持树脂临时修复体口内右侧 45°像。

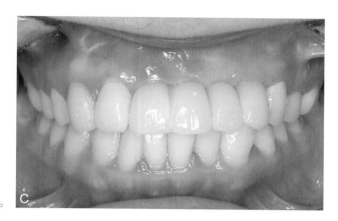

图 12-4-21（续）
C. 种植体支持树脂临时修复体口内正面像。

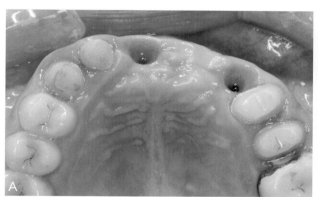

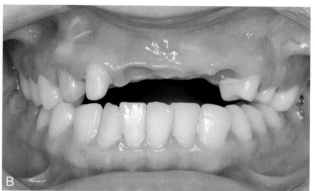

图 12-4-22 穿龈轮廓及龈缘形态
A. 上颌𬌗面观　B. 口内正面观。

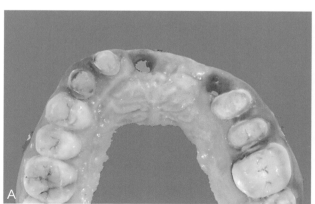

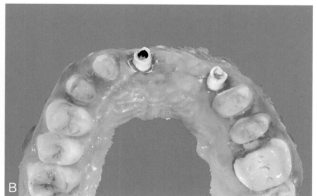

图 12-4-23 口内扫描获取种植体三维位置及穿龈轮廓信息
A. 口内扫描穿龈轮廓　B. 安装扫描杆制取数字化印模。

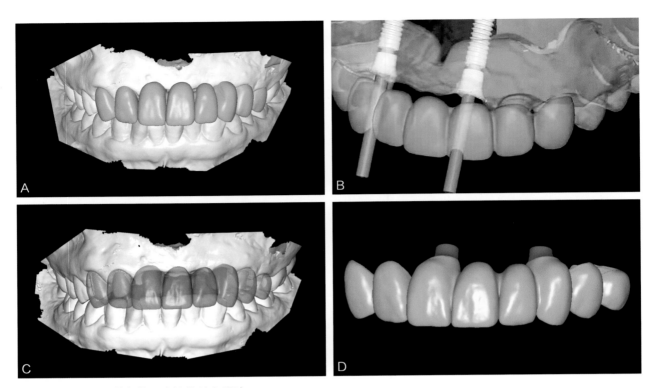

图 12-4-24　永久修复体及个性化基台设计

A. 永久修复体外形设计　B. 种植体轴向和钛基底　C. 根据临时修复体外形和穿龈轮廓设计氧化锆个性化基台　D. 基于个性化基台设计制作永久修复体。

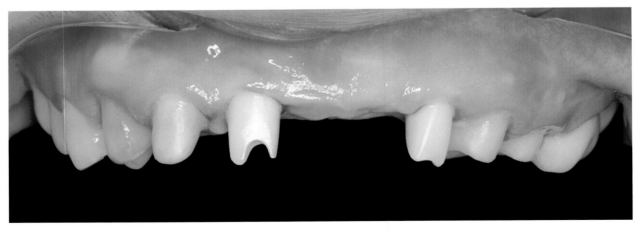

图 12-4-25　口内试戴氧化锆个性化基台

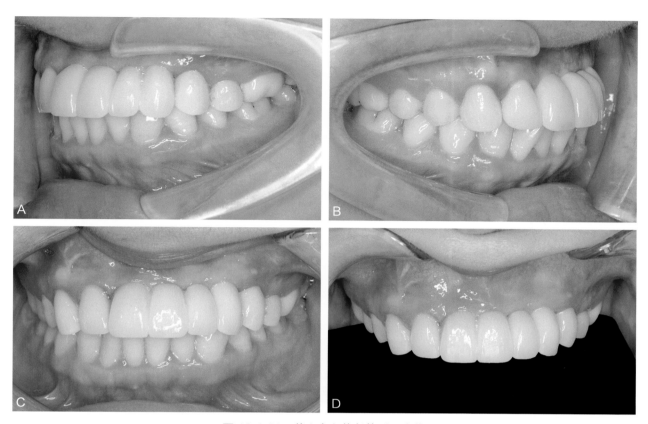

图 12-4-26 戴入永久修复体后口内像

A. 口内左侧 45°像 B. 口内右侧 45°像 C. 口内正面像 D. 口内正面像（上颌）。

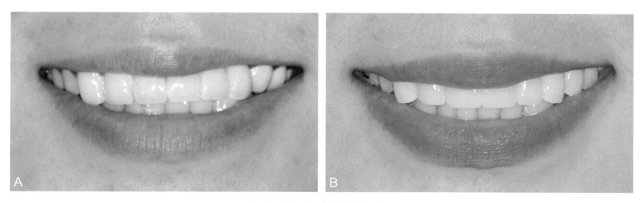

图 12-4-27 笑线特写对比

A. 戴用旧修复体时笑线特写 B. 戴用永久修复体时笑线特写。

【小结】

这是一个全程数字化技术辅助下的多颗前牙连续缺失的美学种植修复病例。术前将患者的 CBCT 数据、口内扫描数据、面部扫描数据和髁突运动数据整合,构建患者的全数字化信息模型,基于此设计理想的美学预成修复体。将数控切削的预成修复体戴入患者口内,检验美学效果后,再基于该预成修复体设计种植外科导板,进行种植外科手术及软硬组织增量手术。随后暴露种植体,重新用口内扫描仪制取带有种植体位置及软组织信息的数字化印模,并基于理想预成修复体设计种植体支持的临时修复体,戴入患者口内进行软组织成形。软组织成形完成后再次制取新的数字化印模,进行永久修复体的设计与制作。

数字化技术使美学修复和种植外科的每一步都有迹可循,实现了种植外科及软硬组织增量手术以功能美学修复为导向,使复杂病例简单化、逻辑化、精确化。种植医师可以在数字化技术的辅助下达成准确、高效、舒适的个性化种植诊疗效果。

病例 5 "以终为始"
——美学区连续多颗牙缺失的数字化口腔种植修复

张 琦 林世宇 马全诠 田陶然 蔡潇潇 四川大学华西口腔医院

【患者基本情况】

患者男,61 岁。因不良修复体致左侧上颌尖牙至右侧上颌尖牙相继脱落,曾行活动义齿修复。现因影响咀嚼,前来我科就诊,期望进行种植固定修复。

【检查评估】

(一)口内检查

患者口腔卫生尚可,13—23 缺失,缺牙区牙龈无红肿溃疡(图 12-5-1)。

(二)口外检查

患者面部对称,垂直距离适宜,上唇丰满度欠佳。功能运动下,双侧颞下颌关节运动协调,无弹响及杂音,双侧咀嚼肌区收缩力一致,无压痛。患者开口度三指,开口型无偏斜。

(三)影像学检查

CBCT 显示:牙槽骨部分萎缩,缺牙区牙槽嵴颊舌向宽度 4~6mm,垂直向骨量充足。骨质:Ⅰ至Ⅱ类骨(图 12-5-2)。

【诊断】

上颌牙列缺损。

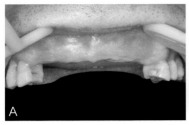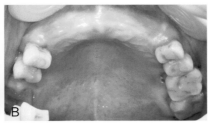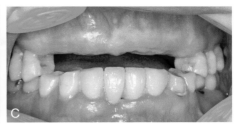

图 12-5-1 术前口内像

A.上颌正面像　B.上颌𬌗面像　C.全口正面像。

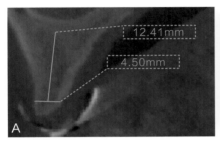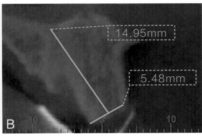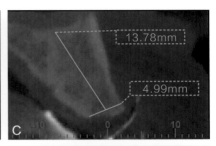

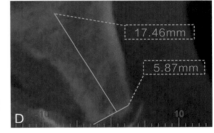

图 12-5-2 术前 CBCT 测量

A.13 位点测量　B.11 位点测量　C.21 位点测量
D.23 位点测量。

【治疗方案】

（一）种植外科方案

数字化外科导板引导下的种植外科：于 21、23、11、13 位点分别植入 1 枚 Nobel Active 种植体，同期行引导骨再生术。

（二）种植修复方案

全程数字化辅助设计与制造的种植体支持固定桥修复。

【治疗过程】

（一）术前准备

拍摄口内及面部照片，进行 DSD（digital smile design），与患者沟通设计效果。取上下颌研究模，DSD 指导下设计制作美观蜡型（图 12-5-3）。患者口内试戴美观蜡型，评估面型、E 线、鼻唇角、切端暴露量等指标。在侧面，结合患者面型唇厚、覆𬌗覆盖等，调整美观蜡型前牙的凸度，以最终决定种植体的位置与角度。

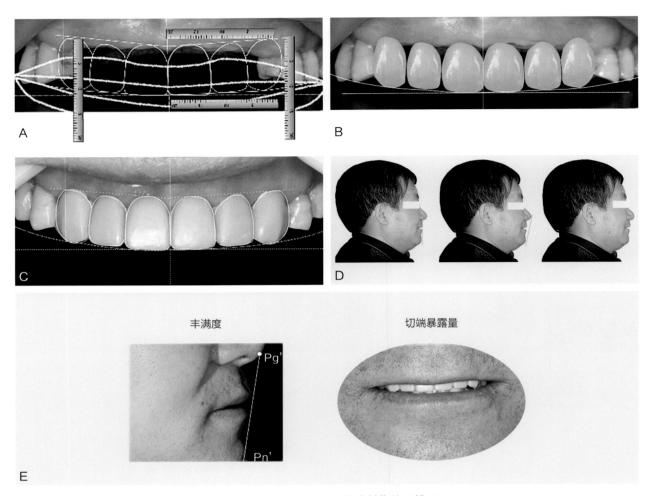

图 12-5-3 DSD 指导下设计制作美观蜡型

A、B. 术前 DSD　C. 试戴美观蜡型　D. 评估面型、E 线、鼻唇角　E. 评估丰满度及切端暴露量。

整合骨组织（CBCT）解剖结构信息、软组织（口扫）和美学蜡型数据，进行种植位点设计。美学蜡型从近远中、深度、角度三个维度精确指导种植位点。为保证维护的便利性，种植体螺丝孔穿出位置设计在舌隆突以实现螺丝固位，并根据整合数据确定骨增量的范围和轮廓。制作数字化外科导板（图 12-5-4）。

（二）种植外科手术

常规消毒铺巾，进行局部浸润麻醉。麻醉显效后，切开牙龈，翻开黏骨膜瓣，清除骨面软组织。在导板引导下，进行种植位点定位并逐级备孔。最终于 13、11、21、23 位点分别植入 Nobel Active 3.5mm×13mm、4.3mm×11.5mm、4.3mm×11.5mm、4.3mm×13mm 种植体各 1 枚，初始稳定性达到 35N·cm 以上。旋入愈合帽，唇侧植入 Bio-Oss 骨粉，覆盖 Bio-Gide 膜，行引导骨再生术。无张力缝合创口，生理盐水冲洗，纱布压迫止血（图 12-5-5）。术后 CBCT 示种植体三维位置良好。

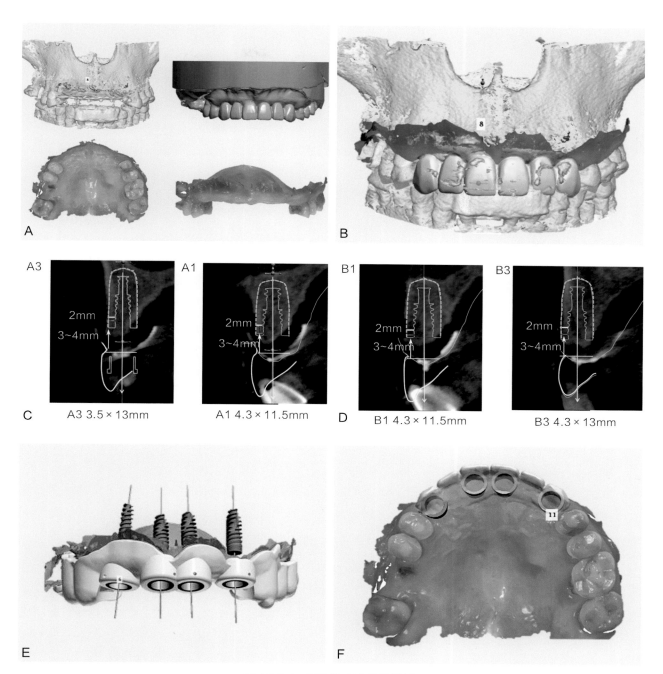

图 12-5-4 制作数字化外科导板

A. 颌骨、修复体、软组织信息采集 B. 颌骨、修复体、软组织信息拟合 C、D. 以修复为导向的种植外科设计 E、F. 数字化口腔种植导板。

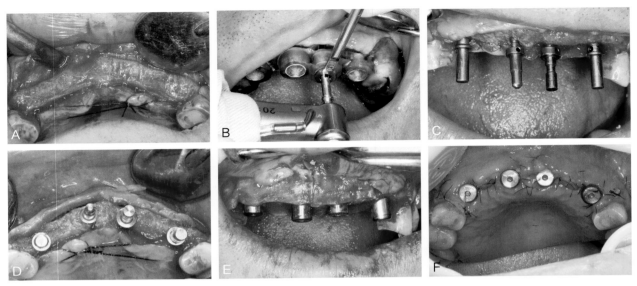

图 12-5-5　种植外科手术

A. 切开翻瓣　B. 导板引导下扩孔　C. 方向杆示种植体轴向　D. 方向杆示种植体平行度　E. 唇侧植入 Bio-Oss 骨粉,覆盖 Bio-Gide 膜　F. 缝合创口。

(三) 修复过程

种植体完成骨整合后,在美学蜡型信息指导下,制作临时修复体。

取上下颌模型,面弓转移颌位关系,转化为数字化信息,上虚拟𬌗架,进行虚拟调𬌗。精确测量前牙区咬合间隙,去除所有小于 100μm 的咬合接触点,预留 100~200μm 的正中保护间隙。功能运动下,保证侧方运动组牙功能引导,前伸运动切牙引导,无𬌗干扰(图 12-5-6)。

切削 CAD/CAM 种植体支持的树脂临时修复体,临时修复体为左侧上颌中切牙至左侧上颌尖牙螺丝固位固定桥,右侧上颌中切牙至右侧上颌尖牙螺丝固位固定桥(图 12-5-7)。

戴入临时修复体。临时修复期间,对临时修复体龈乳头区域形态进行了调整。最终修复前,牙龈轮廓呈扇贝状,形成了良好的生理屏障。临时修复期间,患者自觉修复体使用舒适,无颞下颌关节及肌肉症状(图 12-5-8)。

最终修复采用 Procera implant bridge(PIB)修复体。数字化扫描临时修复体外形,最终修复体形态复制临时修复体外形。在临时修复体的基础上,唇侧少量回切预留饰面瓷空间,保留舌侧及组织面的功能信息,制作氧化锆桥架。临床试戴 PIB 桥架后,拍摄 X 线片确认桥架已达到良好被动就位(图 12-5-9)。

PIB 桥架唇面烧结饰面瓷,修复体制作完成后进行临床试戴。调整咬合为均匀接触,前伸及侧方𬌗无𬌗干扰,预留相互保护𬌗的间隙。修复体戴入后在美学与功能方面都得到了较好的恢复(图 12-5-10)。

(四) 复诊复查

术后 18 个月于当地医院复查,可见龈缘位置稳定,咬合良好,CBCT 显示种植体周未见明显骨吸收,唇侧骨板仍大于 2mm(图 12-5-11)。

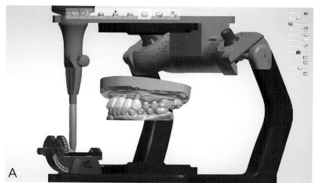

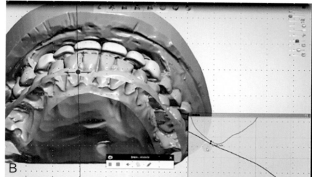

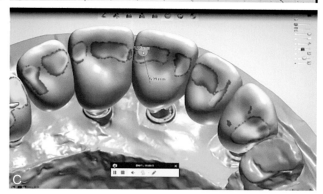

图 12-5-6 虚拟𬌗架上数字化调𬌗
A. 虚拟𬌗架 B、C. 数字化调𬌗。

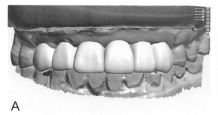

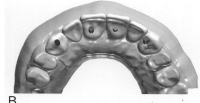

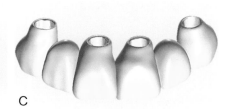

图 12-5-7 数字化临时修复体
A. 设计预期修复体外形 B. 检查螺丝通道穿出位置 C. 完成预期修复体设计。

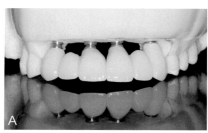

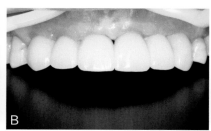

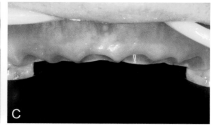

图 12-5-8 戴入临时修复体
A. CAD/CAM 临时修复体 B. 戴入临时修复体 C. 最终修复前牙龈轮廓呈扇贝状。

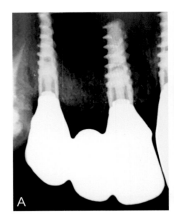
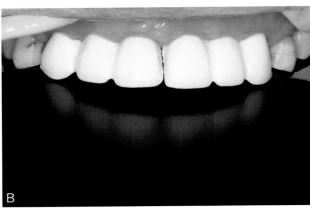
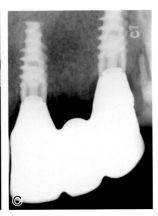

图 12-5-9　戴入最终修复体氧化锆桥架

A. 桥架试戴 X 线检查（11—13）　B. 试戴桥架底冠　C. 桥架试戴 X 线检查（21—23）。

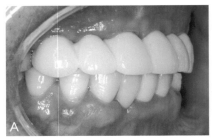
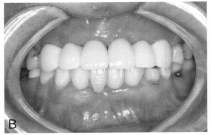
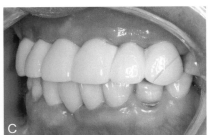

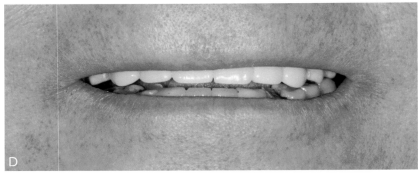

图 12-5-10　戴入最终修复体

A. 戴牙后右侧面像　B. 戴牙后正面像
C. 戴牙后左侧面像　D. 修复后微笑像。

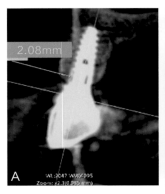
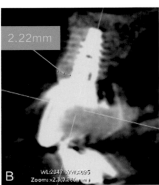
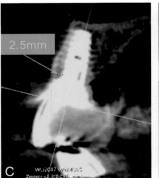
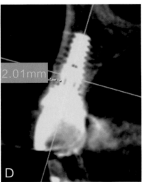

图 12-5-11　术后 18 个月复查 CBCT 矢状面截图

A. 13 位点种植体 CBCT 影像　B. 11 位点种植体 CBCT 影像　C. 21 位点种植体 CBCT 影像　D. 23 位点种植体 CBCT 影像。

【小结】

对于美学区连续多颗牙缺失,传统排牙指导的外科导板很难在三维位置上提供最精准的信息。本病例中,患者正面:利用DSD,获取最佳的牙冠倾斜度、龈缘位置、长宽比等,以指导美学蜡型制作;侧面:结合面型、唇厚、覆𬌗覆盖等,调整美学蜡型的前牙凸度,并最终决定种植体的位置与角度,从而在正面与侧面都获得了准确的种植位点指导。以上方法解决了传统方法可能存在的龈乳头形成困难、难以实现螺丝固位、可预期性差等问题。实现了DSD指导的精确龈缘美学效果和前牙种植桥体的螺丝固位。通过数字化辅助治疗,逐步将术前设计转移到口内。减少了治疗过程中每一步的误差,最终获得功能可预期、美学可期待的方法,使整个治疗过程体现了"以终为始"的治疗理念。

病例 6　下颌牙列缺失的数字化口腔种植治疗及精准咬合重建

梁　超　耿　威　首都医科大学附属北京口腔医院

【患者基本情况】

患者女,43岁。下颌全口活动义齿修复7年,要求种植固定修复,既往体健。

【检查评估】

(一)口内检查

38—48缺失,牙槽骨重度吸收呈刃状,前牙区可及松软牙槽嵴;15全瓷冠,25牙体缺损,26缺失,𬌗平面轻度偏斜,𬌗曲线不佳(图12-6-1A)。

(二)口外检查

下颌轻度后缩,面下1/3短(图12-6-1B)。

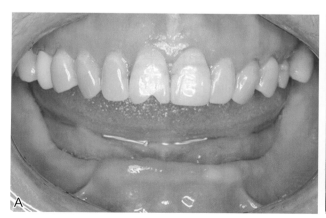
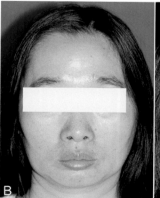
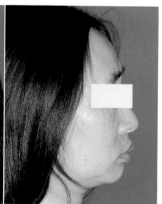

图 12-6-1　初诊口内像及面像

A.口内像　B.正、侧面像。

(三) 影像学检查

CBCT 可见患者下颌骨骨密度良好,垂直向骨高度及宽度尚可(图 12-6-2F)。

【诊断】

1. 下颌牙列缺失。
2. 上颌牙列缺损。
3. 25 牙体缺损。

【治疗方案】

(一) 种植外科方案

数字化口腔种植外科导板全程引导下的精准种植外科;种植位点为 32、34、36、42、44、46;植入 Straumann SLActive Bone Level,Guided 种植体。

(二) 种植修复方案

1. 临时修复 CADIAX 髁突运动轨迹描记系统及 K7 评估系统辅助的数字化咬合重建;数控切削的螺丝固位 PMMA 种植体支持临时修复体。

2. 最终修复 螺丝固位的跨牙弓一体式固定修复;纯钛切削支架+氧化锆人工牙冠+龈色树脂。25 桩核冠修复,26 粘接固位氧化锆种植单冠。

【治疗过程】

(一) 治疗前的准备

1. 数字化信息采集及整合

(1) 诊断蜡型及放射线模板的制作:采用硅橡胶二次印模法制取上、下颌工作模型,传统殆堤法获取正中咬合,使用光固化暂基托、手工雕刻蜡牙制作诊断蜡型,在蜡型上分散安置 8 枚放射线阻射标记完成放射线模板制作(图 12-6-2A~D)。口内试戴,美学效果和咬合关系良好(图 12-6-2E)。

(2) 数字化信息的采集:患者佩戴放射线模板拍摄 KaVo CBCT 获取颌骨解剖学信息(图 12-6-2F)、应用模型扫描仪在共同坐标系下扫描诊断蜡型及石膏模型,获取理想修复体数字化信息及口腔黏膜数字化信息。

(3) 数字化信息的整合:将 CBCT 数据、诊断蜡型数据、下颌模型数据输入 Dental Wings 口腔种植辅助规划设计软件,通过放射线阻射标记匹配 CBCT 与放射线模板数字化信息,通过坐标系匹配放射线模板及下颌黏膜表面数字化信息,进行数据整合,得到包括软硬组织及修复体信息的数字化模型(图 12-6-3)。

2. 数字化外科导板设计与制作 以修复为导向并综合考虑患者颌骨状况设计种植体植入位点、方向及深度,制订种植外科手术方案。定于 32、34、36、42、44、46 共计 6 个位点植入 6 枚 Straumann SLActive Bone Level,Guided 种植体,其中 32、42 拟植入 3.3mm × 12mm 种植体,34、36、44、46 拟植入 4.1mm × 10mm 种植体(图 12-6-4)。由于患者前牙区牙槽嵴重度吸收呈刃状,故将种植体平台设计在骨嵴下 2~3mm,计划植入种植体后行骨修整,避免复杂的 GBR 术。

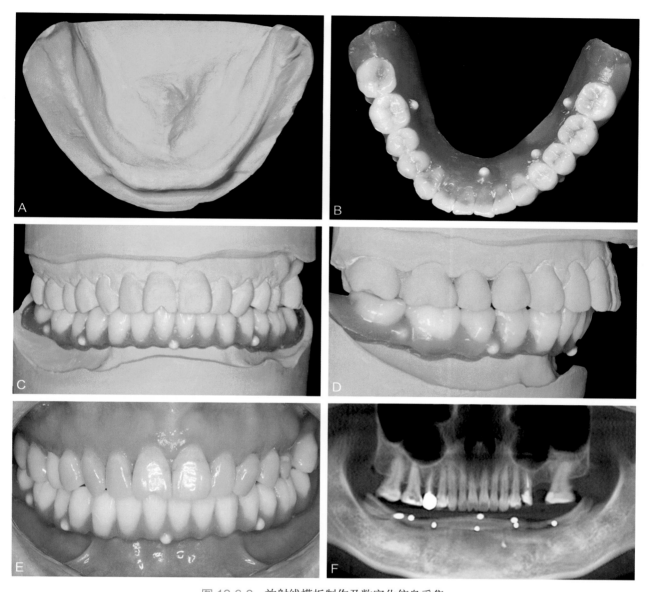

图 12-6-2　放射线模板制作及数字化信息采集

A. 下颌工作模型　B. 带有放射线阻射标记的诊断蜡型　C. 放射线模板正面观　D. 放射线模板侧面观　E. 佩戴放射线模板口内像　F. 佩戴放射线模板拍摄 CBCT。

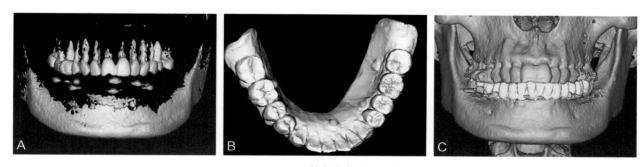

图 12-6-3　数字化信息的整合

A. CBCT 扫描获取颌骨解剖学信息(可见阻射标记)　B. 模型扫描获取修复体数字化信息　C. 整合后的全信息数字化模型。

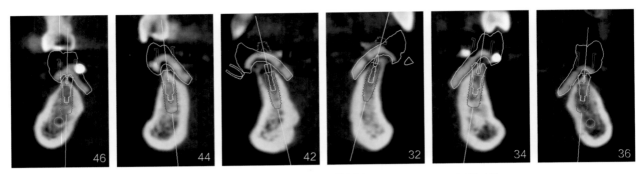

图 12-6-4 种植体植入位点矢状面截图（32、34、36、42、44、46 位点）

种植方案设计完成后，检查种植体与修复体长轴的对应关系；检查种植体间平行度，以便后续修复获得共同就位道；检查种植体与下颌管的位置关系，避免损伤重要解剖结构；检查螺丝通道在修复体上的穿出位置，是否位于后牙殆面中央和前牙舌隆突，并根据种植体植入深度选择基台穿龈高度（图 12-6-5）。

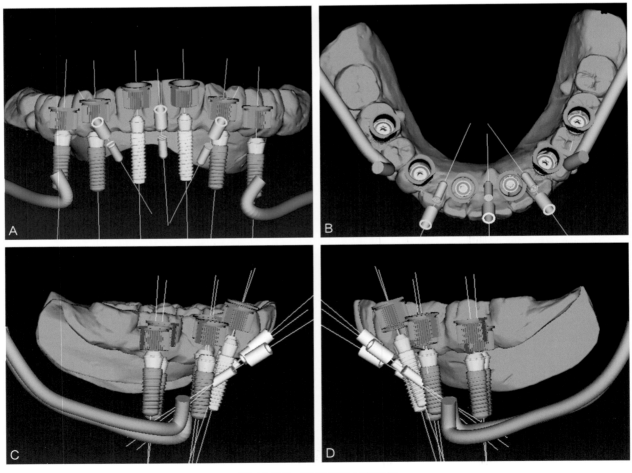

图 12-6-5 种植外科方案规划
A. 正面观　B. 殆面观　C. 右侧面观　D. 左侧面观。

确定外科方案后,设计固位钉的位置及长度,应用软件设计并生成数字化外科全程导板 STL 文件,采用 3D 打印技术制作导板(图 12-6-6)。

(二) 种植外科手术

应用硅橡胶咬合记录辅助复位外科导板,使用 3 枚固位钉固定,在外科导板引导下,根据术前设计,植入 6 枚种植体(图 12-6-7A~C),32、34、42、44、46 初始稳定性良好,植入扭矩大于 35N·cm,36 初始稳定性一般,植入扭矩约 15N·cm。前牙区小翻瓣修整刃状牙槽嵴,安装愈合基台,严密缝合。术后 CBCT 可见种植体位置理想(图 12-6-7D),导板手术精度良好(图 12-6-7E)。

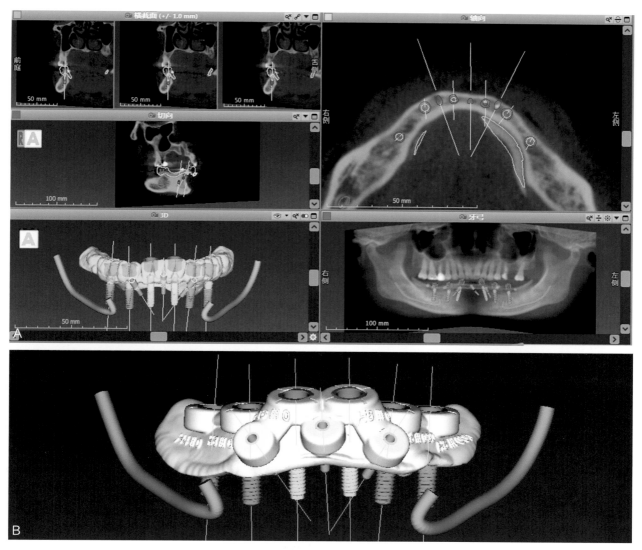

图 12-6-6 确定外科方案并制作数字化口腔种植外科导板
A. Dental Wings 软件设计种植外科方案并放置引导环及固位钉　B. 外科导板设计正面观。

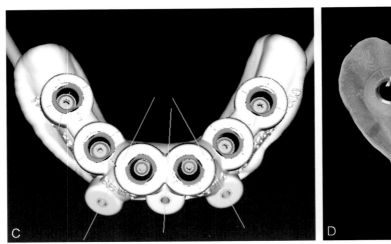
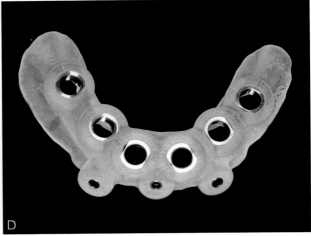

图 12-6-6（续）

C. 外科导板设计殆面观；D. 3D 打印种植外科导板。

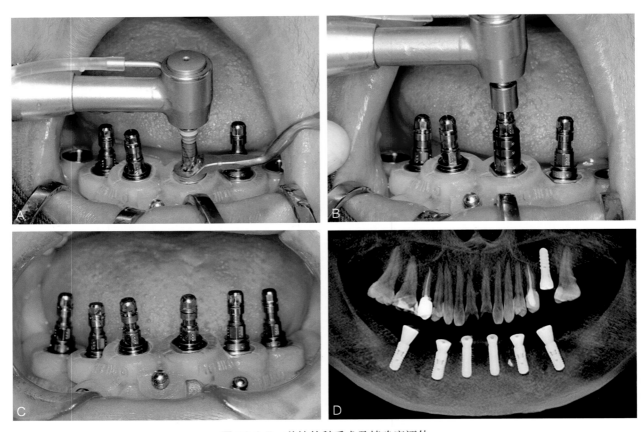

图 12-6-7　种植外科手术及精确度评估

A. 导板引导下种植窝预备　B. 导板引导下种植体植入　C. 全程导板引导下种植体植入完成　D. 术后 CBCT。

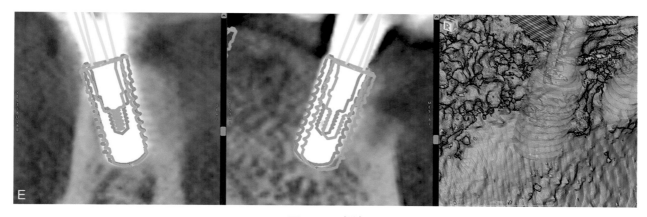

图 12-6-7(续)
E. 导板手术精度评估。

(三) 修复过程

1. 应用 pick-up 技术完成即刻修复 术前应用 EXOCAD 软件基于诊断蜡型数据设计穿出通道,完成预成修复体设计,采用 3D 打印技术制作预成临时修复体(图 12-6-8),术后拆线当日应用口内 pick-up 技术完成种植体支持的第一副临时修复体(图 12-6-9)。因 36 种植体初始稳定性欠佳,故未使用 36 位点种植体。

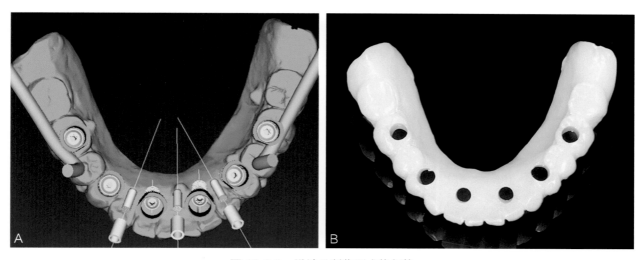

图 12-6-8 设计及制作预成修复体
A. 设计 B. 制作完成。

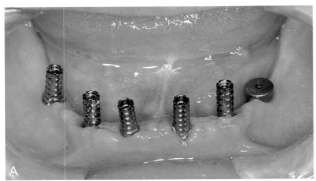
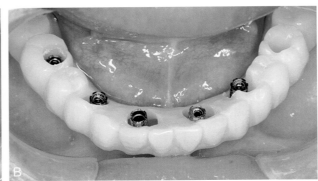
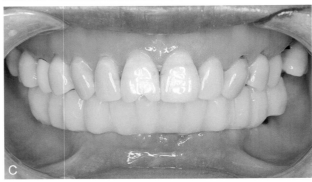

图 12-6-9 应用口内 pick-up 技术完成种植体支持的第一副临时修复体
A. 戴入临时基台　B. 调整螺丝通道使预成修复体就位
C. 应用 pick-up 技术完成种植体支持的临时修复体制作。

2. 第一副种植体支持临时修复体神经肌肉学评估　戴用临时修复体 8 周后,应用 K7 系统评估患者的神经肌肉状态(图 12-6-10),指导咬合重建和永久修复体制作。数据分析发现,患者下颌姿势位双侧颞肌、咬肌、二腹肌、胸锁乳突肌电位平稳且无亢进,下颌垂直运动与咀嚼肌肌松后的下颌神经肌肉路径方向基本吻合,但第一副临时修复体息止𬌗间隙较小(小于 1mm),右侧方边缘运动轻度受限(图 12-6-11)。故需要临床精细调𬌗,降低第一副临时修复体后牙高度以改善患者垂直距离,并通过解除右侧上颌后牙颊尖舌斜面侧方干扰来增加患者右侧方边缘运动幅度。

3. 应用髁突运动轨迹描记系统设计制作第二副临时修复体　制取下颌开窗式根转移印模,灌制工作模型。基于调改后的第一副临时修复体,以下颌参考位置(RP 位)为基准确定患者髁突铰链轴,采用 GAMMA CADIAX 髁突运动轨迹描记仪详细记录患者双侧髁突的运动轨迹(图 12-6-12),根据髁突运动轨迹数据将颌位关系转移至全可调𬌗架(图 12-6-13A),此时发现患者左右侧𬌗平面不对称(图 12-6-13B),右侧𬌗平面偏低且右侧上颌后牙颊尖内收明显。故临床再次适量调磨右侧上颌后牙,重新制取上颌模型,交叉上𬌗架,并在全可调𬌗架上精细调整下颌美学蜡型以获得双侧对称的理想𬌗平面,并基于关节运动确定下颌牙尖的高度和斜度,完成下颌美学蜡型制作并在患者口内试戴,此时咬合关系理想,颌位稳定(图 12-6-14A)。激光扫描仪采集美学蜡型数字化信息(图 12-6-14B),采用数控切削技术完成螺丝固位的第二副树脂临时修复体,口内戴入(图 12-6-15)。行颞下颌关节 CBCT 检查,可见患者双侧髁突形态及关节间隙基本正常(图 12-6-16)。

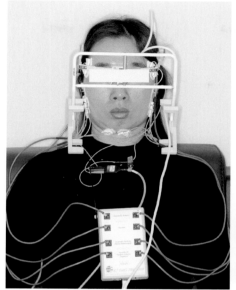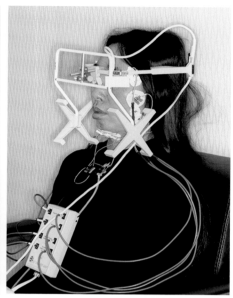

图 12-6-10 K7 神经肌肉分析及下颌运动轨迹描记系统

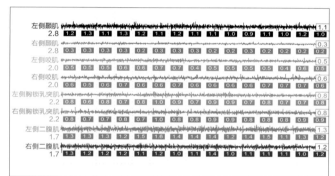

A

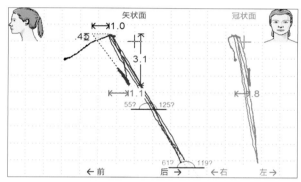

B

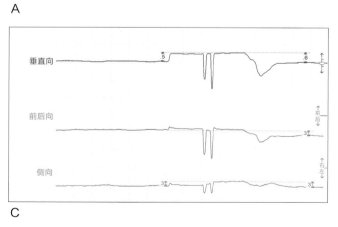

C

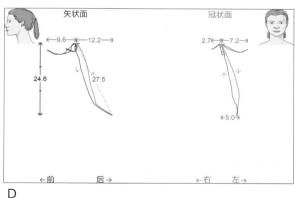

D

图 12-6-11 第一副临时修复体 K7 数据

A. 肌电图:咀嚼相关肌群肌电平稳无亢进 B. 下颌运动路径:与神经肌肉路径方向基本吻合 C. 息止殆间隙:偏小
D. 下颌边缘运动:右侧方运动受限。

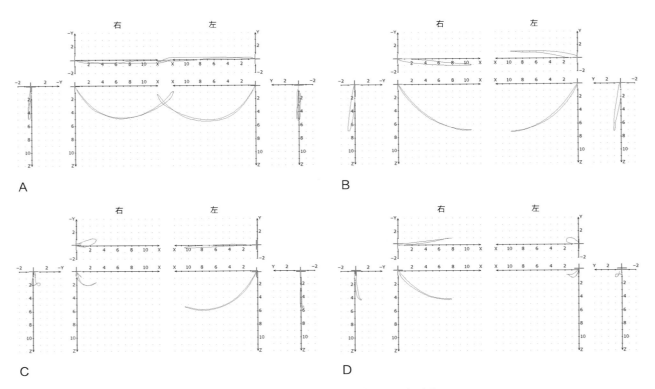

图 12-6-12 双侧髁突运动轨迹, 左右对称
A. 开闭口运动 B. 前伸后退运动 C. 右侧方运动 D. 左侧方运动。

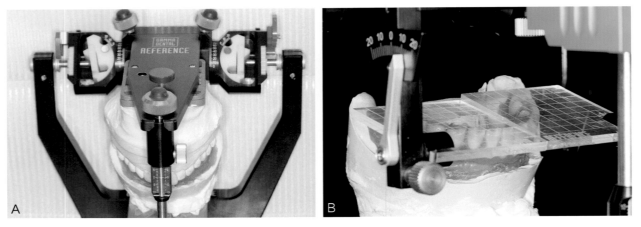

图 12-6-13 颌位关系转移及𬌗平面
A. 颌位关系转移 B. 患者左右侧𬌗平面不对称。

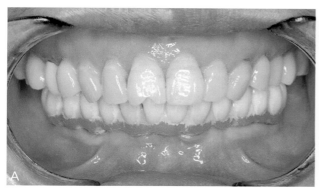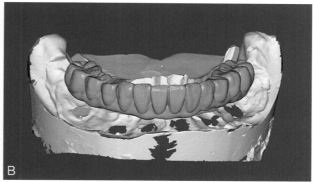

图 12-6-14 美学蜡型试戴及数字化信息采集

A.下颌美学蜡型口内试戴 B.下颌美学蜡型数字化信息。

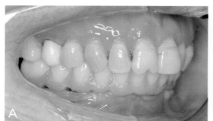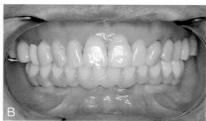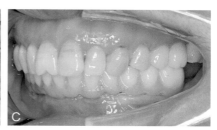

图 12-6-15 第二副树脂临时修复体口内戴入

A.右侧面观 B.正面观 C.左侧面观。

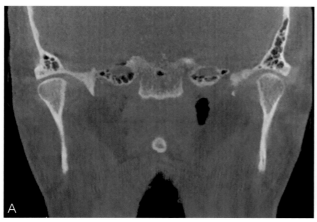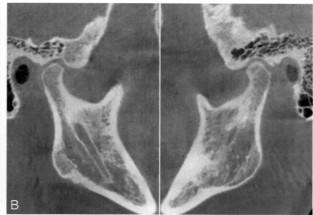

图 12-5-16 双侧髁突 CBCT

A.冠状面 B.矢状面。

4. **第二副临时修复体神经肌肉学评估** 第二副临时修复体戴入后 3 个月,修复体未见明显异常,颌位关系良好,咬合稳定。再次行 K7 神经肌肉分析及下颌运动轨迹描记,评估咬合重建效果。可见患者下颌姿势位肌电对称稳定;第二副临时修复体垂直高度理想,患者息止殆间隙明显增加,提高至 2.4mm;患者右侧方运动干扰解除,右侧边缘运动幅度增加;下颌垂直运动与咀嚼肌肌松后的下颌神经肌肉路径方向基本吻合(图 12-6-17)。

5. **数字化技术设计制作永久修复体** 应用模型扫描仪重新扫描第二副临时修复体,将数据导入 EXOCAD 软件,计算机模拟回切,设计永久修复体纯钛支架(图 12-6-18A),并应用数控切削技术完成支架制作,口内试戴(图 12-6-18B)。纯钛支架龈端采用船底式设计,舌侧为光滑钛表面,颊侧使用龈色树脂弥补软组织不足。随后设计氧化锆人工牙冠(图 12-6-18C),预留螺丝孔以便长期维护,将氧化锆人工牙冠粘接至纯钛支架,完成永久修复体制作(图 12-6-18D)。

6. **永久修复** 口内戴入永久修复体完成咬合重建,咬合关系及殆曲线良好(图 12-6-19),患者面部丰满度良好。CBCT 确认种植体周骨组织稳定性良好(图 12-6-20),永久修复体被动就位。

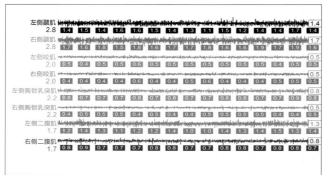

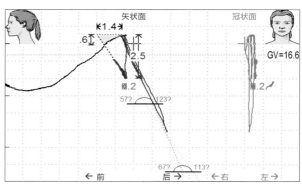

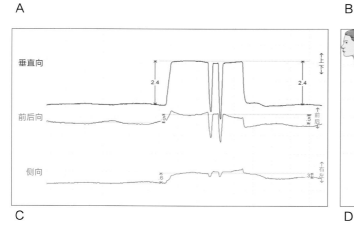

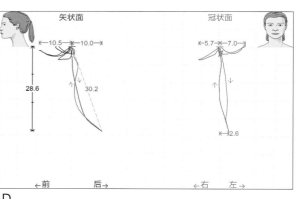

图 12-6-17　第二副临时修复体 K7 数据

A. 肌电图:咀嚼相关肌群肌电平稳无亢进　B. 下颌运动路径:与神经肌肉路径方向基本吻合　C. 息止殆间隙:正常　D. 下颌边缘运动:右侧方运动幅度增加。

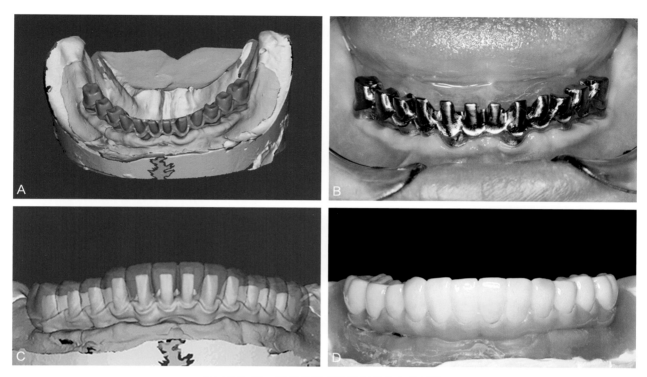

图 12-6-18 数字化技术设计制作永久修复体

A. 纯钛支架设计 B. 支架试戴正面观 C. 氧化锆人工牙冠设计 D. 永久修复体。

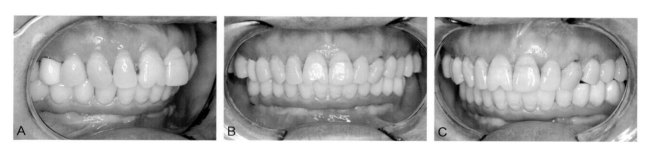

图 12-6-19 永久修复体

A. 右侧面观 B. 正面观 C. 左侧面观。

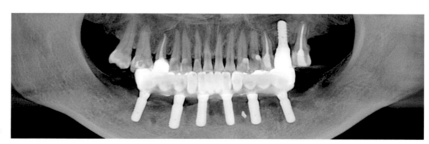

图 12-6-20 永久修复后 CBCT

【小结】

本病例从信息采集到最终修复完成,采用了完整的数字化辅助医疗模式。数字化技术的应用突破了传统诊疗模式的局限,化繁为简,使无牙颌的种植修复治疗更加符合"个性化医疗"和"精准医疗"的诊疗理念。

本病例中,首先以理想修复体为导向进行诊断评估及种植外科方案设计,设计并制作了全程引导的数字化外科导板。数字化外科导板引导种植体精准植入是实现种植外科和种植修复方案的载体,帮助医师将设计思路变为现实。在咬合重建修复治疗过程中,K7 神经肌肉分析系统和 CADIAX 髁突运动轨迹描记系统的联合应用帮助我们实现了神经肌肉、颞下颌关节和𬌗的可视化,使咬合重建的三要素达到相互协调,从而精准恢复口颌系统正常的生理功能。

病例 7 "口腔建筑艺术"
——重度牙周炎患者的全口咬合重建

窦晓晨　王园园　孙俊良　伍颖颖　满　毅　四川大学华西口腔医院

【患者基本情况】

患者男,46 岁。患有 2 型糖尿病,使用胰岛素,血糖控制良好。患者曾有吸烟史,自述已控制吸烟量不超过每天 10 支。否认其他系统性疾病。

【检查评估】

(一)口内检查
余留牙均松动,颌位关系紊乱,𬌗曲线异常,PD>6mm,AL≥5mm,后牙均可探及根分叉(图 12-7-1A)。

(二)口外检查
面部检查显示:患者面下 1/3 高度略不足,口唇塌陷,均角面型(图 12-7-1B)。

(三)影像学检查
余留牙牙槽骨均吸收超过根长 1/2,双侧颞下颌关节皮质骨连续,外形无异常(图 12-7-1C)。

【诊断】

1. 重度牙周炎。
2. 广泛型Ⅳ期牙周炎。

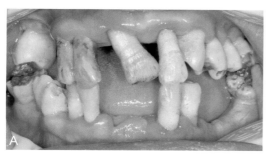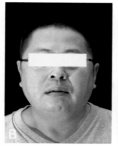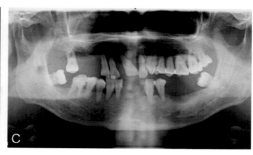

图 12-7-1　检查评估

A. 口内余留牙均松动,颌位关系紊乱,殆曲线异常　B 面下 1/3 高度略不足,口唇塌陷,均角面型　C. 影像学检查显示:余留牙牙槽骨均吸收严重。

【治疗方案】

结合患者诉求和循证医学证据,计划拔除全口余留牙,同期行种植体植入,术后即刻戴入种植体支持式临时修复体,4 个月后完成永久修复。整个治疗流程均在数字化指导下完成。

【治疗过程】

(一)第一阶段:信息采集

初诊时获取患者口内模型、咬合记录。面弓确定患者三维位置后,上殆架。口外评估患者面部轮廓,结合面中法、息止颌位法、吹气法,确定垂直距离,并在此基础上放置哥特式弓,以哥特式弓在患者口内确定正中关系位(图 12-7-2A)。然后进行面弓转移,将患者重新确定的颌位关系转移到殆架上。在此颌位关系上,制作咬合印记。患者戴入咬合印记,在咧嘴大笑下进行 CBCT 扫描,获取包含患者的正中关系和面部轮廓信息的 DICOM 数据(图 12-7-2B)。仓扫患者模型,获取 STL 数据。

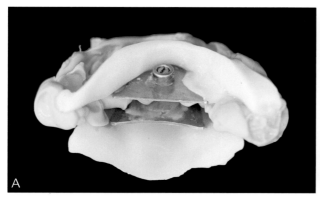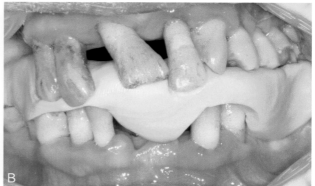

图 12-7-2　信息采集

A. 利用哥特式弓确定颌位关系　B. 患者戴入颌位关系的咬合印记,在正中关系位咧嘴大笑拍摄 CBCT。

（二）第二阶段：数字化设计

在计算机软件中，将 CBCT 的 DICOM 数据与患者口内余留牙模型的 STL 数据相结合，创建一个包含面部软组织信息在笑的状态下的虚拟患者。结合面部轮廓进行虚拟排牙设计，使修复体不仅能恢复咬合功能，还可以与面部和笑容相协调（图 12-7-3A、B）。数字化评估面部美学、垂直距离、咬合关系后，用虚拟排牙数据减去天然牙列的 STL 数据，获得咬合印记。3D 打印咬合印记于口内验证，评估垂直距离、下颌位置、美学、发声等（图 12-7-3C、D）。确定未来修复体的排列及咬合后，"以修复为导向"进行数字化设计种植位置，设计三副共享固位针位置的手术导板（图 12-7-3E~K）。

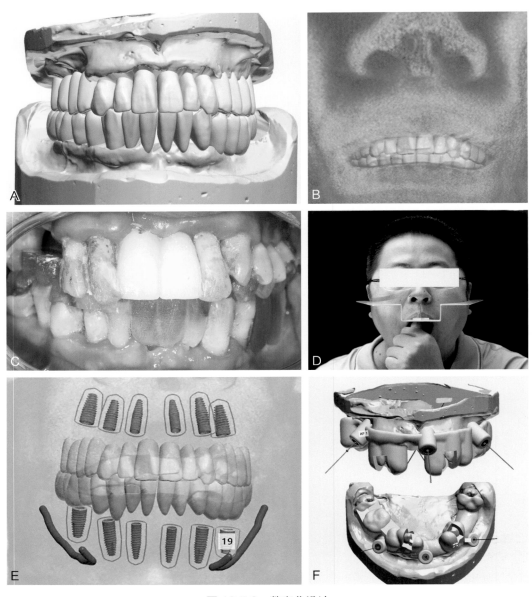

图 12-7-3　数字化设计

A. 虚拟拔牙，虚拟排牙　B. 构建虚拟患者，虚拟评估美学良好　C. 虚拟到现实的验证，口内评估颌位关系良好　D. 面部、发声、美学均良好　E. 以修复为导向，数字化设计种植方案　F. 设计牙支持式固位针导板。

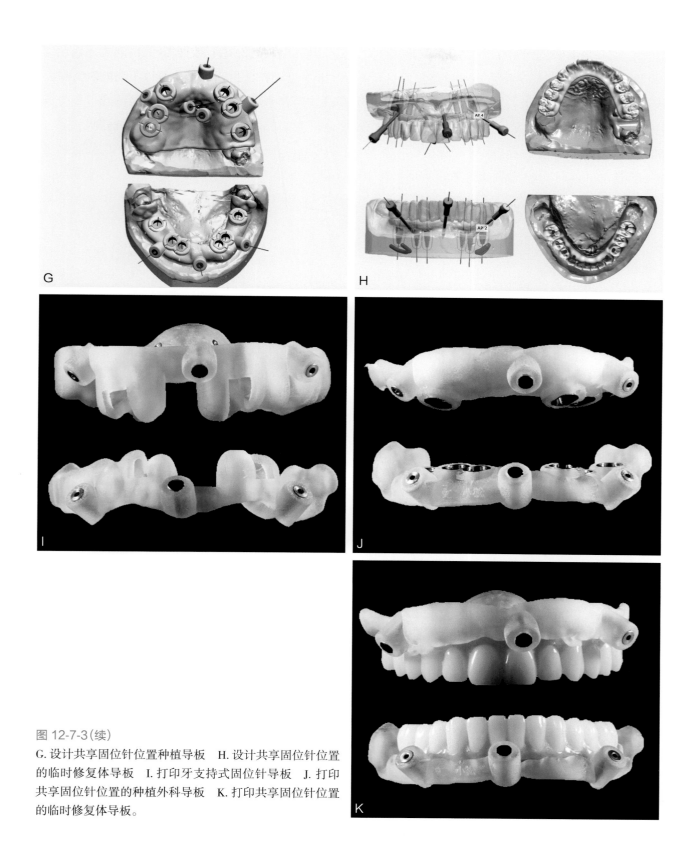

图 12-7-3（续）

G. 设计共享固位针位置种植导板　H. 设计共享固位针位置的临时修复体导板　I. 打印牙支持式固位针导板　J. 打印共享固位针位置的种植外科导板　K. 打印共享固位针位置的临时修复体导板。

(三) 第三阶段:数字化导板引导下的即刻种植外科手术后与即刻修复

局部浸润麻醉后,首先就位第一副牙支持式固位针导板,确认固位针位置后,分别拔除上下颌余留牙,在共享固位针位置的种植外科导板全程引导下,上、下颌分别植入 6 枚 Straumann BLT 种植体,所有种植体初始稳定性均超过 35N·cm(图 12-7-4A~D)。拔牙窝和种植体的间隙内填入脱钙的小牛骨粉(Bio-Oss)。完成种植体植入后,就位螺丝固位基台并加力至 35N·cm(图 12-7-4E、F)。术后即刻,在第三副共享固位针位置的临时修复体导板的引导下,口内 pick-up,口外修整临时修复体,完成临时修复体的制作(图 12-7-4G、H)。戴入临时修复体后进行微调,消除正中和功能运动中的早接触点。对美学和发声评估满意后,二级螺丝加力至 15N·cm。交待患者术后注意事项,包括软性饮食,阿莫西林每天 2 次、连续 5 天,0.12% 氯己定液漱口,每天 3 次、连续 1 周。建议每 2 周 1 次随访复查(图 12-7-4I、J)。

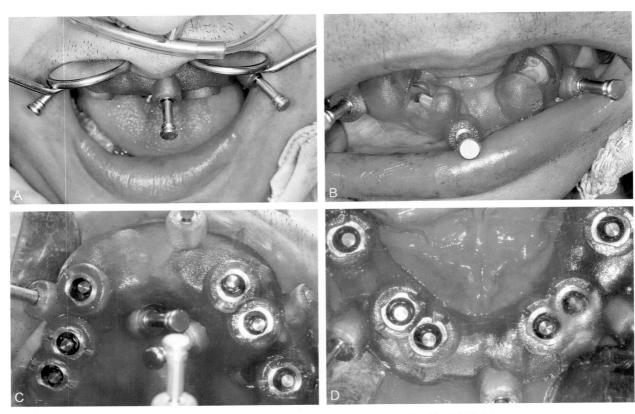

图 12-7-4　数字化导板引导下的即刻种植外科手术后与即刻修复

A. 利用牙支持式固位针导板就位上颌固位针　B. 利用牙支持式固位针导板就位下颌固位针　C. 利用共享固位针位置的种植导板完成上颌 6 枚种植体植入　D. 利用共享固位针位置的种植导板完成下颌 6 枚种植体植入。

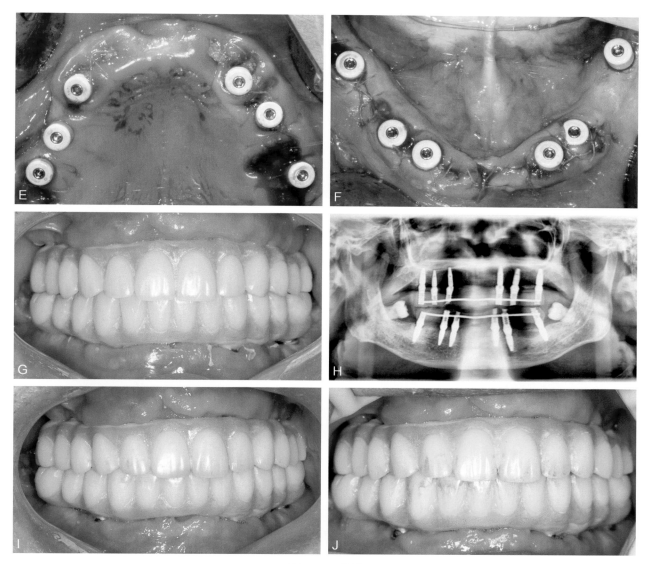

图 12-7-4(续)

E. 上颌就位螺丝固位基台并加力,拔牙窝和种植体的间隙内植入脱钙的小牛骨　F. 下颌就位螺丝固位基台并加力,拔牙窝和种植体的间隙内植入脱钙的小牛骨　G. 在第三副共享固位针位置的修复导板辅助下,口内 Pick-up,完成临时修复体制作并戴入　H. 全景片检查显示:种植体位置、方向良好,基台、修复体密合无误　I. 临时修复体戴入 1 个月后复查,行使功能良好,微调咬合　J. 临时修复体戴入 2 个月后复查,行使功能良好,微调咬合。

（四）第四阶段：永久修复

术后 4 个月，临时修复体行使功能良好，患者无任何主诉症状，进入最终修复流程。制作个性化托盘和树脂夹板，聚醚取模后刚性连接替代体，石膏夹板验证模型准确无误（图 12-7-5A、B）。以患者现有临时修复体进行面弓转移，将患者口内颌位关系转移到𬌗架上。参照患者现有临时修复体外形回切，数字化设计螺丝固位桥支架，一体切削完成钛金属支架，并制作诊断蜡牙（图 12-7-5C、D）。口内试戴支架并确认支架被动就位，微调蜡牙咬合，并评估其美观、发声（图 12-7-5E、F）。最终完成氧化锆单冠的制作，并于口外进行支架和单冠的粘接（图 12-7-5G）。口内戴入最终修复体，调整咬合（图 12-7-5H~L）。全景片确认支架和修复体均就位良好（图 12-7-5M）。再次评估患者面部轮廓、微笑、发声等，患者对最终修复体效果满意（图 12-7-5N）。

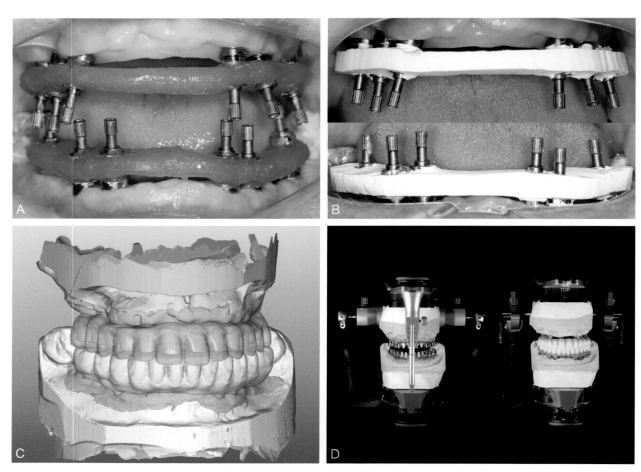

图 12-7-5　永久修复

A. 制作树脂夹板取终模　B. 石膏夹板验证模型准确　C. 扫描回切临时修复体，CAD/CAM 设计个性化支架　D. 切削纯钛支架并在 DSD 基础上 Wax-up 确定蜡牙形态。

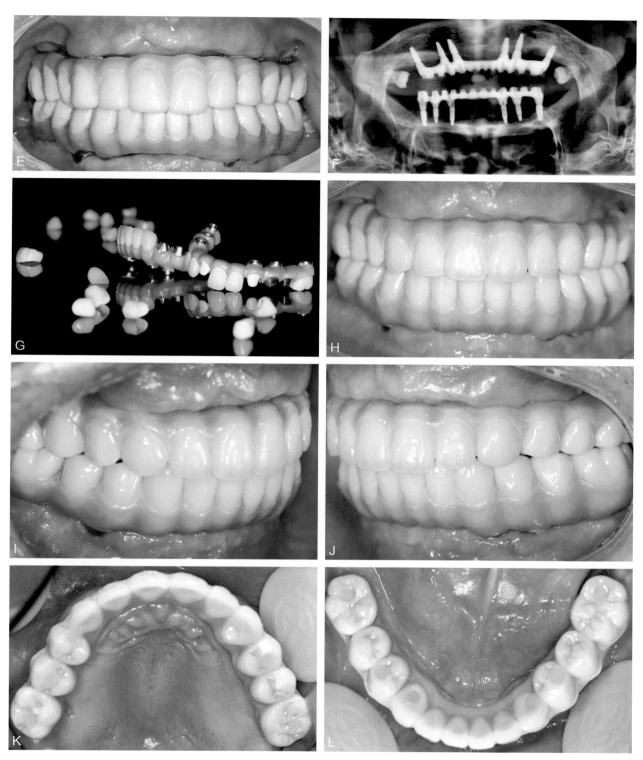

图 12-7-5(续)

E. 口内试戴支架、蜡牙,确认支架被动就位良好,微调咬合 F. 全景片确认支架就位无误 G.完成氧化锆单冠制作
H.口内戴入永久修复体 I.永久修复体侧方像(右侧) J.永久修复体侧方像(左侧) K.永久修复体殆面像(上颌) L.永久修复体殆面像(下颌)。

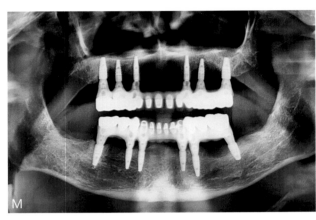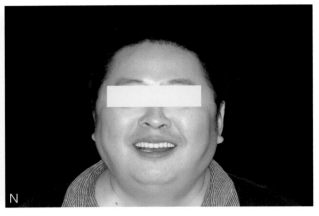

图 12-7-5(续)

M.全景片确认永久修复体的支架和牙冠均就位良好　N.永久修复体戴入后,患者面部轮廓、微笑、美学、发声均良好。

(五) 第五阶段:随访与复查

最终修复完成后 3 个月复查,颌位关系稳定,正中和功能状态下均无咬合干扰。CBCT 检查显示所有种植体骨结合均良好,颞下颌关节检查显示髁突皮质骨连续,无临床阳性指征(图 12-7-6A)。最终修复完成后 1 年复查,种植体及修复体稳定,无明显异常(图 12-7-6B)。

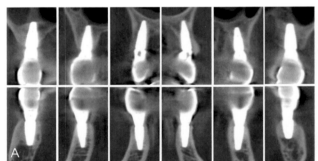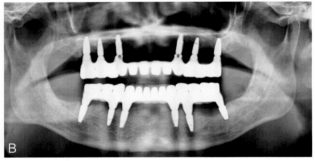

图 12-7-6　随访与复查

A.永久修复后 3 个月 CBCT 检查显示:种植体骨结合均良好　B.永久修复后 1 年全景片检查显示:种植体、修复体均无明显异常。

【小结】

全口种植咬合重建就像一门口腔建筑艺术学。首先,进行口腔地形勘探,采集数字化信息,确定颌位关系;然后,对口腔进行数字化蓝图绘制,生成以修复为导向的数字化导板;随后,进入口腔建筑大楼的主体施工环节,即刻重建术前确定的颌位关系;最后,复制已稳定的颌位关系,完成永久修复,完善咬合重建。数字化流程增加了重度牙周炎患者全口咬合重建的可预期性。

病例 8 下颌骨牵引成骨后种植固定修复牙列缺损

康一帆[1] 单小峰[1] 葛严军[2] 蔡志刚[1]

1. 北京大学口腔医院口腔颌面外科 2. 北京大学口腔医院修复科

【患者基本情况】

患者女,37 岁。主因咬合无力、面部双侧不对称 30 年就诊。要求行种植治疗,希望可以"正常吃饭"。患者 30 年前因"左侧下颌骨骨髓炎"于外院行刮治术,16 年前因"面部双侧不对称"曾行"下颌骨肋骨游离植骨"。

【检查评估】

(一) 口外检查

口外检查可见双侧面部不对称,下颌后缩(图 12-8-1A)。

(二) 口内检查

口内检查可见严重的错𬌗畸形,下颌多颗牙缺失、松动,无张口受限(图 12-8-1B)。

(三) 影像学检查

曲面体层、CT 检查:可见左侧髁突缺失,下颌后缩,下颌骨向左侧偏斜,上下颌牙弓不协调(图 12-8-2)。

【诊断】

1. 下颌牙列缺损。
2. 左侧下颌骨升支缺损。
3. 错𬌗畸形。

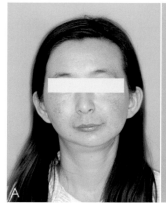
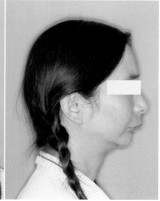
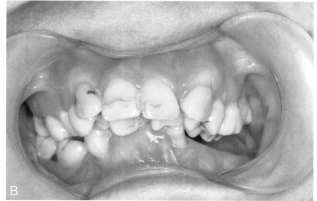

图 12-8-1 口外检查与口内检查
A. 治疗前面像 B. 治疗前口内像。

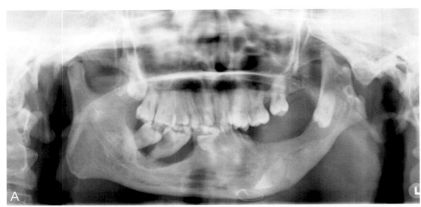

图 12-8-2　治疗前影像学检查
A. 曲面体层片　B~D. 三维 CT。

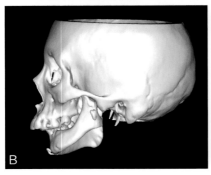
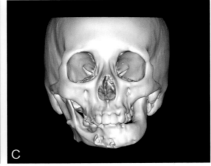
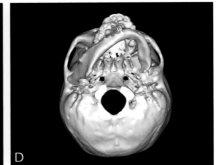

4. 下颌后缩。

5. 面部不对称。

6. 慢性牙周炎。

7. 47 牙周炎。

8. 33、38 埋伏阻生牙。

【治疗方案】

通过口腔多学科联合治疗：①由牙周科、牙体牙髓科完善口腔基础治疗；②拔除不可保留的患牙、埋伏阻生牙；③下颌骨清创；④正畸治疗排齐上颌牙列、扩大牙弓；⑤下颌骨重建；⑥种植体植入；⑦义齿修复。

由于患者儿童时期的疾病和手术治疗，导致左侧下颌升支缺损、下颌骨发育不良、上下颌牙弓不协调以及颌位关系不佳。根据 ITI 治疗指南(第 4 卷)，调整不良颌位关系的方法有：非种植治疗(可摘义齿修复)、正颌手术以及骨增量治疗(颌骨重建)。对于本病例而言，可摘义齿修复不能满足患者诉求，由于左侧下颌升支缺损导致正颌治疗的效果不确切，故颌骨重建的方式是最佳的解决方案。其中下颌骨重建的方式有：血管化骨移植和牵引成骨。如果使用血管化腓骨瓣修复下颌骨缺损可能导致健侧髁突急性旋转角度过大，并且由于下颌牙列缺损，重建后的下颌骨无法通过咬合关系稳定在理想的位置上，故不选择血管化骨移植的方式(图 12-8-3)。

　　牵引成骨是一种相对较为缓慢、循序渐进的方式,其再生骨质的同时还能再生软组织。通过术前的数字化设计模拟牵引成骨的过程,预计单侧牵引 19mm 后可以获得 10~12mm 的修复空间,并且可以使上下颌中线对齐(图 12-8-4)。

　　在颌位关系调整后的基础上,拔除剩余下颌牙齿,行常规的无牙颌种植义齿修复。

【治疗过程】

　　首先根据治疗计划完善口腔基础治疗,包括牙周治疗、牙体牙髓治疗、拔牙及下颌骨清创,接着行上颌牙列的正畸治疗(图 12-8-5)。

　　在完善正畸治疗后,开始下颌骨的牵引成骨,全麻下植入牵引器,在术后 4 天稳定期后,以每天 1mm 的速度开始牵引,术后第 24 天按计划完成 19mm 的牵引成骨(图 12-8-6)。

　　在完成牵引成骨后,患者的面部外形得到了明显的改善,有效地纠正了下颌后缩,恢复了面下 1/3 的高度。口内检查可见中线对齐,并且颌间关系基本正常(图 12-8-7)。

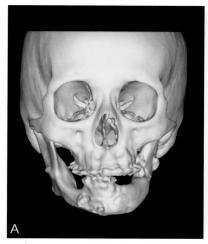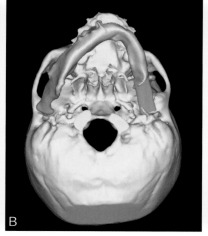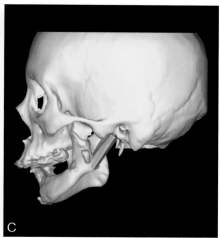

图 12-8-3　数字化软件中模拟血管化腓骨瓣修复左侧下颌骨升支
A. 正面观　B. 水平面观　C. 侧面观。

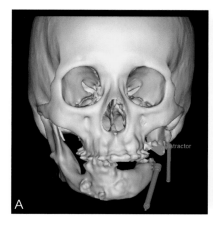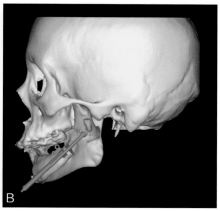

图 12-8-4　数字化软件中模拟牵引成骨修复左侧下颌骨升支
A. 正面观　B. 侧面观。

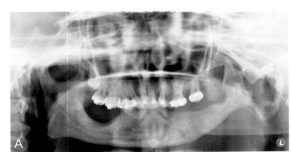
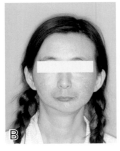
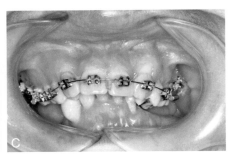

图 12-8-5 正畸治疗后
A. 曲面体层片 B. 面像 C. 口内像。

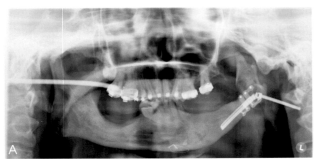
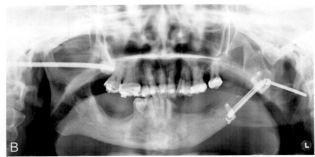

图 12-8-6 牵引过程中的曲面体层片
A. 植入牵引器术后曲面体层片 B. 完成 19mm 牵引成骨后曲面体层片。

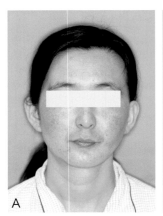
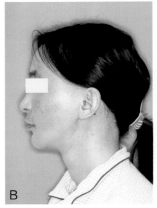
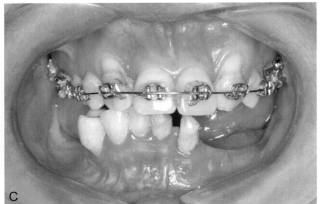

图 12-8-7 牵引成骨后
A. 正面像 B. 侧面像 C. 口内像。

　　由于牵引成骨新生成的骨质相对薄弱,且患者双侧下颌角区域存在轻微不对称。故治疗团队经过讨论,决定使用髂骨块状植骨加强下颌骨新生的骨质并修复下颌角外形(图 12-8-8)。

　　在牵引成骨稳定期后,全麻下拆除牵引器,可见新生骨质呈"哑铃型",中间区域相对薄弱。在薄弱区域植入髂骨块状骨,使用强生 DePuy Synthes 2.0 加强钛板固定(图 12-8-9)。

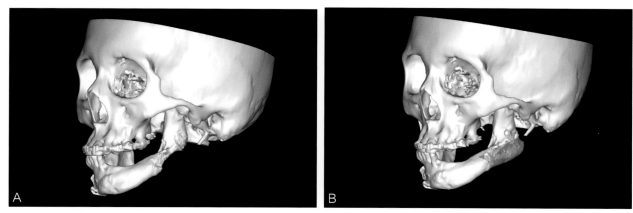

图 12-8-8　牵引成骨后 CBCT3D 重建视图
A. 三维 CT 显示新生骨质较薄弱　B. 数字化软件中模拟髂骨块状植骨。

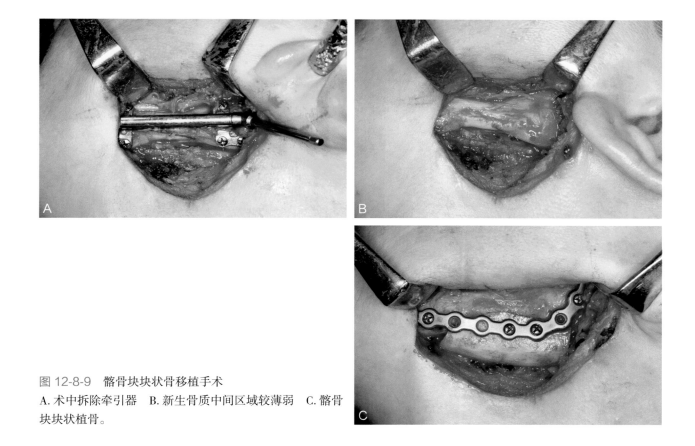

图 12-8-9　髂骨块块状骨移植手术
A. 术中拆除牵引器　B. 新生骨质中间区域较薄弱　C. 髂骨块块状植骨。

同期拔除下颌剩余牙,完整保留角化龈,修整牙槽突后植入 6 枚 Nobel Active 种植体,严密缝合伤口(图 12-8-10)。

为避免钛板干扰种植体及避免口内外术区相同,6 枚种植体并未采用对称的分布方式,而是整体偏向右侧。术后曲面体层显示种植体植入位置较为满意(图 12-8-11)。

种植术后 3 个月进行种植二期手术,二期手术后 1 个月可见牙龈愈合良好,常规进行取模,使用蜡堤确定颌间距离,常规进行比色,制作一体式钛基底的固定义齿,在口内试戴、调𬌗后完成最终修复。由于使用固定义齿的修复方式,患者无法自行摘戴义齿,需要对患者进行义齿清洁宣教(图 12-8-12)。

修复治疗后 2 年复诊,曲面体层片未见明显的骨质吸收,口内种植体周牙龈健康状态较好,义齿使用后表面有少量的色素沉着(图 12-8-13)。

治疗前后面像对比可见患者面型得到了明显改善,咬合关系也恢复至接近正常状态(图 12-8-14)。

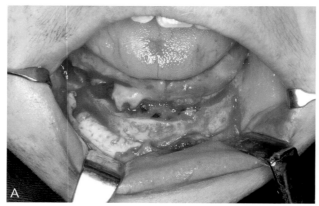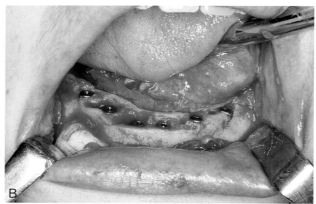

图 12-8-10 种植外科手术

A.拔除下颌剩余牙,完整保留角化龈 B.修整牙槽突后,同期植入 6 枚 Nobel Active 种植体。

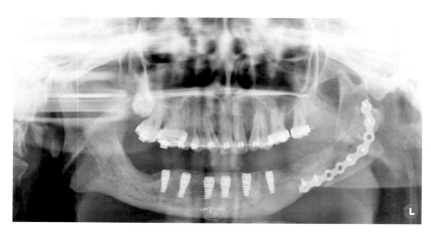

图 12-8-11 种植术后曲面体层片

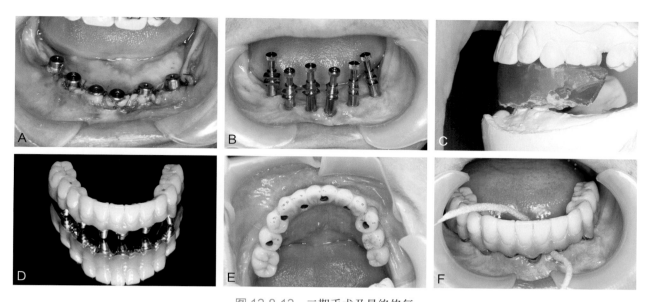

图 12-8-12　二期手术及最终修复

A. 种植二期手术　B. 使用转移杆取模　C. 使用蜡堤确定颌间距离　D. 义齿制作　E. 调殆　F. 义齿清洁。

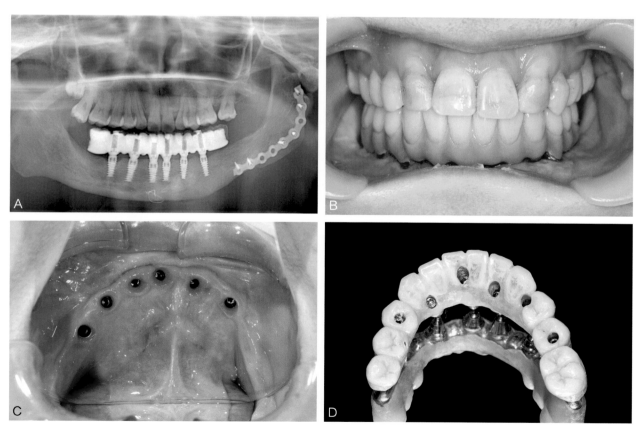

图 12-8-13　修复治疗后 2 年复诊

A. 曲面体层片　B. 口内像　C. 种植体周软组织情况　D. 义齿情况。

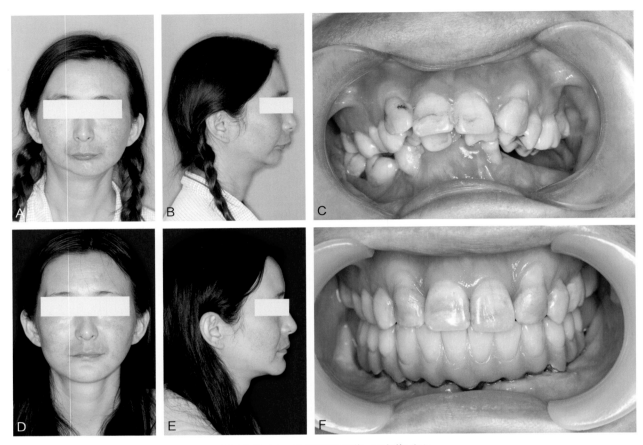

图 12-8-14 治疗前后面像、口内像对比

A~C. 治疗前 D~F. 治疗后。

【小结】

1. 对于病情复杂的患者,多学科会诊、联合治疗可以获得更满意的临床效果。

2. 数字化技术在术前可以全面评估患者情况、模拟手术过程、制订治疗方案,有助于对预后的判断。

3. 血管化骨移植、游离骨移植以及牵引成骨技术的单独或者联合应用可以更好地治疗伴有复杂颌骨缺损的病例。

病例 9　左侧下颌体部及升支缺损的全数字化口腔外科修复重建

黄元丁　李　显　王园园　重庆医科大学口腔医学院

【患者基本情况】

患者女,28 岁。因"左侧下颌肿胀半年"来院就诊。11 年前于外院行左侧下颌骨病变刮除术,术后病理诊断为角化囊性瘤;9 年前,病变复发再次行左侧下颌骨病变刮除术,病理诊断为成釉细胞瘤;4 年前,病变再次复发后于我院行左侧下颌骨成釉细胞瘤开窗术。术后未坚持佩戴阻塞器,半年前再次出现左侧面部肿胀。

【检查评估】

(一) 口内检查

口内恒牙列,牙周探诊出血(-),36、37 缺失(图 12-9-1)。

(二) 口外检查

患者面部不对称,左侧咬肌区肿大,左侧下颌后牙区及升支前缘可扪及肿大(图 12-9-2),肿大范围约 4cm×5cm,质硬、轻压痛,穿刺抽出褐色液体,双侧颈部未扪及明显肿大淋巴结。

(三) 影像学检查

CBCT 显示:左侧下颌骨体部及升支存在大小不一的多房状暗影,边界欠清(图 12-9-3)。

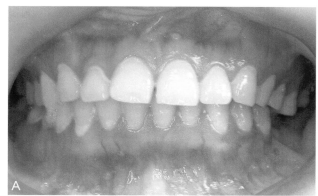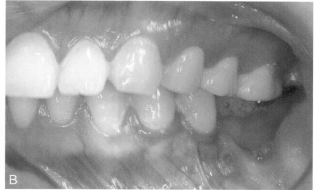

图 12-9-1　初诊口内像
A. 口内正面像　B. 口内左侧 45° 像。

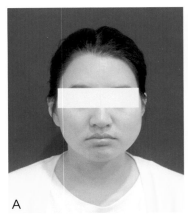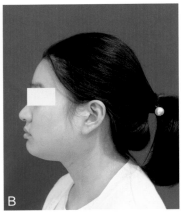

图 12-9-2 初诊口外像
A. 正面像 B. 左侧面像。

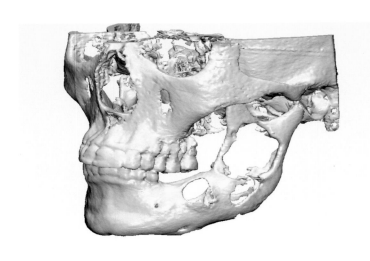

图 12-9-3 术前 CBCT
扫描行 3D 颌骨重建
可见左侧下颌升支及下
颌体后份的病损区域。

【诊断】

1. 患者入院后术前行活检,病理诊断为成釉细胞瘤,局部合并牙源性钙化囊性瘤。
2. 下颌牙列缺损(36、37 牙位)。

【治疗方案】

(一)种植外科方案

1. 成釉细胞瘤切除术+截骨手术。
2. CAD/CAM 腓骨移植导板引导下的腓骨移植外科手术。
3. 游离角化牙龈移植术。
4. CAD/CAM 种植外科导板引导下的种植外科手术。

(二)种植修复方案

种植体支持的粘接固位全瓷桥修复。

【治疗过程】

（一）肿瘤切除+截骨手术

患者肿瘤多次复发，既往已行刮除及开窗手术治疗，具备病变颌骨区域节段性切除的手术指征，应按交界性肿瘤的切除原则（即界外 5mm）进行截骨手术。

（二）CAD/CAM 腓骨移植导板引导下的腓骨移植外科手术

预期肿瘤切除后，患者将发生左侧下颌体部及部分升支的节段性缺损，采用血管化的自体骨移植是最理想的修复重建方式。由于该患者有牙列修复重建的需求，因此选择血管化的多段腓骨重建方案，根据生物力学验证结果采取双层向上折叠（double up, DU）的腓骨折叠方式进行自体骨移植。

1. 导入患者颌骨及左侧腓骨的 CT 扫描数据，对截骨区域进行标记确认，并通过"镜像法"进行虚拟颌骨重建，对腓骨移植区段进行数字化设计，并确定折叠平面（图 12-9-4）。基于以上数字化外科的设计结果，生成一系列 CAD/CAM 腓骨移植外科手术导板：下颌骨肿瘤截骨导板、腓骨截骨导板、腓骨就位导板、颞下颌关节定位导板（图 12-9-5A~D）。通过 3D 打印技术制作以上外科手术导板（图 12-9-5E~H），环氧乙烷灭菌消毒，密封包装待用。

2. 腓骨移植手术及术后随访 采用左侧下颌下切口联合左侧耳屏前切口，暴露病变下颌骨及左侧颧弓根部，钛钉固定颌骨截骨导板、颞下颌关节定位导板（图 12-9-6A、B）；按照颌骨截骨导板上的引导切槽精确切除病变下颌骨；常规制备血管化腓骨瓣，通过固定于骨面的腓骨截骨导板，精确切割腓骨并完成折叠塑形（图 12-9-6C）；将塑形好的腓骨在就位导板的辅助下精准就位于下颌骨缺损区，吻合血管蒂；关闭口内、颌面部及供区创面。术后 CBCT 显示：腓骨瓣与下颌骨断端精确连接（图 12-9-6D）。术后 14 天，患者拆除口内、外及供区缝线，创口一期愈合。术后随访：术后 CBCT 显示，经腓骨重建后下颌骨各重要骨愈合部位的密度在 3 个月时与术后 6 个月时的密度水平相似（图 12-9-7），提示术后 3 个月已基本达到骨愈合稳定期。

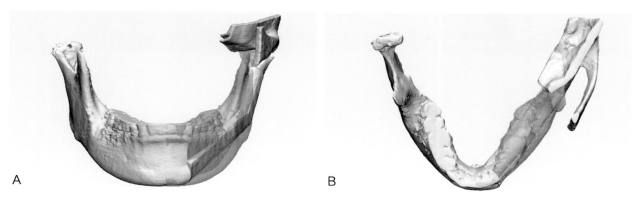

A   B

图 12-9-4　骨增量外科方案设计：数字化镜像法虚拟左侧下颌骨重建
A.下颌骨正面观　B.下颌骨咬合面观。

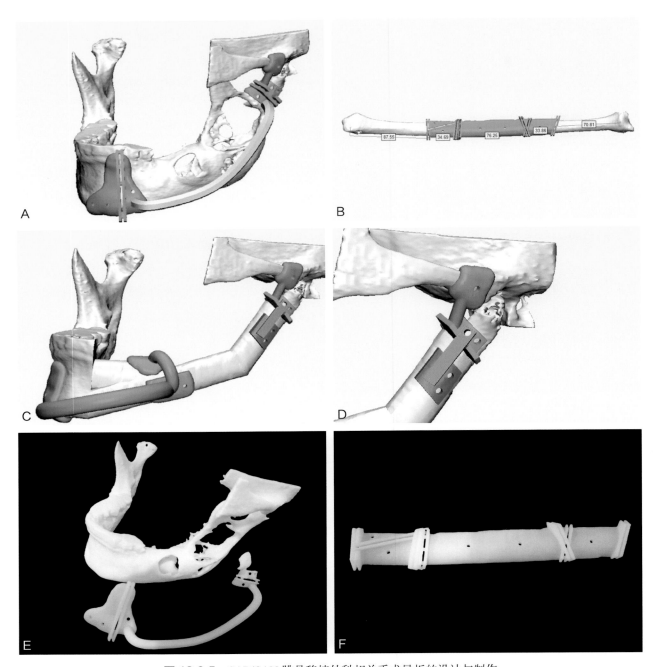

图 12-9-5　CAD/CAM 腓骨移植外科相关手术导板的设计与制作

A. 下颌骨截骨导板的 3D 设计模型　B. 腓骨截骨导板的 3D 设计模型　C. 腓骨就位导板的 3D 设计模型　D. 颞下颌关节定位导板的 3D 设计模型　E. 3D 打印的颌骨截骨导板　F. 3D 打印的腓骨截骨导板。

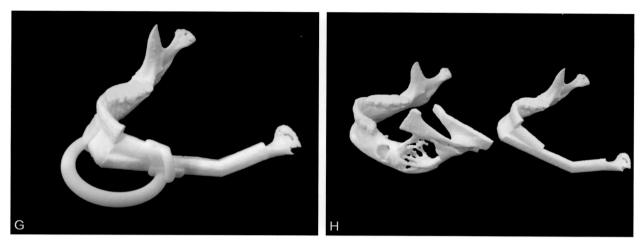

图 12-9-5(续)

G. 3D 打印的腓骨就位导板　H. 3D 打印的下颌骨术前和术后模型。

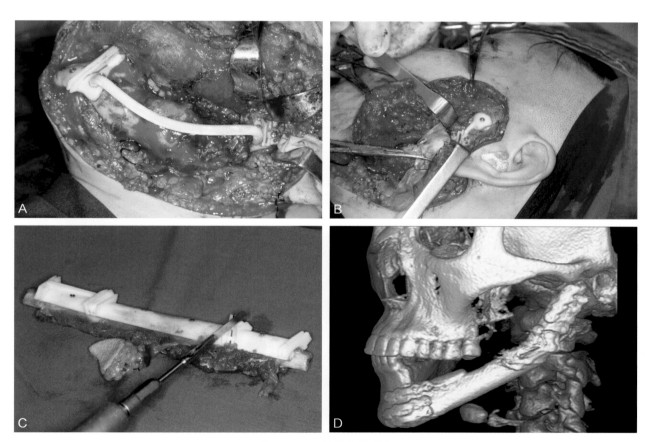

图 12-9-6　腓骨移植手术

A. 术中安放下颌骨截骨导板　B. 术中固定颞下颌关节定位导板,以防止髁突移位　C. 截骨导板协助术者进行腓骨的精准折叠塑形　D. 腓骨移植术后 CBCT 重建 3D 渲染模型。

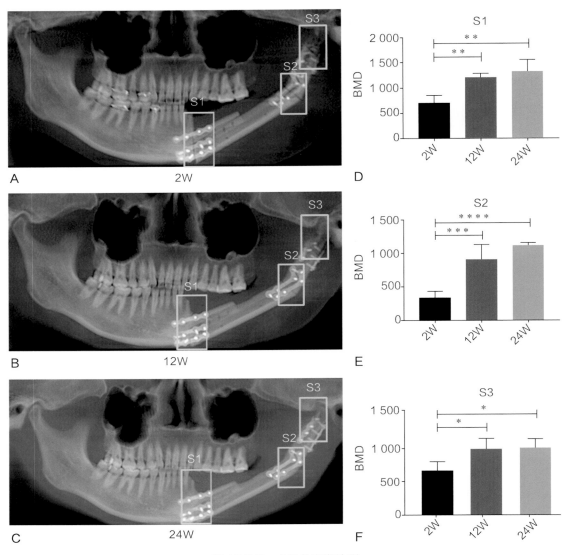

图 12-9-7 术后骨密度检测

术后 12 周和术后 24 周,S1、S2、S3 的骨密度无统计学差异,说明术后 3 个月就达到了 6 个月的骨愈合水平($*P<0.05,**P<0.01,***P<0.005,****P<0.001$)。

(三)游离角化牙龈移植术

半年后,患者于左侧下颌后牙区行游离角化牙龈移植术,3 个月后软组织成活,角化牙龈宽度增加至 3~5mm(图 12-9-8,图 12-9-9)。

(四)CAD/CAM 种植外科导板引导下的种植外科手术

设计 CAD/CAM 种植导板,半程导航下于腓骨修复重建部位植入 3 枚骨水平种植体,术后拍摄 CBCT,种植体植入精准(图 12-9-10)。

(五)种植体支持的粘接固位全瓷桥修复

3 个月后行二期牙龈成形术,常规取模,最终行粘接固位桥体修复(图 12-9-11)。

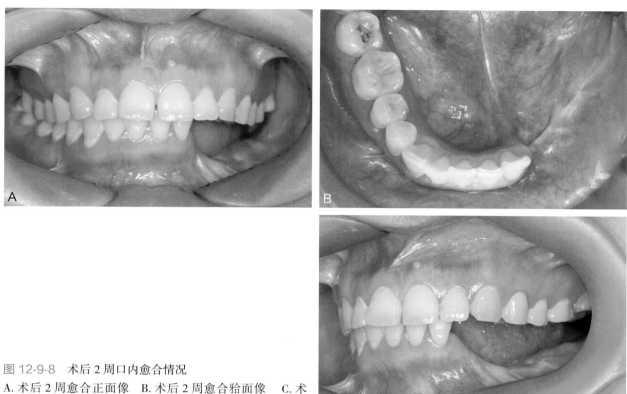

图 12-9-8　术后 2 周口内愈合情况

A. 术后 2 周愈合正面像　B. 术后 2 周愈合𬌗面像　C. 术后 2 周愈合左侧 45° 像。

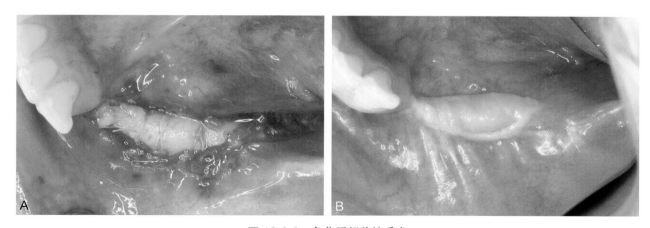

图 12-9-9　角化牙龈移植手术

A. 左侧下颌后牙区行游离角化牙龈移植术　B. 3 个月后,角化牙龈宽度增加至 3~5mm。

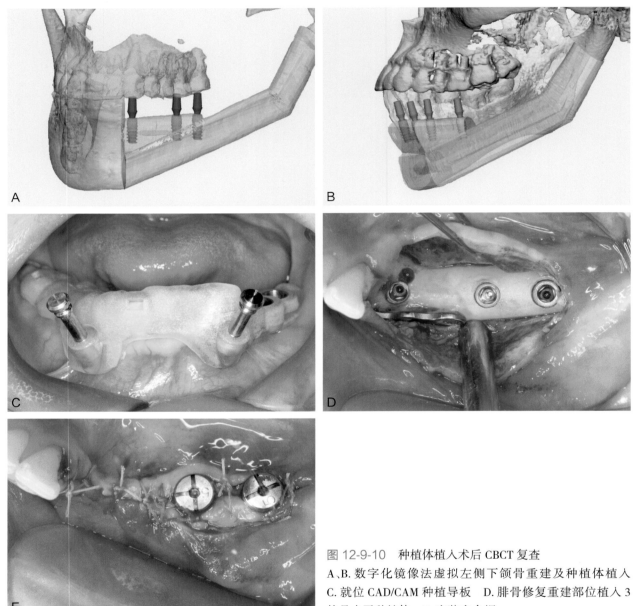

图 12-9-10　种植体植入术后 CBCT 复查
A、B. 数字化镜像法虚拟左侧下颌骨重建及种植体植入
C. 就位 CAD/CAM 种植导板　　D.腓骨修复重建部位植入 3
枚骨水平种植体　　E. 安装愈合帽。

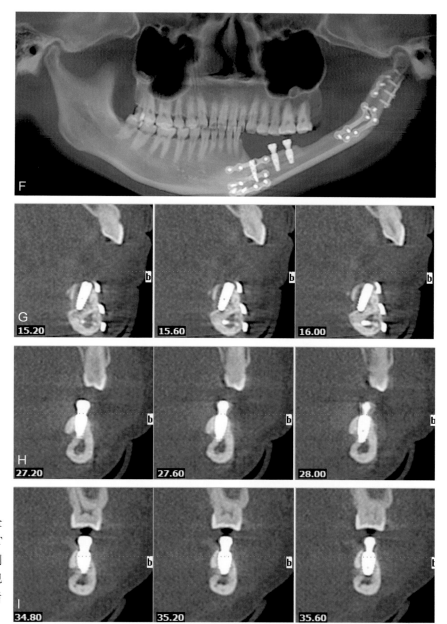

图 12-9-10（续）
F. 左侧下颌种植术后 CBCT 扫描（全景视图） G. 左侧下颌种植术后 CBCT 扫描（纵截面视图，D3 牙位） H. 左侧下颌种植术后 CBCT 扫描（纵截面视图，D5 牙位） I. 左侧下颌种植术后 CBCT 扫描（纵截面视图，D6 牙位）。

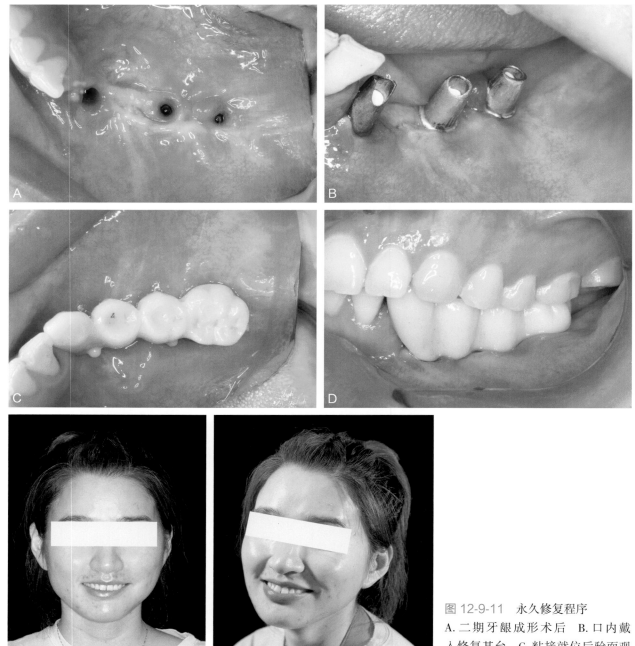

图 12-9-11　永久修复程序
A. 二期牙龈成形术后　B. 口内戴入修复基台　C. 粘接就位后𬌗面观
D. 最终修复体颊面观　E、F. 患者修复后 2 个月复诊微笑像。

【小结】

本病例采用全程数字化外科,包括下颌骨肿瘤截骨导板、腓骨截骨导板、腓骨就位导板,以及颞下颌关节定位导板辅助的血管化腓骨肌皮瓣,对下颌骨体部及下颌升支的节段性骨缺损进行了修复,保证了术中颞下颌关节的稳定、截骨及下颌骨重建的精准性,大大简化了手术过程。术前通过三维有限元的虚拟生物力学分析、实物打印的下颌骨模型上的生物力学验证,筛选出双层向上折叠的最佳的下颌骨重建方式,并最终通过外科手术实践,验证了这种手术方式的优越性,实现了从虚拟到现实,再用现实验证虚拟的闭环。

注:本病例所有照片、插图中的数字化设计除特别声明外,均由重庆医科大学口腔医学院数字化医工团队完成,在此感谢团队成员黄元丁、王超、李显、王春娟、高慧、陈丹、郑玲玲。

病例 10 计算机辅助动态导航引导的上颌牙列缺损种植修复

柳忠豪 周文娟 任光辉 滨州医学院附属烟台市口腔医院

【患者基本情况】

患者男,53 岁。左侧上颌后牙缺失 4 个月。患者自述左侧上颌后牙因龋病拔除 4 个月,未行修复,现因影响咀嚼来诊。

既往史:患者平素体健,无系统性疾病。

【检查评估】

(一)口内检查

24—26 缺失,缺牙区近远中距离约 15mm,颊舌向宽约 7mm,对颌牙未见明显伸长,颌龈距约 7mm,邻牙未见明显倾斜。口腔卫生状况良好(图 12-10-1A、B)。

(二)口外检查

患者颌面部营养状况良好,平直面型,面部比例协调对称,无畸形。开口度、开口型正常,颞下颌关节无弹响,左右侧颞下颌关节动度正常、对称。

(三)影像学检查

CBCT 显示:缺牙区可见佩戴的阻射标记物,缺牙区可用骨高度约 11mm,宽度为 6~8mm(图 12-10-1C、D)。

【诊断】

上颌牙列缺损。

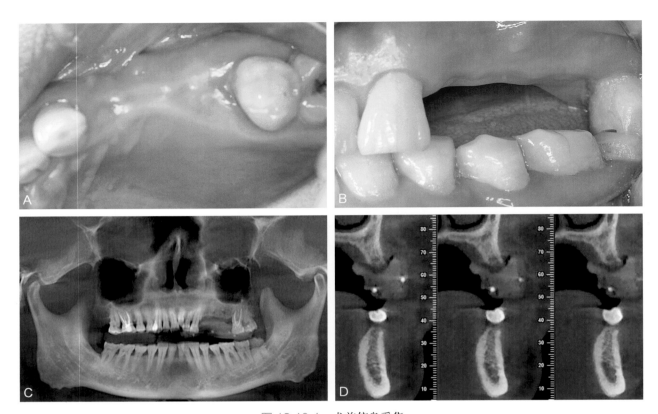

图 12-10-1　术前信息采集

A. 术前口内𬌗面观　B. 术前口内侧面观　C. CBCT 影像　D. 缺牙区及阻射标记物。

【治疗方案】

（一）种植外科方案

24—26 行计算机辅助动态导航引导种植手术,拟在动态导航引导下于 24、26 位点植入 2 枚 Straumann 软组织水平种植体（4.1mm × 10mm、4.8mm × 10mm）。

（二）种植修复方案

24—26 行种植体支持的固定桥修复。

【治疗过程】

（一）术前准备

在术前向患者交待治疗方案,治疗的费用、风险,患者接受治疗方案选择种植修复,签署知情同意书,完成术前常规化验检查。

（二）信息采集、数字化设计

收集 CBCT 数据及口扫数据,导入计算机辅助设计软件,在软件中完成虚拟修复体的设计,并以修复为导向虚拟摆放种植体（图 12-10-2）。

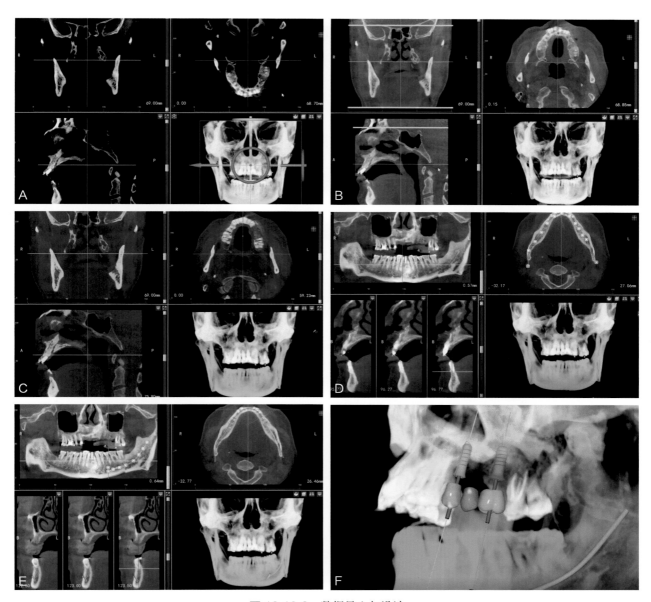

图 12-10-2 数据导入与设计

A. 确定殆平面 B. 裁剪 CBCT 数据 C. 分割上下颌 D. 绘制全景曲线 E. 描绘下牙槽神经 F. 以修复为导向虚拟种植。

（三）手术过程

1. 患者术区佩戴拍摄 CBCT 时所使用的带有阻射标记物的配准装置，于对侧牙列安装参考板，在软件中根据提示逐步完成动态导航仪、术区、手机三者的位置匹配（图 12-10-3）。

2. 动态导航引导下完成种植窝的预备（图 12-10-4）。

3. 动态导航引导下完成种植体植入（图 12-10-5）。

4. 种植体植入后的位置与方向（图 12-10-6）。

5. 术后拍摄 CBCT，检查种植体实际植入位置（图 12-10-7）。

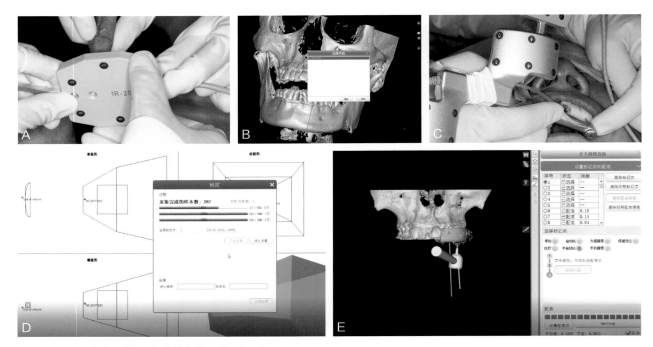

图 12-10-3 患者、手机、位点捕捉仪坐标系匹配
A. 口内安装参考板 B. 在软件中选择手机型号 C. 选择配准装置的阻射标记点进行匹配 D. 软件中显示手机匹配过程
E. 匹配完成。

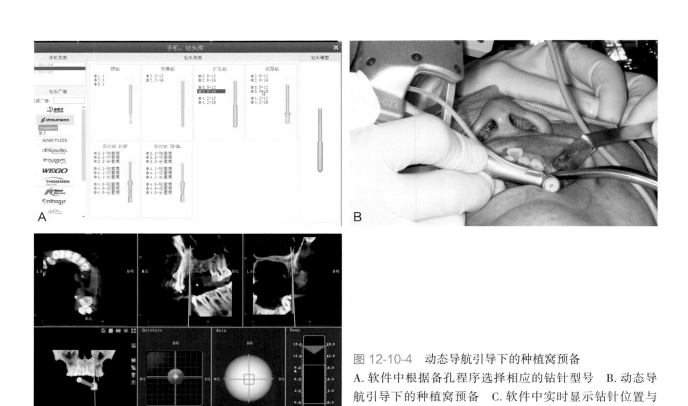

图 12-10-4 动态导航引导下的种植窝预备
A. 软件中根据备孔程序选择相应的钻针型号 B. 动态导航引导下的种植窝预备 C. 软件中实时显示钻针位置与方向。

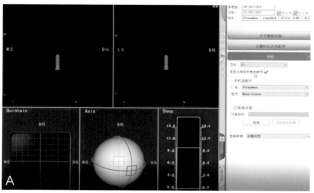

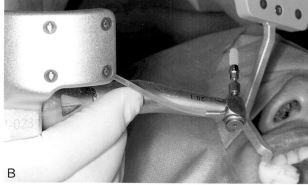

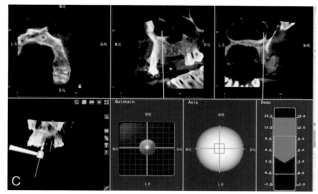

图 12-10-5 动态导航引导下的种植体植入
A.选择引导种植体模式 B.动态导航引导种植体植入 C.软件实时显示种植体位置。

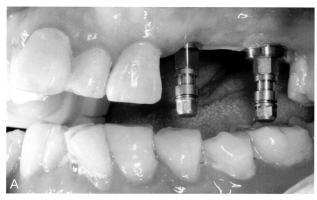

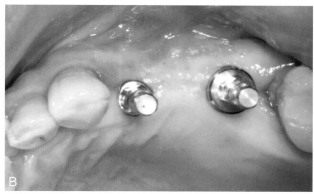

图 12-10-6 种植完成后口内像
A.轴向位置 B.殆面穿出位置。

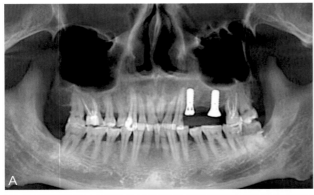
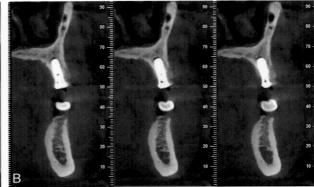
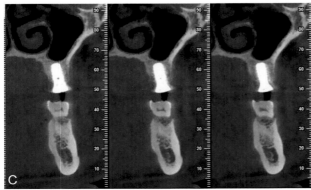

图 12-10-7　术后影像学检查
A. CBCT 重建的曲面体层影像　B. 24 种植体位置
C. 26 种植体位置。

(四) 修复过程

1. 利用原厂数据,CAD/CAM 切削修复体的内冠桥架(图 12-10-8)。

2. 粘接外冠,去除多余的粘接剂,完成最终修复(图 12-10-9)。

3. 根尖片检查内冠桥架、修复体是否就位(图 12-10-10)。

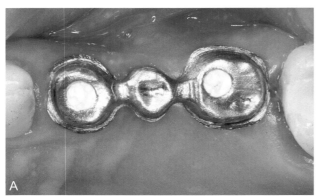
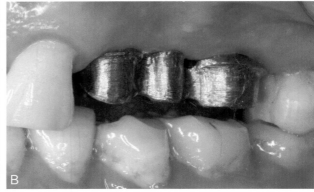

图 12-10-8　安装修复体内冠桥架
A. 内冠桥架𬌗面观　B. 内冠桥架侧面观。

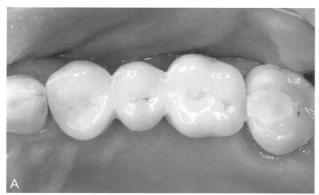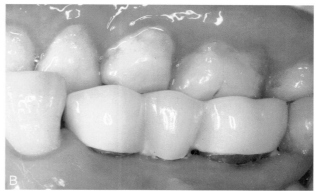

图 12-10-9　安装最终修复体
A.最终修复殆面观　B.最终修复侧面观。

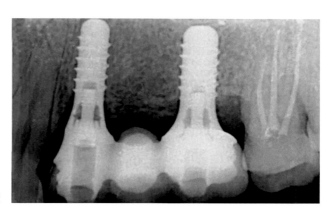

图 12-10-10　修复后 X 线检查

【小结】

本病例为计算机辅助动态导航引导下完成的种植修复,通过动态导航技术,术者在术中能够实时观察钻针以及种植体位置,及时控制方向、角度,真正实现以修复为导向的精准种植,术中根据情况可实时调整治疗方案。与数字化导板辅助种植相比,种植区完全开放,有利于减少产热,降低了对牙槽骨灼伤的可能性,并可最大限度利用患者的开口度,实现后牙区的精准种植。

本病例的数字化设计均由滨州医学院附属烟台口腔医院数字化医工团队完成,在此感谢团队成员张佳、董凯、刘峰和聂慧敏。

图书在版编目（CIP）数据

数字化口腔种植学 / 耿威主编 . —北京：人民卫
生出版社，2023.3
ISBN 978-7-117-34186-8

Ⅰ.①数… Ⅱ.①耿… Ⅲ.①数字技术 – 应用 – 种植
牙 – 口腔外科学 Ⅳ.①R782.12-39

中国版本图书馆 CIP 数据核字（2022）第 241646 号

人卫智网　www.ipmph.com　医学教育、学术、考试、健康，
　　　　　　　　　　　　　购书智慧智能综合服务平台
人卫官网　www.pmph.com　人卫官方资讯发布平台

数字化口腔种植学
Shuzihua Kouqiang Zhongzhixue

主　　编　耿　威
出版发行　人民卫生出版社（中继线 010-59780011）
地　　址　北京市朝阳区潘家园南里 19 号
邮　　编　100021
E－mail　pmph @ pmph.com
购书热线　010-59787592　010-59787584　010-65264830
印　　刷　北京盛通印刷股份有限公司
经　　销　新华书店
开　　本　889×1194　1/16　印张：35
字　　数　862 千字
版　　次　2023 年 3 月第 1 版
印　　次　2023 年 3 月第 1 次印刷
标准书号　ISBN 978-7-117-34186-8
定　　价　458.00 元

打击盗版举报电话：010-59787491　E-mail：WQ @ pmph.com
质量问题联系电话：010-59787234　E-mail：zhiliang @ pmph.com
数字融合服务电话：4001118166　　E-mail：zengzhi @ pmph.com

52检